Heinrich Schlange-Schöningen

Die römische Gesellschaft bei Galen

Untersuchungen zur antiken Literatur und Geschichte

Herausgegeben von
Gustav-Adolf Lehmann, Heinz-Günther Nesselrath
und Otto Zwierlein

Band 65

Walter de Gruyter · Berlin · New York

Die römische Gesellschaft bei Galen

Biographie und Sozialgeschichte

von

Heinrich Schlange-Schöningen

Walter de Gruyter · Berlin · New York

Gedruckt mit Hilfe der Geschwister Boehringer Ingelheim Stiftung für Geisteswissenschaften in Ingelheim am Rhein

∞ Gedruckt auf säurefreiem Papier,
das die US-ANSI-Norm über Haltbarkeit erfüllt.

ISBN 3-11-017850-8

Bibliografische Information Der Deutschen Bibliothek

Die Deutsche Bibliothek verzeichnet diese Publikation in der Deutschen Nationalbibliografie; detaillierte bibliografische Daten sind im Internet über <http://dnb.ddb.de> abrufbar.

Printed in Germany
Einbandentwurf: Christopher Schneider, Berlin

Vorwort

Galen ist aufgrund seiner medizinischen Tätigkeit, seiner sozialen Stellung und seines häufigen Ortswechsels auf vielfältige Weise mit der Gesellschaft seiner Zeit in Berührung gekommen. Er hat während seines Studiums in verschiedenen Städten, als Gladiatorenarzt in Pergamon, als 'Freund' etlicher Mitglieder der römischen Oberschicht und als 'Hausarzt' der Kaiser in Rom, schließlich als ein Gelehrter, der sich überall für die Menschen und ihre Umwelt interessierte, die Lebensbedingungen aller Schichten der römischen Gesellschaft kennengelernt. Seine Werke beinhalten eine Vielzahl von Bemerkungen, die sich auf sein eigenes Leben und auf seine Umgebung beziehen. Angesichts der Breite des bei Galen erhaltenen Materials zur Sozialgeschichte der römischen Kaiserzeit mag es verwundern, daß bislang keine Gesamtdarstellung vorgelegt worden ist. Unternimmt man es allerdings, Galens sozialhistorische Informationen zu einem Bild der römischen Gesellschaft zusammenzusetzen, so stößt man schnell auf zwei Schwierigkeiten: Einerseits ist das Material, das Galen präsentiert, disparat; es bezieht sich in ganz unterschiedlichem Umfang auf die für Galens Lebenslauf relevanten Bereiche. Andererseits ist auch ein biographischer Zugriff auf Galen aufgrund der Eigenheiten seiner Schriften und dem Mangel an Parallelquellen nur begrenzt möglich. Da es Galen verdient, nicht nur als medizinischer, sondern auch als philosophischer Denker gewürdigt zu werden, müßte eine biographisch angelegte Arbeit zudem auf die Gedankenwelt Galens in sehr viel stärkerem Maße eingehen, als dies hier geschehen kann. Diese Sachlage hat die Konzeption der vorliegenden Arbeit in ihrer Verbindung von Biographie und Sozialgeschichte veranlaßt. Sie zielt auf eine sozialhistorische Auswertung der Schriften Galens unter Berücksichtigung der besonderen Perspektive, die sich aus Galens Herkunft und Laufbahn sowie der Motivation seiner Schriften ergibt.

Der Versuch, die autobiographischen und sozialhistorischen Aussagen Galens in ihrer Gesamtheit zu interpretieren und auf diese Weise das Material zu vergrößern, dessen es für die Analyse der Sozialgeschichte der Römischen Kaiserzeit bedarf, fußt auf einer Grundlage, die von zahlreichen Galen-Forschern durch Einzeluntersuchungen und die kritische Edition und Kommentierung einzelner Werke Galens geschaffen worden ist. Diesen Vorarbeiten ist die vorliegende Schrift, die in einer ersten Fassung im Juni 2001 als Habilitationsschrift im Fachbereich Geschichts- und Kulturwissenschaften der Freien Universität

Berlin eingereicht wurde, in großem Maß verpflichtet. Wichtige Hinweise, die in die nunmehr überarbeitete Fassung eingegangen sind, habe ich von Seiten meiner Habilitationsgutachter Professor Dr. Ernst Baltrusch, Professor Dr. Alexander Demandt, Professor Dr. Vivian Nutton und Professor Dr. Gotthard Strohmaier sowie von Herrn Professor Dr. Heinz-Günther Nesselrath erhalten. Ihnen sei für ihre Anregungen herzlich gedankt. Mein Dank gilt auch den übrigen Mitgliedern meiner Habilitationskommission, Professor Dr. Gerhard Baader, Professor Dr. Volker Fadinger, Professor Dr. Michael Meier-Brügger, Frau Dr. Monika Schuol und Professor Dr. Peter Spahn. Danken möchte ich weiterhin der Lektorin des de Gruyter Verlags in Berlin, Frau Dr. Sabine Vogt, für die fachkundige Betreuung meiner Arbeit, Herrn Professor Dr. Gustav Adolf Lehmann, Herrn Professor Dr. Heinz-Günther Nesselrath und Herrn Professor Dr. Otto Zwierlein für die Aufnahme der Arbeit in die 'Untersuchungen zur antiken Literatur und Geschichte', sowie meinen Freunden Johannes Althoff, Hans-Jürgen Bienefeld und Dr. Julian Krüger, vor allem aber meiner Mutter, Frau Dr. Renate Schlange-Schöningen, für ihre unermüdliche Unterstützung beim Korrekturlesen. Daß meine Arbeit in Zeiten immer knapper werdender Mittel mit Hilfe der Geschwister Boehringer Ingelheim Stiftung gedruckt werden konnte, möchte ich auch hier und mit besonderem Dank vermerken. Gewidmet sei dieser Beitrag zur antiken Sozialgeschichte den Ärztinnen in meiner Familie, meiner Frau, Ilse-Marie Riepe, Fachärztin für Allgemeinmedizin in Berlin, meiner Mutter, Fachärztin für Psychiatrie in Göttingen, und meiner Tante, Dr. Hildburg Schlange, Professorin für Kinderheilkunde an der Georg-August-Universität Göttingen.

Inhalt

Abkürzungsverzeichnis für die Werke Galens XI

Abkürzungsverzeichnis für Zeitschriften und Sammelbände XVII

I. Einleitung 1

II. Sozialgeschichtliche Forschungen zu Galen 17

III. Galens Familie 31

III. 1. Die soziale Stellung der Familie Galens 31

III. 2. Die Tätigkeit des Vaters 40

III. 3. Galen ein römischer Bürger? 45

IV. Galens Jugend und Ausbildung 61

IV. 1. Galens Geburtsjahr 61

IV. 2. Galens Jugend 64

IV. 3. Studium in Smyrna 85

IV. 4. Studium in Alexandria 90

V. Gladiatorenarzt in Pergamon (157-161 n. Chr.) 101

V. 1. Gladiatorenkämpfe im griechischen Osten 101

V. 2. Galens Anstellung als Gladiatorenarzt 106

V. 3. Anstellungsdauer 117

V. 4. Galens Tätigkeit als Gladiatorenarzt 120
V. 5. Galens Kritik am Athletentum 127
V. 6. Stasis in Pergamon 133

VI. Galens erster Aufenthalt in Rom (162-166 n. Chr.) 137
VI. 1. Zur Chronologie von Galens Aufenthalten in Rom 139
VI. 2. Galens Aufstieg in Rom 148
VI. 3. Behandlungen in den Häusern der römischen Aristokratie 167

VII. Galens zweiter Aufenthalt in Rom (ab 169 n. Chr.) 173
VII. 1. Galens Berufung durch Mark Aurel 173
VII. 2. Behandlungen im Kaiserpalast 179
VII. 3. Theriak: Galen als ἀρχιατρός unter Mark Aurel 187
VII. 4. Mark Aurel – ein 'Roman Opium-Eater'? 198
VII. 5. Galens ärztliche Tätigkeit außerhalb des Kaiserpalastes 204
VII. 6. Galen unter Commodus und Septimius Severus 211

VIII. Galen über Asklepios, Juden und Christen 223
VIII. 1. Galens Asklepios 223
VIII. 2. Galens Kritik an der mosaischen Kosmologie 235
VIII. 3. „Unbewiesene Gesetze" bei Juden und Christen 247
VIII. 4. Galens Urteil über die Christen 249
VIII. 5. Galen in der Rezeption der Adoptionisten 252

IX. Galen über die Sklaven 255
IX. 1. Sklavenbesitz 256
IX. 2. Sklaven in den Häusern der Reichen 263

IX. 3. Sklaven im Haushalt Galens 271
IX. 4. Bestrafung von Sklaven 276
IX. 5. Sklaven in der Kupfermine von Soloi 284

X. Zusammenfassung:
Galen und die Gesellschaft der Römischen Kaiserzeit 291

XI. Literatur 307

XII. Indices 357
XII. 1. Namen, Orte und Sachen 357
XII. 2. Stellenregister: Galen 363
XII. 3. Stellenregister: weitere literarische Quellen 369

Abkürzungsverzeichnis für die Werke Galens

1. Editionen

Boudon, 2000	V. Boudon, Galien, Bd. II: Exhortation à l'étude de la médecine. Art médical, texte établi et traduit, Paris 2000.
CMG	Corpus Medicorum Graecorum, Leipzig-Berlin, 1908ff.
GSM	Claudii Galeni Pergameni scripta minora, ed. J. Marquardt, I. Müller, G. Helmreich, Bd. I-III, Leipzig 1884-1893.
Furley u. Wilkie, 1984	D. J. Furley, J. S. Wilkie, Galen. On Respiration and the Arteries. An edition with English translation and commentary of De usu respirationis, An arteriis natura sanguis contineatur, De usu pulsuum, and De causis respirationis, Princeton 1984.
K.	Karl Gottlob Kühn, Opera omnia Claudii Galeni, 22 Bde., Leipzig 1821-1833 (ND 1965).

2. Einzelschriften

Ad Glauc.	Ad Glauconem de methodo medendi: K. XI, 1-146.
Adv. Iul.	Adversus ea quae Iuliano in Hippocratis aphorismos enuntiata sunt (K. XVIII/1, 300-767), ed. E. Wenkebach, CMG V, 10, 3, 1951, 33-70.
Adv. Lyc.	Adversus Lycum (K. XVIII/1, 195-245), ed. E. Wenkebach, CMG V, 10, 3, 1951, 3-29.

An in art.	An in arteriis natura sanguis contineatur (K. IV, 703-736): ed. Furley u. Wilkie, 1984, 144-182.
Ars med.	Ars medica (K. I, 305-412), ed. Bourdon, 2000, 274-392.
De alim. fac.	De alimentorum facultatibus (K. VI, 453-748), ed. G. Helmreich, CMG V, 4, 2, 1923, 199-386.
De an. aff. dign. et cur.	De propriorum animi cuiuslibet affectuum dignotione et curatione (K. V, 1-57; GSM I, 1-44), ed. W. de Boer, CMG V, 4, 1, 1, 1937, 3-37.
De anat. admin.	De anatomicis administrationibus: K. II, 251-731. On Anatomical Procedures: The Later Books, transl. W. L. H. Duckworth, Cambridge 1962.
De an. pecc. dign. et cur.	De cuiuslibet animi peccatorum dignotione et curatione (K. V, 58-103; GSM I, 45-81), ed. W. de Boer, CMG V, 4, 1, 1, 1937, 41-68.
De antidot.	De antidotis: K. XIV, 1-209.
De atr. bil.	De atra bile (K. V, 104-148), ed. W. de Boer, CMG V, 4, 1, 1, 1937, 71-93.
De bon. mal. suc.	De probis pravisque alimentorum sucis (K. VI, 749-815), ed. G. Helmreich, CMG V, 4, 2, 1923, 289-429.
De caus. procat.	De causis procatarcticis, ed. K. Bardong, CMG, suppl. II, 1937.
De caus. resp.	De causis respirationis (K. IV, 465-469): ed. Furley u. Wilkie, 1984, 240-244.
De com.	De comate secundum Hippocratem (K. VII, 643-665), ed. J. Mewaldt, CMG V, 9, 2, 1915, 181-194.
De comp. med. per gen.	De compositione medicamentorum per genera: K. XIII, 362-1058.
De comp.med. sec. loc.	De compositione medicamentorum secundum locos: K. XII, 378-1007; XIII, 1-361.
De const. art. med.	De constitutione artis medicae ad Patrophilum (K. I, 224-304), ed. Stefania Fortuna, CMGV, 1, 3, 1997.

De demonstr.	I. von Müller, Über Galen's Werk vom wissenschaftlichen Beweis, Abhandlungen der Bayr. Akad. der Wiss. 20, 1894-95, 403ff.
De diaet. in morb. acut.	De diaeta in morbis acutis, ed. M. Lyons, CMG, suppl. orient. I, 1969, 76-111.
De dieb. decret.	De diebus decretoriis: K. IX, 769-941.
De diff. febr.	De differentiis febrium: K. VII, 273-405.
De diff. morb.	De differentiis morborum: K. VI, 836-880.
De diff. puls.	De pulsuum differentiis: K. VIII, 493-765.
De dign. puls.	De dignoscendis pulsibus: K. VIII, 766-961.
De elem. sec. Hipp.	De elementis secundum Hippocratem (K. I, 413-508), ed. P. de Lacy, CMG V, 1, 2, 1996.
De exper. med.	De experimentia medica, ed. R. Walzer, Oxford 1944.
De foet. form.	De foetuum formatione: K. IV, 652-702.
De instr. odor.	De instrumento odoratus (K. II, 857-886), ed. Jutta Kollesch, CMG, suppl. V, 1964.
De libr. propr.	De libris propriis (K. XIX, 8-48), ed. I. Müller, GSM II, 1891, 91-124.
De loc. aff.	De locis affectis: K. VIII, 1-451.
De motu musc.	De moto musculorum: K. IV, 367-464.
De musc. diss.	De musculorum dissectione: K. XVIII/2, 926-1016.
De nat. fac.	De naturalibus facultatibus (K. II, 1-214), ed. G. Helmreich, GSM III, 1893, 101-257.
De nomin. med.	De nominibus medicis, ed. M. Meyerhof u. J. Schacht, Abh. der Preuß. Akad. der Wiss., Phil.-hist. Kl. 1931, 3, Berlin 1931.
De opt. med. cogn.	De optimo medico cognoscendo, ed. A. Z. Iskandar, CMG, suppl. orient. IV, 1988.
De ord. libr. suor.	De ordine librorum suorum ad Eugenianum (K. XIX, 49-61), ed. I. Müller, GSM II, 80-90.
De part. art. med.	De partibus artis medicativae, ed. M. Lyons, CMG, suppl. orient. II, 1969, 24-49.
De part. homoeom. diff.	De partium homoeomerium differentia, ed. G. Strohmaier, CMG, suppl. orient. III, 1970.
De part. phil.	De partibus philosophiae, ed. E. Wellmann, Berlin 1882 (Wiss. Beilage zum Programm des Königstädtischen Gymnasiums, 1882).

De parv. pil.	De parvae pilae exercitio (K. V, 899-910), ed. J. Marquardt, GSM I, 1884, 93-102.
De plac. Hipp. et Plat.	De placitis Hippocratis et Platonis (K. V, 181-805), ed. P. de Lacy, 3 Bde., CMG V, 4, 1, 2, 1978-1984.
De praecogn.	De praecognitione (K. XIV, 599-673), ed. V. Nutton, CMG V, 8, 1, 1979.
De praesag. ex puls.	De praesagitatione ex pulsibus: K. IX, 205-430.
De propr. plac.	De propriis placitis, ed. V. Nutton, CMG V, 3, 2, 1999.
De puls. ad tir.	De pulsibus ad tirones: K. VIII, 452-492.
De rat. cur. per ven. sect.	De curandi ratione per venae sectionem: K. XI, 250-316.
De san. tuend.	De sanitate tuenda (K. VI, 1-452), ed. K. Koch, CMG V, 4, 2, 1923, 1-198.
De sect.	De sectis ad eos qui introducuntur (K. I, 64-105), ed. G. Helmreich , GSM III, 1893, 1-32.
De simpl. med. temp. et fac.	De simplicium medicamentorum temperamentis et facultatibus: K. XI, 379-892; XII, 1-377.
De temper.	De temperamentis (K. I, 509-694), ed. Helmreich, Leipzig 1904 (ND 1969).
De usu part.	De usu partium (K. III, 1-939; IV, 1-366), ed. Helmreich, 2 Bde., Leipzig 1907-1909.
De usu puls.	De usu pulsuum (K. V, 149-180): ed. Furley u. Wilkie, 1984, 194-226.
De uteri diss.	De uteri dissectione: K. II, 887-908.
De usu resp.	De usu respirationis (K. IV, 470-511): ed. Furley u. Wilkie, 1984, 80-132.
De venae sect. adv. Erasistr.	De venae sectione adversus Erasistratum: K. XI, 147-186.
De venae sect. adv. Erasistr. Rom. deg.	De venae sectione adversus Erasistrateos Romae degentes: K. XI, 187-249.
De vener.	De veneriis: K. V, 911-914.
De vict.	De victu attenuante, ed. K. Kalbfleisch, CMG V, 4, 2, 1898, 433-451.
In Hipp. de aere	Galen's Commentary on the Hippocratic Treatise Airs, Waters, Palces. In the Hebrew

	Translation of Solomon ha-Me'ati, ed. A. Wasserstein, Jerusalem 1982.
In Hipp. de artic.	In Hippocratis de articulis librum: K. XVIII/1, 300-767.
In Hipp. epid.	In Hippocratis epidemiarum librum primum (K. XVII/1, 1-302), ed. E. Wenkebach, CMG V, 10, 1, 1934, 3-151.
	In Hippocratis epidemiarum librum secundum (K. XVII/1, 303-479), ed. F. Pfaff, CMG V, 10, 1, 1934, 155-410.
	In Hippocratis epidemiarum librum tertium (K. XVII/1, 480-791), ed. E. Wenkebach, CMG V, 10, 2, 1, 1936.
	In Hippocratis epidemiarum librum sextum (K. XVII/1, 793-1009; XVII/2, 1-344), ed. E. Wenkebach u. F. Pfaff, CMG, V, 10, 2, 2, 1956.
	Die als sog. Simultanschrift griechisch überlieferten Stücke des 2. Kommentars zu Epidemien II, ed. K. Deichgräber u. F. Kudlien, CMG V, 10, 2, 4, 1960.
	In Hippocratis epidemiarum libros commentaria: indices comp. E. Wenkebach u. K. Schubring, CMG V, 10, 2, 3, 1955.
	Galens Kommentare zu den Epidemien des Hippokrates. Indizes der aus dem Arabischen übersetzten Namen und Wörter, verf. von F. Pfaff, CMG V, 10, 2, 4, 1960, 1-105.
In Hipp. de off. med.	In Hippocratis librum de officina medici: K. XVIII/2, 629-925; versio arabica ed. M. Lyons, CMG, supp. orient. I, 1963.
In Hipp. de nat. hom.	In Hippocratis de natura hominis (K. XV, 1-173), ed. J. Mewaldt, CMG V, 9, 1, 1914, 3-113.
In Hipp. de fract.	In Hippocratis de fracturis: K. XVIII/2, 318-628.
In Hipp. de vict. acut.	In Hippocratis librum de victu acutorum (K. XV, 418-919), ed. G. Helmreich, CMG V, 9, 1, 1914, 117-366.

In Hipp. progn.	In Hippocratis prognosticum (K. XVIII/2, 1-317), ed. J. Heeg, CMG V, 9, 2, 1915, 197-378.
In Hipp. prorrhet.	In Hippocratis praedictionum librum primum (K. XVI, 489-840), ed. H. Diels, CMG V, 9, 2, 1915, 3-178.
In Plat. Tim. comm.	In Platonis Timaeum commentarii fragmenta, ed. H. O. Schröder, CMG, suppl. I, 1934.
Inst. log.	Institutio logica, ed. K. Kalbfleisch, Leipzig 1896.
Ling. ex. Hipp. expl.	Linguarum seu dictionum exoletarum Hippocratis explicatio: K. XIX, 49-61.
Meth. med.	Methodus medendi: K. X, 1-1021.
Quod an. mor.	Quod animi mores corporis temperamenta sequantur (K. IV, 767-822), ed. I. Müller, GSM II, 1891, 32-79.
	Galens Traktat 'Daß die Kräfte der Seele den Mischungen des Körpers folgen' in arabischer Übs., ed. H. H. Biesterfeldt, Wiesbaden 1973.
Quod opt. med.	Quod optimus medicus sit etiam philosophus (K. I, 53-63), ed. I. Müller, GSM II, 1891, 1-8.
Pro puer. epil.	Pro puero epileptico consilium (K. XI, 357-378), ed. W. Keil, Galeni Puero epileptico consilium. Ausgabe und Komm., Göttingen 1959.
Protrept.	Adhortatio ad artes addiscendas (K. I, 1-39; GSM I, 103-129), ed. Bourdon, 2000, 84-117; ed. A. Barigazzi, CMG V, 1, 1, 1991, 114-150.
Subfig. emp.	De empirica subfiguratio, ed. K. Deichgräber, Die griechische Empirikerschule, Berlin 1930, 42-90.
Synopsis	Synopsis librorum suorum de pulsibus: K. IX, 431-549.
Thrasyb.	Thrasybulus sive utrum medicinae sit an gymnasticae hygiene (K. V, 806-898), G. Helmreich, GSM III, 1893, 33-100.

Abkürzungsverzeichnis für Zeitschriften und Sammelbände

AA	Archäologischer Anzeiger
AGM	Sudhoffs Archiv für Geschichte der Medizin und Naturwissenschaften
AHES	Archive for history of exact sciences
AHM	Annals of the History of Medicine
AHR	American Historical Review
AIHS	Archives internationales d'Histoire des Sciences
AJAH	American Journal of ancient History
AJPh	American Journal of Philology
AM	Annals of Medicine
ANRW	Aufstieg und Niedergang der römischen Welt. Geschichte und Kultur Roms im Spiegel der neueren Forschung
AncSoc	Ancient Society
Asclepio	Asclepio. Archivo iberoamericano de historia de la medicina y antropología médica
BAGB	Bulletin de l'Association G. Budé
BCH	Bulletin de Correspondance Hellénique
BHAC	Bonner Historia-Augusta Colloquien
BHM	Bulletin of the History of Medicine
BJ	Bonner Jahrbücher
BPhW	Berliner Philologische Wochenschrift
BSAF	Bulletin de la Société nationale des Antiquaires de France

ByzMetabyz	Byzantina, metabyzantina. A Journal of Byzantine and modern Greek Studies
CCGR	Cahiers du Centre George-Radet, Université de Bordeaux III
Centaurus	Centaurus. International magazine of the History of science and medicine
CM	Clio Medica
C&M	Classica et Mediaevalia.
CQ	Classical Quarterly
CRAI	Comptes rendus de l'Académie des Inscriptions et Belles-Lettres
DHA	Dialogues d'histoire ancienne
Dynamis	Dynamis. Acta Hispanica ad medicinae scientiarumque historiam illustrandam
EL	Études de lettres: bulletin de la Faculté des Lettres de l'Université de Lausanne et de la Société des Études de Lettres
Episteme	Episteme. Rivista critica di storia delle scienze mediche e biologiche
Gesnerus	Gesnerus. Revue trimestrielle publiée par la Société suisse d'Histoire de la Médecine et des Sciences naturelles
Glotta	Glotta. Zeitschrift für griechische und lateinische Sprache
G&R	Greece and Rome
GRBS	Greek, Roman and Byzantine Studies
Helikon	Helikon: rivista di tradizione e cultura classica
HPLS	History and Philosophy of the Life Sciences
HThR	Harvard Theological Review
IGRR	Inscriptiones Graecae ad res Romanas pertinentes
Index	Index. Quaderni camerti di studi romanistici

Isis	Isis. International Review devoted to the History of Science and its cultural influences
JAW	Jahresbericht über die Fortschritte der klassischen Altertumswissenschaft
JHI	Journal of the History of Ideas
JHM	Journal of the History of Medicine and allied Sciences
JQR	Jewish Quarterly Review
JS	Journal des Savants
JWI	Journal of the Warburg and Courtauld Institutes
Kairos	Kairos. Zeitschrift für Religionswissenschaft und Theologie
Koroth	Koroth: a bulletin devoted to the history of medicine and science
Kos	Kos: rivista di cultura e storia delle scienze mediche, naturali e umane
Kyklos	Kyklos. Jahrbuch für Geschichte und Philosophie der Medizin
MAAR	Memoirs of the American Acad. in Rome
MBAH	Münstersche Beiträge zur antiken Handelsgeschichte
MBP	Münchner Beiträge zur Papyrusforschung und antiken Rechtsgeschichte
MDAI(A)	Mitteilungen des Deutschen Archäologischen Instituts, Athenische Abt.
MDAI(R)	Mitteilungen des Deutschen Archäologischen Instituts, Römische Abt.
MGM	Mitteilungen zur Geschichte der Medizin und der Naturwissenschaften
MHJ	Medizinhistorisches Journal
NAWG	Nachrichten der Akademie der Wissenschaften Göttingen
NJA	Neue Jahrbücher für das klassische Altertum

NTM	Schriftenreihe für Geschichte der Naturwissenschaften
OCP	Orientalia Christiana Periodica
Opus	Opus: rivista internazionale per la storia economica e sociale dell'antiquità
PBA	Proceedings of the British Academy
PBSR	Papers of the British School at Rome
PCPhS	Proceedings of the Cambridge Philological Society
P&P	Past and Present
Phronesis	Phronesis: a journal for ancient philosophy
Proteus	Proteus. Rivista di filosofia
QGNM	Quellen und Studien zur Geschichte der Naturwissenschaften und der Medizin
REG	Revue des Etudes Grecques
RIDA	Revue Internationale des droits de l'antiquité
Romanitas	Romanitas. Revista de cultura romana
SIFC	Studi Italiani di Filologia Classica
StudClas	Studii Clasice
Theoria	Theoria. A Swedish Journal of Philosophy and Psychology
Traditio	Traditio. Studies in ancient and medieval History, Thought and Religion
WJA	Würzburger Jahrbücher für die Altertumswissenschaft

I. Einleitung

„Ich habe keinen Anlaß, zu täuschen, wie es diejenigen tun, die die Lehren nur einer einzigen Sekte kennengelernt haben (οἱ μανθάνοντες αἵρεσιν μίαν) und deshalb ständig erklären, daß alles dieser einen Lehrmeinung zufolge verlaufe. Solche Leute stehen gezwungenermaßen im Wettkampf um die Gültigkeit ihrer Lehre, der einzigen, die sie kennen, als ob sich auf der Grundlage einer anderen Lehre keinerlei Ruhm erreichen ließe[1]. Ich aber habe durch öffentliche Demonstrationen (ἐν ἐπιδείξεσίν τε δημοσίαις) und durch Vorführungen, die ich Leuten gegeben habe, die bei mir die Lehrinhalte der verschiedenen medizinischen Schulen kennenlernen wollten, bewiesen, daß ich alle diese Lehren ebensogut, wenn nicht sogar besser kenne, als sonst irgend jemand. ... Ich habe sie nicht aus Büchern gelernt, sondern bei den besten Lehrern einer jeden Richtung[2]. Ich bin frei von jeglichem Haß gegen die Schule der Empiriker, deren Unterricht ich selbst erfahren habe, und habe einen solchen auch nicht gegen irgendeinen der Dogmatiker. Ich habe mich immer bemüht, die jeweiligen Lehrmeinungen von Grund auf kennenzulernen, und überall die berühmtesten Lehrer aufgesucht (ἐφοίτησά τε τοῖς ἐνδοξοτάτοις διδασκάλοις καθ' ἑκάστην αἵρεσιν). Durch mein eigenes Können und nicht durch sophistisches Reden bin ich bei den Angehörigen der hohen Gesellschaft bekannt geworden und dann auch bei allen Kaisern“[3].

Diese Kurzfassung einer Autobiographie hat Galen in ‘de locis affectis’, seiner unter Septimius Severus entstandenen Spätschrift zur Pathologie, eingefügt, um seinen Angriff gegen die Ärzte der empirischen Schule zu untermauern, die sich Galen zufolge um die genaueren physiologischen Zusammen-

---

1 De loc. aff. 3, 3 (K. VIII, 143): ... φιλονείκως ἀγωνίζεσθαι περὶ τῆς κατὰ τὴν αἵρεσιν ἀληθείας, ἣν μόνην γινώσκουσιν, ὡς ἂν ἐξ ἄλλης ἀγωγῆς λόγων ἀδυνατοῦσιν πορίζεσθαι δόξαν.

2 De loc. aff. 3, 3 (K. VIII, 143f.): ἔμαθον γὰρ οὐκ ἐξ ὑπομνημάτων αὐτάς, ὥς τινες, ἀλλὰ παρὰ τοῖς πρωτεύουσι διδασκάλοις καθ' ἑκάστην αἵρεσιν.

3 De loc. aff. 3, 3 (K. VIII, 144): ἀπό τε τῶν ἔργων τῆς τέχνης ἐγνώσθην, οὐκ ἀπὸ λόγων σοφιστικῶν, τοῖς τ' ἄλλοις τῶν ἐν Ῥώμῃ πρώτων ἀνδρῶν καὶ πᾶσιν ἐφεξῆς τοῖς αὐτοκράτορσιν. Übs. auch bei Siegel, Galen. On the Affected Parts, 1976, 74; Moraux, Galien de Pergame, 1985, 48f.; Maria del Carmen García Sola, Galeno. Sobre los lugares afectados, 1997, 178f.

hänge der Krankheiten – in diesem Fall einer Brustfellentzündung – nicht kümmerten. Die Empiriker seien wohl oftmals in der Lage, aufgrund ihrer Erfahrung die einst von Hippokrates entwickelten Behandlungsmöglichkeiten richtig anzuwenden, doch eine Erklärung dafür, wie Hippokrates zu seinen Ergebnissen gekommen sei, könnten sie nicht geben. Galen setzt die empirischen Ärzte mit Schmieden, Zimmerleuten und Schustern gleich, d.h. mit Handwerkern, die ihre Tätigkeit ausüben, ohne die Entstehung ihres Handwerks nachvollziehen zu können[4]. Damit sind diese Ärzte aus dem Kreis derjenigen ausgeschlossen, die eine wissenschaftliche Medizin betreiben.

In seinem Rückblick auf die eigene Entwicklung zieht Galen eine Linie von seiner Ausbildung bis zur Anerkennung seiner ärztlichen Fähigkeiten durch die in der römischen Gesellschaft höchsten Autoritäten, die Angehörigen der Reichsaristokratie und die Kaiser. Neben der Erwähnung dieser 'Referenzen' steht die Abgrenzung gegenüber der Sophistik. Diese hat dem Urteil Galens zufolge aus vielen Ärzten Iatrosophisten gemacht, die Erfolge weniger durch ärztliche Praxis als durch rhetorische Kunst zu erlangen suchten. Indem sich Galen von den sophistischen Ärzten distanziert, klingt ein apologetisches Motiv an. Etliche Selbstzeugnisse lassen darauf schließen, daß Galen nicht nur als Schriftsteller, sondern auch bei seinen öffentlichen Auftritten über eine große Ausdrucksfähigkeit und Sprachgewalt verfügte[5]. Zudem hat er wiederholt die Relevanz des rechten Sprachgebrauchs für die Wissenschaft dargelegt[6]. Doch ist für Galen die Sprache Mittel zum Zweck, und folglich muß sich das ärztliche Können nicht im überzeugenden Vortrag, sondern im erfolgreichen Handeln erweisen. Und wenn Galen die Aristokraten und Kaiser anführt, so deshalb, weil die vor ihnen erbrachten ἔργα τῆς τέχνης zur höchstmöglichen Approbation ärztlichen Könnens führen. Öffentliches Ansehen ist somit das selbstverständliche Ziel, dem alle Ärzte, Galen eingeschlossen, nachstreben. Wer nur eine einzige Lehrmeinung kennt, muß auf dieser unzureichenden Grundlage versuchen, Ruhm – δόξα – zu erlangen, und dieser begrenzte Blick veranlaßt die Angehörigen der einzelnen 'Sekten', aus Ehrsucht gegen anderslautende Meinungen zu polemisieren (φιλονείκως ἀγωνίζεσθαι περὶ τῆς κατὰ τὴν αἵρεσιν ἀληθείας). Galens Bemerkung, daß auch von einer anderen Lehrmeinung aus der Weg zur Aner-

---

4 De loc. aff. 3, 3 (K. VIII, 142): οὔτε γὰρ ὁ χαλκεὺς, οὔθ' ὁ τέκτων, οὔθ' ὁ σκυτοτόμος, ὅπως εὑρέθησαν αὐτῶν αἱ τέχναι ζητοῦσιν, ἀλλ' ἅ γε παρὰ τῶν διδασκάλων ἔμαθον αὐτοί τε χρώμενοι τῇ πείρᾳ δοκιμάσαντες ἐβεβαιώσαντο, ταῦτα πράττοντες εὐδοκιμοῦσιν. Zu Galens Kritik an der empirischen, methodischen und rationalistischen Schule vgl. Ierodiakonou, Alexander of Aphrodisias on medicine, 1995, 482f.

5 Vgl. Debru, Les démonstrations médicales, 1995, 76.

6 Vgl. von Staden, Science as Text, 1995, 499ff.

kennung führen kann, richtet sich nicht gegen das Ziel als solches, sondern gegen die unzureichende Ausbildung und die Voreiligkeit, mit der die Ärzte einen führenden Rang beanspruchen, der wissenschaftlich und gesellschaftlich orientiert ist.

Galen kommt nicht nur in 'de locis affectis', sondern auch sonst auf seine eigene Person und auf seinen Werdegang zu sprechen, um seine medizinischen Aussagen und sein Urteil über das zeitgenössische Ärztewesen mit Hinweisen auf seine Herkunft, auf Ausbildung, Berufsweg und Erfahrungen zu legitimieren. So gibt es nicht nur längere autobiographische Abschnitte z.B. in der durch die arabische Tradition überlieferten Abhandlung 'de optimo medico cognoscendo', sondern auch kürzere Anmerkungen zur eigenen Person in zahlreichen weiteren Werken. Mitunter (wie z.B. in 'de locis affectis') erfolgen diese autobiographischen Verweise so unvermittelt, daß man den Eindruck gewinnt, Galen habe sie spontan in seine Vorträge oder in seine Niederschriften einfließen lassen. Die eigene persönliche Entwicklung als Bezugspunkt für die wissenschaftliche Argumentation, die Medizin als in ihren Grundlagen umstrittene, dabei zugleich auf die δόξα ausgerichtete Wissenschaft, ein Nachweis eigener Befähigung, der sich auf die Anerkennung bei Aristokraten und Kaisern beruft, – das eingangs zitierte Selbstzeugnis läßt erkennen, daß Galens Schriften, wenn man sie nicht aus medizin- sondern aus sozialhistorischer Perspektive betrachtet, einen besonderen Einblick in das innere Gefüge der Gesellschaft der römischen Kaiserzeit gewähren.

Als Galen in 'de locis affectis' auf seine Ausbildung zurückblickte, lebte er bereits seit Jahrzehnten in Rom. Die Kaiser, die er hier ohne Namensnennung anführt, sind Mark Aurel, Commodus und Septimius Severus. Die Möglichkeit, das eigene Können mit dem Verweis auf die kaiserliche Anerkennung zu belegen, steht am Ende einer Laufbahn, die sich auch sonst auf einem hohen sozialen Niveau bewegt hat: Die Stellung, die Galens Familie in Pergamon einnahm, verbietet es von vornherein, Galens Berufswahl als das Ergreifen eines Handwerks zu deuten. Galens beträchtliche finanzielle Mittel setzten ihn in Stand, eine ungewöhnlich gründliche Ausbildung zu absolvieren. Es folgte die ohne viel Berufserfahrung im Wettstreit mit anderen Ärzten erlangte Position eines Gladiatorenarztes in der Heimatstadt und einige Jahre später die Übersiedlung nach Rom, wo Galen schnell in den Konkurrenzkampf zwischen den Ärzten geriet, die um die Gunst der höchsten Kreise stritten. Galen ist nicht der erste Arzt gewesen, der seine in den wissenschaftlichen Ausbildungsstätten des Ostens gewonnenen Fähigkeiten im politischen Zentrum des Römischen Reiches zur Anwendung gebracht hat. Aber nur wenigen ist der Aufstieg in den kleinen Kreis von Ärzten gelungen, deren Wissenschaft von der hohen römischen Aristokratie und dem Kaiserhaus nachgefragt wurde. Der zunächst überraschende Versuch, sich dem Zugriff des Kaisers Mark Aurel zu entziehen (die Gründe sind später genauer zu diskutieren), zeigt jedoch, daß Galen nicht nur das Ziel verfolgte, Anerkennung zu gewinnen, sondern zugleich an seiner persönlichen Unabhängigkeit festhalten wollte, die auf der erwähnten wirtschaftlichen Sicherheit beruhte, sich aus philosophischer Überzeugung speiste und Galen in die Lage versetzte, den Trägern der Macht mit Distanz zu begegnen. Sie findet ihren Ausdruck in Galens kritischen Aussagen über die Gesellschaft seiner Zeit. Zwar stellte die von Mark Aurel an Galen gesandte Aufforderung, zu ihm zu kommen, vor aller Öffentlichkeit heraus, welche Wertschätzung Galen erlangt hatte, und die rücksichts- und zugleich ehrenvolle Behandlung, die Galen dann von Mark Aurel erfuhr – er wurde vom Dienst an der Front entbunden und als ärztlicher Betreuer des Prinzen Commodus nach Rom entlassen –, demonstrierte noch einmal mehr, daß er eine bedeutende Stellung erlangt hatte. Daß Galen die Möglichkeit, den Kaiser an die Front zu begleiten, ausgeschlagen hat, deutet darauf hin, daß ihm an einem weiteren Aufstieg, vielleicht gar in den Kreis der kaiserlichen Berater und 'Freunde', nicht gelegen war. Für den Gelehrten war es genug, vielleicht sogar schon zu viel, zu den Palastärzten zu gehören, denn für Galens Streben nach Anerkennung gab es noch einen übergeordneten Rahmen, der in einer zeitübergreifenden Nachfolge des Hippokrates bestand, und für die wissenschaftliche Arbeit, mit der Galen das Ziel verfolgte, die Medizin zu ihrer Vollendung zu führen, waren Muße und Unabhängigkeit wichtige Voraussetzungen[7].

Während sich die gesellschaftliche Dynamik von Galens Laufbahn beschreiben läßt, weil Galens autobiographische Aussagen die sozialen Aspekte seiner Berufsausübung vielfach anklingen lassen, stößt die Suche nach einzelnen biographischen Daten dort auf Schwierigkeiten, wo der unmittelbare Bezug zur ärztlichen Ausbildung und Tätigkeit bzw. zum Nachweis des eigenen ärztlichen Könnens fehlt. Dies wird schon bei der Frage nach dem Geburtsjahr Galens deutlich, die über lange Zeit unterschiedliche Antworten erfahren hat. Erst seitdem Nutton in einer Studie zur Chronologie von Galens Leben die zahlreichen, z.T. jedoch unklaren und widersprüchlichen Angaben Galens miteinander ver-

7 Dabei ist Hippokrates für Galen ein Vorbild als Arzt und Philosoph; vgl. z.B. de nat. fac. 3, 3 (GSM III, 209f.; K. II, 150): ... πρῶτός γ' ἁπάντων ἰατρῶν τε καὶ φιλοσόφων Ἱπποκράτης ...; vgl. von Staden, Herophilus, 1989, S. 370f., Nr. 200. Die Gleichsetzung von Philosophie und Medizin, die für Galens Selbstverständnis wichtig ist, findet sich in seinen Schriften häufig; vgl. z.B. de temper. 1, 1 (Helmreich, S. 1 [K. I, 509]: ... παλαιοῖς ἀνδράσιν ἱκανῶς ἀποδέδεικται φιλοσόφων τε καὶ ἰατρῶν τοῖς ἀρίστοις ...); 1, 2 (Helmreich, S. 2 [K. II, 510]); 1, 8 (Helmreich, S. 30 [K. II, 556]); de usu puls. 1, 4; 4, 2 (Furley u. Wilkie, 1984, S. 196; 210 [K. V, 151; 164]).

knüpft hat, darf das Jahr 129 n.Chr. als gesichert gelten[8]. Galen stammte aus Pergamon, doch wer war sein Vater? Obwohl die Suda den Namen von Galens Vater mit 'Nicon' angibt, ist es unsicher und umstritten, ob Galens Vater mit einem der beiden inschriftlich bezeugten pergamenischen Architekten – Aelius Nicon und Iulius Nicodemus mit dem Beinamen Nicon – identifiziert werden kann. Galen nennt weder seinen Vater noch seine Mutter jemals beim Namen. Da die gerade genannten Architekten aus Pergamon einen römischen Gentilnamen besessen haben, ergäbe sich aus einer solchen Identifizierung, daß auch Galen als Einwohner des Römischen Reiches mit römischem Bürgerrecht anzusehen wäre. Doch läßt sich auch die Auffassung vertreten, daß Galen zeitlebens ein *peregrinus* gewesen ist. Kam es ihm vielleicht deshalb in besonderem Maße darauf an, vermittels seiner Wissenschaft Anerkennung über Pergamon und Kleinasien hinaus in den höchsten Kreisen der römischen Aristokratie bzw. beim Kaiser zu finden? Jedenfalls erwähnt Galen an keiner Stelle seines umfangreichen Werkes seine rechtliche Stellung, und nur ein einziges Mal wird aus dem Kontext deutlich, daß er nach seiner von Mark Aurel veranlaßten Entsendung nach Rom dort die Stellung eines *archiatrus* eingenommen hat, was allerdings im Hinblick auf seinen Rechtsstatus zu keiner Lösung führt. Als Ergänzung sei hier noch darauf hingewiesen, daß Galens vermeintlicher Gentilname Claudius unhistorisch und als eine Erfindung des Humanismus einzuschätzen ist[9].

---

8 The chronology of Galen's early career, 1973. Nutton hat zudem begründete Zweifel an der Angabe der Suda vorgebracht, Galen sei im Alter von siebzig Jahren verstorben. Wurde dieser Angabe entsprechend in der älteren Forschung Galens Tod auf das Ende des 2. Jhds. datiert, so läßt sich mit Nutton auf der Grundlage von arabischen Quellen, die auf Galens Zeitgenossen Alexander von Aphrodisias zurückgehen, eine längere Lebenszeit annehmen, was Auswirkungen auf die Frage nach der Echtheit einzelner Schriften des Corpus Galenicum hat; vgl. Nutton, The chronology of Galen's early career, 1973, 169 Anm. 1; ders., Galen in the Eyes of his Contemporaries, 1984, 323f.; ders., Galen's philosophical testament, 1987, 46ff; ders., Galen ad multos annos, 1995, 25ff. (mit alternativer Argumentation); ders., Galen. On my own opinions, CMG V, 3, 2, 1999, S. 38.

9 Claudius Galenus z.B. noch bei G. F. Hertzberg, Die Römer und das Römische Reich, 2. Aufl., Berlin o.J., S. 254; Heinrichs, Die Überwindung der Autorität Galens durch Denker der Renaissancezeit, 1914, 1 (obwohl mit Verweis auf die gegenteiligen Ausführungen von Klebs in der PIR); Wright, The mentality and the cosmology of Claudius Galen, 1922; Dillon, The Middle Platonists, 1977, 339; vgl. dagegen bereits Klebs, PIR I, 1887, 374f. („Claudii nomen Galeno omnes recentiores certe ab initio saeculi quinti decimi, nescio an ante, usque adhuc tribuere solent, quamquam nemo unquam ne philologorum quidem nostrae aetatis, qui eo nomine usi sunt, quo fundamento niterentur, verbo indicavit"); die von Kalbfleisch, 'Claudius' Galenus, 1902, vorgeschlagene Erklärung, der Gentilname Claudius sei möglicherweise „aus

Bleibt der Rechtsstand auch unsicher, so kann doch die soziale Stellung von Galens Familie in Pergamon recht genau bestimmt werden. Galens Vater war an den Wissenschaften interessiert, er war wohlhabend, besaß außerhalb von Pergamon ein Landgut und beschäftigte sich mit der Landwirtschaft. Bei Galen gibt es keinen Hinweis auf eine öffentliche Tätigkeit des Vaters, doch ordnet er sich selbst den 'Wohlgeborenen' aus seiner Heimatstadt zu. Offensichtlich hat der Vater der munizipalen Aristokratie von Pergamon bzw. dem Kurialenstand angehört, vielleicht sogar der Führungsschicht innerhalb derselben[10]. Hat folglich das soziale Prestige des Vaters (noch Jahre nach seinem Tod) bzw. Galens eigene Zugehörigkeit zur Munizipalaristokratie bei seinem Bemühen, die Stellung eines Gladiatorenarztes im Dienst des 'Oberpriesters' von Pergamon zu erhalten, den entscheidenden Vorteil gegenüber eventuellen Mitbewerbern bedeutet? Galen betont in seinen verschiedenen Berichten, die sich auf diese Anstellung beziehen, daß allein sein Können die Verantwortlichen überzeugt habe. Doch ist in der Forschung wiederholt die Vermutung geäußert worden, daß Galen hier bewußt soziale Zusammenhänge ausblendet. Diese Fragen werden in den folgenden Kapiteln untersucht; sie werden zunächst nur erwähnt, um die Problematik der Quellenlage zu verdeutlichen, die in der besonderen Perspektive der Selbstzeugnisse Galens besteht und noch dadurch verstärkt wird, daß für die Biographie Galens keine Parallelquellen bereitstehen.

Während Galen über die erste Hälfte seines Lebens, über seine Ausbildung, seine Jahre als Gladiatorenarzt, über seine Reisen und seinen ersten Aufenthalt in Rom, über seine Konkurrenz mit anderen Ärzten in der Hauptstadt und seine Kontakte zur römischen Aristokratie sowie zu Mark Aurel recht ausführlich Auskunft gibt, fällt auf die Zeit nach dem Tod des Philosophenkaisers weniger Licht. Zwar läßt sich einiges über Galens Tätigkeit sagen, z.B. über die Herstellung des Theriaks, eines Heil- und Schutzmittels, das je nach der Vorliebe eines Kaisers auch von der breiteren Öffentlichkeit nachgefragt wurde und unter Septimius Severus wieder in Mode kam. Auch könnte ein Verzeichnis der in Galens späteren Jahren entstandenen Schriften und eine Prosopographie für seine per-

---

einem mißverstandenen CL(arissimus) hervorgegangen", setzt ohne Beleg nicht nur das Bürgerrecht, sondern auch die Zugehörigkeit zum Senatorenstand voraus, was abzulehnen ist (übernommen von Sudhoff, Handbuch der Geschichte der Medizin, 1922, 108). Vgl. auch von Brunn, Darf man Galenos „Claudius" nennen? 1937; Kudlien, Stellung des Arztes, 1986, 84.

10 Zu Galens Zugehörigkeit zum Kurialenstand von Pergamon vgl. Nutton, Chronology, 1973, 162; ders., Galen and Egypt, 1993, 13 (Galens „... class of society in Asia Minor, that of the decurions or local councillors").

sönlichen Kontakte innerhalb Roms erstellt werden[11]. Doch lassen sich einzelne, sozialhistorisch interessante Vorgänge, wie sie für die früheren Jahre von Galen berichtet werden – z.B. Auseinandersetzungen mit Kollegen, Behandlungen der Aristokraten, Gespräche mit Mitgliedern des Kaiserhauses –, kaum noch erfassen oder datieren. Die Rückblicke, die Galen in höherem Alter, z.B. in der für seine Entwicklung aufschlußreichen Schrift 'de libris propriis', vornimmt, bieten Auskünfte über die Jahre des Aufstiegs, beschränken sich jedoch für die Zeit danach auf kurze Erläuterungen zur eigenen Werkgeschichte[12]. Und so wie Galens späteres Leben teilweise im Verborgenen bleibt[13], können auch viele der für die Sozialgeschichte relevanten Bemerkungen Galens, die sich in seinen Schriften aus der Zeit nach 180 n. Chr. finden, keinem konkreten historischen oder sozialen Zusammenhang zugeordnet werden. Dies betrifft z.B. seine Aussagen zu den Christen und Juden, die von einer bemerkenswerten Unvoreingenommenheit zeugen; stellt man jedoch die Frage, inwieweit sich in ihnen möglicherweise persönliche, mehr oder weniger zeitnahe Erfahrungen Galens niedergeschlagen haben, bleibt man ohne Antwort. Unsicher erscheint schließlich auch die Identifizierung vieler der von Galen erwähnten Personen, und dies selbst dann, wenn es sich um Adressaten einzelner seiner Schriften handelt.

Wenn somit eine gegenseitige Beleuchtung von Biographie und Sozialgeschichte nicht immer zu erreichen ist, erscheint eine Betrachtung Galens, die diese beiden Aspekte zu verbinden sucht, gleichwohl als sinnvoll: Was aus Galens Leben bzw. aus seinen eigenen Zeugnissen für die römische Sozialgeschichte zu gewinnen ist, steht zumeist in einem biographischen Kontext. Und für die Sozialgeschichte aufschlußreiche Aussagen finden sich bei Galen in großer Zahl. Auch für ihn gilt, was Bowersock in seiner Abhandlung über die Sophistik des 2. Jahrhunderts postuliert hat: „intellectual history ... cannot and must not be separated from the history of a society"[14]. Dabei zeigt bereits der eingangs angeführte

---

11 Vgl. die vorläufigen Ausführungen bei Horstmanshoff, Galen and his patients, 1995, 90f.

12 Vgl. Hankinson, Galen. On the Therapeutic Method, 1991, XXIf.: „The events of Galen's later life are less clearly documented, partly because Praen. [praecogn.], our principal source for biographical information, probably came out around 178 ...; partly because Lib. Prop. [de libr. propr.] and Ord. Lib. Prop. [de ord. libr. suor.], the other major autobiographical sources, are reticent about the events of his later career." Zur Textüberlieferung von de lib. propr. vgl. Boudon, Galen's On my own Books, 2002, 9ff.

13 Selbst zu Aspekten, die unmittelbar mit Galens Arbeitsgebiet zu tun haben, so z.B. zur Ausbildung von Studenten, die (auch aufgrund der Abfassung von einführenden Schriften) vorauszusetzen ist, läßt sich aus Galen nichts Näheres entnehmen; vgl. dazu Nutton, The Medical Meeting Place, 1995, 19.

14 Greek Sophists in the Roman Empire, 1969, 59.

Abschnitt aus 'de locis affectis', in dem Galen betont, seine Kenntnisse weniger aus Büchern als aus dem persönlichen Austausch mit seinen Lehrern gewonnen zu haben, wie zutreffend zugleich Walzers Bemerkung ist, daß „knowledge had not yet become completely bookish in his [Galens] age“[15]. Hier liegt die Erklärung für die Verwendbarkeit eines wissenschaftlichen, auf Medizin und Philosophie ausgerichteten Werkes für die Sozialgeschichte: Auf eigene Erfahrungen und Beobachtungen greift Galen zurück, wenn ihm an der Darstellung eigener Erfolge gelegen ist, oder wenn er seine moralischen Ausführungen stützen will, darüber hinaus jedoch auch dann, wenn er z.B. über die Gewinnung pharmakologischer Grundstoffe oder über die Qualität von Lebensmitteln referiert. Auf den „spirit of Ionian ἱστορίη“, von dem Walzer im Hinblick auf Galen gesprochen hat, trifft man immer wieder: Galens Erzählung von einem unbeherrscht zornigen Reisegefährten, der seinen Sklaven mit dem Schwert niederschlug, dient z.B. der Illustration moralphilosophischer Überlegungen. Im Zusammenhang der Lebensmittellehre verweist Galen auf die Hungersnöte, von denen die Provinzen des Römischen Reiches heimgesucht wurden, und anläßlich der Streitigkeiten zwischen den medizinischen 'Sekten' erwähnt er die Christen, deren rigorose Lebensführung seine Anerkennung findet. Über Gladiatoren, Sklaven und Aristokraten, Juden und Christen, Arm und Reich ist bei Galen einiges zu erfahren, und auf die Zusammenstellung und Interpretation dieser Informationen zielt die vorliegende Arbeit ab. In seinem 'Carmen de officiis medici moralibus' hat der stoische Philosoph Sarapion um 100 n. Chr. verlangt, daß sich der Arzt wie ein Heilgott auf eine Stufe mit den Sklaven und Armen sowie mit den Reichen und Mächtigen stellen müsse, um ihnen „wie ein Bruder“ beizustehen[16]. Die hier verlangte Aufhebung der sozialen Grenzen war in der Praxis für einen Arzt wie Galen weder möglich noch gewünscht, doch steht er unter den Fachschriftstellern der Antike auch deshalb einzigartig dar, weil er allen

---

15 Galen on Jews and Christians, 1949, 65f. Vgl. Nutton, Galen and medical autobiography, 1972, 52.

16 J. H. Oliver, Two Athenian Poets, Hesperia suppl. 8, 1949, 243-258, hier S. 246 (Z. 25ff.: [τ]οῖος μὲν [γνώμαν γέγ]αχώς, θεὸς οἷα [σ]αωτήρ / δμώων ἀκτ[ε]άνων [τ]ε καὶ ἀφνειῶν καὶ ἀνάκτων / ἴσος [ἔο]ι, πάντεσσι δ' ἀδελφεὸς [ο]ἷα τ' ἀρήγοι. / πάν[τες γὰρ πέλομε]ν κάσιες. τ[ῷ μ]ηδέ τιν' ἔχθοι / μηδ[ὲ φρεσὶ ζᾶλον κε]ῦθοι ἢ ὄ[γκον] ἀέξο[ι]). – Der athenische Dichter und Philosoph Sarapion ist der Adressat von Plutarchs Schrift de E apud Delphos (mor. 384 D) und Dialogpartner in de Pythiae oraculis (mor. 396 D); vgl. J. H. Oliver u. P. L. Maas, An Ancient Poem on the Duties of a Physician, BHM 7, 1939, 315-323; Kudlien, Medical Ethics, 1970, 96; Temkin, Hippocrates in a World of Pagans and Christians, 1991, 72; Mudry, Éthique et médecine à Rome, 1997, 305; 310ff. (zu einer ähnlichen Vorstellung bei Scrib. Largus, praef. 4: ... *quia medicina non fortuna neque personis homines aestimat, verum aequaliter omnibus implorantibus auxilia sua succursuram se pollicetur* ...).

von Sarapion genannten Gruppen nahe gekommen ist und die Erfahrungen, die er mit der Gesellschaft seiner Zeit gemacht hat, in vielfältiger Art in seine Werke hat einfließen lassen.

Im einzelnen muß der Kontext von Galens sozialhistorisch relevanten Aussagen genau geprüft werden. Z.B. greift Galen in seinen Äußerungen zum Leben der besser gestellten Schichten Argumente der antiken Gesellschaftskritik auf, so daß sich hier das Problem der Glaubwürdigkeit von vornherein in größerem Maß stellt, als wenn Galen eher beiläufig über die arme Bevölkerung in den Städten oder auf dem Land berichtet. Auch von dieser Seite aus läßt sich begründen, warum in dieser Arbeit der sozialgeschichtliche Ansatz mit dem biographischen zusammengeführt wird: Nur die Berücksichtigung von Galens besonderen Interessen, die er bei der Abfassung seiner Schriften verfolgt, kann Aufschluß über die Perspektive und damit auch die Glaubwürdigkeit der Zeugnisse geben. Berücksichtigt man jedoch in gebührender Weise Galens Perspektive und Motivation, so wird sogleich deutlich, warum die Abfassung einer Biographie, die über Galens Lebensweg möglichst erschöpfend Auskunft geben sollte, kaum zu realisieren wäre: Zu viele Informationen werden von Galen bewußt ausgeblendet, und zu stark ist die bewußte Präsentation des Erlebten als Erfolgsgeschichte[17].

Bereits in jugendlichem Alter von etwa sechzehn Jahren, als er den Unterricht von Philosophen und Ärzten in Pergamon besuchte, hat Galen begonnen, wissenschaftliche Schriften zu verfassen. Was als Schulübung anfing, hat Galen in Form von Werbeschriften zum Ausweis der eigenen Fähigkeiten, in Form von Lehrschriften nicht nur zur Unterrichtung von aristokratischen ‚Freunden' und von Studenten, sondern auch einer größeren, interessierten Öffentlichkeit, und in Gestalt von mitunter recht polemisch gehaltenen Ausführungen, die grundlegende Darstellungen medizinischer Fachgebiete mit Einwänden gegen konträre Meinungen anderer, auch früherer Ärzte kombinierten, über einen Zeitraum von mehr als fünfzig Jahren fortgesetzt. In späteren Jahren hat Galen zwei kommentierte Verzeichnisse seiner Bücher erstellt, in denen auch Titel von heute verlorenen Schriften genannt werden. Weiteren Aufschluß über den ursprünglichen Umfang des Corpus Galenicum gibt die Liste der in das Syrische und Arabische übersetzten Werke Galens, die Hunain ibn Ishaq in der zweiten Hälfte des 9. Jahrhunderts erstellt hat[18].

---

17 Vgl. Nutton, Galen and Egypt, 1993, 26ff.

18 Bergsträsser, Hunain ibn Ishaq. Über die syrischen und arabischen Galen-Übersetzungen, 1925, I; 1ff. (Einleitung von Hunains Sendschreiben an Ali ibn Jahja); vgl. Meyerhoff, Autobiographische Bruchstücke, 1929, 72. Zu Hunain vgl. Strohmaier, Der syrische und der arabische Galen, 1994, S. 2001ff. (bsd. S. 2003: vorzügliche Griechischkenntnisse des Galen-Übersetzers vermutlich aufgrund eines Studi-

Die Überlieferungsgeschichte hat etliche Verluste zu verzeichnen[19], doch ist Galens Werk in großem Umfang tradiert worden; es stellt für die arabische und

enaufenthalts in Konstantinopel). Zu Hunains Übersetzung von de libr. propr. vgl. Boudon, Galen's On my own Books, 2002, 9ff.

19 Auf die Überlieferungsgeschichte der Werke Galens kann hier nicht näher eingegangen werden. Für die handschriftliche Überlieferung ist auf die Arbeiten von Diels (Die Handschriften der antiken Aerzte, 1905-1907) und Durling (Corrigenda and addenda to Diels' Galenica, 1967) zu verweisen, speziell zur Textgestalt von de foet. format. in dem für zahlreiche Schriften Galens besonders wichtigen Cod. Laurentianus Gr. 74, 3 (12. Jhd.) auf Nickel, Studien am Kodex Laurentianus Gr. 743, in: Fischer, Nickel, Potter (Hrsgg.), Text and Tradition,1998, 223-232. Zu den Übersetzungen griechischer Originalwerke oder arabischer Übersetzungen seit dem 12. Jhd. (Burgundio von Pisa, Wilhelm von Moerbeke, Pietro d'Abano sowie Niccolo da Reggio) Classen, Burgundio von Pisa, 1974; Durling, A Chronological Census of Renaissance Editors and Translations of Galen, 1961; ders. Burgundio of Pisa's Translation of Galen's ΠΕΡΙ ΚΡΑΣΕΩΝ, 1976, XXVff.; Thorndike, Translations of works of Galen from the Greek by Peter of Abano, 1942; Translations of works of Galen from the Greek by Niccolo da Reggio, 1946; zur Galen-Rezeption in Montpellier, neben Paris und Bologna eines der Zentren der Medizin im 13. Jhd., García Ballester, The New Galen, in: Fischer, Nickel, Potter (Hrsgg.), 55-83 (35 galen. Werke von Arnau de Vilanova [ca. 1240-1311] in das universitäre Curriculum eingeführt); zur allmählichen Auflösung der Autorität Galens durch die Denker der Renaissance (Paracelsus, Telesius, Vesalius, Harvey und Glisson), die nicht zuletzt vermittels einer Kritik am teleologischen Konzept erfolgte, Heinrichs, Die Überwindung der Autorität Galens durch Denker der Renaissancezeit, 1914; zur Bedeutung der frühen Drucke für die Medizingeschichte Baader, Handschrift und Inkunabel in der Überlieferung der medizinischen Literatur, (1969) 1982, 359ff. (vgl. auch 365f. zu Galen in Salerno, Bologna, Paris; 372f. zur Übersetzung der Werke Galens in Toledo; zu Salerno weiter ders., Die Tradition des Corpus Hippocraticum im europäischen Mittelalter, 1989, 415f.); zur 1525 in Venedig erschienenen ersten Gesamtausgabe Galens in griechischer Sprache, der Aldina, von Andreas Asulanus Papst Clemens VII. gewidmet, bzw. zu einzelnen Bänden oder Galenschriften dieser Ausgabe Mani, Die griechische editio princeps des Galenos, 1956, 29ff.; Mewald, Die Editio princeps von Galenos In Hipp. de natura hominis, 1912, 892-903; Potter, The Editiones Principes of Galen and Hippocrates and their Relationship, in: Fischer, Nickel, Potter (Hrsgg.), 243-261. Vgl. weiter Burr, Galen, 1931, 212 (im 'Medical Dictionary' von James, 1743 bis 1745 in drei Foliobänden erschienen, ist Galen die am häufigsten zitierte Autorität) und bei Scarborough, Galen redivivus, 1988, 313 (die 1846 von John Redman Coxe publizierte Epitome der Schriften Galens war noch als medizinisches Lehrbuch angelegt). Auch die zwischen 1821 und 1833 von Kühn zusammengestellte große Ausgabe der Schriften Galens (zu Kühns Leben und Schriften vgl. Schubring, Bibliographische Hinweise, 1965, IXff.; Schipperges, Galenos, 1985, 198; Nutton, In Defence of Kühn, 2002, 1ff.) war nicht

für die europäisch-mittelalterliche Welt die Grundlage der medizinischen Wissenschaft dar[20]. Nach der Ausscheidung einer Reihe von mittelalterlichen bzw. frühneuzeitlichen pseudo-galenischen Schriften umfaßt das Corpus Galenicum – die nur in lateinischer oder arabischer Übersetzung erhaltenen Werke mitgerechnet – heute rund 170 Schriften von sehr unterschiedlichem Inhalt und Umfang[21]. In

allein von einem medizinhistorischen, sondern noch immer von einem praktischen medizinischen Interesse geleitet. Kühns Entscheidung über die Echtheitsfrage galenischer Schriften hat die jüngere Rezeptionsgeschichte Galens nachhaltig beeinflußt; erst mit Hilfe von Neufunden aus der arabischen Überlieferung konnten manche seiner Fehlurteile korrigiert werden; vgl. dazu z.B. von Staden, Division, Dissection, and Specialization, 2002, 19f. über de part. art. med. Zahlreiche weitere Arbeiten zur Überlieferungsgeschichte Galens bei Kollesch u. Nickel, Bibliographia Galeniana, 1994, 1359ff.

20 Für die arabische und syrische Vermittlung der Werke Galens vgl. Bergsträsser (Hunain ibn Ishaq. Über die syrischen und arabischen Galen-Übersetzungen, 1925), Meyerhof (Les versions syriaques et arabes des écrits galéniques, 1927) und Strohmaier (La médecine grecque antique dans les traductions en langues orientales, 1989, 2-13; Der syrische und der arabische Galen, 1994, S. 1987ff. [bsd. S. 1989ff. zu Galen im spätantiken Alexandria]; Bekannte und unbekannte Zitate in den Zweifeln an Galen des Rhazes, in: Fischer, Nickel, Potter (Hrsgg.), 263ff., zur arabischen Ausgabe [Mohaghegh, Teheran 1993] der zahlreiche Galen-Zitate [aus über 20 Schriften, vor allem aus de demonstr.] enthaltenden Schrift des Rhazes [865-925] über die 'Zweifel an Galen', dabei S. 269 zur Autorität Galens, der von Ibn abi Usaibia als das „Siegel der Ärzte" bezeichnet wurde, in der arabischen Welt; The Uses of Galen in Arabic Literature, 2002, 113-120). Vgl. weiter Wasserstein, Galen's Commentary on the Hippocratic Treatise Airs, Waters, Places. In the Hebrew Translation of Solomon ha-Me'ati, 1982, S. 101f. zu den hebräischen Galen-Übersetzungen durch Nathan und Salomon ha-Me'ati (Rom, zweite Hälfte des 13. Jhds.); Walzer, Galen on Jews and Christians, 1949, 1ff.; ders., Arabic Transmission of Greek Thought to Medieval Europe, 1945, 160ff. (dabei u.a. zu Dante, bei dem sich Galen gemeinsam mit Avicenna und Averroes im Vorhof der Hölle wiederfindet [inv. IV, 142ff.]). Zum Galencurriculum im spätantiken Alexandria (6. Jhd.) auch Wilson, Aspects of the transmission of Galen, 1987, 47-64; Gundert, Die Tabulae Vindobonenses als Zeugnis alexandrinischer Lehrtätigkeit um 600 n. Chr., in: Fischer, Nickel, Potter (Hrsgg.), 91-144. Zur bislang nur unzureichend erfaßten Rezeption Galens bei den arabischen Philosophen Nutton, Galen's Philosophical Testament, 1987, 29 mit Anm. 7ff.

21 Vgl. Kollesch u. Nickel, Bibliographia Galeniana, 1994, 1384ff.: Angeführt werden 172 einzelne Titel, wobei 'quomodo morbum simulantes sint deprehendendi' nicht eigens gezählt werden darf, da es einen Teil von Galens Komm. zu den Epidemien des Hippokrates darstellt. Vgl. auch Bergsträsser, Hunain ibn Ishaq, Über die syrischen und arabischen Galen-Übersetzungen, 1925, 3ff.: Hunain ibn Ishaq listet nach

dieser Zahl sind auch die Neufunde seit dem 19. Jahrhundert eingeschlossen, zu denen so unterschiedliche Werke gehören wie Galens Schrift über die 'säfteverdünnende Diät' ('de victu attenuante'), die bis 1840, als Mionides Mynas auf einer seiner Orientreisen eine vollständige griechische Handschrift entdeckte, nur in lateinischen Übersetzungen und unvollständig bekannt war[22], oder Galens späte Zusammenfassung seiner eigenen philosophischen Ansichten mit dem Titel 'de propriis placitis', die erst seit kurzem in einer kritischen Edition vorliegt[23]. Schriften über die Herstellung und Wirkung von Medikamenten ('de simplicium medicamentorum temperamentis et facultatibus', 'de compositione medicamentorum secundum locos', 'de compositione medicamentorum per genera'), die in der Kühnschen Ausgabe mehrere hundert Seiten füllen, oder ebenso ausführliche Synthesen zu einzelnen Gebieten der Medizin (wie etwa zur Physiologie: 'de usu partium' oder zur Heilkunde: 'de methodo medendi') wechseln mit Kommentaren zu Werken des Hippokrates (z.B. die Kommentare zu verschiedenen Büchern der hippokratischen Epidemien) oder den Lehren des Platon ('de placitis Hippocratis et Platonis'), mit kürzeren Abhandlungen zur Prognostik ('de praecognitione') und zu physiologischen Fragen z.B. über die Atmung ('de causis respirationis') oder den Geruchssinn ('de instrumento odoratus'), diagnostischen Lehrbüchern z.B. über den Puls ('de pulsuum differentia'), therapeutischen Ratgebern wie der Schrift über 'das Spiel mit dem kleinen Ball' ('de parvae pilae exercitio') und philosophischen Traktaten zur Logik oder Ethik, etwa mit dem programmatischen Titel, daß der 'gute Arzt auch Philosoph' sein müsse ('quod optimus medicus sit quoque philosophus'). Dabei sind die philosophischen (bzw. moralphilosophischen) Arbeiten Galens von den Überlieferungsverlusten besonders betroffen, verloren sind jedoch auch die grammatischen und rhetorischen Schriften[24].

---

dem Verlust seiner Manuskript-Sammlung 129 Werke Galens aus dem Gedächtnis auf. Vgl. weiter Bergsträsser, Neue Materialien zu Hunain Ibn Ishaq's Galen-Bibliographie, 1932, 96f.: Hier führt Hunain ibn Ishaq weitere unter Galens Namen überlieferte Werke auf, die er jedoch für unecht hält.

22 Vgl. auch Kiefer, Galen's Institutio Logica, 1964, 3f. zur Entdeckung einer Handschrift der instit. log. durch Mynas auf dem Athos im Jahr 1844 sowie zur Diskussion um die Echtheit dieser Einführung in die Logik.

23 De propr. plac., ed. V. Nutton, CMG V, 3, 2, 1999.

24 Vgl. z.B. die Aufstellung der moralphilosophischen Schriften bei Ilberg, Schriftstellerei, 1974 (1897), 111f.: von den 23 Titeln, die sich aus Galens eigener Aufstellung in de libr. propr. 12 (GSM II, S. 121f. [K. XIX, 45f.]) entnehmen lassen, sind allein die zusammenhängenden Schriften de an. aff. dign. et cur. sowie de an. pecc. dign. et cur. noch erhalten.

Will man das Corpus Galenicum für die Sozialgeschichte erschließen, muß man auch solche Schriften Galens berücksichtigen, die sich von ihrem Titel und Thema her zunächst auf rein medizinische Fragen zu beschränken scheinen. Tatsächlich ist die Anzahl der Werke, die keinerlei Beitrag zu sozialhistorischen Themen beinhalten, eher gering. Gewiß gibt es bei Galen zahlreiche historisch wenig bedeutsame Bezüge auf Umwelt und Geschichte, die der Veranschaulichung dienen. Sie können als Ausweis für Galens rhetorisches Vermögen und literarische Bildung bewertet, nicht aber für die Sozialgeschichte ausgewertet werden. Dies gilt, um einige Beispiele aus 'de placitis Hippocratis et Platonis' zu wählen, etwa für Galens Vergleich des Gehirns mit dem persischen Großkönig, der Venen mit der Wasserversorgung einer Stadt oder der Schöpferkraft des Demiurgen bzw. der Natur mit der eines Handwerkers[25] und ebenso für seine Aufforderung, bei einer wissenschaftlichen Darstellung mit dem Ersten, dem Grundlegenden anzufangen, wie man es auch tun würde, wenn man darauf abzielte, „die Verwaltung einer Stadt, eines Volks oder eines Feldlagers zu beschreiben"[26].

Soweit wie möglich wird in der vorliegenden Arbeit die chronologische Abfolge gewahrt. Das Kapitel zu Galens Familie umfaßt die Untersuchung der so-

---

25 Großkönig (... καθάπερ ἐν ἀκροπόλει τῇ κεφαλῇ δίκην μεγάλου βασιλέως ὁ ἐγκέφαλος ἵδρυται ...): de plac. Hipp. et Plat. 2, 4, 17 (CMG V, 4, 1, 2, Bd. I, S. 120; K. V, 230); vgl. dazu den Komm. von de Lacy, Bd. III, 628, 632. Wasserversorgung (... εἴ τις ἐθελήσειεν ὕδατος ἐξηγήσασθαι διανομὴν ἐπεισάκτου πόλει ...): de plac. Hipp. et Plat. 6, 5, 30 (CMG V, 4, 1, 2, Bd. II, S. 394; K. V, 546). Demiurg – Handwerker: de plac. Hipp. et Plat. 9, 8, 3ff. (Bd. II, S. 590f.; K. V, 783ff.).

26 ... διηγήσασθαι πόλεως ἢ ἔθνους ἢ στρατοπέδου διοίκησιν ...: de plac. Hipp. et Plat. 6, 5, 33 (CMG V, 4, 1, 2, Bd. II, S. 394; K. V, 547). Vgl. auch de anat. admin. 9, 5 (K. II, 731): hier erwähnt Galen eine besondere Art des Zuspitzens der Schreibfedern in Alexandria, die Herophilos dazu veranlaßte, den vierten Gehirn-Ventrikel als κάλαμος zu bezeichnen (*calamus scriptorius*); vgl. von Staden, Herophilus, 1989, S. 51, Nr. 4; S. 199, Nr. 79. In de usu part. 9, 6 wird die Blutansammlung im Kopf des Menschen mit einer Zisterne auf einer Akropolis verglichen, von der aus Kanäle nach unten führen (Helmreich II, 19 [K. III, 708]; vgl. von Staden, S. 224, Nr. 123), und in de utilit. respir. 4, 2 [K. IV, 494f.] erwähnt, daß ein zu langer Aufenthalt im heißen Bad zu Schwächung und Tod führen kann. In de caus. resp. 7 (Furley u. Wilkie, 1984, S. 244 [K. IV, 469]) vergleicht Galen die drei Ursachen der Atmung – willentliche Entscheidung, physiologische Ausstattung und Nutzen – mit drei Aspekten des Wagenrennens: ἡ μὲν γὰρ προαίρεσις ἔοικε τῷ κινοῦντι τὰς ἡνίας καὶ τοὺς ἵππους ἀναβάτῃ· ταῖς δ' ἡνίαις τὰ νεῦρα ἐοίκασι, καθάπερ καὶ ἵπποις οἱ μύες· οὕτω δὲ καὶ ἡ χρεία τὸ ἔσχατον ὀρεκτὸν καθέστηκε τῆς ἀναπνοῆς, ὥσπερ ἡ νίκη τῆς ἡνιοχικῆς.

zialen Herkunft des Arztes, die Darstellung seiner Erziehung und Jugend, seiner Schul- und Studienzeit und letzteres noch über Pergamon hinaus bis nach Alexandria. Mit Galens Rückkehr in die Heimatstadt beginnt das zweite Kapitel, in welchem seine Anstellung als Gladiatorenarzt im Mittelpunkt steht. Zunächst wird der Versuch unternommen, die Organisation der Gladiatorenspiele in Pergamon und das Amt des 'Oberpriesters', der über die Vergabe des Arztpostens zu entscheiden hatte, näher zu bestimmen. Im weiteren Verlauf des Kapitels werden Galens Nachrichten über die Gladiatoren ausgewertet. Da es sich in diesem Zusammenhang anbietet, auch auf Galens Bewertung des Athletentums einzugehen, wird der chronologische Ablauf hier ein erstes Mal vernachlässigt. Läßt sich sodann im dritten Kapitel Galens erster Aufenthalt in Rom wieder in zeitlicher Abfolge beschreiben und mit einer Darstellung der Bedingungen seines Aufstiegs, seiner öffentlichen Auftritte und der Behandlungen, die er in den Häusern der Aristokratie durchgeführt hat, verbinden, so ist dies im vierten Kapitel, das Galens zweiten Aufenthalt in Rom darstellt, aus den bereits genannten Gründen nicht mehr möglich.

Die allmähliche, unvermeidliche Vernachlässigung des chronologischen Ablaufs ist auch der Grund dafür, daß das Thema der Religion sowie das der Sklaven an das Ende der Arbeit gestellt sind: Im einzelnen ist kaum nachzuweisen, wie sich Galens religiöses Denken entwickelt hat, und ungewiß bleibt auch, in welchen Situationen er seine Kenntnisse über Juden und Christen gewonnen hat. Sklaven schließlich sind in allen wechselnden Umgebungen Galens zu finden; mit ihnen hatte er von seiner Jugend im Elternhaus an bis zu seiner ärztlichen Tätigkeit in Rom zu tun, und er erwähnt sie folglich in seinen Schriften in unterschiedlichen Zusammenhängen, die somit Aufschluß über die vielfache Verwendung der Sklaven geben.

Das abschließende Kapitel soll die sozialhistorischen Befunde, die in den vorangegangenen Abschnitten der Arbeit diskutiert wurden, zusammenfassen und die besondere Stellung Galens in der Gesellschaft seiner Zeit erläutern. Als Angehöriger der Munizipalaristokratie von Pergamon, der seinen Aufstieg nicht durch politische Leistungen, sondern durch wissenschaftliche Werke und medizinische 'Dienstleistungen' erreichte, dabei aber das eigene ärztliche Handeln als Ausdruck von Euergesie darzustellen versuchte, ist Galen eine Gestalt der römischen Gesellschaft, an der manche ihrer Wertvorstellungen und Strukturen in besonderer Weise beleuchtet werden können. Insofern will diese Arbeit mit der Darstellung eines Sonderfalls dazu beitragen, unsere Kenntnis von der Sozialgeschichte der Römischen Kaiserzeit zu vergrößern.

Da die Arbeit sozialgeschichtlich orientiert ist und keine historische oder biographische Vollständigkeit anstrebt, ist grundsätzlich noch zu bemerken, daß wirtschafts- und mentalitätsgeschichtliche Fragestellungen nur wenig Aufmerksamkeit finden und auch nicht alle chronologischen Fragen behandelt werden; so werden z.B. die Reisen, die Galen unternommen hat, nicht um ihrer selbst willen untersucht, sondern nur soweit thematisiert, als mit ihnen Erlebnisse Galens verbunden sind, die sozialhistorisch relevant erscheinen. Unberücksichtigt bleiben auch die medizinhistorischen Aspekte, also z.B. die Informationen, die aus Galen über zeitgenössische oder frühere Ärzte und ihre Schriften zu entnehmen sind.

II. Sozialgeschichtliche Forschungen zu Galen

Seit etwa dreißig Jahren ist eine stark zunehmende Anzahl von Veröffentlichungen zur antiken Medizin zu verzeichnen, die sich trotz der erschwerten Zugänglichkeit der Schriften Galens, die sowohl in ihrem Charakter als auch in der Publikationssituation begründet liegt und eine historische Interpretation lange Zeit behindert hat[1], auch auf die sozialhistorische Interpretation seiner Schriften erstreckt[2]. Zwei Äußerungen des Londoner Medizinhistorikers Vivian Nutton aus den frühen siebziger Jahren zeigen, daß sich die Altertumswissenschaften im Hinblick auf ihre Beschäftigung mit Galen damals in einem Umbruch befanden. 1972 urteilte Nutton, daß „the twenty-two volumes of the last edition of the collected works of Galen occupy a smaller place in the affections of classical scholars than on the liberary shelf"[3], während er schon ein Jahr später feststellte: „The last decade has witnessed a widespread resurgence of interest in Galen of Pergamum that is without parallel since the early seventeenth century. ... historians have begun to realize the wealth of material for the social history of the Antonine Age that he provides"[4]. Tatsächlich setzt bereits in den sechziger Jahren eine Reihe von Arbeiten ein, die das noch 1988 von Scarborough formulierte Urteil, demzufolge Galen „has resided until recently in a polite obscurity engendered by both physicians and historians", als nicht mehr zeitgemäß erscheinen lassen[5]. Damals waren bereits etliche für die sozialgeschichtliche Betrachtung Galens grundlegende Arbeiten erschienen; verwiesen sei hier nur auf die Beiträge von R.

1 Zur unzureichenden Textqualität der Galen-Ausgabe durch Kühn (sie folgt weitgehend der Ausgabe von R. Chartier, Paris 1679) vgl. Schubring, Bibliographische Hinweise, 1965, S. Xf.; Nutton, In Defence of Kühn, 2002, 2.

2 Kurze Forschungsüberblicke bei Schubring, Bibliographische Hinweise, 1965; Scarborough, Galen redivivus, 1988 (behandelt Editionen, Übersetzungen und Forschungen zu Galen, wobei allerdings vorrangig die Leistungen der englischsprachigen Wissenschaft Berücksichtigung finden und die Edition der Werke Galens im Rahmen des CMG außer Acht bleibt); Kollesch u. Nickel, Bibliographia Galeniana, 1994, 1351-1355.

3 Galen and medical autobiography, 1972, 50.

4 The chronology of Galen's early career, 1973, 158. Vgl. auch ders., To Kill or not to Kill? Caelius Aurelianus on Contagion, in: Fischer, Nickel, Potter (Hrsgg.), Text and Tradition, 1998, 233.

5 Galen redivivus, 1988, 313.

Walzer (1949: 'Galen on Jews and Christians'), G. Strohmaier (1965: 'Galen als Vertreter der Gebildetenreligion seiner Zeit'; 1968: 'Der Arzt in der römischen Gesellschaft'), Jutta Kollesch (1965: 'Galen und seine ärztliche Kollegen'; 'Aus Galens Praxis am römischen Kaiserhof'), V. Nutton (u.a. 1972: 'Galen and medical autobiography'; 1973: 'The chronology of Galen's early career'), L. García Ballester (1972: 'Galeno en la sociedad y en la ciencia de su tiempo') und von Scarborough selbst (1971: 'Galen and the Gladiators').

Von der jüngeren Publikationsflut zur Geschichte der Antike ist auch Galen betroffen: Die 'Bibliographia Galeniana 1900-1993' von Jutta Kollesch und Diethard Nickel aus dem Jahr 1994 umfaßt unter Berücksichtung der Arbeiten zu einzelnen Schriften Galens sowie zur Überlieferungsgeschichte 64 engbedruckte Seiten. Wenn Jutta Kollesch zufolge gleichwohl der Zeitpunkt „noch nicht gekommen [ist], zu dem eine wissenschaftlich fundierte Biographie des Pergameners erarbeitet werden könnte"[6], steht zu befürchten, daß – von der grundsätzlichen Problematik der Galen-Schriften als biographischer Quellen und der bislang noch ungenügenden Editionslage angesehen – bald auch die zunehmende Unüberschaubarkeit des wissenschaftlichen Schrifttums als ein ernsthaftes Hindernis in Erscheinung treten wird[7].

Während bereits bei Theodor Mommsen, Hermann Diels und Johannes Ilberg das Corpus Galenicum als Quelle für die althistorische Forschung Beachtung gefunden hat[8] und etliche Bemerkungen Galens für sozial- und religionshistorische Darstellungen verwendet wurden[9], sind in der jüngeren Vergangenheit

---

6 Bibliographia Galeniana, 1994, 1354.

7 Vgl. in diesem Zusammenhang auch Petit, der schon 1975 ähnliche Bedenken im Hinblick auf die Biographien der Kaiser des zweiten Jhds. geäußert hat (Le IIe siècle après J.-C., 1975, 355; 358f. speziell zu den Mark Aurel-Biographien).

8 So wird Galen bei G. F. Hertzberg (Die Römer und das Römische Reich, 2. Aufl., Berlin o.J., S. 254) und Mommsen (Römische Kaisergeschichte: nach den Vorlesungs-Mitschriften von Sebastian und Paul Hensel 1882/86. Hrsg. von Barbara und A. Demandt, München, 1992, S. 366) als Zeitzeuge der großen Seuche genannt, die sich unter Mark Aurel und Verus im Römischen Reich ausgebreitet hat; Mommsen hat Galen auch als 'Leibarzt' des Philosophenkaisers bezeichnet (Römische Geschichte, Bd. 5: Die Provinzen von Cäsar bis Diocletian, 5. Aufl. Berlin 1904, S. 337f.), ohne sich bewußt zu machen, daß Galen seinem eigenen Zeugnis zufolge Mark Aurel nur ein einziges Mal behandelt hat.

9 Schon L. Friedländer verweist in seinen 'Darstellungen aus der Sittengeschichte Roms' mehrfach auf Galen. Doch erst J. Ilberg und J. Walsh haben in der Behandlung des Corpus Galenicum eine Gewichtsverschiebung von der Medizin- zur Sozialgeschichte vollzogen. Ilberg verfolgte mit seiner Arbeit am Corpus Galenicum zunächst philologische Ziele; er hat in einer Reihe von Aufsätzen 'Über die Schriftstellerei des Klaudios Galenos', die in den Jahren von 1889 bis 1897 erschienen sind,

neue Editionen auch solcher Schriften Galens erschienen, welche die besonderen gesellschaftlichen Bedingungen der ärztlichen Tätigkeit im kaiserzeitlichen Rom und Galens enge Kontakte zur Reichsaristokratie dokumentieren[10]. Auch sind Spezialuntersuchungen zur Chronologie von Galens Lebenslauf, zu seinen

---

versucht, unter Verwendung der Selbstaussagen und Selbstzitate Galens eine Chronologie seines Lebens und seiner Schriften aufzustellen, die für alle weiteren Datierungsversuche grundlegend ist. Wichtige Ergänzungen und Verbesserungen dazu haben später Bardong und Nutton geliefert. Ilberg hat dann in seinem sich auf 'Galens Praxis' beziehenden 'Kulturbild aus der römischen Kaiserzeit' (1905) eine z.T. auch sozialhistorisch orientierte Biographie Galens entworfen. Vgl. weiter A. von Harnack, Die Mission und Ausbreitung des Christentum in den ersten drei Jahrhunderten, Bd. I, Leipzig 1924, 232ff., wo der „scharfblickende Arzt" Galen mit seiner Äußerung über die Askese und Todesverachtung der Christen als wichtigster Zeuge für die Außenwahrnehmung der neuen Glaubensgemeinschaft angeführt wird: „Ein unbestocheneres und glänzenderes Zeugnis für die Sittlichkeit der Christen kann kaum gedacht werden"; vgl. auch 146, Anm. 3 (zur Verehrung Galens durch die Adoptionisten [Euseb, hist. eccl. 5, 28]). Vgl. schließlich auch Balsdon, Life and Leisure in Ancient Rome, 1969, 20 (mit S. 357, Anm. 19). Balsdon zieht de ven. sect. adv. Eras. (K. XI, 242: Behandlung des Grammatikers Diodor in Rom) und de san. tuend. 5, 4, 9ff.; 6, 7, 9ff. (CMG V, 4, 2, S. 143; 181 [K. VI, 332f.; 412]: Lebensgewohnheiten des 80jährigen Arztes Antiochos, des 100jährigen Grammatikers Telephos sowie Galens eigene Ernährungsweise) als Quellen für den römischen Tagesablauf mit seinen Mahlzeiten heran.

10 Eine Schrift von hoher sozialhistorischer Bedeutung ist z.B. de praecognitione, von Nutton im CMG als Bd. V, 8, 1 1979 herausgegeben und kommentiert: dieses Werk enthält zahlreiche Informationen über Galens zweiten Aufenthalt in Rom, über seine Kontakte zu hochstehenden Persönlichkeiten bis hin zum Kaiser Mark Aurel sowie über seine Auseinandersetzungen mit anderen Ärzten in der Stadt.
Der arabische Medizinhistoriker Ibn Abi Usaibia hat im 13. Jahrhundert eine Reihe von Abschnitten aus Werken Galens, die zuvor von Hunain Ibn Ishaq oder seinen Schülern übersetzt worden waren, in seinen 'Quellen der Nachrichten über die Klassen von Ärzten' für eine biographische Darstellung Galens verwendet. Meyerhof hat unter Bezugnahme auf das von Hunain erstellte Verzeichnis der Werke Galens gezeigt, daß die von Ibn Abi Usaibia verwendeten Abschnitte aus echten und bislang (1929) unbekannten Werken Galens entnommen wurden (Autobio-graph-ische Bruchstücke, 1929, 72ff.), vor allem aus der Schrift de opt. med. cogn., die in-zwischen von Albert Z. Iskandar ediert, übersetzt und kommentiert worden ist: 'On examinations by which the best physicians are recognized': CMG, suppl. orient. IV, 1988; vgl. A. Z. Iskandar, Galen and Rhazes on Examining Physicians, 1962, 362ff., sowie Nutton, The Patient's Choice, 1990, mit Ergänzungen zum Kommentar von Iskandar.

Reisen[11], seiner Religion, seinen Nachrichten über die Gladiatoren oder zu seinen Patienten geschrieben[12] und Auszüge aus seinen Schriften in verschiedene Quellensammlungen aufgenommen worden[13]. Mittlerweile gibt es eine ganze Reihe von Arbeiten zur sozialen Stellung der antiken Ärzte, in denen auch Galen Aufmerksamkeit zuteil wird[14]. Bowersock hat Galen in seiner Abhandlung über die Sophisten des 2. Jahrhunderts ein eigenes Kapitel gewidmet und damit eine Diskussion um die Frage ausgelöst, ob Galen selbst als Sophist bezeichnet

---

11 Die älteste Arbeit zu diesem Thema ist Berthelot, Sur les voyages de Galien et de Zosime dans l'Archipel et en Asie et sur la matière médicale dans l'antiquité, 1895; vgl. dann weiter Harig, Zur Datierung der Reisen Galens, 1987/88, sowie Nutton, The Medical Meeting Place, 1995, 3 (Charakterisierung Galens als „Levantine tourist").

12 In seinem bereits erwähnten Beitrag zur 'Chronology of Galen's early career' aus dem Jahre 1973 konstatiert Nutton die ungenügende historische Durchdringung des Corpus Galenicum und erstellt eine sichere Chronologie für Galens Lebenslauf bis in das Jahr 168, indem er zunächst Galens ersten Romaufenthalt (162-166) datiert, von diesen Daten das Geburtsjahr des Arztes (129) ableitet und sowohl den zeitlichen Ablauf von Galens Tätigkeit als Gladiatorenarzt als auch seiner verschiedenen Reisen bestimmt. Nuttons Aufsatz von 1987: 'Galen's Philosophical Testament: „On my own opinions"' stellt den Versuch dar, Galens Position in der zeitgenössischen Philosophie zu bestimmen, und geht Nuttons Edition von de propr. plac. im CMG (V 3, 2) von 1999 voraus. – Zu erwähnen sind auch die philologischen Beiträge von Durling, die als Vorarbeiten zu einem ‚Dictionary of Ancient Medical Terms' entstanden (Lexiographical Notes on Galen's writings, 1979-1982, vgl. bsd. 1980, 260) und dann in sein ‚Dictionary of Medical Terms in Galen' (1993) eingeflossen sind.

13 Hilfreich für die sozialhistorische Erschließung der Schriften Galens ist die biographisch ausgerichtete Quellensammlung von P. Moraux, Galien de Pergame. Souvenirs d'un médecin, Paris 1985. Zahlreiche für die Medizingeschichte relevante Auszüge aus Galen bei von Staden, Herophilus, 1989. Bei L. und E. J. Edelstein, Asclepius, 1945, sind Galens Aussagen zum Asklepios-Kult zusammengestellt. Einige aufschlußreiche Stellen zur Sklaverei haben Aufnahme in die Quellensammlung von W. Eck u. J. Heinrichs gefunden: Sklaven und Freigelassene in der Gesellschaft der Römischen Kaiserzeit, 1993. Zahlreiche Auszüge aus Galen auch in den allgemeinen und in den spezialisierten Quellensammlungen zur Geschichte der antiken Medizin: Müri, Arzt im Altertum, 1943; Kollesch u. Nickel, Antike Heilkunst, 1979; Schubert u. Huttner, Frauenmedizin in der Antike, 1999.

14 Z.B. Kudlien, Die Stellung des Arztes in der römischen Gesellschaft, 1986; Nutton, Healers in the medical market-place, 1992; ders., The Medical Meeting Place, 1995; Pleket, The social status of physicians in the Graeco-Roman world, 1995.

werden darf[15]. Einige der autobiographischen Äußerungen Galens sind mehr oder weniger ausführlich interpretiert worden[16], und es hat bereits einige Versuche gegeben, eine Biographie Galens zu schreiben[17]. Ein wichtiger Beitrag zu

---

15 Greek Sophists in the Roman Empire, 1969, 59ff.; vgl. Kollesch, Galen und die Zweite Sophistik, 1981, 1ff.; Brunt, The Bubble of the Second Sophistic, 1994, 43ff.; 51f.; Swain, Hellenism and Empire, 1996, 378f.

16 Georg Misch hat in seiner 'Geschichte der Autobiographie' (1949) Galens Bücherverzeichnisse in die Tradition des philosophischen Schrifttums der Antike eingereiht (S. 341-348), Deichgräber 1957 auf den autobiographischen Charakter der einleitenden Abschnitte von de dign. puls. hingewiesen ('Galen als Erforscher des menschlichen Pulses'), Nutton 1972 Galens Schrift de praecogn. literaturhistorisch eingeordnet und die Hintergründe von Galens Selbstdarstellung erörtert ('Galen and medical autobiography'). Grmek und Gourevitch (1986) haben die Berichte untersucht, die Galen über seine eigenen Krankheiten hinterlassen hat, und die Bedeutung der eigenen Krankheitserfahrung für Galen erörtert ('Les maladies de Galien'), während Jacques Bompaire 1993 Galens autobiographische Äußerungen mit denen einiger Zeitgenossen - Aelius Aristides, Lukian, Mark Aurel - verglichen hat ('Quatre styles d'autobiographie au IIe siècle après J.-C.').

17 1927 publizierte Joseph Walsh einen Aufsatz über Galens Reise an das Tote Meer und zu den Kupferminen auf Zypern. Dabei kündigte Walsh in einer einleitenden Anmerkung an, daß „a larger work, a Life of Galen, ... will be published next year" (S. 93, Anm.). Offensichtlich gab Walsh dieses Vorhaben jedoch auf und veröffentlichte anstelle einer zusammenhängenden Darstellung eine Folge von kleineren Arbeiten. Neben Einzeluntersuchungen zum Geburtsdatum Galens, zu seinen Studien in Pergamon und Alexandria oder zu seinem Aufenthalt am Kaiserhof hat Walsh in einer Aufsatzfolge unter dem Titel 'Galen's writings and influences inspiring them' (1934-1939) eine Werkgeschichte Galens geschrieben, in der – sehr viel ausführlicher als bei Ilberg – biographische Informationen mit kulturgeschichtlichen Nachrichten und z.T. recht umfangreichen Darlegungen zur Anatomie, Physiologie und Pharmakologie Galens verbunden sind. Walshs Aufsätze zeichnen sich durch zahlreiche wichtige Einzelbeobachtungen aus (so nimmt Walsh mit seiner Vermutung, daß Lukian Galens Abhandlung de demonstr. rezipiert hat, ähnliche Überlegungen von Nutton voraus: vgl. Walsh, Galen's writings, 1936, 71), überraschen jedoch mitunter durch nicht belegbare Vermutungen, die den Wunsch bezeugen, möglichst alle Lücken in der Biographie Galens zu schließen. Zur Einschätzung der Arbeiten von Walsh vgl. auch Temkin, Galenism, 1973, 2, Anm. 2. Noch vor Walsh hat Meyer-Steineg den Alltag Galens zu beschreiben versucht (Ein Tag im Leben des Galen, 1913); vgl. auch Horstmanshoff, Galen and his patients, 1995, 84-88; 97f. (Galens Tagesablauf in Rom nach 169). – 1954 hat G. Sarton eine Monographie über 'Galen of Pergamon' vorgelegt, die zwar ein Kapitel über die Biographie des Arztes enthält, das Gewicht aber auf eine Darstellung der einzelnen Bestandteile von Galens medizinischem Lehrgebäude legt. Insofern bietet dieses Buch für eine sozial-

Galens Leben in Rom ist 1957 von H. Hommel vorgelegt worden, der ein in Ostia gefundenes Euripides-Fragment interpretiert hat und im Zusammenhang der Fundumstände auf Galens Stellung unter Mark Aurel eingegangen ist, welche als die eines ἀρχιατρός aufgefaßt werden muß[18]. Aufschlußreiche Überlegungen zu Galens Einstellung gegenüber Rom sowie zu seinem Leben in den Jahren nach 180 finden sich in der vor einigen Jahren erschienenen Untersuchung, die Simon Swain den griechischen Intellektuellen der hohen Kaiserzeit gewidmet hat[19]. Genannt werden müssen auch die verschiedenen Colloquien zu Galen, die seit 1979 veranstaltet werden[20], sowie die von W. Haase herausgegebenen Bände der Publikationsreihe zum 'Aufstieg und Niedergang der Römischen Welt', welche den Naturwissenschaften und der Medizin gewidmet sind[21]. Es entspricht dieser bemerkenswerten Arbeitsleistung zur Erschließung Galens, daß dem reichhaltigen Material, das Galen für die Geschichte des 2. Jahrhunderts bietet, in den jüngeren Arbeiten zur Römischen Kaiserzeit und besonders in solchen, die

---

historische Beschäftigung mit Galen wenig. Vgl. zu Sarton Deichgräber, Galen als Erforscher des menschlichen Pulses, 1957, 32, sowie Nutton, Galen and medical autobiography, 1972, 50, Anm. 1. Bemerkungen zur Biographie Galens finden sich als Einleitung in zahlreichen Übersetzungen von Einzelwerken Galens (vgl. z.B. Brain, Galen on Bloodletting, 1986), eine ausführlichere Darstellung auch bei García Ballester, Galeno en la sociedad y en la ciencia de su tiempo, 1972, 26-53.

18 Euripides in Ostia, 1957, 109ff., bsd. 123-135.

19 Hellenism and Empire, 1996, 357ff.

20 Galen, Problems and Prospects. A collection of papers submitted at the 1979 Cambridge Conference, hrsg. von V. Nutton, 1981; Galeno: Obra, Pensamiento e Influencia (Coloquio internacional celebrado en Madrid, 22-25 de Marzo de 1988), hrsg. von J. A. López Férez, 1991; Le Opere Psicologiche di Galeno. Atti del Terzo Colloquio Galenico Internazionale Pavia, 10-12 Settembre 1986, hrsg. von Paola Manuli u. M. Vegetti, 1988; Galen und das hellenistische Erbe. Verhandlungen des IV. Internationalen Galen-Symposiums (Sudhoffs Archiv Beihefte), hrsg. von J. Kollesch u. D. Nickel, 1993. Vgl. auch den jüngsten, von V. Nutton herausgegebenen Sammelband ‚The Unknown Galen' (London, 2002), dessen Beiträge den Neufunden an Galen-Texten bzw. Galen-Zitaten aus der arabischen Überlieferung gewidmet sind.

21 ANRW II, 37, 1 (1993) u.a. mit den Beiträgen von J. Scarborough ('Roman Medicine to Galen'), V. Nutton ('Roman Medicine: Tradition, Confrontation, Assimilation') und L. T. Pearcy ('Medicine and Rhetoric in the Period of the Second Sophistic'); II, 37, 2 (1994) mit der 'Bibliographia Galeniana' von J. Kollesch u. D. Nickel sowie Beiträgen u.a. von V. Boudon ('Les œuvres de Galien pour les débutants'), R. J. Hankinson ('Galen's Concept of Scientific Progress') und G. Strohmaier ('Der syrische und der arabische Galen'); II, 37, 3 (1996) u.a. mit einer Abhandlung von R. J. Littman zu 'Medicine in Alexandria'.

sozialgeschichtlichen Themen gewidmet sind, durchaus Beachtung geschenkt wird[22].

So werden allmählich die Schwierigkeiten und Ressentiments überwunden, die aus den Eigenarten der Schriften Galens erwuchsen und ihrer sachgemäßen Betrachtung lange entgegengestanden haben. Die Abschnitte bei Galen, die für eine historische Betrachtung von Bedeutung sind, verbinden die Fachschriftstellerei bisweilen mit einer ausführlichen Selbstdarstellung. Und die zahlreichen Wiederholungen, die sich bei Galen finden, das z.T. aufdringliche Selbstlob, das er in vielen Schriften formuliert, und der mitunter heftige polemische Ton, den er gegen seine Konkurrenten gebraucht, haben zu zahlreichen ablehnenden Urteilen über Galens Persönlichkeit geführt, die noch immer nachwirken.

Das positive Urteil, das Theodor Mommsen in seiner 'Römischen Geschichte' formulierte[23], stand lange Zeit ganz vereinzelt da, während Wilamowitz mit seinem konträren Votum viele Nachfolger gefunden hat. Wilamowitz bezeichnete 1886, nur ein Jahr nach dem Erscheinen von Mommsens 5. Band der ‚Römischen Geschichte', Galen als einen „unerträglichen Seichbeutel"[24]. Ilberg hat sich

---

22 Vgl. z.B. Mratschek-Halfmann, Divites et praepotentes, 1993; Prell, Sozialökonomische Untersuchungen zur Armut im antiken Rom, 1997.

23 Römische Geschichte, Bd. 5: Die Provinzen von Cäsar bis Diocletian, 5. Aufl. Berlin 1904, S. 338: „Bei Galenos erfreut namentlich die feine Weise des Welt- und des Hofmanns in Verbindung mit einer allgemeinen literarischen und philosophischen Bildung, wie sie bei den Ärzten dieser Zeit überhaupt häufig hervortritt." Ein insgesamt positives Votum aus jüngerer Vergangenheit findet sich bei Swain, Hellenism and Empire, 1996, der zunächst Galen als „one of the most accomplished intellectuals of the second century" (S. 357), den alten Galen allerdings, der seine eigene Leistung für die Medizin mit der Bedeutung vergleicht, die der traianische Straßenbau für das Römische Reich hatte, als „eingebildet" bezeichnet (S. 366: „conceited"). Vgl. auch Baader, Die Tradition des Corpus Hippocraticum im europäischen Mittelalter, 1989, 409 („Galen von Pergamon, der die antike Medizin im 2. Jahrhundert n. Chr. noch einmal grandios zusammengefaßt hatte ..."); Riddle, High Medicine and Low Medicine, 1993, 102 („... one of the greatest physician-writers of all time ..."); 120.

24 Dieses Urteil fällte Wilamowitz im Zusammenhang mit der inschriftlich bezeugten Kur des Sophisten M. Iulius Apellas in Epidaurus (Mitte des 2. Jhds.), die ihn zu der Bemerkung veranlaßte, daß die vom Heilgott verschrieben Kuren „gegenüber den ungeheuren mixturen, die Galen und seine methodischen wie empirischen collegen verschrieben, ihre berechtigung hatten." Zu Rufos von Ephesos dann weiter: „... ein mann, der sehr verständiges griechisch schreibt und auch sonst in vielem einen verständigeren eindruck macht als der unerträgliche seichbeutel Galen": Isyllos von Epidaurus, Berlin 1886, 122 mit Anm. 12; die Apellas-Inschrift [IG IV^2, 1, Nr. 126] S. 116f.; Edelstein, Asclepius, 1945, S. 247 (Nr. 432). Ein ähnliches Urteil über

dann durch die Satiren Juvenals „an den berühmtesten Graeculus erinnern (lassen), den Rom der Asklepiosstadt Pergamon verdankt, an die flinke Auffassung und das eitle Selbstbewußtsein, den unendlichen Redeschwall und die Polyhistorie des Galen". Aus Galens Werken ließen sich, so Ilberg weiter, „eine Menge von Äußerungen zusammenbringen, die, aneinandergereiht, einen theophrastischen Charakter von köstlicher, unfreiwilliger Komik ausmachen würden"[25]. Für Charles W. Burr war Galen „a conceited and quarrelsome man"[26], für K. Deichgräber eine durch „die Verbindung von Verdienst und Ruhmsucht zwielichtige Gestalt" bzw. ein „ruhmrediger, abschreckend polemischer, unselbständiger Vielschreiber"[27], und noch für Heinrich Schipperges ein „Modearzt, wie er im Buche steht, geschäftstüchtig und ruhmselig, ein Prahlhans, der allen modernen Historikern und mehr noch den klassischen Philologen auf die Nerven geht, weil ihnen hier gewiß nicht die klare Einfalt und stille Größe und in keiner Weise ein Hippokratisches Ethos begegnen"[28]. A. J. Brock hat Galens vermeintlich unerfreuliche Charaktereigenschaften mit dem Einfluß sehr gegensätzlicher Eltern – Galen beschreibt seinen Vater als ruhigen und beherrschten Mann, seine Mutter dagegen als Wiedergeburt der Xanthippe – zu erklären versucht: der Vater soll mit Blick auf seine Frau seinem Sohn den Namen 'Galen', also 'der Sanftmütige', gegeben haben, doch sei in Galen das mütterliche 'Erbe' von Zeit zu Zeit durchgebrochen[29].

Galen noch bei Horstmanshoff, Galen and his patients, 1995, 96: „Anyone who has spent some time on Galen is tempted to agree with von Wilamowitz' characterisation of Galen ..."; Scarborough, Roman Medicine, 1969, 154: „Prolific writer and compiler, not a great mind, but had ability of synthesis"; vgl. auch S. 51; gegen solche Beurteilungen schon Heinrichs, Die Überwindung der Autorität Galens durch Denker der Renaissancezeit, 1914, 2; dann auch Nutton, Galen and medical autobiography, 1972, 50.

25 Galens Praxis, (1905) 1971, 361f.

26 Galen, 1931, 211.

27 Galen als Erforscher des menschlichen Pulses, 1957, 3; 30.

28 Galenos, 1985, 196.

29 Galen on the Natural Faculties, 1916, XVI; vgl. ders., Greek Medicine, 1929, 21; Walsh, Galen's writings, 1934, 21, Eichholz, Galen and his environment, 1951, 70f., Schipperges, Galenos, 1985, 193. Eichholz (a.a.O.) nähert sich einer sozialhistorisch fundierten Erklärung an, indem er die „prahlerischen" und „mürrischen" Charakterzüge Galens u.a. mit den heftigen Auseinandersetzungen erklärt, die Galen in Rom mit seinen 'Kollegen' zu bestehen hatte. In Rom hätte Galen „um jeden Zoll" kämpfen müssen, um seine Stellung und seinen Einfluß zu sichern: „Um die Oberhand zu gewinnen, mußte ein Eklektiker wie Galen kämpferischer sein als irgendeiner seiner Gegner. Ein nichtkämpferischer Eklektiker in der Mitte von militanten Sektenanhängern ist dazu verurteilt, ausgelöscht zu werden." Vgl. in diesem Zusammen-

Doch welchen historischen Erkenntnisgewinn bieten solche moralischen Urteile, psychologischen Erläuterungen und biologistischen Herleitungen? Ilberg hat sich in seinem Aufsatz über 'Galens Praxis' ausführlich zu der Schrift 'de praecognitione' geäußert und diese zu Recht als eine „Reklameschrift" charakterisiert, „die des Verfassers Praxis im glänzendsten Lichte erscheinen lassen soll"[30]. Wenn Ilberg dann u.a. jenen Abschnitt zitiert, in dem Galen den Sommer des Jahres 163 als den Höhepunkt seiner Erfolge in Rom beschreibt, läßt sich an dieser Stelle beispielhaft zeigen, wie sehr die zitierten Bewertungen den Blick auf den historischen Zusammenhang verstellen können[31]. „Und als der Sommer herangekommen war", so lautet der Abschnitt in der Übersetzung Ilbergs, „tat ich Voraussagungen und vollzog Heilungen (προρρήσεις τε καὶ θεραπείας ἐποιησάμην), die großen Lobes würdig waren (ἀξίας ἐπαίνου μεγάλου), bei den ersten Männern in Rom (ἐπὶ τῶν πρωτευόντων ἐν τῇ Ῥώμῃ) und stand in hohem Ansehen allerwärts (πολλὴ δόξα παρὰ πᾶσιν ἦν), ... und groß war der Name Galenos (μέγα τοὔνομα Γαληνοῦ). Zugleich mit dem Ansehen wuchs der Neid von Seiten derer, die auch selbst etwas zu bedeuten meinten, da sie wohl auf jedem Gebiete der Kunst von mir übertroffen wurden (ἐν παντὶ μέρει τῆς τέχνης ὑπ' ἐμοῦ νικωμένων). Sie liefen in der Stadt umher, und jeder verbreitete eine andere Verleumdung, der eine, ich hätte da jemanden aus Zufall geheilt durch eine tollkühne Behandlungsweise (ὡς κατὰ τύχην ἰασάμην τόνδε τινα ῥιψοκινδύνῳ τρόπῳ θεραπείας χρησάμενος), der andere, meine Voraussagungen geschähen durch Wahrsagekunst, nicht auf Grund ärztlicher Wissenschaft (ὡς ἐκ μαντικῆς αἱ προρρήσεις καὶ οὐκ ἐκ θεωρίας ἰατρικῆς)".

---

hang auch Swain, Hellenism and Empire, 1996, 367f., der sein Urteil, daß Galen „believed he was the only man who had successfully combined medicine with philosophy and the only one who had attained an unchallengeable intellectual superiority", mit der zutreffenden Erklärung verbindet, daß „this self-advertisement partly reflects the operating conditions faced by all ancient medical practitioners, who worked in a world without professional controls or recognized standards." – Der Kritik an Galens Polemik muß ihrerseits der Vorwurf der Einseitigkeit gemacht werden, wie bereits der eingangs zitierten Abschnitt aus de loc. aff. 3, 3 (K. VIII, 142f.) deutlich macht: Galen erkennt trotz der Einwände, die er gegen die Empiriker vorbringt, deren Behandlungserfolge an; auch gesteht er ein, daß er selbst lange unsicher gewesen sei, ob es für die Ausübung der Medizin einer theoretischen Grundlage bedürfe (... εἴτε προσδέομαί τινος ἐνδείξεως λογικῆς ...).

30 Galens Praxis, 1971 (1905), 375.

31 5, 4f. (CMG V, 8, 1, S. 94; K. XIV, 625); Ilberg, Galens Praxis, 1971 (1905), 379; Übs. auch bei Nutton, Galen. On prognosis, CMG V, 8, 1, 1979, S. 95; vgl. auch Nuttons Kommentar S. 186.

Gewiß hat man es hier mit einem Selbstlob und mit einem Angriff auf die ärztliche Konkurrenz zu tun[32], doch steht die Selbstdarstellung Galens in einem engen Zusammenhang mit dem für die ganze Antike gültigen Problem der ärztlichen Legitimation, dem wiederum ein mitunter heftig geführter Konkurrenzkampf korrespondiert. Πρόρρησις und θεραπεία sind die beiden zur Kennzeichnung des ärztlichen Tuns wichtigsten Begriffe, denn beide Aspekte sind für den Nachweis des eigenen Könnens entscheidend. Der (polemische) Zweifel gegenüber der πρόρρησις artikuliert sich in der Behauptung, die Vorhersage sei nicht auf wissenschaftlichem Weg, sondern ἐκ μαντικῆς erzielt worden, so wie der Wert der Therapie vor allem durch den Hinweis auf die τύχη in Frage gestellt wird. Um in diesem Streit um die eigene Qualifikation bestehen zu können, ist ein Überwinden des 'Gegners' (νικεῖν) sowohl im mehr oder weniger sophistischen Wettstreit um die richtige Theorie als auch im praktischen Handeln von Nöten, und die Qualifikation kann sich in einer Zeit, die keinerlei akademisches oder amtliches Prüfungsverfahren kennt, allein in der öffentlichen Meinung, der δόξα, widerspiegeln, über die letztlich von den sozial höchsten Schichten (τῶν πρωτευόντων) entschieden wird[33]. Löst man sich also von dem ersten, irritierenden Eindruck, den Galens 'Aussagen in eigener Sache' provozieren, und ordnet man diese in den sozialhistorischen Kontext ein, so läßt sich der Abschnitt als eine Darstellung von Standesproblemen begreifen. Die selbstbezüglichen und polemischen Zuspitzungen sollten nicht als Kennzeichen von Galens Persönlichkeit, sondern als rhetorische Mittel in einem spezifischen sozialen Umfeld interpretiert werden[34].

Auch das Galen in der älteren Forschung angeheftete Etikett eines 'Vielschreibers' muß kritisch hinterfragt werden. Galens Werk gehört zu den größten literarischen Hinterlassenschaften der Antike, und seine Schriften enthalten zahl-

---

32 Vgl. Kollesch, Galen und seine ärztlichen Kollegen, 1965, 47ff.; Jouanna, La lecture de l'éthique hippocratique chez Galien, 1997, 242, Anm. 69.

33 Vgl. Nutton, Galen. On prognosis, CMG V, 8, 1, 1979, S. 186. Wichtig in diesem Zusammenhang ist auch die Beobachtung von Horstmanshoff, Galen and his patients, 1995, 92: Nur für neun der insgesamt 174 Fälle, von denen er berichtet, erwähnt Galen einen tödlichen Ausgang der Krankheit: „This low mortality rate is in stark contrast to that of the Hippocratic Epidemics, where the mortality rate of a good 60% is reported without a trace of embarrassment. The explanation must lie in the target public. The Hippocratic Epidemics are written by physicians for physicians to inform them about the health situation in a certain area. Galen wrote many of his works to the glory of his skill and reputation, especially for a literate lay audience."

34 Vgl. Nutton, Galen and medical autobiography, 1972, 50ff. Entsprechend gibt es auch Schriften, in denen Galen auf Polemik ganz verzichtet; vgl. z.B. zu de vict. Wilkins, The Contribution of Galen, 2002, 47f.

reiche und ausführliche Wiederholungen. Ein großer Teil des Corpus Galenicum besteht aus Werken, die der Exegese des Hippokrates gewidmet sind, was angesichts von Galens Anspruch, Nachfolger und Vollender des Hippokrates zu sein, nicht überraschen kann[35]. Andere Werke lassen sich als kommentierte Exzerpten- und Rezeptsammlungen charakterisieren, die für Kollegen und Schüler als Hilfestellung für die praktische Arbeit entstanden sind[36]. Weiterhin sollte man im Hinblick auf die literarische Produktion Galens die prekären Zukunftschancen der antiken Buchrollen bedenken. Während seines zweiten Romaufenthalts mußte Galen erleben, wie bei einem Brand zahlreiche seiner eigenen Schriften und ein Teil seines Buchbesitzes zerstört wurden[37]. Doch auch unabhängig von

---

35 Galen steht in einer philologischen Tradition, die vor allem in Alexandria gepflegt wurde und sich hier seit Herophilos und Xenokritos von Kos auch auf die Werke des Hippokrates erstreckte (vgl. von Staden, Herophilus, 1989, 429 mit Anm. 10). Spätestens während seines Studiums in Ägypten muß Galen die Bedeutung der Textkritik für die Hippokrates-Exegese erkannt haben; zu dieser vgl. weiter von Staden, 151; 427f.: „... there cannot be much doubt that the shadow of Hippocrates loomed large in Alexandria too, and that the early Ptolemies actively acquired Hippocratic texts for the Royal Library." So hat z.B. Bakchios, ein Schüler des Herophilos, das erste Lexikon zu Hippokrates verfaßt (von Staden, S. 484ff., Stellennachweise S. 495ff.).

36 Vgl. von Staden, Herophilus, 1989, 67, zum „pedagogic context" des medizinischen Schrifttums.

37 In de libr. propr. 2 (GSM II, 99; K. XIX, 19) berichtet Galen über seine wissenschaftlichen Arbeiten zur Zeit des Aufenthalts von Mark Aurel an der Markomannenfront. Damals habe er etliche Schriften verfaßt (... ἔγραψα πολλὰ γυμνάζων ἐμαυτὸν ἐν πολλοῖς προβλήμασιν ἰατρικοῖς τε καὶ φιλοσόφοις ...), doch das meiste sei später bei einem Brand, der das *templum Pacis* (und die Palatinische Bibliothek) betraf, zerstört worden (ὧν τὰ πλεῖστα διεφθάρη κατὰ τὴν μεγάλην πυρκαιάν, ἐν ᾗ τὸ τῆς Εἰρήνης τέμενος ἅμα καὶ πολλοῖς ἄλλοις ἐκαύθη). Nebenräume des *templum Pacis*, das 75 n. Chr. von Vespasian eingeweiht worden war, dienten als Veranstaltungsort für wissenschaftliche Vorträge und Demonstrationen, und angeschlossen war auch eine Bibliothek. Galens Schriften befanden sich jedoch nicht in dieser Bibliothek, sondern in einem Lagerraum, über den er in der Via sacra verfügte; vgl. seinen Bericht in de comp. med. per gen. 1, 1, über den Verlust der ersten Bücher dieser Schrift sowie weiterer Werke (K. XIII, 362): ... ἐγκαταλειφθέντων δὲ ἐν τῇ κατὰ τὴν ἱερὰν ὁδὸν ἀποθήκῃ μετὰ τῶν ἄλλων, ἡνίκα τὸ τῆς Εἰρήνης τέμενος ὅλον ἐκαύθη, καὶ κατὰ τὸ παλάτιον αἱ μεγάλαι βιβλιοθῆκαι. Nach dem Brand des Tempels und der Bibliothek unter Commodus (192 n. Chr.; vgl. Cass. Dio 72, 24; Herodian 1, 14) erfolgte die Wiederherstellung unter Septimius Severus; vgl. Blanck, Das Buch in der Antike, 1992, 163f.; Ilberg, Schriftstellerei, (1889) 1973, 6, Anm. 1 (hier auch zu einem früheren Brand, von dem Galens Schriften ebenfalls betroffen waren: de anat. admin. 1, 1 [K.

solchen außergewöhnlichen Bedrohungen mußte jedem antiken Gelehrten bewußt sein, daß das Fortleben der eigenen literarischen Werke vom Interesse späterer Leser und ihren Bemühungen um die materielle Erneuerung der Manuskripte abhing. Galen arbeitete nicht nur an der Verbesserung des Hippokrates-Textes, er empfand auch für sein eigenes Werk die Notwendigkeit philologisch gebildeter Leser[38]. Und wenn er einmal beiläufig zu erkennen gibt, selbst Tachy-

---

II, 216]). Vgl. weiter in Hipp. epid. libr. sextum comm. 8 (CMG, V, 10, 2, 2, S. 494f.; Übs. Pfaff): „Nachdem ich die Zustände vieler seelisch Kranker erforscht hatte ..., baten mich meine Freunde, ich möchte ein Buch schreiben, das die Prognose, die ich bei diesen Kranken kennen gelernt hätte, enthalte. Da schrieb ich über diese Prognose unter diesem Titel ein Buch. Leider verbrannte dieses Buch kurz nach der Vollendung bei dem großen Brand, bei dem der sogenannte Friedenstempel abbrannte, zusammen mit vielen anderen Büchern, welche auch verbrannt sind. Ich hoffe noch immer, eine Abschrift von der einen oder der anderen Schrift wieder zu finden, welche sich in den Händen von Schülern befindet, die sie abgeschrieben haben." Auch Hunain ibn Ishaq erwähnt Galens Bericht in de libr. propr. über die Verluste an Manuskripten, die er durch den Brand erlitten hat (Bergsträsser, Neue Materialien zu Hunain Ibn Ishaq's Galen-Bibliographie, 1932, 92).

38 In diesem Zusammenhang ist auf Galens Bücherliste de libr. propr. zu verweisen, die seinen eigenen Worten zufolge entstanden ist, um der fehlerhaften Verbreitung seiner Werke vorzubeugen (praef.: GSM II, 91f.; K. XIX, 8ff.). Bei einem Besuch auf dem römischen Büchermarkt, der sich im 'Sandalarion' genannten Viertel befand (τῷ Σανδαλαρίῳ, καθ' ὃ δὴ πλεῖστα τῶν ἐν Ῥώμῃ βιβλιοπωλείων ἐστίν [GSM II, 91; K. XIX, 8]), hörte Galen zufällig eine Unterhaltung über ein unter seinem Namen angebotenes Buch, das er jedoch nicht verfaßt, von dessen Vervielfältigung unter falschem Autorennamen sich aber offensichtlich ein Buchhändler bzw. 'Verleger' einen finanziellen Gewinn versprochen hatte. Ein unwissender Kunde hat das Buch gekauft, und so bietet sich für Galen eine Gelegenheit zur Gesellschaftskritik, deren rhetorische Zuspitzung in dem Argument besteht, daß viele von denjenigen, die sich der Medizin und Philosophie zuwenden würden, nicht einmal richtig lesen könnten. Ohne irgendeine Vorbildung würden sich diese Zeitgenossen an die Lehrer wenden, welche „die größten und schönsten Dinge" unterrichten, – Philosophie und Medizin (τά τε μέγιστα καὶ κάλλιστα τῶν ἐν ἀνθρώποις, τὰ θεωρήματα, ἃ φιλοσοφία τε καὶ ἰατρικὴ διδάσκουσιν [GSM II, 92; K. XIX, 9]). Da dieser Bildungsnotstand auch zur Verderbnis seiner eigenen Schriften geführt habe, will Galen in seinem Bücherverzeichnis den authentischen Inhalt seiner Schriften darstellen. Zum Buchhandel in Rom vgl. Blanck, Das Buch in der Antike, 1992, 218. – Wie relativ Galens Äußerungen über den Bildungsstand seiner Zeitgenossen sind, zeigt der Vergleich z.B. mit der Polemik in an in art. 6, 7 (Furley u. Wilkie, 1984, S. 170 (K. IV, 726]): hier wird dem Durchschnittsmenschen eine Kenntnis in der stoischen Logik zugesprochen, dem

graphen beschäftigt und somit für die Vervielfältigung seiner Schriften gesorgt zu haben[39], war er doch von einer Buchproduktion im großen Stil, wie sie etwa Atticus für Cicero bewerkstelligt hat, weit entfernt. Mit etlichen seiner Schriften hat er auf eine aktuelle Nachfrage von Seiten seiner 'Freunde' in Rom reagiert, die z.B. im Anschluß an eine öffentliche Demonstration einen Schreiber mit der Bitte zu Galen sandten, den gehaltenen Vortrag noch einmal zu diktieren[40]. Der zukünftige Bestand solcher Gelegenheitsschriften dürfte schon Galen in höchstem Maße fraglich erschienen sein. Galen behauptet in seinen beiden (nach 192 geschriebenen) Bücherverzeichnissen 'de libris propriis' und 'de ordine librorum suorum', die Mehrzahl seiner Schriften – darunter Lehrschriften für Studenten und die erwähnten Diktate – von vornherein nicht für ein breiteres Publikum und nachfolgende Generationen verfaßt zu haben[41]. Auch wenn man diesen

---

Anhänger des Erasistratos dagegen abgesprochen; vgl. Furley u. Wilkie, S. 265, Anm. 46; S. 53.

39 De an. aff. dign. et cur. 9, 9 (CMG V, 4, 1, 1, S. 32; K. V, 48).

40 Vgl. oben (S. 27f., Anm. 37) Galens Aussage in seinem 8. Komm. in Hipp. epid. libr. sextum; vgl. dann weiter de libr. propr. 6 (GSM II, S. 111f. [K. XIX, 33ff.]) zu einem Teil von Galens Hippokrates-Kommentaren: Οὔτ' ἄλλο τι τῶν ὑπ' ἐμοῦ δοθέντων φίλοις ἤλπισα πολλοὺς ἕξειν οὔτε τὰ τῶν Ἱπποκρατείων συγγραμμάτων ἐξηγητικά ... καὶ τά γ' εἰς τοὺς ἀφορισμοὺς ὑπομνήματα καὶ τὸ περὶ ἀγμῶν καὶ τὸ περὶ ἄρθρων ἔτι τε τὸ προγνωστικὸν καὶ τὸ περὶ διαίτης ὀξέων τό τε περὶ ἑλκῶν καὶ τῶν ἐν κεφαλῇ τρωμάτων τό τε πρῶτον τῶν ἐπιδημιῶν οὕτως ἐγράφη. Auch außerhalb von Rom hat Galen auf solche Bitten von Freunden reagiert; vgl. z.B. die Entstehungsgeschichte von de an. aff. dign. et cur., einer Schrift, die Galen m.E. um 166/67 in Pergamon verfaßt hat (s.u., S. 32, Anm. 4). Sie beginnt mit der Feststellung: Ἐπειδὴ δέῃ καὶ δι' ὑπομνη-μάτων ἔχειν, ἃ πρὸς τὴν ἐρώτησιν ἀπεκρινάμην, ἣν ἐνεστήσω πρὸς ἡμᾶς ὑπὲρ τοῦ γραφέντος Ἀντωνίῳ τῷ Ἐπικουρείῳ βιβλίου ... (1, 1: CMG V, 4, 1, S. 3; K. V, 1). Mitunter hat Galen seine Werke den Studenten diktiert, und auch von solchen Schriften besaß er dann selbst keine Kopien (de libr. prop. 1: GSM II, 94 [K. XIX, 12]: τοῖς δ' εἰσαγομένοις ὑπηγορεύθη τὸ περὶ τῶν ὀστῶν καὶ τὸ περὶ τῶν σφυγμῶν ...). Auf einen Vortrag als Grundlage für die Verbreitung einer Schrift deutet die direkte Ansprache an die Zuhörer in de usu puls. 7, 6 (Furley u. Wilkie, 1984, S. 222 [K. V, 176]): ἀλλὰ τοῦτο, φήσομεν, ὦ γενναῖοι ...; vgl. dann aber 8, 2 (S. 226 [K. V, 179f.]): ῥᾷστον δὴ ταῦτ' ἐπιμελῶς ἀναλεξαμένῳ διακρίνειν δύνασθαι ...

41 De libr. propr., praef. (GSM II, 92; K. XIX, 10): An vielen Orten werden Galens Schriften ohne Nennung ihres Autors und verfälscht zum Vortrag gebracht; Galen hat diese Arbeiten zuvor ohne Titel (χωρὶς ἐπιγραφῆς) und d.h. ohne Publikationsabsicht an Freunde oder Schüler gegeben (ὡς ἂν οὐδὲν πρὸς ἔκδοσιν). Diese Werke seien weder in stilistischer noch in inhaltlicher Hinsicht für höhere Ansprüche geschrieben worden; erst dann, wenn ihm diese Arbeiten noch einmal zur

Aussagen mit Blick auf die Stellung, die sich Galen in seiner Wissenschaft selbst zuschreibt, skeptisch gegenüberstehen muß, kann man in ihnen einen Reflex auf die Entstehungs- und Überlieferungsbedingungen der antiken Literatur sehen, die nicht nur von vielen Zufällen, sondern auch von sozialen Aspekten bestimmt waren, wie sich gerade an Galen, der etliche seiner Werke an einflußreiche 'Freunde' adressiert hat, deutlich zeigt.

Korrektur vorgelegt worden wären, hätte er sie verbessert und nun mit einem Titel versehen herausgegeben (GSM II, 93; K. XIX, 11: ... ἠξίωσα 'τοῖς εἰσαγομένοις' ἐπιγεγράφθαι). Ähnlich auch in de ord. libr. suor. 1 (GSM II, 80; K. XIX, 50), dabei mit ausdrücklichem Hinweis, solche Werke nicht für die Nachwelt verfaßt zu haben (τῷ μετ' ἐμὲ χρόνῳ). Die Begründung dafür zeigt Galen wieder als Zeitkritiker: ... διὰ τὸ θεάσασθαί με καὶ τῶν ἐν τοῖς ἔμπροσθεν γεγραμμένων βιβλίων ὀλίγους πάνυ τῶν ἀνθρώπων αἰσθανομένους. Vgl Hankinson, Galen. On the Therapeutic Method, 1991, XXXIII, zur Abfassung der Schriften Galens in „a disorganized manner": „Galen was not a tidy writer ...". So hat er meth. med. nachfolgend zwei Personen gewidmet: Buch 1-6 sind an Hiero gerichtet, die folgenden Bücher jedoch, etwa zwanzig Jahre später und nach dem Tod Hieros, an Eugenianus. Vgl. weiter Garofalo, Einleitung zu Galenus, Anatomicarum administrationum libri qui supersunt novem. Earundem interpretatio arabica Hunaino Isaaci filio ascripta, Bd. I, Neapel 1986, S. IX, zur sich über Jahrzehnte erstreckenden Entstehungsgeschichte von de anat. admin. Vgl. schließlich auch Debru, Les démonstrations médicales, 1995, 71f. mit einer weiteren Bemerkung von grundsätzlicher Bedeutung für die Entstehungsgeschichte einiger Schriften Galens: „Aux yeux de Galien, écrire des traités médicaux ou philosophiques avait en partie pour but d'entretenir les connaissances et des capacités comme la mémoire ou l'agilité dialectique". Aufgrund der besonderen Zeitumstände, die Galen gegen Ende des 2. Jahrhunderts einen Rückzug aus der Öffentlichkeit nahe gelegt haben könnten (vgl. Kap. VII, 6), muß an Galens Behauptung, mit seiner Schriftstellerei grundsätzlich nicht nach Ruhm gestrebt zu haben, gezweifelt werden; für die Personenbezogenheit seiner literarischen Arbeit ist gleichwohl in Rechnung zu stellen, was Galen in seiner Einleitung zum 7. Buch der meth. med. schreibt (7, 1; K. X, 456f.): Τὴν θεραπευτικὴν μέθοδον, ὦ Εὐγενιανὲ φίλτατε, πάλαι μὲν ὑπηρξάμην γράφειν Ἱέρωνι χαριζόμενος, ἐπεὶ δὲ ἐξαίφνης ἐκεῖνος ἀποδημίαν μακρὰν ἀναγκασθεὶς στείλασθαι μετ' οὐ πολὺν χρόνον ἠγγέλθη τεθνεώς, ἐγκατέλιπον κἀγὼ τὴν γραφήν. οἶσθα γὰρ ὡς οὔτε ταύτην οὔτε ἄλλην τινὰ πραγματείαν ἔγραψα τῆς παρὰ τοῖς πολλοῖς ἐφιέμενος δόξης, ἀλλ' ἤτοι φίλοις χαριζόμενος ἢ γυμνάζων ἐμαυτὸν, εἴς τε τὰ παρόντα χρησιμώτατον γυμνάσιον εἴς τε τὸ τῆς λήθης γῆρας, ὡς ὁ Πλάτων φησὶν, ὑπομνήματα θησαυρισόμενος. Bemerkenswert ist auch, daß Galen an dieser Stelle davon spricht, seine Schriften grundsätzlich ohne Verfassernamen veröffentlicht zu haben, eine Aussage, der die Intention seiner späteren Bücherlisten entgegensteht (7, 1 [K. X, 457f.]).

III. Galens Familie

III. 1. Die soziale Stellung der Familie Galens

In verschiedenen Schriften äußert sich Galen über die eigene soziale Stellung und die seiner Familie. Dabei führen seine Aussagen zu einem recht deutlichen Bild. In seinem Bücherverzeichnis ‘de ordine librorum suorum’, in dem Galen von seiner Ausbildung und seinem Studieneifer berichtet, grenzt er sich von denjenigen ab, die ihr Engagement für die Wissenschaft zugunsten der ‘Politik’ aufgegeben haben[1], doch ist damit nicht gesagt, daß nicht auch Galen über die Rhetorik und Philosophie zu einem Sophisten etwa in der Art eines Aelius Aristides oder über die Kurialenlaufbahn zu einem Amtsträger mehr als lokalen Zuschnitts hätte werden können[2]. Die Entscheidung zur Fachwissenschaft darf bei Galen nicht als Hinweis auf fehlende Möglichkeiten des sozialen Aufstiegs gewertet werden, sie stellt vielmehr den auf einem verhältnismäßig hohen gesellschaftlichen Niveau gewählten Ausgangspunkt für eine Karriere dar, in der sich Nähe und Distanz zu den Mächtigen auf eigentümliche Art miteinander verbinden werden[3]. Zu dieser Einschätzung führt vor allem ‘de affectuum et peccatorum

---

1 De ord. libr. suor. 4 (GSM II, 89; K. XIX, 60): Kaum jemand, so führt Galen hier aus, bringe die notwendigen Voraussetzungen mit, um erfolgreich Philosophie und Medizin zu studieren. Andere wieder beenden ihre Studien, um eine politische Tätigkeit auszuüben: ... οὐ κατέμειναν ἐν ταῖς ἀσκήσεσιν ἀλλ' ἐπὶ τὰς πολιτικὰς πράξεις ἀπετράποντο.

2 Vgl. Pearcy, Medicine and Rhetoric, 1993, 449; zu den Möglichkeiten einer politischen Laufbahn auch Lampe, Die stadtrömischen Christen, 1988, 251ff.; 265f. (gegen die von Max Weber formulierte These der politischen Entmündigung der Intellektuellen in der Römischen Kaiserzeit).

3 Durch die Wahl der Medizin als Studienfach und später als Tätigkeitsfeld nimmt Galens Laufbahn einen ähnlichen Weg, wie er für etliche Angehörige des Ritter- oder des Peregrinenstands, die durch ihr Literatentum in hohe politische Positionen gelangten, bekannt ist (vgl. dazu Mratschek-Halfmann, Divites et praepotentes, 1993, 30ff.), doch hat sein sozialer Aufstieg eine geringere Dimension als bei jenen Rhetorikprofesssoren, die Sueton zufolge *ex infima fortuna in ordinem senatorium atque ad summos honores* aufgestiegen sind (de gramm. 25, 7, ed. Vacher, 1993, S. 27). Galens Ausgangslage und seine ‘Erfolgsbilanz’ sehen anders aus: Galen gewinnt später die ‘Freundschaft’ einflußreicher Aristokraten in Rom, kommt in die Nähe zum Kaiser,

dignotione', eine vor Galens zweitem Romaufenthalt (also in den Jahren vor 169) entstandene Schrift[4], welche nicht nur den vom Vater ererbten Besitz, sondern auch die damit verbundene wirtschaftliche Position in Pergamon sichtbar werden läßt.

Galens Vater gehörte sicher nicht zur Führungsschicht des Reiches, mit großer Wahrscheinlichkeit jedoch zur lokalen Elite von Pergamon. Im Alter von ungefähr vierzig Jahren reflektiert Galen die Gefahr eines Vermögensverlustes und stellt fest, daß er weder finanzielle Beeinträchtigungen noch soziale Mißachtungen hätte erleiden müssen. Es ist bemerkenswert, daß Galen diese beiden Vorgänge, welche seelisches Leid verursachen, so nahe nebeneinanderstellt: die Einbuße an materiellen Werten und die Erfahrung, von den Mitbürgern als ehrlos behandelt zu werden, mithin die Schmälerung des Sozialprestiges. „Von meinem Vater", so betont Galen, „habe ich Ruhm und Ansehen zu verachten und allein die Wahrheit zu ehren gelernt"[5]. Dann wendet sich Galen an seinen anonymen Adressaten, um von seinen Beobachtungen und von eigenen Erfahrungen zu berichten: „Viele Menschen sehe ich Schmerzen erleiden, wenn sie ihren

---

erhält mit der Betreuung des Commodus eine Aufgabe am Hof und eine bedeutende Anstellung als kaiserlicher 'Oberarzt'. Doch wird Galen weder mit außergewöhnlichen Ehren noch mit einer Veränderung seiner Standeszugehörigkeit belohnt. Generell bezeugen die Erfolgschancen der Literaten das Interesse der Kaiser an Fragen der Bildung, das sich auch in einer aktiven Bildungsförderung bekundete (z.B. Einrichtung der philosophischen Lehrstühle in Athen durch Mark Aurel: Philostr., Vitae Soph. 2, 2 [p. 566]); vgl. zum 'Bildungsbewußtsein und Patronat' der Kaiser der Prinzipatszeit Mratschek-Halfmann, 1993, 14f.

4 Ilberg, Schriftstellerei, 1974 (1897), 112, hat de an. aff. dign. et cur. „in den zweiten römischen Aufenthalt und zwar in die ersten Jahre" datiert, doch beziehen sich Galens Ausführungen zum Gesellschaftsaufbau der namentlich nicht genannten Stadt auf Pergamon, wie sich aus der Bezeichnung der Bürgerschaft (z.B. 9, 12 [CMG V, 4, 1, 1, S. 33; K. V, 49]: ... ἐὰν σκοπῇς ἅπαντας ἡμῶν τοὺς πολίτας ...), dem Hinweis auf die Provinz Asia (9, 16 [CMG V, 4, 1, 1, S. 34; K. V, 51]: ... τῶν καθ' ὅλην τὴν 'Ασίαν ...) und aus der Angabe der Bevölkerungszahl (s.u., S. 35f.) ergibt (Identifizierung mit Pergamon auch bei Nutton, Galen and medical autobiography, 1972, 56f.). Dagegen findet sich kein einziger Hinweis auf Rom, so daß für die Abfassung an die Zeit zu denken ist, in der sich Galen nach 166 wieder in seiner Heimatstadt befunden hat. Nach dieser Interpretation wäre die in 4, 9 berichtete Reise von Rom nach Pergamon (CMG V, 4, 1, 1, S. 13; K. V, 18: ... ἀπονοστήσας γὰρ ἐκ 'Ρώμης συνωδοιπόρησά τινι φίλῳ τῶν ἐκ Γόρτυνος τῆς Κρήτης ἀνδρί ...) kurz vor der Abfassung der Schrift anzusetzen.

5 8, 8 (CMG V, 4, 1, 1, S. 29; K. V, 43): ... δόξης τε καὶ τιμῆς ὁ πατὴρ εἴθισέ με καταφρονεῖν ἀλήθειαν μόνην τιμῶντα.

Besitz verlieren oder unehrenhaft behandelt werden[6]. Mich aber hast Du in dieser Weise noch nie leiden gesehen, habe ich doch bis heute keinen solchen Vermögensverlust erlitten, daß ich mich nicht mehr um die Gesundheit meines Körpers kümmern könnte[7], und auch keine Ehrlosigkeit (ἀτιμία), wie ich sie bei solchen Personen sehe, die ihrer Ehre einer Mitgliedschaft im Rat enthoben worden sind"[8]. Im weiteren Verlauf von 'de affectuum et peccatorum dignotione' betont Galen, daß er die aus dem väterlichen Vermögen fließenden Einnahmen vollständig verbrauchen würde, ohne die Überschüsse zu sparen und aufzubewahren[9].

Für die autobiographischen Aussagen Galens, die sich in dieser Schrift finden, ist zu berücksichtigen, daß sie von der Zielsetzung beeinflußt sind, die eigene Person als Vorbild einer durch *Sophrosyne* geleiteten Lebensführung darzustellen. Angesichts dieser moralphilosophischen Absicht ist es fraglich, inwieweit das Zeugnis glaubwürdig ist, übergeht Galen doch die Frage der Bezahlung seiner ärztlichen Tätigkeit, obwohl er erst kurz zuvor, während seines ersten Aufenthalts in Rom, für die Behandlung der Frau des Senators Boethus ein Honorar in der beträchtlichen Höhe von 400 *aurei* erhalten hat[10]. Doch soll sich *Sophrosyne*

---

6 8, 9 (S, 29; K. V, 43): ... ὅταν ἠτιμάσθαι δοκῶσιν ὑπό τινος, ἢ χρημάτων ἀπωλείᾳ.

7 8, 9 (S. 30; K. V, 44): ... ὡς μηκέτ' ἔχειν ἐκ τῶν ὑπολοίπων ἐπιμελεῖσθαι τοῦ σώματος ὑγιεινῶς ...

8 8, 9 (S. 30; K. V, 44): ... <ὡς> ὁρῶ <τοὺς> τοῦ συνεδρίου τῆς τιμῆς [βουλῆς] ἀφαιρεθέντας. – συνέδριον hat bei Galen zumeist eine sachliche Bedeutung im Sinne von 'Zusammenkunft' (vgl. z.B. de an. pecc. dign. et cur. 5, 30 [CMG V, 4, 1, 1, S. 62; K. V, 93]), doch ist es evident, daß es sich hier um eine politische Versammlung handelt, wobei die Datierung der Schrift (s.o., S. 32, Anm. 4) eher an Pergamon als an Rom denken läßt. – Übs. der Stelle auch bei Moraux, Galien de Pergame, 1985, 43; V. Barras, Terpsichore Birchler, Anne-France Morand, Galien. L'âme et ses passions, 1995, 32f.; Singer, Galen, 1997, 120f. – In de an. aff. dign. et cur. 8, 10 betont Galen noch ein weiteres Mal, daß er keine Einbußen an Besitz oder Ehre erlebt habe (CMG V, 4, 1, 1, S. 30; K. V, 44: ... οὔτε γὰρ ἀφῃρέθην ἁπάντων τῶν χρημάτων οὔτ' ἠτιμώθην); ein gelegentlicher Verlust von Ochsen, Pferden oder Sklaven habe ihm keinen Kummer bereiten können (εἰ δὲ βοῦς ἢ ἵππος ἢ οἰκέτης ἀπέθανεν, οὐχ ἱκανὸν τοῦτο λυπῆσαί <με> μεμνημένον ὧν ὁ πατὴρ ὑπέθετο, μὴ πρότερον ἐπὶ χρημάτων ἀπωλείᾳ λυπηθῆναι συμβουλεύων, ἄχρις <μὴ> ἂν ᾖ τὰ λειπόμενα πρὸς τὴν τοῦ σώματος ἐπιμέλειαν αὐτάρκη).

9 9, 10 (CMG V, 4, 1, 1, S. 32; K. V, 48): ἐγὼ μὲν οὖν καταναλίσκω πᾶσαν ἣν ὁ πατὴρ κατέλιπέ μοι πρόσοδον, οὐδὲν ἐξ αὐτῆς περιττὸν ἀποτιθέμενος οὐδὲ θησαυρίζων ...

10 De praecogn. 8, 20 (CMG V, 8, 1, S. 116; K. XIV, 647).

auch darin erweisen, daß man das Streben nach immer größerem Reichtum aufgibt, und in eine solche Argumentation fügt sich der Hinweis auf das eigene, angeblich ziemlich konstante Vermögen besser ein. Wenn Galens – im übrigen ganz zeitgemäßer – Auffassung zufolge der eigentliche Sinn von Wohlstand darin besteht, sich um die Gesundheit zu kümmern, so verfügt er selbst über die dafür notwendigen Mittel nicht weniger als die Honoratioren seiner Heimatstadt oder die Senatoren in Rom[11].

Galens Bemerkungen zu seinem eigenen Vermögensstand sind Teil eines längeren Abschnitts, in dem sich Galen mit dem Adressaten seiner Schrift auseinandersetzt, einem Mann, der trotz großen Reichtums alle sozialen und kulturellen Belange vernachlässigt. Dieser Mann, dessen Namen Galen nicht nennt, verfügt über ein doppelt so großes Vermögen wie Galen selbst[12] und verbraucht jährlich nur ein Zehntel seines Einkommens[13]. Obwohl er für seinen Lebensunterhalt weit mehr als genug hat, strebt er danach, seinen Reichtum zu vergrößern, gibt den Armen und Kranken keinerlei Spenden und wendet auch kein Geld auf, um die eigene Büchersammlung zu vergrößern oder um Schnellschreiber, Kalligraphen oder Vorleser auszubilden[14]. Das Leben dieses Mann ist von Gier

---

11 In de an. aff. dign. et cur. 9, 7 spricht Galen deutlich aus, daß er beträchtliche und regelmäßige Einkünfte aus seinem Besitz erzielt (CMG V, 4, 1, 1, S. 32; K. V, 47): πρόσοδον γὰρ ἔχομεν, ἀφ' ὧν κεκτήμεθα, πολλαπλασίαν ἢ ὡς εἰς ὑγίειαν μόνην ἐξ αὐτῶν ὑπηρετεῖσθαι τῷ σώματι.

12 De an. aff. dign. et cur. 8, 11 (CMG V, 4, 1, 1, S. 30; K. V, 45): ... καὶ σὲ διπλάσιά τ' ἐμοῦ κεκτημένον ...

13 9, 8 (CMG V, 4, 1, 1, S. 32; K. V, 48): ... τῆς οὐσίας σου <καθ'> ἕκαστον ἔτος αὐξανομένης, ἐπεὶ τῶν ἐξ αὐτῆς προσόδων ἀναλίσκεται μέν σοι τὸ δέκατον ἴσως μέρος ...

14 De an. aff. dign. et cur. 9, 9 (CMG V, 4, 1, 1, S. 32; K. V, 48). Vgl. Nutton, The Patient's Choice, 1990, 247: „Although Galen, a great bibliophile, may have owned copies of the works of Asclepiades, Erasistratus, Herophilus, and many others, he was avowedly exceptional in devoting much of his wealth to buying books (K. V, 48). Lesser men were hardly likely to be able to pick up copies of Dieuches or Phylotimus, despite a flourishing medical book trade in Rome (cf. K. VIII, 149)." Vgl. zu Galens Büchersammlung (bzw. zu den Verlusten durch den Brand im Jahre 192) Kap. I, Anm. 37. Ibn Abi Usaibia zufolge hat Galen in seiner verlorenen Schrift 'Über die Abwehr des Kummers' notiert, „daß ihm in den großen Magazinen, welche dem Könige in der Stadt Rom gehörten, viele Bücher und wertvolle Geräte verbrannt seien. Einige von den verbrannten Handschriften waren von der Hand des Aristoteles, andere von der Hand des Anaxagoras und Andromachos; er hatte ihre Texte nach der Anweisung seiner vertrauten Lehrer und derer korrigiert, welche sich auf die Autorität Platons stützen, und er hatte Reisen nach fernen Städten unternommen, um die meisten von ihnen zu korrigieren" (Meyerhof, Autobiographi-

(ἀπληστία) – nach Galens Definition ist 'Gier' das unerfüllbare Bedürfnis nach einem immer größeren Besitz – bestimmt, und diese führt notgedrungen zu einer Beschädigung der seelischen Ausgeglichenheit. Wie unsinnig diese Gier ist, zeigt auch der Vergleich des Adressaten mit der sonstigen Einwohnerschaft von Pergamon, gibt es hier doch nur wenige (nämlich gerade dreißig) Personen, die reicher sind als er[15].

Galen rechnet vor, daß in der Stadt 40.000 Bürger (πολῖται) lebten, und wenn man die Frauen und Sklaven hinzuzähle, so zeige sich, daß sein Adressat

---

sche Bruchstücke, 1929, 84f. mit Anm. 4: Ilberg zufolge handelte es sich nicht um Autographen; vielmehr liege ein Übersetzungsfehler vor [αὐτόγραφα statt ἀντίγραφα]); Strohmaier, The Uses of Galen in Arabic Literature, 2002, 117. Weitere Informationen über den verlorengegangenen Bücherbesitz Galens finden sich in einem ebenfalls von Ibn Abi Usaibia überlieferten Zitat aus der Schrift 'Auswahl von Sentenzen, und schöne Aussprüche' des Abul-Wafa Al-Mubassir ibn Fatik (11. Jhd.): „Al-Mubassir ibn Fatik sagt, daß sich unter den Dingen, welche dem Galenos bei dieser Feuersbrunst verbrannt sind, ein Buch des Rufus über den Theriak, über Gifte, über die Behandlung von Vergifteten, und über die Zusammensetzung der Heilmittel je nach der Krankheit und ihrer Periode befunden habe. Ferner, daß seine wertvollsten Bücher in weißen gemusterten Seidenstoff mit schwarzem Seidensaum [eingehüllt] gewesen seien, und daß er große Summen dafür ausgegeben habe."

15 De an. aff. dign. et cur. 9, 12 (CMG V, 4, 1, 1, S. 33; K. V, 49): ... ἐὰν σκοπῇς ἅπαντας ἡμῶν τοὺς πολίτας, εὑρήσεις οὐδὲ τριάκοντα πλουσιωτέρους αὐτοῦ, ὥστε τῶν ὑπολοίπων ἁπάντων εἶ πλουσιώτερος ... – Galen bezeichnet sich auffälligerweise nicht ausdrücklich als 'reich' (πλούσιος), sondern als 'wohlgeboren' (εὐγενής). Indem er zugleich eine kleine Gruppe über seinen eigenen wirtschaftlichen Stand setzt, beansprucht er die Zugehörigkeit zu den besseren, wohlhabenden Kreisen, ordnet jedoch sich und seinen Adressaten der finanziellen Elite Pergamons unter. Insofern wird Galen zu Recht in der von Mratschek-Halfmann erstellten Prosopographie der *divites* der Prinzipatszeit nicht aufgeführt (Divites et praepotentes, 1993, 368ff.). Vgl. Mratschek-Halfmann, 250ff., zu den lateinischen und griechischen Begriffen für Reichtum, sowie MacMullen, Roman Social Relations, 1974, 91f. zum Problem der Abgrenzung der Reichen von der weniger Besitzenden.

Galens Kritik an der Besitzgier seines Adressaten darf nicht als Lob der Armut mißverstanden werden: ausreichender Besitz ist notwendig, um ein freies Leben führen zu können, fraglich ist nur das Maß des Notwendigen, das für die Aufrechterhaltung der Gesundheit notwendig ist. Galen liegt damit auf der Linie des Herophilos (Sextus Emp., adv. math. 11, 50: Ἡρόφιλος δὲ ἐν τῷ διαιτητικῷ καὶ σοφίαν φησὶν ἀνεπίδεικτον καὶ τέχνην ἄδηλον καὶ ἰσχὺν ἀναγώνιστον καὶ πλοῦτον ἀχρεῖον καὶ λόγον ἀδύνατον ὑγείας ἀπούσης; vgl. von Staden, Herophilus, S. 407, Nr. 230; vgl. S. 398). Zur Bewertung von Armut in der römischen Kaiserzeit vgl. Prell, Armut in Rom, 1993, 213ff.

reicher als 120.000 Menschen (ἄνθρωποι) sei[16]. Statt nach noch größerem Reichtum zu streben, solle er sich um Selbstgenügsamkeit (αὐτάρκεια) bemühen, denn Reichtum sei nur ein Werk der *Tyche*, nicht aber der *Arete*. Und *Tyche* lasse bisweilen Sklaven und Freigelassene reicher werden als sie, den Verfasser und seinen Adressaten[17]. Hier bezeichnet Galen sich selbst und sein Gegenüber als die „sogenannten Wohlgeborenen" (ἡμῶν τῶν ὀνομαζομένων εὐγενῶν)[18]. Im Zusammenhang mit den von Galen genannten Zahlen belegt diese Selbstcharakterisierung, daß nicht nur Galens Adressat, sondern auch seine eigene Familie der Oberschicht Pergamons angehörte. Und anhand der Aussagen in 'de affectuum et peccatorum dignotione' läßt sich für Galen zumindest ein relatives Verhältnis von Einkommen und Ausgaben bestimmen. Denn da der ungenannte Reiche von einem Zehntel seiner Einnahmen leben kann und zweimal soviel besitzt wie Galen, konnte Galen seine eigenen Bedürfnisse – und zu diesen zählte, wie sich im Zusammenhang der Argumentation indirekt ergibt, u.a. auch die Ausbildung von Schreibern für die Buchproduktion – mit ungefähr einem Fünftel seines Einkommens bestreiten. Galen spricht von Besitz (8, 10: χρήματα [K. V, 44]) und Einkünften aus dem Besitz (9, 7: πρόσοδον γὰρ ἔχομεν, ἀφ' ὧν κεκτήμεθα ... [K. V, 47]), blendet allerdings die Frage der ärztlichen Honorare, wie bereits erwähnt, ganz aus. Dagegen belegt der Hinweis auf eventuelle Verluste an Ochsen, Pferden und Sklaven (s.o., S. 33, Anm. 8), daß für Galen, zumindest aus der Perspektive, die er in dieser Schrift einnimmt, die Erträge im Vordergrund stehen, die er aus dem väterlichen Erbe, das u.a. aus Landbesitz in der Umgebung von Pergamon bestanden hat, beziehen konnte und die ihm eine gesicherte, unabhängige Lebensführung ermöglicht haben. Auch für

16 9, 12f. (CMG V, 4, 1, 1, S. 33; K. V, 49f.). Da Galen die Kinder unberücksichtigt läßt, kann man mit Swain, Hellenism and Empire, 1996, 36, Anm. 18 die Einwohnerzahl von Pergamon in ihrem ganzen Umfang auf etwa 180.000 Menschen schätzen.

17 Auch in seinem protrept. verbindet Galen den Topos von der Zufälligkeit bzw. Ungerechtigkeit des Schicksals mit dem Wechsel zwischen Reichtum und Armut: 2, 3 (Boudon, S. 86; CMG V, 1, 1, S. 116; K. I, 4): ἔμπληκτός τε γάρ ἐστι καὶ ἄνους εἰς τοσοῦτον ὡς πολλάκις τοὺς ἀξιολόγους ἄνδρας παρερχομένη πλουτίζειν τοὺς ἀναξίους, οὐδὲ τούτους βεβαίως, ἀλλ' ὅσον πάλιν οὕτως ἀφαιρεῖσθαι τὰ δοθέντα.

18 Zu diesem Begriff und seiner sozialen Bedeutung vgl. Strubbe, Gründer kleinasiatischer Städte, 1984-1986, 253 („Oligarchie reicher Aristokraten"). Galens Ausdrucksweise darf nicht als eine Selbstzuordnung im Rahmen der Unterscheidung zwischen *honestiores* und *humiliores* verstanden werden, da bei ihm der soziale und nicht der rechtliche Aspekt im Vordergrund steht. Zu dieser juristisch ausgerichteten Unterscheidung vgl. Garnsey, Social Status, 1970, 153ff.; 260ff.; Vittinghoff, Soziale Struktur, (1980) 1994, 266; der., Gesellschaft, 1990, 233ff.

Galen, so kann man erschließen, hat der traditionell aristokratische Maßstab für Wohlstand seine Gültigkeit[19]. Und offensichtlich verwendete Galen einen Teil seines Vermögens, um den ebenfalls traditionellen, an wohlhabende Bürger gerichteten Ansprüchen zu genügen; indem er seinen Adressaten zu ähnlichen Leistungen für die Allgemeinheit auffordert, erkennt er die Berechtigung solcher Ansprüche ausdrücklich an[20].

Galens Selbstzeugnis in 'de affectuum et peccatorum dignotione' gibt Anlaß dazu, ihn zur Munizipalaristokratie von Pergamon zu zählen[21]. Dabei ist Jutta Kollesch zuzustimmen, wenn sie Galens Familie zwar zu den „gehobenen", nicht

---

19 Zur Bedeutung des Landbesitzes für die Munizipalaristokratie vgl. Vittinghoff, Gesellschaft, 1990, 200. – Mit seiner Zugehörigkeit zur Munizipalaristokratie von Pergamon gehört Galen zu einer kleinen Gruppe von sozial und wirtschaftlich gut gestellten Ärzten der Römischen Kaiserzeit. In diesem Zusammenhang erhalten auch seine Aufforderungen an die Ärzteschaft, sich den Wünschen der Reichen nicht zu unterwerfen, eine besondere Färbung. Vgl. Nutton, The medical meeting place, 1995, 16: Galens „own medical education, both in its length and in its variety, stands at one extreme of the spectrum ..."; vgl. weiter zur sozialen Stellung der antiken Ärzte, ihrer insgesamt großen Anzahl sowie zu ihrer unterschiedlichen Verteilung auf die Schichten, dabei auch zum Unterschied zwischen dem Westen und dem Osten des Römischen Reiches, Nutton, Healers in the medical market-place, 1992, 42; ders. 1995, 10ff., bsd. 21 („Asia minor in the Roman period, and perhaps Athens and Cos in that of Hippocrates, are filled with healers ... It is the world, not of the great professor, but of the small tradesman"); Pleket, The social status of physicians in the Graeco-Roman world, 1995, 28ff.; bsd. 30f. zu reichen Ärzten im hellenistischen Kos und zu den Relationen zunächst in der hellenistischen, dann der römischen Zeit: Während in hellenistischer Zeit kaum mehr als 5% der Ärzte in den Städten zur lokalen Elite gehört haben, gilt später für die *archiatroi* – also für diejenigen, die von den Kurien in ihre Stellungen städtischer Ärzte berufen worden sind und damit bereits zu den privilegierten Ärzten gehören (zu den *archiatroi* vgl. Kap. V, 3) – , daß etwa 60% von ihnen „do not belong to the urban elites ..." (vgl. auch 31, Anm. 15, gegen Nuttons Resumee [1992, 42], daß der Arzt im römischen Osten „is frequently a prosperous member of local provincial society"). Zu einigen inschriftlich bezeugten Ärzten aus dem kaiserzeitlichen Ephesos, die in ihrer Stadt religiöse Ämter bekleidet oder die Ratsmitgliedschaft inne gehabt haben, vgl. Nutton, 1995, 6 mit Anm. 16.

20 De an. aff. dign. et cur. 9, 9 (CMG V, 4, 1, 1, S. 32; K. V, 48): οὐ μὴν οὐδὲ κοινοῦντά σε θεῶμαι καθάπερ ἐμὲ σὺ βλέπεις ἑκάστοτε τοῖς μὲν ἱμάτια <τῶν> οἰκείων, τοῖς δὲ εἰς τροφὰς ἢ νοσηλείαν· τινῶν δ' ἐθεάσω με καὶ τὰ χρέα διαλυσάμενον.

21 Zur Munizipalaristokratie bzw. zur 'Honoratiorenverwaltung' in der Römischen Kaiserzeit vgl. Vittinghoff, Gesellschaft, 1990, 196ff. (mit weiterer Literatur), bsd. 199ff.

aber zu den reichsten Kreisen Pergamons rechnet. Gelegentliche Zuwendungen an arme Kollegen, so Kollesch, seien Galen zwar möglich gewesen, sein Vermögen „gestattete ihm aber keine Extravaganzen, z.B. in Form von großzügigen Spenden an seine Heimatstadt, wie wir das von den Sophisten kennen“[22]. Galen betont, daß er „zu jeder Zeit“ ärmere Bürger mit Kleidung, Nahrung und ärztlicher Betreuung (also ohne Honorar) unterstützt und sogar die Schulden anderer Leute gezahlt habe (s. Anm. 20)[23]. Doch es trifft zu, daß sich für Galen bzw. seine Familie größere Schenkungen, wie sie von einigen zeitgenössischen Sophisten gemacht wurden[24], nicht nachweisen lassen, wenn auch im Folgenden zu erörtern sein wird, ob nicht Galens Vater unter der Voraussetzung, daß er tatsächlich mit einem der Pergamener Architekten zu identifizieren wäre, als

22 Galen und die Zweite Sophistik, 1981, 8. Vgl. auch S. 3 zur langen Ausbildungsdauer Galens: „Daß Galen sich einen solchen Bildungsluxus hat leisten können, beweist, daß er nicht unbedingt darauf angewiesen war, von seiner Hände Arbeit zu leben, ein Umstand, durch den er sich deutlich von der Masse seiner ärztlichen Kollegen abhob.“ Vgl. weiter Temkin, Galenism, 1973, 37; 47f.

23 Vgl. Nutton, Archiatri and the medical profession, 1977, 205f. mit Anm. 100 zur moralischen Verpflichtung der Ärzte, unentgeltliche Behandlungen durchzuführen; vgl. auch ders., Healers in the medical market place, 1995, 26f., sowie Jouanna, La lecture de l'éthique hippocratique chez Galien, 1997, 234f. zu der in den ps.-hippokratischen *praecepta* (6, ed. Littré, Œuvres compl. d'Hipp., Bd. 9, Paris 1861 [ND 1962], S. 258) gegebenen Begründung, warum der Arzt in manchen Fällen auf sein Honorar verzichten sollte (Τῆς δ' ἐπικαρπίης, μὴ ἄνευ τῆς ἐπισκευαζούσης πρὸς μάθησιν ἐπιθυμίης. Παρακελεύομαι δὲ μὴ λίην ἀπανθρωπίην εἰσάγειν, ἀλλ' ἀποβλέπειν ἔς γε περιουσίην καὶ οὐσίην· ὁτὲ δὲ προῖκα, ἀναφέρων μνήμην εὐχαριστίης προτέρην ἢ παρεοῦσαν εὐδοκίην). Galen hat diese Schrift allerdings nicht rezipiert. Vgl. auch Kudlien, „Krankensicherung“ in der griechisch-römischen Antike, 1988, 90ff. zu den inschriftlich belegten Fällen von Gratisbehandlungen öffentlicher Ärzte.

24 Zum Vergleich mit Galen und als Beispiel für die vermögenderen Sophisten, die als Wohltäter in Erscheinung traten, soll hier nur der durch Aristides bekannte Alexander von Kotiaion angeführt werden, der Griechischlehrer des jungen Mark Aurel. Vgl. zu ihm Mratschek-Halfmann, Divites et praepotentes, 1993, 370f. (Nr. 310) Er nutzte sein Vermögen für zahlreiche Stiftungen zugunsten von Städten oder Einzelpersonen seiner phrygischen Heimat und wurde „nach seinem Tod in seiner Vaterstadt, die er fast völlig neu hatte aufbauen lassen, als Heros und οἰκιστής verehrt“ (Mratschek-Halfmann, 37f.). Daß Galen, wie die Autorin unter Verweis auf das Geldgeschenk von Boethus schreibt, „weit weniger uneigennützig“ war, muß angesichts der oben angeführten Selbstzeugnisse Galens in Frage gestellt werden. Weitere reiche Sophisten im prosopographischen Anhang bei Mratschek-Halfmann: M. Antonius Polemo (Nr. 307), Herodes Atticus (Nr. 330), T. Flavius Damianus (Nr. 361), Proklos von Naukratis (Nr. 362).

Bauherr eines Amtsgebäudes anzusprechen wäre. Galen selbst jedoch scheint seinem philosophischen und ärztlichen Ethos und seinem Vermögen entsprechend, das zu den großen, nicht aber zu den größten der Zeit gehörte, andere Formen der εὐεργεσία bevorzugt zu haben. Den Adressaten von 'de affectuum et peccatorum dignotione', bei dem es sich ebenfalls um einen der reichen, nicht aber der reichsten Männer der Stadt handelt, fordert Galen zwar zu wohltätigem Handeln, nicht aber zur Finanzierung irgendwelcher Bauten auf. Für wie bedeutsam Galen die εὐεργεσία hält, ergibt sich auch daraus, daß er in 'de cuiuslibet animi peccatorum dignotione et curatione', dem zweiten Teil von 'de affectuum dignotione et curatione', an ihrem Beispiel die Unterscheidung von πάθος und ἁμάρτημα exemplifiziert: Wenn jemand das grundsätzliche Gebot (εὐεργετεῖν ... τοὺς ἀνθρώπους δόγμα θέμενος) aufstellt, anderen zu helfen, die Hilfe dann aber aus Trägheit oder φιληδονία unterläßt, so ist dies ein durch den Affekt hervorgerufenes Versagen[25]. Hält man dagegen von vornherein die Befriedigung eigener Bedürfnisse oder ein ungestörtes Leben (κεκρικὼς δέ τις ἑαυτῷ μόνῳ τὰς ἡδονὰς ἢ τὴν ἀοχλησίαν ἐκπορίζειν ...) für wichtiger als die Hilfe für bedrängte Mitbürger oder Hausangehörige, dann liegt eine Verfehlung aufgrund einer falschen Ansicht vor (... διὰ μοχθηρὰν δόξαν)[26].

25 De an. pecc. dign. et cur. 3, 26 (CMG V, 4, 1, 1, S. 53; K. V, 77).

26 Noch einmal zu betonen ist, daß Galen die Heilkunst selbst als einen Teil der εὐεργεσία versteht: In quod. opt. med. 2 (GSM II, S. 4; K. I, 57) führt Galen aus, daß das Streben nach Reichtum das wissenschaftliche Arbeiten behindere. In der Nachfolge des Hippokrates die Medizin zu ihrem Abschluß zu bringen, sei demjenigen nicht möglich, der mehr nach Reichtum als nach Tugend strebe und Medizin studiere, um Einnahmen zu erlangen, anstatt ihre Wohltätigkeit in den Vordergrund zu stellen (... οὐκ εὐεργεσίας ἀνθρώπων ἕνεκεν ἀλλὰ χρηματισμοῦ ...). Vgl. Jouanna, La lecture de l'éthique hippocratique chez Galien, 1997, 234ff. Zu Euergetismus und Philanthropie vgl. auch MacMullen, Roman Social Relations, 1974, 61; Kloft, Das Problem der Getreideversorgung in den antiken Städten, 1988, 150ff.; Vittinghoff, Gesellschaft, 1990, 201. Vgl. weiter Kudlien, „Krankensicherung" in der griechisch-römischen Antike, 1988, 87 (Euergetismus bezieht sich vorrangig auf sozial Gleichgestellte).

III. 2. Die Tätigkeit des Vaters

Während sich Galen in den autobiographischen Passagen seiner Schriften wiederholt an seinen Vater erinnert, erwähnt er seine Mutter nur einmal. In einem Abschnitt von 'de affectuum et peccatorum dignotione' porträtiert Galen seine Eltern in stark kontrastierender Weise. Während er seinen Vater mit Worten der Verehrung als einen Mann philosophischer Lebensführung beschreibt, zeichnet er von seiner Mutter ein ausgesprochen negatives Bild; sie erscheint ausdrücklich als Wiedergeburt der Xanthippe. Nicht nur, daß sie in höchstem Maß jähzornig war (8, 1 [CMG V, 4, 1, 1, S. 27f.; K. V, 41]: ὀργιλωτάτην) und nicht davor zurückschreckte, in ihrer Wut die Sklaven zu beißen, ihre Gemütsverfassung soll Galen zufolge auch zu häufigem und heftigem Streit mit dem Vater geführt haben, wobei sie ihn dann schlimmer behandelt habe als Xanthippe den Sokrates. Wenngleich Galen in 'de affectuum et peccatorum dignotione' auf seine Eltern zu sprechen kommt, um im Rahmen seiner Moralphilosophie an Beispielen zu zeigen, welche Auswirkungen *Sophrosyne* oder ὀργή haben können, so gibt er doch zugleich seine persönlichen Gefühle, die er als Kind den Eltern gegenüber empfand, ohne Einschränkung preis: Angesichts der guten Art des Vaters (τὰ καλὰ τῶν τοῦ πατρὸς ἔργων) habe er diesem gegenüber Zärtlichkeit und Liebe empfunden (τὰ μὲν ἀσπάζεσθαί τε καὶ φιλεῖν), während das schlimme Verhalten der Mutter (τοῖς αἰσχροῖς πάθεσι τῆς μητρός) in ihm nur Furcht und Haß hervorgerufen habe (τὰ δὲ φεύγειν καὶ μισεῖν)[27].

Über den Vater ist einiges mehr als über die Mutter zu erfahren. Galen berichtet von den vielseitigen Interessen seines Vaters, der eine ganze Reihe von wissenschaftlichen Fächern beherrscht habe, nämlich Geometrie, Arithmetik, Architektur, Logik und Astronomie[28]. In besonderem Maße lag dem Vater die Mathematik mit ihren einwandfreien Beweisverfahren am Herzen, und er bemühte sich, diese 'sichere' Wissenschaft an seinen Sohn weiterzugeben. Bei der

---

27 Galens Mutter wie Xanthippe: ... ἀεὶ δὲ κεκραγέναι τε καὶ μάχεσθαι τῷ πατρὶ μᾶλλον ἢ Ξανθίππη Σωκράτει. Vgl. García Ballester, Galeno, 1972, 29.

28 De an. aff. dign. et cur. 8, 5: CMG V, 4, 1, 1, S. 28 [K. V, 42]: ἐγεγύμναστο δ' ἐπὶ πλεῖστον ἐν γεωμετρίᾳ καὶ ἀριθμητικῇ <καὶ> ἀρχιτεκτονίᾳ καὶ ἀστρονομίᾳ; de bon. mal. suc. 1, 15 (CMG V, 4, 2, S. 392; K. VI, 755): ἐμοὶ μὲν γὰρ πατὴρ ἐγένετο γεωμετρίας μὲν καὶ ἀρχιτεκτονικῆς καὶ λογιστικῆς ἀριθμητικῆς τε καὶ ἀστρονομίας εἰς ἄκρον ἥκων ... Vgl. auch Strohmaier, The Uses of Galen in Arabic Literature, 2002, 115 zu dem von al-Biruni überlieferten Bericht über ein astronomisches Fachgespräch zwischen Galen und seinem Vater, der auf eine entsprechende Bemerkung in Galens Kommentar in Hippocratis de aere aquis locis zurückgeht (der in arabischer Übersetzung erhaltene Kommentar wird von G. Strohmaier als Band V des CMG Suppl. Or. ediert).

Mathematik handelte es sich um eine Wissenschaft, die in Galens Familie bereits seit Generationen gepflegt wurde; seinem Vater wurde sie vom Groß- und vom Urgroßvater vermittelt[29]. In seinem Rückblick auf den eigenen Ausbildungsgang, den Galen in 'de libris propriis' gibt, erscheint dieses Fach als seine intellektuelle Rettung zu einem Zeitpunkt, als ihn die gegensätzlichen Lehren der Philosophen in einen pyrrhonischen Zweifel zu stürzen drohten[30].

Auf dem außerhalb von Pergamon gelegenen Besitz hat sich Galens Vater bisweilen für längere Zeit aufgehalten, um sich mit der Landwirtschaft zu beschäftigen. In 'de probis pravisque alimentorum sucis' erzählt Galen, daß der Vater der Landwirtschaft wegen Pergamon für einen ganzen Sommer verlassen hat[31], während er in 'de facultatibus alimentorum' berichtet, daß sich der Vater erst ἐν παρακμῇ τῆς ἡλικίας diesem Tätigkeitsbereich zugewendet habe[32]. Diese Bemerkung führt zu einer ungefähren Altersbestimmung, da Galen in 'de sanitate tuenda' die gängigen, zeitgenössischen Interpretationen der Altersbe-

29 Schon allein aufgrund dieser breiten Interessen und der Wissensvermittlung innerhalb seiner Familie unterscheidet sich Galens Ausbildung von der anderer Ärzte, die ihre medizinische Wissenschaft von ihren Vätern erlernt haben; vgl. zu diesen „medical families" und dem pergamenischen Ärzteehepaar Glykon und Pantheia (vgl. W. Peek, Griechische Versinschriften, Berlin 1955, Nr. 2040) Nutton, The medical meeting place, 1995, 18. Galens Angaben zum Interesse seiner Vorfahren an den Wissenschaften widerlegt Nuttons Vermutung, daß „Nicon's [gemeint ist Galens Vater] zeal for culture might indicate that he was one of the despised 'late-learners'" (Healers in the medical market place, 1995, 42).

30 De libr. propr. 11 (GSM II, 116; K. XIX, 40): ... εἰς τὴν τῶν Πυρρωνείων ἀπορίαν ἐνεπεπτώκειν ἂν καὶ αὐτός, εἰ μὴ καὶ τὰ κατὰ γεωμετρίαν ἀριθμητικήν τε καὶ λογιστικὴν κατεῖχον, ἐν αἷς ἐπὶ πλεῖστον ὑπὸ τῷ πατρὶ παιδευόμενος ἐξ ἀρχῆς προεληλύθειν ἀπὸ πάππου τε καὶ προπάππου διαδεδεγμένῳ τὴν θεωρίαν. Galen verwendet ansonsten den Verweis auf den Begründer der skeptischen Philosophie im polemischen Sinn, z.B. wenn er in an in art. 7, 1 den Anhängern des Erasistratos Πυρρωνεία ἀγροικία vorwirft (Furley u. Wilkie, 1984, S. 172 [K. IV, 727]). – Vgl. zur von Galen empfohlenen wiss. Methode des Aristoteles, die sich gegen den Skeptizismus richtet, Kiefer, Galen's Institutio Logica, 1964, 1f.; Temkin, Galenism, 1973, 28f. (bsd. zur Bedeutung der Geometrie als Muster für wiss. Beweise); 43f.; Long, Ptolemy On the Criterion, 1988, 198ff. (Vergleich der Epistemologie des Ptolemaios mit der Galens); Larrain, Galens Kommentar zu Platons Timaios, 1992, 21ff.

31 De bon. mal. suc. 1, 16f. (CMG V, 4, 2, S. 392f.; K. VI, 755f.): ἐπεὶ δὲ μειράκιον ἐγενόμην ὅ τε πατὴρ ὑπεχώρησεν εἰς ἀγρὸν ὢν φιλογέωργος ... ἐμπλησθεὶς δὲ μετὰ τῶν ἡλικιωτῶν ἐν ἅπαντι τῷ χρόνῳ τῆς ὀπώρας ἁπάντων τῶν ὡραίων ἐνόσησα τοῦ φθινοπώρου νόσον ὀξεῖαν, ὡς φλεβοτομίας δεηθῆναι. παραγενόμενος οὖν εἰς τὴν πόλιν ὁ πατὴρ ...

32 1, 37, 2 (CMG V, 4, 2, S. 261; K. VI, 552).

griffe referiert und die παρακμή mit dreißig bzw. fünfunddreißig Jahren beginnen läßt[33]. Der Vater dürfte zu dieser Zeit somit etwa fünfunddreißig bis vierzig Jahre alt gewesen sein. Zudem nennt Galen seinen Vater φιλογέωργος und macht auf diese Weise deutlich, daß die Arbeit, die sein Vater auf dem Land ausgeführt hat, keiner wirtschaftlichen Notwendigkeit entsprach. Somit ist die Annahme begründet, daß der Besitz der Familie bereits seit Generationen ausreichte, die Erben von der Notwendigkeit einer Berufstätigkeit zu befreien. Auch zeigt die Vorliebe für die Mathematik, daß Galens Vater in den Genuß einer gründlichen Unterrichtung in den *artes liberales* gekommen ist; er hat dann seinerseits dafür Sorge getragen, daß auch sein Sohn eine Ausbildung erfuhr, die den Maßstäben eines wohlhabenden Munizipalaristokraten entsprach.

Auf dem Landgut stand ein großes, zweistöckiges Haus, das über einige Vorrats- und Schlafräume verfügte[34]. Galen erteilt in 'de probis pravisque alimentorum sucis' seinen Lesern den Rat, die Nahrungsmittel vor dem Verzehr auf ihre besonderen Eigenschaften zu prüfen und die richtige Zubereitungsweise durch Kochen, Braten oder Backen zu ermitteln. In diesem Zusammenhang erwähnt Galen neben Gerste und Weizen auch Pinienzapfen und berichtet von seinem Vater, daß dieser bei der Prüfung solcher Lebensmittel – genannt werden außerdem Mandeln, Nüsse, Eicheln, Bohnen, Erbsen, Lupinen – sehr genau vorgegan-

33 De san. tuend. 6, 2, 16 (CMG V, 4, 2, S. 171; K. VI, 387): ... ἀρχήν τε τῆς παρακμῆς ἴσχουσιν ἔνιοι μὲν εὐθέως μετὰ τὸ τριακοστὸν ἔτος, ἔνιοι δὲ μετὰ τὸ πέμπτον καὶ τριακοστόν; vgl. Beintker u. Kahlenberg, Die Werke des Galen, III, 1948, 68, Anm. 233.

34 De antidot. 1, 3 (K. XIV, 17): κατὰ τοὺς ἀγροὺς ἅπαντας παρ' ἡμῖν οἶκοι γίνονται μεγάλοι ... Galen unterscheidet zwischen billig ausgeführten und besser gebauten Häusern auf dem Land, wobei das Haus des Vaters zu der zweiten Gruppe gehört: Im Mittelpunkt des Untergeschosses befindet sich der Herd, an den Seiten sind die Stallungen für das Vieh angebaut. Gegenüber der Haustür ist eine Exedra, und an deren Seiten liegen Schlafräume; dieser Teil des Hauses ist überbaut, und das Obergeschoß verfügt über weitere Räume (ἑκατέρωθεν δ' αὐτῆς κοιτῶνα, καθ' ὃν ἄνωθέν ἐστιν ὑπερῷα οἰκήματα ...). Galen berichtet so genau, weil er den mittleren oberen Raum als den am besten geschützten beschreiben will; hier hat sein Vater den Wein gelagert (K. XIV, 17f.). – Walsh, Galen's writings, 1934, 22f. hat aus einer Äußerung Galens in de antidot. (1, 4 [K. XIV, 22]) auf die Lage des Landguts in südlicher Richtung abseits der Verbindungsstraßen zwischen Pergamon und dem Hafen Elaia geschlossen, doch bezieht sich die Ortsangabe nicht auf den Landbesitz der Familie, sondern auf einen mit Thymian bewachsenen Hügel außerhalb Pergamons, auf dem sich ein besonders guter Honig gewinnen ließ; es heißt dazu nur: ... ἐν τῇ παρ' ἡμῖν χώρᾳ τῇ μεταξὺ Περγάμου τε καὶ τῆς ἐπὶ θαλάττῃ πόλεως Ἐλαίας ...

gen sei[35]. Auch aus Galens Bemerkungen über die Versuche seines Vaters, die Reifung von Wein beschleunigen[36], bzw. über sein Experiment mit der Weizen- und Gersteaussaat ergibt sich, daß sich der Vater mit verschiedenen Aspekten der Landwirtschaft gründlich auseinandersetzte[37]. So wollte Galens Vater herausfinden, ob Taumellolch und Windhafer aus eigenen Samen hervorgehen oder aus einer Verwandlung (μεταβολή) des Gerste- bzw. Weizensamens. Obwohl die Annahme einer μεταβολή bereits von Theophrast zurückgewiesen worden war, hat Galen im Anschluß an die Untersuchungen seines Vaters an dieser Theorie festgehalten[38].

Der dann folgende Abschnitt beinhaltet einen indirekten Hinweis auf die Größe des Landbesitzes[39]. Nachdem der Vater in verschiedenem Saatgut schlechte und, wie er glaubte, durch μεταβολή entstandene Anteile gefunden hatte, erteilte er denjenigen, die mit der Verarbeitung des Getreides beauftragt waren, den Befehl, das Unbrauchbare auszusortieren[40]. Da Galen diese Untergebenen von den öffentlichen Bäckern unterscheidet, die sich um die Güte des Getreides nicht kümmerten[41], könnte es sich bei ihnen um (vermutlich unfreie) Bäcker gehandelt haben, die in einer größeren, allerdings nicht näher bestimmten Anzahl auf dem Landgut beschäftigt waren. Unklar bleibt allerdings, ob und in welcher Weise Galens Vater zur Lebensmittelversorgung Pergamons beigetragen hat[42].

Galen hat seinen Vater nicht nur als wissenschaftliches, sondern auch als moralisches Vorbild erlebt. In ‘de affectuum et peccatorum dignotione’ zitiert er Grundregeln, die ihm sein Vater eingeprägt hat, und die in ihrer Verbindung von Distanz und Engagement eine für die Stellung von Galens Familie bezeichnende soziale Dimension haben. Um angesichts der Auseinandersetzungen zwischen den philosophischen (und später den medizinischen) ‘Sekten’ Unabhängigkeit zu gewinnen, sollte sich der junge Galen nicht übereilt an die eine oder andere

35 De bon. mal. suc. 5, 8 (CMG V, 4, 2, S. 409; K. VI, 783f.).

36 De antidot. 1, 3 (K. XIV, 18f.)

37 De alim. facult. 1, 37, 2 (CMG V, 4, 2, S. 261; K. VI, 552).

38 Vgl. Beintker u. Kahlenberg, Die Werke des Galen, III, 1948, 69, Anm. 234.

39 De alim. facult. 1, 37, 3 (CMG V, 4, 2, S. 261; K. VI, 553). Zu den wenigen, zumeist ungenauen Angaben über die Größe und den Betrieb der landwirtschaftlichen Güter in der Römischen Kaiserzeit vgl. Pleket, Wirtschaft, 1990, 90f.

40 1, 37, 3: ... ἐκέλευσε τοὺς χρωμένους αὐτοῖς ἐκλέγειν ἅπαν τὸ μοχθηρόν ...

41 1, 37, 3: ... καὶ μὴ καταφρονεῖν, ὥσπερ οἱ τοῖς δήμοις ὑπηρετούμενοι σιτοποιοί. Vgl. auch Kohns, Hungersnot und Hungerbewältigung in der Antike, 1988, 120 zur in der Kaiserzeit üblichen bzw. gesetzlich vorgesehenen Vermischung schlechten und guten Getreides.

42 Vgl. allgemein zur Versorgung der Städte der römischen Kaiserzeit durch die Landgüter Kloft, Die Wirtschaft der griechisch-römischen Welt, 1992, 212f.

philosophische Schule binden, sondern sich um die von allen Philosophen anerkannten Grundtugenden Gerechtigkeit, Mäßigung, Mut und Weisheit bemühen[43]. Die stoische Dimension der väterlichen Philosophie zeigt sich in der Relativierung des Reichtums, hat er doch nach Auskunft von 'de affectuum et peccatorum dignotione' seinem Sohn nahegebracht, daß der eigentliche Sinn von Besitz darin bestehe, Autarkie im Hinblick auf die Befriedigung der Grundbedürfnisse zu erlangen[44], also aus eigenen Mitteln Hunger und Durst stillen und sich die notwendige Kleidung beschaffen zu können. Solange die Mittel dafür vorhanden seien, gäbe es keinen Grund, über irgendeinen materiellen Verlust betrübt zu sein. Wie sehr auch die väterliche Philosophie die Distanz gegenüber Reichtum und öffentlicher Meinung betont, beinhaltet sie doch keine Verweigerung gegenüber den sozialen Belangen. Ganz im Gegenteil begegnet auch hier das Gebot des Euergetismus: Sofern der Besitz für mehr als das Notwendige ausreicht, muß er für 'gute Werke' verwendet werden[45]. Und es ist aufschlußreich, daß Galen ergänzt, bislang immer in der Lage gewesen zu sein, sich dieser Vorgabe entsprechend zu verhalten[46]. Zusammenfassend ist also zu sagen, daß sich für Galen die sozialen Implikationen der Zugehörigkeit zur munizipalen Aristokratie mit Grundzügen einer stoischen Philosophie verbinden; die Haltung, die es einzunehmen galt, war die eines materiell unabhängigen, freien Geistes, der sich Gefolgschaft ersparen kann, doch zugleich bereit ist, für die Mitmenschen einzutreten. In diese Positionsbestimmung ist das ins Persönliche gewendete Ideal der Autarkie ebenso eingeflossen wie die Leiturgie-Tradition der griechischen Poleis, die gerade im 2. Jahrhundert vielen Städten Kleinasiens mit ihrer wohlhabenden Bürgerschaft zu einem prächtigen Erscheinungsbild verhalf[47].

---

43 8, 6 (CMG V, 4, 1, 1, S. 29; K. V, 42): δικαιοσύνης ... καὶ σωφροσύνης ἀνδρείας τε καὶ φρονήσεως. Zu Galens geistiger Unabhängigkeit auf philosophischem Gebiet vgl. Kiefer, Galen's Institutio Logica, 1964, 1f.

44 8, 10 (CMG V, 4, 1, 1, S. 30; K. V, 44): ... μεμνημένον ὧν ὁ πατὴρ ὑπέθετο, μὴ πρότερον ἐπὶ χρημάτων ἀπωλείᾳ λυπηθῆναι συμβουλεύων, ἄχρις <μὴ> ἂν ᾖ τὰ λειπόμενα πρὸς τὴν τοῦ σώματος ἐπιμέλειαν αὐτάρκη.

45 8, 10 (S. 30; K. V, 44): ... εἰ δὲ πλείω τῆς εἰς ταῦτα χρείας εἴη, καὶ πρὸς τὰς καλὰς πράξεις, ἔφη, χρηστέον αὐτοῖς.

46 8, 11 (S. 30; K. V, 44): ἐμοὶ τοίνυν ἄχρι δεῦρο τοσαύτη χρημάτων κτῆσίς ἐστιν, ὡς καὶ πρὸς τὰς τοιαύτας πράξεις ἐξαρκεῖν.

47 Zum auf die eigene Polis bezogenen Engagement der griechischen Munizipalaristokratie in der Römischen Kaiserzeit vgl. Grassl, Sozialökonomische Vorstellungen, 1982, 8ff. (mit Anm. 1 gegen die von Stahl, Imperiale Herrschaft, 1978, 181, vertretene Auffassung eines nur „scheinbar echten Bürgersinns"), bsd. S. 13 zum „sozialen Druck, der besonders in den griechischen Städten auf der führenden Schicht lastete und diese zu großangelegten Bauprogrammen verleitete ..." Vgl. weiter S. 26ff. zur „Finanzierung der Ausbauprogramme" als „Leiturgien der wohlhabenden Bür-

III. 3. Galen ein römischer Bürger?

Die Suda enthält einen kurzen Eintrag zu Galen[48], der als „sehr berühmter Arzt" (ὁ διασημότατος ἰατρὸς) bezeichnet wird. Seine Werke seien so bekannt, daß auf eine Aufzählung derselben verzichtet werden könne (διὰ τὸ πᾶσιν εἶναι γνώριμα καταλέγειν ἄκαιρον). Die Suda meint dabei nicht nur die medizinischen Schriften, sondern auch philosophische, grammatische und rhetorische Werke[49]. Über die Angabe der Heimatstadt (Περγαμηνός) und der ungefähren Lebenszeit hinaus (γεγονὼς ἐπὶ Μάρκου καὶ Κομόδου καὶ Περτίνακος τῶν Καισάρων ἐν Ῥώμῃ) nennt die Suda eine falsche Lebenszeit Galens[50] und schließlich für Galens Vater den Namen Nikon und eine berufliche Tätigkeit als Geometer und Architekt: υἱὸς Νίκωνος γεωμέτρου καὶ ἀρχιτέκτονος.

Galen erwähnt an der bereits zitierten Stelle von 'de affectuum et peccatorum dignotione', daß sich sein Vater u.a. mit der Architektur und der Geometrie beschäftigt habe[51]. Seine Angabe und die der Suda zusammengenommen bilden die Grundlage für die Versuche, Galens Vaters, der im gesamten Corpus Galenicum kein einziges Mal mit seinem Namen bezeichnet wird, mit einem der beiden inschriftlich bezeugten Pergamener Architekten mit Namen Nikon – es handelt sich um Aelius Nicon und Iulius Nicodemus qui et Nicon junior – zu identifizieren. Dabei ist es unwahrscheinlich, daß die Suda ihrerseits (d.h. Hesychios als

---

ger", dabei S. 27 der Hinweis auf Kap. 7 des 'patriae encomium' Lukians: Πάντα δέ, οἶμαι, παιδεύματα καὶ μαθήματα συλλέγουσιν ἄνθρωποι χρησιμωτέρους αὐτοὺς ἀπὸ τούτων ταῖς πατρίσι παρασκευάζοντες, eine Aussage, die gut zu Galen und seiner Familie paßt. Zu den entsprechenden Anforderungen an die Angehörigen der Reichsaristokratie, die oftmals als Förderer ihrer Heimatstädte bzw. Herkunftsorte erscheinen, vgl. Eck, Die Präsenz senatorischer Familien in den Städten des Imperium Romanum, 1980, 285; 314f.; zu Galens persönlichem Ideal eines von der öffentlichen Meinung unabhängigen Gelehrten (z.B. meth. med. 7, 1 [K. X, 457]) vgl. Temkin, Galenism, 1973, 10f. (‚The Portrait of an Ideal').

48 Suda, ed. Adler, I, 1928, S. 506, s.v. Γαληνός.

49 ... πολλὰ συντεταχὼς ἰατρικά τε καὶ φιλόσοφα, ἔτι τε γραμματικὰ καὶ ῥητορικά.

50 Adler, I, 1928, S. 506, s.v. Γαληνός: ἐβίω ἔτη ο. Vgl. dagegen Nutton, Galen ad multos annos, 1995, 25ff.; vgl. dazu Kap. IV, 1.

51 S.o., S. 40, Anm. 28. – Die Vermutung ist naheliegend, daß die Suda die Berufsangabe für Galens Vater aus Galens Angaben erschlossen hat; allerdings besteht zwischen dem von Galen bezeugten Interesse des Vaters an der Geometrie und der von der Suda angegebenen Berufstätigkeit als γεωμέτρης, d.h. als Landvermesser, ein Unterschied. Inschriftlich wird weder Aelius Nicon noch Iulius Nicodemus als 'Geometer' bezeichnet, sondern allein Aelius Isidotus (auf der Bauinschrift des Amtslokals der Agoranomen: s.u., S. 49 mit Anm. 69).

Verfasser der biographischen Einträge) Galens Angaben mit dem epigraphischen Befund verbunden hat und so zu dem Namen des Vaters gelangt ist; eher ist anzunehmen, daß hier ein Rückgriff auf eine nicht mehr erhaltene Schrift Galens vorliegt. Dies würde zunächst bedeuten, daß die Suda nicht als unabhängiges Zeugnis gewertet werden kann[52], und zudem vermuten lassen, daß Galen wie für sich selbst so auch für seinen Vater einen Namen gebraucht hätte, der eher gegen und jedenfalls nicht für die Annahme des Bürgerrechts sprechen würde.

Da Aelius Nicon und Iulius Nicodemus einen römischen Gentilnamen besessen haben, würde aus einer Identifizierung folgen, daß auch Galen als römischer Bürger anzusehen wäre. Doch welche der genannten Personen sollte aufgrund der Quellenlage bevorzugt werden?

Bei allen Inschriften, die Auskunft über Aelius Nicon und Iulius Nicodemus geben, handelt es sich um isopsephische Inschriften, deren Besonderheit darin besteht, daß sich der Gesamt-Zahlenwert aller einzelnen Buchstaben je Vers wiederholt. Diese Besonderheit legt die Vermutung nahe, daß der Autor der ersten Inschrift, Aelius Nicon, auch die Inschriften verfaßt hat, die sich auf Iulius Nicodemus beziehen, jedoch nicht von diesem selbst stammen[53]. Das erste epigraphische Zeugnis (IGRR, IV, Nr. 502) zeigt Aelius Nicon als Stifter einer Satyrstatue: Αἴλ. Νείκων ἱλαρὸν ἰδίῃ σάτυρον. Da diese einzeilige Inschrift am linken Rand eine Angabe zum Zahlenwert (‚βυ [= 2400]) enthält, die nur im Hinblick auf nachfolgende Zeilen einen Sinn macht, ist sie offensichtlich unvollständig überliefert.

Auch die zweite von Aelius Nicon verfaßte Inschrift, die in Pergamon gefunden wurde, liegt nicht mehr vollständig vor (IGRR, IV, Nr. 503). Es fehlt der Anfang, erhalten sind dann vierzig Zeilen, in denen sich Aelius Nicon an die Techniten Pergamons wendet und ihnen in einer *Diatribe* (und in isopsephischen Versen!) die theologische Dimension der geometrischen Körper auseinandersetzt, die als göttlich und von „lieblicher Natur" charakterisiert werden[54]. Unter

---

52 Zur Abhängigkeit des Eintrags zu Galen in der Suda von Hesychios vgl. Nutton, Galen ad multos annos, 1995, 26: Hesychios greift offensichtlich u.a. auf Galens Schrift de libr. propr. zurück. Vgl. zum Quellenwert der Suda auch Scarborough, Roman Medicine to Galen, 1993, 44: „... an important – if frequently flawed – source of biographical information on Roman physicians" (zu Rufos von Ephesos).

53 Vgl. R. Cagnat, IGRR, IV, 1927, S. 191. Zwar hat auch Iulius Nicodemus isopsephische Zeilen geschrieben (s. u. zu IGRR, IV, Nr. 504), doch scheidet er als Verfasser von IGRR, IV, Nr. 503 vermutlich aus (s. die folgende Anm.).

54 Z. 5ff.: ... τοῖς τεχνίταις / τὴν διατριβὴν ἐποίησε Νείκων / ... Θεῖα καθόλου, φύσεως ἅμα ἡδείας / ἀεὶ ὁ κῶνος, ἡ σφαῖρα, ὁ κύλινδρος. – Zu Recht geht R. Cagnat, IGRR, IV, 1927, S. 190, im Gegensatz zu Fränkel, Inschr. von Perg., II, S. 246, davon aus, daß diese Inschrift von Aelius und nicht von Iulius Nicon verfaßt

der Voraussetzung, daß der Zylinder die beiden anderen Körper, Kegel und Kugel, „mit sanfter Berührung" umfaßt, so wird dargelegt, entsprechen der Durchmesser des Kugelschnitts und die Höhe der Kugel dem Durchmesser und der Höhe des Zylinders[55]. Dabei ergibt sich eine immerwährende, „göttliche" Entsprechung bzw. eine „Sympathie" von Zylinder-, Kugel- und Kegelinhalt[56]. „Schön und wunderbar (καλὰ δὲ καὶ θαυμάσια) sind doch diese drei Körperinhalte", so fährt der mathematische Dichter fort, um dann auch den Würfel in seine Darstellung einzubeziehen. Wird nämlich der Zylinder nun noch in einen Würfel eingepaßt, so folgt aufgrund „göttlicher Berechnung" (Z. 30f.: λόγος θεῖος), daß sich die Rauminhalte sowie die Oberflächen von Würfel, Zylinder und Kugel immer im Verhältnis von 42:33:22 entsprechen. An seine stereometrischen Betrachtungen schließt der Verfasser ein persönliches Bekenntnis an. Kein anderes Werk habe er „zeitlebens mit größerer Dankbarkeit bewundert als die in ihrem Lauf unaufhörliche und unbeschreibliche Bewegung des Kosmos"[57], „die gegenläufige Bewegung der Sonne mit ihrem immer wiederkehrenden Aufgang"[58] und das „für alle Dinge gute und grundlegende Licht, nährend für alle Lebewesen und alles, was entsteht"[59]. Etwas unvermittelt folgt dann der Schlußsatz, in dem Aelius Nicon die Geometrie zur Meisterin aller Musen erhebt (Z. 41: Μ[ο]υσῶν ἄρξει γεωμετρία)[60].

Einer weiteren epigraphischen Dichtung des Aelius Nicon ist die Berufsbezeichnung des Verfassers – ἀρχιτέκτονος – vorangestellt, wobei dieser Genetiv in seinem Zahlenwert dem des Namens – Αἰλίου Νείκωνος – gleichkommt. Auch diese Inschrift stellt ein religiöses Selbstzeugnis des Aelius Nicon dar, denn sie enthält eine hymnische Dichtung zu Ehren des Helios[61]. Nikon beginnt mit

---

wurde, entsprechen die ersten vier überlieferten Zeilen doch in ihrem Zahlwert dem der ersten Zeile der von H. Hepding (s.u., S. 48, Anm. 61) edierten Inschrift, die als Verfasser ausdrücklich Aelius Nicon nennt.

55 Z. 10-15: Εἰ κύλινδρος περιλαμβάνοι ἀμφότερα / θίγμα ἡδείᾳ ἐπαφῇ, / ἔσται σφαίρας ἄνοιγμα ἡ διάμετρος / ἴση πᾶσιν / ἐνκυκλίοις διαμέτροις, ἀλλὰ / ἰδίᾳ δὴ καὶ ὕψεσι; der Zahlwert jeder Zeile ist ,Γ = 3000.

56 Z. 18-20: γεννικὴ θεία τις ἐξίσωσις, / ἀλλὰ καὶ συμπαθία / τῶν στερεῶν ἀὶ λόγος α β γ.

57 Z. 32-35: Γένος τι καὶ ἄλλο ἥδειον / οὐδὲν ἐν βίῳ ἐθαύμασα / ὡς κόσμου ἅμα ἐπιδρομῇ / ἄλεκτον ἀικεινησίαν ...

58 Z. 36f.: καὶ τοῦ ἡλίου ἀναβάσει ἡδεῖαν ἀιδίη / ὑπεναντίαν κείνησιν ...

59 Z. 38-40: καὶ ἅμα δὴ φῶς ἀγαθὸν πάντων / πάγιον τροφῇ<ς> ἅπασι καὶ ζῴοις / καὶ γενήμασιν.

60 Vgl. die Übersetzung von Boeckh bei R. Cagnat, IGRR, IV, 1927, S. 190.

61 Nur die Überschrift in IGRR, IV, 1927, Nr. 506; die gesamte, elf Zeilen umfassende Inschrift bei H. Hepding, Die Arbeiten zu Pergamon 1904-1905, II. Die Inschriften,

einem wörtlichen Zitat aus dem Beginn der 'Phoenissen' des Euripides: Ἥλιε, θοαῖς ἵπποισιν εἱλίσσων φλόγα. Die beiden dann folgenden Verse des Euripides sind verändert, um dem Gebot der Isopsephie zu genügen und die inhaltliche Aussage, die sich bei Euripides auf das schlimme Schicksal der Einwohner Thebens bezieht, in das Positive zu wenden und zu verallgemeinern[62]. So wird aus dem Sonnenstrahl, der Verderben bringt (ὡς δυστυχῆ Θήβαισι ... ἀκτῖν' ἐφῆκας ...), das für alle Sterblichen vollkommene Licht (Z. 3f.: ὡς παντελῆ θνητοῖσιν ... ἀκτεῖνας ἐφῆκας ...). Indem Nikon Helios zum Urheber des Sonnenlaufs macht (Z. 4: ... θέμενος ἡλίου δρόμους), unterscheidet er, wie bereits Hepding ausgeführt hat, zwischen der sichtbaren Sonne und dem intelligiblen Sonnengott, so daß man diese Inschrift als ein „Denkmal des Sonnenmonotheismus" bezeichnen kann[63]. Auch verbindet Nikon Helios mit den vier Elementen, indem der Sonnengott der Erde nicht nur Wasser, sondern auch Luft und Feuer bringt[64]. Da die linke untere Ecke der Marmortafel abgebrochen ist, sind die Zeilen der zweiten Strophe nur unvollständig überliefert. Doch konnte Hepding die ersten drei Versanfänge ergänzen, und es wird deutlich, daß Nikon hier Helios und seine ordnende Kraft als das größte, den Menschen heilbringende Gut preist[65]. Zuletzt ist noch von der Beständigkeit des göttlichen Wirkens und dem fortwährenden Lauf der Sonne die Rede (Z. 11f.).

Zwei andere Inschriften aus Pergamon, die ebenfalls in isopsephischen Versen verfaßt sind und folglich mit großer Wahrscheinlichkeit auf Aelius Nicon, dessen Name hier allerdings nicht genannt wird, zurückgeführt werden können, haben das Lob des Iulius Nicodemus bzw. das des Aelius Isidotus zum Inhalt.

Nr. 115, MDAI(A) 32, 1907, 357f. Die Inschrift steht auf einer Tafel aus weißem Marmor.

62 Vgl. Hepding, Die Arbeiten zu Pergamon, 1907, 358f. zu den metrischen und grammatischen Eigentümlichkeiten dieser Zeilen: „Die Anfangsverse der Phoenissen waren im Altertum hochberühmt und wurden oft citiert und nachgeahmt ..., von keinem aber so unglücklich wie von unserem Nikon."

63 Zur Helios-Verehrung in der römischen Kaiserzeit vgl. M. Nilsson, Geschichte der griechischen Religion, Bd. II: Die hellenistische und römische Zeit, München 1961 (Hdb. der Altertumswiss.), 507ff., bsd. 510f.; G. H. Halsberghe, The Cult of Sol Invictus, Leiden 1972, 26ff., bsd. 36f.; vgl. zum religionspolitischen Hintergrund auch Le Glay, Hadrien et l'Asklépieion de Pergame, 1976, 366ff. (pantheistische bzw. synkretistische Vorstellungen im Osten des Reiches während des 2. Jhd.s: „Pergame apparaît comme un des hauts-lieux du mouvement syncrétiste du IIe siècle ..." [S. 368]).

64 Z. 5f.: καὶ τὴν ἄπειρον γαῖαν ἠδὲ ὑγροῦ χύσεις / ἀέρα τε καὶ πῦρ ἐν τάξει φοροῦμενα.

65 Z. 7ff.: ' [Ὁ] μόνον ἐν ἀνθρώποισι φαίνεται καλὸν / ἀνδ]ράσι τε θεῖον τερπνὸν εἰς σωτηρίαν, / τἄκοσμα κλείσας εἰς ἑνὸς κόσμου σχέσιν.

Die erste Inschrift (IGRR, IV, Nr. 504, S. 190f.) wendet sich an die „den Architekten immer heiligen, göttlichen Schöpfer"[66] und berichtet – offenkundig als Bauinschrift – von den Bemühungen des Iulius Nicodemus (Ἰ. Νεικόδημος ἀγαθὸς, ἅμα δὴ ὁ καὶ Νείκων νέος) um das Amtslokal des Agoranomen: Iulius Nicodemus „hat die Halle des Marktaufsehers aus eigener Freigebigkeit befestigt und gänzlich ausgeschmückt"[67]. Im Hinblick auf die bereits diskutierte Bedeutung der εὐεργεσία ist die anschließende Bemerkung aufschlußreich, die das Handeln des Iulius Nicodemus erklärt: „Während des Lebens besteht gutes Tun nur in dem einen: Wohltätigkeit"[68]. Der zweite Teil der Inschrift dient nicht mehr dem Lob des Bauherrn, sondern dem des Aelius Isidotus, der als Geometer bezeichnet und als sanftmütiger und maßvoller und deshalb von der Dikaiosyne geehrter Mann beschrieben wird[69]. Es ist naheliegend, mit Cagnat anzunehmen, daß Aelius Isidotus in irgendeiner Weise an den Baumaßnahmen beteiligt war. Dem Lob des Aelius Isidotus vorangestellt findet sich schließlich noch die Bemerkung, daß es von Iulius Nicodemus persönlich stammt (Z. 8: Διαταγεῖσα ἰδίῃ γνώμῃ), der sich damit ebenfalls als Autor isopsephischer Verse präsentiert.

Die zweite Inschrift für Iulius Nicodemus, die in der Nähe des Theaters von Pergamon entdeckt wurde, nennt wieder die beiden Namen Nikodemos und Nikon (IGRR, IV, Nr. 505: Ἰ. Νεικόδημος ὁ καὶ Νίκων / ἀγαθὸς εἶεν ἂν ἥρως). Da Iulius Nicodemus hier als potentieller Heros angesprochen wird, handelt es sich wohl weniger um eine Ehren- als um eine Gedenk- bzw. Grab-

---

66 Ἀρχιτέκτων θίοις ἀὶ τεχνείταις ἱεροῖς ... Vgl. Cagnat, IGRR, IV, 1927, S. 191: „Divinis artificibus (dat.) opus suum dedicavit, nempe omnibus diis, aut Cabiris, Vulcani filiis (?), nisi mavis interpretari: auxiliantibus (abl.) diis."

67 Z. 5f.: ἠσφαλίσατο καὶ κόσμησε ἅπασι / ἀγορανόμιον περίπατον ἰδίῃ φιλοτειμίῃ. – Für eine Einschätzung des finanziellen Werts dieser Baumaßnahme vgl. die Aufstellung der Kosten verschiedener städtischer Bauten bei MacMullen, Roman Social Relations, 1974, 144. Nimmt man mit Radt, Pergamon, 1999, 89, an, daß es sich bei dem Amtslokal des Agoranomen in Pergamon um den nordwestlichen Eckraum der nördlichen Säulenhalle auf der unteren Agora gehandelt hat, der im 2. Jhd. durch Pfeiler und Gewölbe verstärkt, mit einem einfachen Mosaikboden versehen und mit einem Zwischengeschoß ausgestattet wurde, so dürften die Kosten etwa denen für einen kleineren Tempel entsprochen haben, die MacMullen auf 60.000 Sesterzen beziffert. Weit höhere Kosten konnten z.B. durch den Bau eines Theaters, eines öffentlichen Bades (jeweils 400.000 Sesterzen) oder auch eines Gymnasiums (150.000 Sesterzen) entstehen. Die Bauinschrift des Iulius Nicodemus befindet sich nicht weit von der unteren Agora entfernt als Bauteil in einem Altstadthaus (Abb. bei Radt, S. 90, Abb. Nr. 37).

68 Z. 7: ... ἐν βίῳ δὲ καλὸν ἔργον ἓν μόνον εὐποιία.

69 Z. 9-12: Αἴλ. Ἰσίδοτος, ὁ πρᾷος ἰδίαι / γεωμέτρης ἰδίῃ δὲ ἴσῃ καλῇ μετριότητι / ἐτιμήθη τῇ Δικαιοσύνῃ.

inschrift. Auch ihre zwei Zeilen sind isopsephisch geformt, so daß als Verfasser wieder an Aelius Nicon zu denken ist[70].

Nimmt man alle Inschriften zusammen, so zeigt sich ein recht ungewöhnlicher Sachverhalt. Aelius Nicon ist der Verfasser von Inschriften, deren Wortwahl und Versgestaltung einem mathematischen Kalkül unterworfen sind. Das Interesse an dieser Dichtung wird von Iulius Nicodemus geteilt, der sich mit einer entsprechenden Inschrift, die aller Wahrscheinlichkeit nach von Aelius Nicon geformt worden ist, ehren läßt und zu ihr selbst einige Zeilen isopsephischer Dichtung beisteuert. Zwischen Aelius Nicon, Iulius Nicodemus und Aelius Isidotus scheint eine enge Beziehung bestanden zu haben, wobei für Aelius Nicon und Aelius Isidotus nicht nur auf den gemeinsamen Gentilnamen, sondern auch auf die Berufsbezeichnungen zu verweisen ist: Aelius Nicon ist Architekt und Aelius Isidotus ein Geometer. Und der Anfang von IGRR, IV, Nr. 504 (Ἀρχιτέκτων θίοις ἀὶ τεχνείταις ἱεροῖς) legt es nahe, daß auch Iulius Nicodemus dem Beruf eines Architekten nachging, doch ist dies nicht ganz sicher, da ausdrücklich nur von der Wiederherstellung des ἀγορανόμιος περίπατος die Rede ist. Sollte man vermuten, daß Iulius Nicodemus das Amtslokal des Agoranomen wiederherstellte, als und weil er das entsprechende Amt selbst bekleidete? Dann müßte man die Schwierigkeiten der isopsephischen Dichtung für den in dieser Hinsicht ungenügenden Inhalt der Inschriften verantwortlich machen, was nicht überzeugen kann. Denn es ist mit der in der Inschrift angesprochenen φιλοτιμία kaum vereinbar, als Inhaber eines solchen Amtes eine Baumaßnahme aus eigenen Mitteln zu finanzieren, ohne in der Bauinschrift auch auf das Amt selbst einzugehen, und dies umsomehr, als der Agoranomos zwar nicht die herausragende, wohl aber eine bedeutende Stellung in der Ämterhierarchie der Städte Kleinasiens einnahm.

Auf den höchsten Rang des eponymen Prytanen folgte das Gremium der Strategen, welche den Vorsitz über die Versammlung und die Aufsicht über die öffentlichen Gelder innehatten. Der Marktaufseher stand dann seinerseits über dem Aufseher des städtischen Schatzes (*tamias*)[71]. Der Agoranom wurde für ein Jahr gewählt; er beaufsichtigte die verschiedenen Märkte der Stadt bzw. alles, was

---

70 Vgl. Cagnat, IGRR, IV, 1927, S. 191.

71 Vgl. Magie, Roman Rule, 1950, I, 61; 135 (mit Anm. 47). – Die Ämterabfolge in Pergamon läßt sich der Inschrift IGRR, IV, Nr. 461 entnehmen, in der die Verdienste des Titus Claudius Vetus für Pergamon aufzählt werden: Ἡ βουλὴ καὶ ὁ δῆμος ἐτίμησε Τ. Κλαύδιον Οὐέτερα, τὸν πρύτανιν καὶ κτίστη[ν] τοῦ ἀλειπτηρίου τοῦ ἐ[ν] τ[ῶι] τῶν νέων γυμνασίωι καὶ δὶς στρατηγόν καὶ τρὶς εἰρηνάρχην καὶ ἀγορανόμον καὶ ἱερονόμον καὶ ταμίαν τῶν τῆς πόλεως χρημάτων κα[ὶ] φίλον πάντων, ἀρετῆς ἕ[ν]εκα καὶ τῆς εἰς τὴν π[α]τρίδα εὐνοίας.

mit dem Warenverkehr zu tun hatte. J. Oehler hat die Agoranomen, deren Tätigkeitsfeld in etwa dem der römischen Ädilen entsprach, in seinem RE-Artikel als 'Polizeibehörde' charakterisiert[72].

Wollte man trotz des oben formulierten Vorbehalts annehmen, daß Iulius Nicodemus das Amt des Agoranomen bekleidet hat, so wäre es einem römischen Neubürger (bzw. einem alsbald mit dem Bürgerrecht ausgezeichneten Peregrinen) übertragen worden. Denn die doppelte Namensform in den Inschriften – genannt wird der neue und der alte Name: Ἰ. Νεικόδημος ... ἅμα δὴ ὁ καὶ Νείκων νέος – ist ein Beleg dafür, daß er das Bürgerrecht nicht ererbt, sondern selbst erworben hat[73]. Doch auch Aelius Nicon könnte, da er in seinen Inschriften den Namen seines Vaters nicht angibt, aus dem Stand der *peregrini* in den der *cives Romani* gewechselt sein[74].

---

72 RE, I, 1, 1893, 883ff.; hier Sp. 884: „Ihre Aufsicht äußerte sich in der Sorge für die εὐκοσμία und das μὴ ἀψευδεῖν durch Aufrechterhaltung der Ordnung, Schlichtung von Streitigkeiten zwischen Verkäufern und Käufern, Untersuchung der Waren nach Qualität und Quantität, Überwachung des Gebrauchs richtiger Masse und Gewichte, überhaupt durch Erlassung einer bestimmten Marktordnung über Zeit und Ort des Verkaufs. ... Zur Aufrechterhaltung der Ordnung stand ihnen Bürgern gegenüber das Recht der ἐπιβολή zu ...; den Sklaven und vielleicht auch Fremden gegenüber hatten sie das Recht der körperlichen Züchtigung. ... In Prozessen, die sich auf ihren Wirkungskreis bezogen, hatten sie den Vorsitz". Vgl. auch Rostovzeff, Gesellschaft und Wirtschaft im römischen Kaiserreich, Bd. 1, 1931, 123f.; 295ff.; Kloft, Das Problem der Getreideversorgung in den antiken Städten, 1988, 127.

73 Holtheide, Bürgerrechtspolitik, 1992, verzeichnet in seiner Aufstellung nur einen Träger des Gentilnamens Iulius, der durch die Erwähnung seines vorhergehenden Namens als Empfänger des Bürgerrechts ausgewiesen wird (S. 254: IvP, Nr. 297: Ἰούλ(ιος) Καρποφόρος ὁ κ[αὶ] Γέττιξ); er gehört in das 3. Jhd. Iulius Nicodemus dagegen fehlt bei Holtheide. – Iulius Nicodemus ist als Neubürger zu der Gruppe der in Pergamon bezeugten Iulii hinzugekommen, die mehrheitlich eine hohe gesellschaftliche Position innegehabt haben; vgl. zu dieser Gruppe Holtheide, 45, sowie 54f. zu den Bürgerrechtsverleihungen der julischen Kaiser und 42 (mit 153, Anm. 227) zu den Peregrinen, die nach der Dienstzeit in der römischen Armee oftmals das Gentilnomen Iulius angenommen haben; dieser letztgenannte Weg zum Bürgerrecht ist für Iulius Nicodemus aufgrund seiner offensichtlich beträchtlichen finanziellen Mittel auszuschließen. Nicon d.J. könnte das Bürgerrecht in Anerkennung seiner für Pergamon erbrachten Leistungen als Architekt (vielleicht für die Renovierung der Säulenhalle des Agoranomos) oder als Agoranom erhalten haben.

74 Vgl. Holtheide, Bürgerrechtspolitik, 1992, 17: In Asia gaben Personen, „die als Peregrine das römische Bürgerrecht erhielten, insbesondere bis zum Ende des 2. Jahrhunderts n. Chr., in den Inschriften den Vatersnamen nicht an ..., der üblicherweise als Kennzeichen der freien Geburt und Rechtsstellung angesehen wird."

Besteht schon zwischen Galen und der Suda eine Differenz insofern, daß Galen zwar von den Kenntnissen seines Vaters in der Architektur berichtet, ihn aber nicht mit der entsprechenden Berufsbezeichnung belegt, so stimmen auch die aus dem epigraphischen Material gewonnenen Kenntnisse über Aelius Nicon und Iulius Nicodemus mit den Angaben Galens über seinen Vater nicht überein. Das von ihm bezeugte Interesse seines Vaters für die Mathematik korrespondiert mit der Form und dem Inhalt der Gedichte des Aelius Nicon, doch erwähnt Galen weder eine Vorliebe seines Vaters für die immerhin doch ungewöhnliche isopsephische Dichtkunst noch eine Hinwendung zur Sonnentheologie. Und im Hinblick auf Iulius Nicodemus ist zu bedenken, daß Galen die Herrichtung eines öffentlichen Gebäudes durch seinen Vaters nicht anführt, obwohl er doch auf die grundsätzlich positive Bewertung des Euergetismus durch seinen Vater ausdrücklich verweist. Aus diesen Überlegungen folgt, daß die Wahrscheinlichkeit, in einem der inschriftlich bezeugten Männer Galens Vater zu begegnen, zunächst von der Glaubwürdigkeit der Suda abhängt. Hier sind jedoch schwere Bedenken geltend zu machen. Wollte man gleichwohl von der Suda ausgehen, so bestände eine weitere, ebenfalls fragwürdige Voraussetzung in der Annahme, daß die Schnittmenge von zeitgenössischen Architekten in Pergamon mit dem Namen Nikon über das vorhandene epigraphische Material nicht sehr weit hinausgereicht haben könnte. Und wollte man sich allen Einwänden zum Trotz auf dieser fragilen Argumentationsgrundlage bewegen, so wäre es zuletzt doch nicht möglich, eine Entscheidung zwischen den beiden Personen Aelius Nicon oder Iulius Nicodemus zu treffen[75].

Trotzdem ist in der Forschung immer wieder für den einen oder anderen Nikon votiert worden, dabei mehrheitlich für Aelius Nicon. Zumeist setzt man

---

75 Die folgende, weniger kritische Argumentation ist m.E. nicht zulässig, doch soll sie skizziert werden: In IGRR, IV, 1927, 504 wird Iulius Nicodemus zwar mit den Architekten zusammengebracht, doch nicht als solcher bezeichnet, und dies wenigstens entspricht der Art, wie Galen über die vielfältigen Interessen seines Vaters schreibt. Galens Hinweise auf die landwirtschaftliche Tätigkeit seines Vaters passen recht gut zu einer Baumaßnahme auf der Agora von Pergamon und – unter Berücksichtigung des Wohlstands der Familie – besser noch zur Amtstätigkeit eines Agoranomen, zumal Galen in de bon. mal. suc. erwähnt, daß sein Vater von allen, die ihn kennenlernten, als äußerst gerechter Mann bewundert wurde (1, 15 [CMG V, 4, 2, S. 392; K. VI, 755]: ἐμοὶ μὲν γὰρ πατὴρ ἐγένετο ... ὑπὸ πάντων δὲ τῶν γνόντων αὐτὸν ἐπὶ δικαιοσύνῃ καὶ χρηστότητι καὶ σωφροσύνῃ θαυμασθεὶς ὡς οὐδεὶς τῶν φιλοσόφων). In diesem Zusammenhang kann man schließlich Galens Bericht über die Getreideauswahl und die diesbezüglichen Befehle seines Vaters (s.o., S. 43) als Hinweis auf die öffentliche Stellung des Vaters auslegen. Galens Vater als Agoranomos, allerdings ohne Belege aus Galen, bei Magie, Roman Rule, 1950, I, 585.

unausgesprochen voraus, daß ein Arzt wie Galen die *tria nomina* besessen haben müsse[76], und auch die Begründungen für Aelius Nicon oder Iulius Nicodemus bleiben eher oberflächlich, wenn sie nicht überhaupt fehlen[77]. So nennt Ilberg Galens Vater zwar einfach nur 'Nikon', bezieht jedoch die von und für Iulius Nicodemus gesetzten Inschriften auf diesen[78], und Magie beschreibt den Wohlstand Pergamons u.a. mit „the gift of new columns and vaulting for another portico, the architect of which, Julius Nicodemus, father of the famous physician Galen, used part of the structure for his office as supervisor of the city's markets", wofür er allein auf die oben diskutierten Inschriften verweisen kann[79]. In den 'Bibliographischen Hinweisen', die Schubring dem Nachdruck der Kühn'schen Galenausgabe beigefügt hat, heißt es dagegen: „Galen hatte als römischer Bürger die üblichen drei Namensteile, überliefert ist uns aber nur sein Cognomen Galen ... Vermutlich gehörte er zur Familie der Aelier, denn die in Pergamon gefundenen Inschriften eines Aelius Nicon gehören wohl Galens Vater Nikon ..."[80], und auch Nutton hat sich noch 1973 für Aelius Nicon entschieden: „His [Galens] father, the wealthy architect, Aelius Nicon, was a typical member of the cultured world of Asia Minor"[81]. Diese Ansicht ist dann ebenso von Pearcy[82] und Radt[83] vertreten worden, während Holtheide überraschender-

76 Vgl. z.B. Brunn, Darf man Galenos 'Claudius' nennen, 1937, 1505.

77 Crönert hat die Auffassung vertreten, daß „der Pergamener Galenos ... als kaiserlicher Leibarzt (archiater) im Besitz des römischen Bürgerrechts gewesen sein" und folglich auch „einen römischen Geschlechtsnamen geführt" haben muß (Galen, 1902, 3f.). Kudlien (Stellung des Arztes, 1986, 85) hat Crönerts Grundannahme in Frage gestellt, da „weder in seinen eigenen [Galens] Werken noch in anderen antiken Quellen – sondern nur in mittelalterlichen Hss. – ... von Galen als 'Archiater' die Rede" sei und damit einen Hinweis Galens auf eine solche Stellung übersehen (de antidot. 1, 1 [K. XIV, 4f.]; vgl. dazu näher in Kap. VII, 3), doch ist ihm zuzustimmen, wenn er feststellt, daß „allem Anschein nach ... ein 'Archiater' eines Kaisers keineswegs eo ipso römischer Bürger sein" mußte.

78 Galens Praxis, (1905) 1971, 363 mit Anm. 2f. Vgl. auch García Ballester, Galeno, 1972, 27: „Su padre, el arquitecto y terrateniente Nikon ..."; Fischer, Zur Entwicklung des ärztlichen Standes, 1979, 170: „Galens Vater war zwar nicht Arzt, aber als Architekt auch Angehöriger des gebildeten Bürgertums"; Riddle, High Medicine and Low Medicine, 1993, 113: „... his father, an architect ...".

79 Roman Rule, I, 1950, 585; Bd. II, 1446, Anm. 49. Vgl. auch Schneck, Galens diätetisches Leitbild, 1994, 120: „... als Sohn eines wohlhabenden Architekten geboren."

80 1965, S. XII.

81 Chronologie, 161.

82 Galen's Pergamum, 1985, 34: „His [Galens] father, Aelius Nicon, was an architect and builder."

weise, jedoch ohne Nachweis und folglich wohl versehentlich Galens Vater sogar ein Praenomen zuweist: „Bekanntester Pergamener unter den hadrianischen Neubürgern war unzweifelhaft der Architekt und Landvermesser Po. Aelius Neikon, der als Vater des berühmten Schriftstellers und Arztes Aelius Galenus angesehen werden kann“[84].

Es können allerdings auch Stimmen angeführt werden, die den Sachverhalt mit größerer Zurückhaltung darstellen. So hat schon Diller die Frage nach Galens Vater für nicht lösbar gehalten[85], und Jutta Kollesch hat im Anschluß an Diller bemerkt, daß „hinsichtlich der Identifizierung von Galens Vater mit einem der beiden inschriftlich bezeugten pergamenischen Architekten Aelius Nikon und Iulius Nicodemus mit dem Beinamen Nikon ... eine eindeutige Entscheidung nicht möglich“ ist[86]. Schließlich zeigt der 1979 erschienene Kommentar zu ‘de praecognitione’, daß auch Nutton seine Entscheidung für Aelius Nicon revidiert hat: Galens Vater, so schreibt Nutton hier, „has generally been identified with the architekt Aelius Nicon, ... but it is equally possible that he is Aelius Nicon's colleague, Iulius Nicodemus ὁ καὶ Νείκων“[87].

Die Unmöglichkeit, einen sicheren ‘Vaterschaftsnachweis’ für Galen zu führen, zwingt zur Formulierung von Alternativen. Vorausgesetzt, daß man die Quellenlage nicht für ausreichend hält, in Aelius Nicon oder Iulius Nicodemus den Vater Galens zu sehen, müßte auch die oftmals postulierte Zugehörigkeit Galens zum Stand der römischen Bürger aufgegeben und die Gegenthese formuliert werden, daß Galen seine Laufbahn als *peregrinus* antrat und trotz aller Anerkennung, die er von Seiten der römischen Aristokratie und der Kaiser erhielt, in diesem Status auch verblieb. Galen fehlte jedenfalls entweder das Interesse oder aber das Recht, seine Zugehörigkeit zum römischen Bürgerverband herauszustellen[88]. Dabei ist es für Angehörige der munizipalen Oberschicht im Osten des Römischen Reiches gar nicht so ungewöhnlich, daß sie den peregrinen Status

83 Pergamon, 1999, 89: „... der Architekt Julios Nikodemos Nikon, der Vater des berühmten Arztes Galenos ...“. Vgl. auch S. 91 (Text zur Abb. 37 = IGGR, IV, 1927, 504).

84 Bürgerrechtspolitik, 1982, 95.

85 Art. Nikon (Nr. 18), RE, XII, 1936, Sp. 507f.

86 Zweite Sophistik, 1981, 9f., Anm. 5.

87 CMG V, 8, 1, S. 183 (Kommentar zu S. 92, 18). Vgl. auch Swain, Hellenism and Empire, 1996, 357 Anm. 2.

88 Beispiele für griechische Ärzte in Rom, welche die *tria nomina* besessen haben, bei Solin, Die sog. Berufsnamen, 1995, 120f.; 124; 126. – Als Beispiel für die Verwendung allein des griechischen Namens, die jedoch keinen ausreichenden Beweis für einen peregrinen Rechtsstatus darstellt, vgl. den Fall des ephesischen Prytanen Ἀσιατικὸς Τιβερίου τοῦ Χάριτος [Inschriften griechischer Städte aus Kleinasien 14, 1042] bei Schulte, Die Grammateis von Ephesos, 1994, 89.

beibehielten, auch wenn über die Motive solcher Personen kaum etwas Zuverlässiges ausgesagt werden kann. War es eine implizite Ablehnung der römischen Herrschaft oder eher eine Betonung eigener, 'griechischer' Traditionen? Oder muß vielmehr nach den Absichten derjenigen gefragt werden, die an einem Erwerb des Bürgerrechts interessiert waren? Holtheide hat im Anschluß an die Ausführungen von Mommsen und Deininger darauf hingewiesen, daß die „Führungsschicht Asias ... in ihrer Mehrzahl schon seit dem 2. Jahrhundert v. Chr. den Hegemonie- und Herrschaftsanspruch Roms akzeptiert" hatte[89], und weiter festgestellt, daß die Vergabe des Bürgerrechts „bis zur Antoninenzeit zu einer sehr starken Integration der provinzialen Oberschicht" geführt hat[90]. Seine Untersuchung zeigt jedoch zugleich, daß nicht jeder Inhaber einer höheren Stellung auch als römischer Bürger angesprochen werden kann. So belegen die „von der Zeit des Augustus bis zur Mitte des 3. Jahrhunderts n. Chr. ziemlich regelmäßig ausgegebenen Emissionen von Pergamon ..., daß von den eponymen Beamten der Stadt in der julisch-claudischen Zeit etwa ein Zehntel das römische Bürgerrecht besaß, in der flavisch-trajanischen Zeit aber schon ein Drittel und unter Commodus gar die Hälfte"[91]. Im Umkehrschluß bedeutet dies, daß eine Vielzahl von hohen Amtsträgern ohne das römische Bürgerrecht zu ihren Stellungen gelangen konnte und dieses somit im provinzialen Umfeld nicht von entscheidender Bedeutung war[92]. So kann man die Skepsis teilen, die Holtheide den Äußerungen des Aelius Aristides entgegenbringt, und vermuten, daß die angebliche Zweiteilung der Einwohnerschaft in einen Teil der Gebildeten und

---

89 Bürgerrechtspolitik, 1983, 5.

90 Bürgerrechtspolitik, 1983, 6.

91 Bürgerrechtspolitik, 1983, 16.

92 Holtheides Ergebnisse widersprechen damit der Darstellung bei Vittinghoff, Arcana imperii, (1980) 1994, 276f. (vgl. bsd. 277: „... hat doch schon im 2. Jhd. ... fast die gesamte, in ihrem Gemeinwesen maßgebliche, d.h. auch ökonomisch leistungsfähige Elite die Aufnahme in die zentrale Staatsgesellschaft römischer Bürger ... gefunden"; entsprechend auch ders., Militärdiplome, 1994, 295); sie korrigieren auch das Urteil, das Habicht, Inschriften des Asklepieions, 1969, 163f. mit Blick auf die Kollegien in Pergamon, vor allem der Hymnoden des Augustus und der Roma, formuliert hat: Habicht meinte, daß sich „zwischen Augustus und Hadrian die vollständige Romanisierung der pergamenischen Oberschicht in dem Sinne vollzogen hat, daß alle, die ihr angehörten, das römische Bürgerrecht erwarben." Vgl. in diesem Zusammenhang auch die Ergebnisse der Untersuchung von Schulte, Die Grammateis von Ephesos, 1994, 88ff. (auch Peregrine in höchsten Funktionen, doch zumeist kürzere Ämterlaufbahnen); 141ff. (neben 127 Grammateis mit römischem Gentilnamen stehen 20 Schreiber mit peregrinem Namen).

Mächtigen, die über das Bürgerrecht verfügen, und einen zweiten Teil, der aus Untertanen besteht, die tatsächlichen Zustände nicht adäquat beschreibt[93].

Ohne auf die Frage einzugehen, welchem Stand Galen angehörte, hat Eichholz Belege aus den Schriften Galens zusammengestellt, die zeigen, daß „his [Galens] attitude to Rome and its works was, if not hostile, at least reserved." Eichholz konstatiert für Galen nicht nur eine enge Verbundenheit mit der Heimatstadt, der *patria*, wie sie bei jedem Einwohner des Römischen Reiches denkbar ist, sondern stellt darüber hinaus fest, daß „in Galen's case his larger loyalties did not extend far beyond his fellow-Greeks of the empire"[94]. Galen unterscheidet zwischen seiner Heimat und anderen Teilen des Römischen Reiches, wenn er beispielsweise in 'de sanitate tuenda' im Hinblick auf die als Heilmittel verwendeten Samen der Weißtanne den Zeitpunkt der Reife, der „in den Aufgang des Arktur" fällt, in verschiedenen Monatsnamen angibt: „... dieser Zeitpunkt ist der in Rom als September bezeichnete Monat, bei uns in Pergamon der Monat Hyperberetaios, in Athen der Monat der Mysterien"[95]. Nicht nur an dieser Stelle geht es Galen um sprachliche Genauigkeit; in 'de alimentorum facultatibus' verweist er sogar auf eine geringfügige Differenz zwischen seiner Heimat und Attika bei der Benennung von Pfannkuchen, die in Athen ταγηνῖται, jedoch „bei uns Griechen in der Provinz Asia τηγανῖται genannt" werden[96]. Können diese gelehrten Bemerkungen allein auch kaum als Beleg für Galens „hostile attitude to Rome" gelten, so tritt in ihnen doch eine Tendenz hervor, die sich an einer weiteren Stelle von 'de sanitate tuenda' zur Unterscheidung von Griechen einerseits und 'Barbaren' andererseits verdichtet und auf diese Weise Galens Gesellschaftskritik einen antirömischen Anstrich verleiht. Galen erwähnt im Zusammenhang seiner Ausführungen zur Kinderpflege, für die eine richtige Ernährung und regelmäßiges Baden bedeutsam sind, daß die Germanen ihre Kinder falsch aufziehen würden, um dann gleich hinzuzufügen, daß er sein Werk nicht für Germanen „oder andere wilde und barbarische Völker, ebensowenig für Bären, Löwen, Steinböcke und sonstige Tiere" verfassen würde, „sondern für

---

93 Vgl. Holtheide, a.a.O., 110 (zu Kap. 59f. der Romrede des Ael. Arist.); vgl. weiter Oliver, The Ruling Power, 1953, 926f.; Bleicken, Der Preis des Aelius Aristides auf das römische Weltreich, 1966, 247ff.; Klein, Die Romrede des Aelius Aristides, 1983, 88f., Anm. 67; Sherwin-White, The Roman Citizenship, 1972, 206; Alföldy, Römische Sozialgeschichte, 1984, 100f.

94 Galen and his environment, 1951, 64f.

95 4, 8, 2 (CMG V, 4, 2, S. 126f.; K. VI, 287): ... περὶ τὴν ἐπιτολὴν τοῦ ἀρκτούρου, ὅστις καιρὸς ἐν Ῥώμῃ μὲν ὁ καλούμενος μήν ἐστι Σεπτέμβριος, ἐν Περγάμῳ δὲ παρ' ἡμῖν Ὑπερβερεταῖος, Ἀθήνησι δὲ μυστήρια; Übs. auch bei Beintker u. Kahlenberg, Die Werke des Galen, II, 1941, 40.

96 1, 3, 1 (CMG V, 4, 2, S. 222; K. VI, 490).

Griechen und solche Menschen, die von ihrer Herkunft her zwar Barbaren sind, sich aber um die Künste der Griechen bemühen"[97]. Offenkundig zählte Galen, als er 'de sanitate tuenda' in Rom noch unter der Herrschaft Mark Aurels niederschrieb, zu jenen bildungsbeflissenen 'Barbaren' auch sein römisches Publikum. Zur gleichen Zeit ist auch 'de alimentorum facultatibus" entstanden[98], und wieder tritt die persönliche Distanz, die der in Rom lebende Arzt der römischen Macht gegenüber empfindet, zu Tage, wenn Galen festhält, daß „bei den Römern, wie auch bei beinahe allen anderen Völkern, die von ihnen beherrscht werden, das reinste Brot Silignis-Brot genannt wird"[99]. So aufschlußreich die von Eichholz angeführten Belege auch sind, sie reichen gleichwohl nicht aus, um eine 'peregrine Perspektive' Galens zu konstatieren. Dafür kommt diesen nur indirekt gegen Rom gerichteten Einwänden in Galens Gesellschaftskritik zu wenig Bedeutung zu. Auch die scharfe Kritik, mit der Galen am Anfang von 'de praecognitione' das Desinteresse, das die Reichen der Bildung entgegenbringen, und

---

97 1, 10, 17 (CMG V, 4, 2, S. 24; K. VI, 51): ... ἀλλ' Ἕλλησι καὶ ὅσοι τῷ γένει μὲν ἔφυσαν βάρβαροι, ζηλοῦσι δὲ τὰ τῶν Ἑλλήνων ἐπιτηδεύματα; Übs. auch bei Beintker u. Kahlenberg, Die Werke des Galen, I, 1939, 41f. Es ist für die griechischen Intellektuellen des 2. Jhds. eine typische Haltung, ein kulturelles Überlegenheitsgefühl, das sich aus der eigenen Vergangenheit speiste, mit einer Distanz Rom gegenüber zu verbinden; vgl. dazu Swain, Hellenism and Empire, 1996, 89.

98 Vgl. Ilberg, Schriftstellerei, (1889) 1974, 19; (1896), 1974, 81f.

99 1, 2, 5 (CMG V, 4, 2, S. 218; K. VI, 483): καὶ παρά γε τοῖς Ῥωμαίοις, ὥσπερ οὖν καὶ παρὰ τοῖς ἄλλοις σχεδὸν ἅπασιν, ὧν ἄρχουσιν ...; Übs. auch bei Beintker u. Kahlenberg, Die Werke des Galen, III, 1948, 28. – Vgl. auch die treffende Beschreibung von Galens Stellung gegenüber Rom bei Swain, Hellenism and Empire, 1996, 377ff.: „He was proud to have served 'amongst others the leading men in Rome and all the emperors in turn' [de loc. aff. 3, 3: K. VIII, 144]. But there is no sense of attachment to the Empire in his writings or of a political identification with the Antonine regime (which we find in Lucian, Aristides, even Pausanias, and of course many others). It is difficult to know what this means. It could be argued, after all, that the Empire was simply a given for Galen, hence there was no need to comment on it. But though he had something to say about the events of 193 [Galens in de libr. propr. 12 erwähnte, jedoch verlorene Schrift über seine 'Vorträge zur Zeit des Pertinax': GSM II, S. 122; K. XIX, 46; vgl. dazu Kap. VII, 6], there does seem to be a feeling of indifference towards the Roman idea. ... In cultural terms Galen was avowedly Hellenic." Und unter Bezugnahme auf den Bericht Galens über die Unfähigkeit seines römischen Publikums, seinen Ausführungen über die Bestimmung der Tagundnachtgleiche zu folgen (im arabisch überlieferten Kommentar zur Schrift des Hipp. ‚Über die Umwelt'; vgl. dazu Strohmaier, Hellenistische Wissenschaft, 1993, 162; ders., Der syrische und der arabische Galen, 1994, S. 1988), gelangt Swain zu dem Ergebnis: „In a very real sense, in what mattered to him, Galen ... was not in the Roman Empire."

ihre Vergnügungssucht belegt, erweist sich als eine allgemeine Zeitkritik, die zwar aus den Erfahrungen in Rom gespeist, doch nicht allein auf Rom ausgerichtet ist[100]. Auch Galens nachdrückliche Ablehnung der *salutatio*, die eine Mißbilligung der Konkurrenz- und Aufstiegsbedingungen darstellt, denen er sich als Arzt ausgesetzt sah, wendet sich zwar gegen eine traditionelle römische Einrichtung, die aber von Galen nicht mehr als eine solche charakterisiert wird. Galen mußte in Rom die Erfahrung machen, daß für einen Außenstehenden der Weg zu gesellschaftlichem Ansehen gewöhnlicherweise zunächst in die Klientel eines einflußreichen Mannes führte. In der arabisch überlieferten Schrift 'de optimo medico cognoscendo' behauptet Galen, seinerseits niemals an diesen morgendlichen Begrüßungen teilgenommen zu haben, die ihm geradezu zum Kennzeichen einer Dekadenz der Bildung werden: Die Aristokraten gewöhnen sich an die Schmeicheleien, die sie von den Ärzten bei den häufigen Besuchen zu hören bekommen[101], und sie wählen nicht die fähigen Ärzte zu ihrer Behandlung aus, sondern jene, „who accompany them for a long time, travel frequently with them, and wait at their doorsteps all day long"[102]. Doch im Hinblick auf eine möglicherweise 'peregrine Perspektive' ist erneut entscheidend, daß für Galen die *salutatio* einen im ganzen Römischen Reich verbreiteten Mißstand darstellt, für den nicht etwa die Aristokraten Roms allein, sondern vielmehr die Reichen „in den Städten" ganz allgemein verantwortlich gemacht werden. Es mag ausreichen, dafür auf 'de praecognitione' zu verweisen, einer in Rom entstandenen und an den dort lebenden Philosophen Eudemos gerichteten Schrift, an deren Beginn Galen beklagt, daß Ansehen nicht mehr durch Können erworben werde, sondern durch „Gefälligkeiten, Schmeicheleien, durch das tägliche untertänige Begrüßen der Reichen und Mächtigen in den Städten, dadurch, daß man mit ihnen in der Öffentlichkeit erscheint, sie geleitet, sie als 'Leibwache' nach Hause bringt, ihnen beim Essen als Spaßmacher dient"[103].

---

100 Vgl. de praecogn. 1, 5 (CMG V, 8, 1, S. 68; K. XIV, 600f.): ... κατείληφε τὸν νῦν βίον; 1, 13 (CMG V, 8, 1, S. 72; K. XIV, 694): ... ἐν ταῖς πόλεσι ...

101 1, 9 (CMG, suppl. orient. IV, S. 45; Übs. Iskandar).

102 9, 16 (CMG, suppl. orient. IV, S. 111; Übs. Iskandar). Zur ähnlichen Kritik Lukians an dem klientenhaften Verhalten, das die Philosophen in Rom den Aristokraten gegenüber an den Tag legen, vgl. Hahn, Der Philosoph und die Gesellschaft, 1989, 150f.

103 1, 1 (CMG V, 8, 1, S. 68; K. XIV, 600): ... θωπευτικῶς προσαγορεύειν ἑκάστης ἡμέρας τοὺς πλουτοῦντάς τε καὶ δυναμένους ἐν ταῖς πόλεσι, συμπροέρχεσθαι, παραπέμπειν, προερχομένους οἴκαδε δορυφορεῖν, ἐν τοῖς δείπνοις βωμολοχεύεσθαι. Vgl. auch Swain, Hellenism and Empire, 1996, 365: „There is no warm admiration for Roman achievements such as we might expect from a man who stresses how closely the Roman elite took him to heart". Eine der wenigen Ausnahmen ist das Lob, das Galen der Stadt Rom im Hinblick auf ihre Wasser-

Im ersten Teil seiner Untersuchung über die 'Stellung des Arztes in der Römischen Gesellschaft' hat sich Kudlien eingehend mit den 'bürgerrechtlichen Kategorien der Ärzte' auseinandergesetzt und in diesem Zusammenhang auch Galen einzuordnen versucht[104]. Zu welcher Einschätzung er gelangt ist, zeigt sich schon daran, daß Galen in dem Abschnitt über die 'Rolle der nicht-eingebürgerten freien Fremden' behandelt wird. Kudliens skeptische Überlegungen sind die ausführlichste und genaueste Stellungnahme zu dieser Frage in der jüngeren Literatur. Kudlien verweist auf die erst späte literarische Überlieferung zum Namen von Galens Vater; eine Identifikation von Galens Vater mit einem der beiden inschriftlich bezeugten Architekten erscheint ihm nicht ausreichend abgesichert, zumal diese Personen „gleichnamige Verwandte gewesen sein (könnten), die im Gegensatz zu Galens Vater *cives Romani* waren" (86). Andererseits sind auch die Argumente, die es Kudlien zufolge denkbar erscheinen lassen, daß Galen zeitlebens ein *peregrinus* blieb, nicht vollends überzeugend. Daß Galen „immer nur periodisch in Rom" geblieben sei, kann man für die zweite Hälfte seines Lebens nicht behaupten; daß er „ganz persönliche Motive für eine wenigstens momentane Aversion gegen Rom, zugunsten griechisch-kleinasiatischer, ihn weit heimatlicher anmutender Städte" hatte, ist unbestreitbar, jedoch genausowenig beweiskräftig wie die Feststellung, daß sich Galen schließlich „eindeutig als Grieche auffaßte" und „nichts distinktiv 'Römi-

---

versorgung ausspricht (in Hipp. epid. libr. sextum comm. 4, 11 [CMG V, 10, 2, 2, S. 211; K XVII/2, 159): ἐν Ῥώμῃ γὰρ ὥσπερ ἄλλα πολλὰ πλεονεκτήματα ἐν τῇ πόλει <παρ>ἐστὶν, οὕτω καὶ τὸ τῶν πηγῶν κάλλος τε καὶ πλῆθος οὐδεμιᾶς οὔτε δυσῶδες οὔτε φαρμακῶδες οὔτε θολερὸν οὔτ' ἀτέραμνον ἐχούσης ὕδωρ, ὥσπερ οὐδ' ἐν Περγάμῳ παρ' ἡμῖν; vgl. dazu auch Nutton, Roman Medicine, 1993, 51); so zeigt sich, daß Galen seine Kritik an den bildungsfeindlichen Zuständen, die ein negatives Signum des eigenen Zeitalters sind, mit einem partiellen Rom-Lob verbinden kann, das jedoch nicht im entferntesten das panegyrische Niveau eines Aelius Aristides erreicht. In diesem Zusammenhang ist auch auf Galens Lob des traianischen Straßenbaus in meth. med. 9, 8 zu verweisen (K. X, 633); wie u.a. Swain ausgeführt hat (365f.), dient es Galen weniger dazu, die Verdienste des römischen Kaisers herauszustellen (ἀμέλει ταῦτ' ἐχούσας ἁπάσας τὰς ἐπὶ τῆς Ἰταλίας ὁδοὺς ὁ Τραϊανὸς ἐκεῖνος ἐπηνωρθώσατο ...), als seine eigene Leistung zu betonen, mit der er unmittelbar an Hippokrates anschließt: οὔκουν χρὴ θαυμάζειν εἰ μαρτυροῦντες Ἱπποκράτει τὴν εὕρεσιν τῆς θεραπευτικῆς μεθόδου γράφειν ἐπεχειρήσαμεν αὐτοὶ τήνδε τὴν πραγματείαν. οὐ γὰρ ὡς οὐδ' ὅλως εὑρεθείσης αὐτῆς, ἀλλ' ὡς δεομένης ὧν ὀλίγον ἔμπροσθεν εἶπον, ἐπὶ τήνδε τὴν συγγραφὴν ἧκον οὐδένα τῶν πρὸ ἐμοῦ συμπληρώσαντα τὴν μέθοδον εὑρών. Zur zwiespältigen Haltung Galens gegenüber Rom vgl. weiter Nutton, Roman Medicine, 1993, 65f.

104 1986, 84-88.

sches' an ihm zu erkennen ist". Und auch das letzte Argument ist nicht mehr als eine Vermutung, daß Galen nämlich „gar keine starken Anreize hatte, sich formal zum *civis Romanus* machen zu lassen: In seinem Fall ist uns nichts von Frau und Kindern bekannt, die, wie bei anderen griechischen Ärzten, aus praktischen Gründen eine formale Einbürgerung in Italien hätten als unbedingt erstrebenswert erscheinen lassen"[105]. Letztlich leiden alle Versuche, Galens bürgerrechtliche Stellung zu bestimmen, an der unzureichenden Quellenlage, die ihrerseits wohl weniger aus der unvollständigen Überlieferung der Schriften Galens als vielmehr aus einem tatsächlichen Desinteresse Galens resultiert, sich zu Fragen dieser Art selbst zu äußern[106]. So läßt Galen seine Leser z.B. auch im Hinblick auf die äußeren Bedingungen seiner Arbeit als Gladiatorenarzt, über deren medizinischen Inhalt er mehrfach berichtet, weitgehend im Unklaren.

105 Vgl. dagegen Garnsey, Social Status, 1970, 260ff. zur rechtlichen Benachteiligung der Peregrinen.

106 Auch als ἀρχιατρός unter Mark Aurel und seinen Nachfolgern muß Galen keineswegs über das römische Bürgerrecht verfügt haben; vgl. dazu Kap. VII, 3.

IV. Galens Jugend und Ausbildung

IV. 1. Galens Geburtsjahr

Galen berichtet in 'de compositione medicamentorum per genera', daß ihm der 'Oberpriester' von Pergamon die Aufgabe der Gladiatorenbetreuung übertrug[1], gerade als sein 29. Lebensjahr begonnen habe[2]. Der Zeitpunkt, zu welchem der 'Oberpriester' – wie auch jeder andere Amtsträger in der Provinz – sein Amt antrat, war der offizielle Jahresbeginn, der seit einem Beschluß des Landtags von Asia im Jahr 9 n. Chr. auf den 23. September, den Geburtstag des Augustus, datiert war[3]. Im Hinblick auf diesen Zeitpunkt ist auch Galens eigene Angabe genau, spricht er doch davon, daß der erste 'Oberpriester' von der herbstlichen Tag- und Nachtgleiche an amtierte[4]. Unter der Voraussetzung, daß Galens Anstellung als Gladiatorenarzt unmittelbar nach dem Amtsantritt des 'Oberpriesters' erfolgt ist, erschließt sich für Galen ein Geburtstag während des Sommers, wobei ein Termin während der ersten Septemberwochen am wahrscheinlichsten ist[5]. Dagegen ist in der älteren Forschung die Frage nach Galens Geburtsjahr, für die Galens Aussagen weniger eindeutig sind, mit verschiedenen

---

1 3, 2 (K. XIII, 599): ... τῷ κατὰ τὴν πόλιν ἡμῶν ἀρχιερεῖ, τὴν θεραπείαν ἐγχειρῆσαί μοι μόνῳ τῶν μονομάχων ...

2 3, 2 (K. XIII, 599): ... καίτοι νέῳ τὴν ἡλικίαν ὄντι. τοῦ γὰρ ἐνάτου καὶ εἰκοστοῦ ἔτους ἠρχόμην ...

3 Vgl. Nutton, Chronology, 1973, 163f.

4 3, 2 (K. XIII, 600): ὁ μὲν γὰρ πρῶτος περὶ τὴν φθινοπωρινὴν ἰσημερίαν, ὁ δὲ δεύτερος ἀκμάζοντος τοῦ ἦρος ἠρχιερεύσατο.

5 Vgl. Walsh, Galen's writings, 1934, 2 („Born September 130 A.D. ..."); 1937, 34 (Galens Geburtstag um den 22. September); Nutton, Chronology, 1973, 159f.: „The month is known: from the statement that he was just entering his twentyeighth year when the high priest took office at the autumnal equinox ..., Greenhill [W. A. Greenhill in Smith's Dictionary of Greek and Roman Biography, II, London 1854, 207-217, hier 208] had long ago concluded that he was born in late August or early September." Im Hinblick auf Galens Lebensalter entspricht Nuttons Aussage nicht dem Wortlaut Galens, der in de comp. med. per gen. 3, 2 (K. XIII, 599) von dem Beginn seines 29. Lebensjahres spricht, sich also auf einen Zeitpunkt bald nach seinem 28. Geburtstag bezieht. Richtig dagegen auf S. 162: „... Galen says that he was just twenty-eight when he took the job ..."

Jahreszahlen beantwortet worden: jedes Jahr von 128 bis 131 hat seine Fürsprecher gefunden[6]. Zuletzt hat sich Nutton 1973 eingehend mit diesem Problem befaßt, wobei er zu dem Ergebnis gekommen ist, daß Galen im Jahr 129 geboren sein muß.

Ausgangspunkt für die Argumentation ist die Datierung von Galens erstem Aufenthalt in Rom, da dieser zeitlich sicher zu bestimmen ist und vermittels der relativen Zeitangaben, die Galen zu seinem eigenen Leben gibt, Rückschlüsse u.a. auf sein Geburtsjahr erlaubt. Aus 'de praecognitione' ergibt sich, daß Galen Rom verlassen hat, kurz bevor Lucius Verus aus dem Osten zurückkehrte[7], also vor dem Herbst des Jahres 166[8]. Und in 'de libris propriis' vermerkt Galen, daß sein öffentlicher, gegen Martianus, einen Anhänger der Schule des Erasistratos gerichteter Vortrag in Rom bzw. das sich anschließende Diktat seiner Ausführungen im Laufe seines 34. Lebensjahr erfolgte[9]. Nach diesem Auftritt, der zu Gegenangriffen auf Galen selbst geführt zu haben scheint, hat Galen vorübergehend auf weitere öffentliche Vorträge und Demonstrationen verzichtet. Galen schreibt, daß er nach diesen Ereignissen noch weitere drei Jahre in Rom gelebt habe[10]. Folglich muß der öffentliche Angriff auf Martianus spätestens auf den Sommer 163 datiert werden[11]. Galens Ausdrucksweise ist jedoch nicht eindeutig genug, um von diesem Datum aus in Verbindung mit der Angabe, er habe sich damals in seinem 34. Lebensjahr befunden, zu seinem Geburtsjahr zu gelangen. Der griechische Wortlaut τέταρτον ἔτος ἄγων καὶ τριακοστόν ist vermutlich als Hinweis auf das sich aktuell vollziehende Lebensjahr zu verstehen, so daß Galen sich also nach seinem 33. Geburtstag bzw. im Verlauf seines 34. Lebensjahrs befunden hätte. Doch kann die alternative Möglichkeit eines bereits erfolgten 34. Geburtstags nicht sicher ausgeschloßen werden. „From this alone", urteilt Nutton, „it is difficult to decide whether Galen was then aged thirty-three, as is the normal meaning of the Greek, or thirty-four; that is, born in September 129 or in September 128" (160). Dagegen ist Galens Formulierung in 'de libris propriis' eindeutig, wenn er seine Rückreise nach Pergamon mit der Angabe datiert, damals „von der Geburt an gerechnet das siebenunddreißigste Jahr vollendet" zu haben[12]. Da Galen Rom erst im Sommer 166 verlassen hat, wird er aufgrund der

6 Vgl. die Literaturangaben bei Nutton, Chronology, 1973, 160, Anm. 1.

7 8, 21; 9, 5 (CMG V, 8, 1, S. 116; 118; K. XIV, 647; 649).

8 Nutton, Chronology, 1973, 158f.

9 1 (GSM II, 96; K. XIX, 15): ... νέος ὢν ἔτι τοῦτ' ἔπραξα τέταρτον ἔτος ἄγων καὶ τριακοστόν.

10 1 (GSM II, 96; K. XIX, 15): ... ἔτεσι δὲ τρισὶν ἄλλοις ἐν Ῥώμῃ διατρίψας ...

11 Nutton, Chronology, 1973, 160.

12 2 (GSM II, 97; K. XIX, 16): ... Ἐπανῆλθον μὲν οὖν ἐκ Ῥώμης εἰς τὴν πατρίδα πεπληρωμένων μοι τῶν ἐκ γενετῆς ἐτῶν ἑπτὰ καὶ τριάκοντα ...

notwendigen Reisezeit (unterwegs besuchte Galen auch Athen) Pergamon erst nach seinem 38. Geburtstag, im September 166, erreicht haben. Unabhängig vom genauen Zeitpunkt seiner Ankunft in Pergamon ergibt sich, daß nicht 128, sondern 129 Galens Geburtsjahr gewesen sein muß[13].

Nur zum Teil allerdings scheint diese Argumentation durch einen Abschnitt aus Galens Kommentar 'in Hippocratis de articulis' bestätigt zu werden, in welchem Galen erwähnt, daß er sich von seinem 32. Jahr an in Rom aufgehalten habe[14]. Wieder stellt sich die Frage, ob Galen zum Ausdruck bringen will, daß er während, oder aber, daß er nach dem Abschluß seines 32. Lebensjahrs in die Hauptstadt gekommen ist. Nun ist aus 'de libris propriis' zu erfahren, daß Galen nach dem Vortrag gegen Martianus noch drei Jahre in Rom verbracht hat. Da dieser Vortrag nach Auskunft von 'de praecognitione' auf die Behandlung des Eudemos folgte, diese aber wiederum mit dem Hinweis datiert wird, daß sich damals Lucius Verus nicht mehr in der Hauptstadt, sondern bereits in Mesopotamien aufgehalten habe[15], ergibt sich, daß Galen im Jahr 162 nach Rom gekommen sein muß[16]. Im September 129 geboren und im Jahr 162 nach Rom gereist, kann sich Galen jedoch nicht in seinem zweiunddreißigsten Lebensjahr befunden haben. Walsh hat deshalb das Geburtsjahr Galens auf 130 datiert, doch Nutton hat dagegen zu Recht den Einwand erhoben, daß Galen unter dieser Voraussetzung seine mehrjährige Tätigkeit als Gladiatorenarzt (s. dazu Kap. V, 3) nicht vor dem September des Jahres 162, als er sich schon in Rom aufgehalten hat, hätte abschließen können[17]. Wenn folglich an dem Geburtsjahr 129 nicht zu zweifeln ist, muß für den Satz aus 'in Hippocratis de articulis' entweder eine Emendation gefordert werden, um δεύτερον durch τρίτον zu ersetzen[18], oder Galen eine fehlerhafte Erinnerung unterstellt werden, wie es Ilberg[19] und im Anschluß an ihn Nutton vorgeschlagen haben[20], oder aber der Sinn seiner Formulierung dahingehend interpretiert werden, daß er nicht von seinem zweiunddreißigsten Lebensjahr, sondern von dem Jahr nach seinem zweiunddreißigsten Geburtstag spricht. Dies stellt m.E. die wahrscheinlichste Möglichkeit dar. Nuttons Einwand, daß „'after my thirty-second year' is a cumbrous way of

13 Nutton, Chronology, 1973, 160.

14 K. XVIII/1, 347 (de humero iis modo prolapso quos Hipp. non vidit): ... μετὰ τὸ τριακοστὸν <καὶ δεύτερον> ἔτος ἐν Ῥώμῃ διέτριψα ...; zur Textverbesserung vgl. Nutton, Chronology, 1973, 160, Anm. 2.

15 2, 25 (CMG V, 8, 1, S. 80; K. XIV, 612).

16 Vgl. auch Nutton, Chronology, 1973, 159 mit Anm. 6 zum numismatischen Befund.

17 Nutton, Chronology, 1973, 162ff.

18 Chronology, 1973, 160f. mit Anm. 2.

19 Wann ist Galen geboren? 1930, 289ff.

20 Chronology, 1973, 161.

describing an event [die Ankunft in Rom] that must have taken place at the very end of his thirty-third“[21], basiert auf der Annahme, daß Galen nicht schon zu Beginn des Jahres 162 in Rom gelebt haben könnte, hat doch Eudemos erst im Winter dieses Jahres von seiner Anwesenheit erfahren. Solange man annimmt, daß Eudemos „a friend of Galen's father, possibly even Galen's philosophy tutor“ gewesen sei (159), kann man auch vermuten, daß „Galen is unlikely to have arrived in Rome in the first months of 162“ (159), doch ist die Verbindung zwischen Eudemos und Galens Vater nicht so eng gewesen, wie hier unterstellt wird (vgl. Kap. VI, 1, S. 140f.).

IV. 2. Galens Jugend

In 'de ordine librorum suorum' erinnert sich Galen an seinen Vater als den *spiritus rector* seiner Erziehung und Ausbildung. Er bezeichnet es als ein „besonderes Glück“[22], von einem Vater erzogen worden zu sein, der die mathematischen Wissenschaften und die Grammatik beherrschte und sein Wissen an seinen Sohn weitergeben wollte[23]. Der Unterricht in den genannten Fächer dauerte bis zu Galens vierzehntem Lebensjahr; dann folgte die Einführung in die Dialektik und damit die Ausrichtung der Unterrichts auf die Philosophie[24], die nach Ausweis von 'de affectuum dignotione et curatione' allerdings nicht mehr durch den Vater selbst, sondern durch ausgewählte Philosophen Pergamons erfolgte. Für eine zunächst vor allem philologische Ausrichtung des Unterrichts, den Galen bei seinem offensichtlich vielseitig interessierten Vater erfahren hat, spricht ein Abschnitt aus 'de pulsuum differentia', in dem Galen von den Bemühungen seines Vaters um die griechische Sprache (gemeint ist der attische Dialekt) berichtet und ihn als seinen „griechischen Lehrer und Erzieher“ bezeichnet[25].

---

21 Chronology, 1973, 160.

22 4 (GSM II, 88; K. XIX, 59): ... τοιαύτην εὐτυχίαν ...

23 4 (GSM II, 88; K. XIX, 59): ...ὑπὸ πατρὶ παιδευθέντες, <ὃς> ἀριθμητικῆς τε καὶ λογιστικῆς καὶ γραμματικῆς θεωρίας ἐπιστήμων ἡμᾶς ἐν τούτοις τε κἀν τοῖς ἄλλοις, ὅσα παιδείας μαθήματα, θρέψας ... Vgl. Hankinson, Galen. On the Therapeutic Method, 1991, XIX.

24 4 (GSM II, 88; K. XIX, 59): ... ἐπὶ τὴν διαλεκτικὴν θεωρίαν ἦγεν ὡς μόνῃ φιλοσοφίᾳ προσέξοντας τὸν νοῦν ...

25 2, 2 (K. VIII, 568): πατὴρ ἦν ἐμοὶ ἀκριβῶν τὴν τῶν Ἑλλήνων διάλεκτον, καὶ διδάσκαλος καὶ παιδαγωγὸς Ἕλλην. Vgl. Deichgräber, Parabasenverse, 1956, 33; Kollesch, Galen und die Zweite Sophistik, 1981, 2. Zu Galens Ausbildung in Philosophie und Medizin vgl. Hankinson, Galen. On the Therapeutic Method, 1991, XX.; Riddle, High Medicine and Low Medicine, 1993, 113.

Eine für Galen entscheidende Neuorientierung erfolgte, als er siebzehn Jahre alt war. Zu diesem Zeitpunkt soll der Vater durch Träume dazu veranlaßt worden sein, seinen Sohn Medizin studieren zu lassen[26]. Sowohl in 'de ordine librorum suorum' als auch in der 'methodus medendi' berichtet Galen von diesem Ereignis, und an beiden Stellen kommt es ihm darauf an, die Medizin nicht als Ersatz für die Philosophie, sondern als zweites Studienfach bzw. Betätigungsfeld neben der Philosophie darzustellen[27]. Wenn Galen sich später auch von der Iatrosophistik distanziert und dem ärztlichen Handeln eine größere Bedeutung zumißt als der wissenschaftlichen Disputation, so war doch bereits die vom Vater konzipierte, breit angelegte Ausbildung Galens dem sozialen Stand der Familie entsprechend nicht auf eine 'handwerkliche', sondern auf eine 'philosophische' Medizin hin ausgerichtet[28].

26 De ord. libr. suor. 4 (GSM II, S. 88; K. XIX, 59): ... εἶτ' ἐξ ὀνειράτων ἐναργῶν προτραπεὶς ἑπτακαιδέκατον ἔτος ἄγοντας καὶ τὴν ἰατρικὴν ἐποίησεν ἀσκεῖν ἅμα τῇ φιλοσοφίᾳ.

27 Meth. med. 9, 4 (K. X, 609): ... δι' ὅλου τοῦ βίου τὰς ἐπιστήμας ἑκατέρας ἔργοις μᾶλλον ἢ λόγοις ἐσπουδάσαμεν.

28 Die Grenze zwischen höherer und niederer Medizin ist durch die Zugehörigkeit der (auch als τέχνη verstandenen) höheren Medizin zu den *artes liberales* gekennzeichnet. Diese Zugehörigkeit wird, wie Kudlien in einer detaillierten Analyse der Quellenbelege gezeigt hat (Stellung des Arztes, 1986, 154ff.) nicht nur von Galen, sondern u.a. auch von Varro und Ulpian postuliert; vgl. auch Philostratos, de gymnastica 1. Kennzeichen einer 'ars liberalis' ist nicht nur die (relative) Distanz gegenüber dem Erwerbszwang, sondern mehr noch die Reflexionsfähigkeit, wie Galen an der im ersten Kapitel (Anm. 4) zitierten, von Kudlien nicht berücksichtigten Stelle aus de loc. aff. betont. Vgl. auch de dign. puls. 2, 3 (K. VIII, 872): ... ἃ παρὰ τοῖς μουσικοῖς ἐχρῆν μεμαθηκέναι τὸν ἀξίως τῆς τέχνης πεπαιδευμένον ... (vgl. von Staden, Herophilus, 1989, S. 356f., Nr. 184) und in diesem Zusammenhang für eine entgegengesetzte Auffassung z. B. Athenaios 4, 83, (184 bc): Hier werden gemeinsam mit Philologen, Philosophen, Mathematikern, Musikern, Malern und Ärzten allgemein die τεχνῖται als von der Austreibung unter Ptolemaios VIII. Euergetes Betroffene bezeichnet: οἳ διὰ τὸ πένεσθαι διδάσκοντες ἃ ἠπίσταντο πολλοὺς κατεσκεύασαν ἄνδρας ἐλλογίμους (zur Austreibung vgl. von Staden, 67f.). Wenn Galen dagegen dem von ihm heftig angegriffenen Thessalos vorwirft, in der Umgebung von Webstühlen aufgewachsen zu sein, so bedeutet dies, daß Thessalos keinen weiterführenden Unterricht erfahren hat: meth. med. 1, 2 (K. X, 11f.): ... παρὰ τοῖς ἱστοῖς τραφεὶς ... (vgl. Boudon, Galien, Bd. II, 2000, 32ff., bsd. S. 34, bei der diese Differenz nicht ausreichend deutlich wird; weiter von Staden, Herophilus, 1989, S. 54, Nr. 10; S. 116ff. einschränkend zur Einordnung des Herophilos in den Kreis der empirischen Ärzte bei Galen [de exper. med. 13, 6, Walzer, S. 109]; in diesem Fall ist Galen also tatsächlich bereit, der empirischen Schule Lob zu spenden; vgl. zu seiner positiven Bewertung des Herophilos [und dessen Durchführung von Sektionen an

Die Aufsicht, die der Vater über Galens Erziehung und Ausbildung ausübte, erstreckte sich auch auf die Gesundheit seines Sohnes, und die Anleitung zu rechter Lebensführung und Ernährung reichte zeitlich über das vierzehnte Lebensjahr Galens hinaus, in dem er aus dem Unterricht bei seinem Vater in den der Philosophen Pergamons wechselte. Galen erinnert sich in 'de probis pravisque alimentorum sucis' an seinen Vater gewissermaßen als an seinen Arzt, der ihn vor Krankheiten bewahrt[29] bzw. ihm später, als er durch fehlerhafte Ernährung krank geworden war, seine Gesundheit zurückgegeben hat. Als junger Mann[30] hatte sich Galen durch übermäßiges, auch nächtliches Studium und einseitige Ernährung mit unreifen Früchten eine Krankheit zugezogen, die mit einem Aderlaß behandelt werden mußte. Der Vater führte ihn daraufhin zur geregelten Lebensweise zurück und beaufsichtigte im folgenden Jahr den schon Neunzehnjährigen[31]. Zumeist scheuen sich die Ärzte der Antike, über selbst erlebte Krankheiten zu berichten, da diese als Ausweis mangelnder medizinischer Kenntnisse gewertet werden konnten. Dagegen erscheint bei Galen der ausführliche Bericht über seine frühen Krankheiten als Teil einer Entwicklungsgeschichte, derzufolge sich dem jungen Galen erst allmählich die Sinnhaftigkeit des (ärztlichen) Handelns seines Vaters erschlossen hat. Noch etliche Jahre nach dem Tod des Vaters, der in Galens zwanzigstes Lebensjahr fiel, trat die erwähnte

---

Menschen] de uteri diss. 5, 2 (CMG V, 2, 1; S. 42 [K. II, 895]; von Staden, S. 215, Nr. 107). Zu den antiken Vorbehalten gegenüber dem Handwerker vgl. Morel, Der Handwerker, 1991, 243; Prell, Armut in Rom, 1993, 146ff.; zur Bewertung der Medizin als *ars* auch Pleket, 1995, 32f. mit Anm. 17, sowie Nutton, Murders and miracles, 1985, 28f.; ders., The medical meeting place, 1995, 11f. (Galens Bewertung der Medizin gibt die tatsächliche Situation nicht wieder; diese zeigt sich z.B. bei Ovid, fasti 3, 809ff.: die Ärzte in der *Quinquatrus*-Prozession mit Handwerkern und Lehrern verbunden [833: *Mille dea est operum* ...]; die Darstellung Ovids wird auch durch die astrologischen Handbücher [Vettius Valerius, Firmicus Maternus] bestätigt). Zur römischen Einschätzung der Medizin als eines Handwerks vgl. Baader, Die Entwicklung der medizinischen Fachsprache in der Antike und im frühen Mittelalter, (1970) 1982, 421f.; zu Galens Auffassung von τέχνη auch Pearcy, Medicine and Rhetoric, 1993, 450ff.

29 1, 15 (CMG V, 4, 2, S. 392; K. VI, 755): οὗτος οὖν με παῖδα μὲν ὄντα διαιτῶν αὐτὸς ἄνοσον ἐφύλαξεν.

30 1, 16 (CMG V, 4, 2, S. 392; K. VI, 755): μειράκιον.

31 1, 17f. (CMG V, 4, 2, S. 393; K. VI, 756): ... ὁ πατὴρ ἐπετίμησέ τέ μοι καὶ τῆς ἔμπροσθεν ἀνέμνησε διαίτης, ἣν ὑπ' αὐτῷ διῃτώμην, ἐκέλευσέ τε τοῦ λοιποῦ φυλάττειν αὐτὴν ἀποστάντα τῆς τῶν ἡλικιωτῶν ἀκρασίας. καὶ μέντοι καὶ κατὰ τὸν ἑξῆς ἐνιαυτὸν ἔργον ἐποιήσατο παραφυλάξαι μου τὴν δίαιταν, ὡς μετρίως ἅψασθαι τῶν ὡραίων. ἦγον δὲ τηνικαῦτα τῆς ἡλικίας ἔτος ἐννεακαιδέκατον.

Krankheit regelmäßig ein, und erst ein lebensbedrohlicher Verlauf im achtundzwanzigsten Jahr konnte Galen zu einem maßvollen Verzehr der Früchte bewegen[32].

Vielleicht übergeht Galen die Tätigkeit von Pädagogen und Hauslehrern, die gewöhnlicherweise für die Gesundheit und den ersten Unterricht eines Jungen aus wohlhabendem Haus zuständig waren, um die dankbare Erinnerung an den Vater nicht zu schmälern. Da es keine Nachricht über Geschwister Galens gibt, ist Galen vermutlich als einziges Kind der Familie und Erbe des Vermögens mit besonderer Sorgfalt aufgezogen worden. Galens Vater hat jedenfalls seine Erziehungsaufgabe in einem Ausmaß ernst genommen, das für antike Verhältnisse als ungewöhnlich gelten muß. Es hat den Anschein, als ob Galens Vater ganz im Sinne von Pseudo-Plutarch gehandelt hätte, der in seiner Schrift 'de liberis educandis' die Aufforderung formulierte, „die Ausbildung der Kinder für das allerwichtigste zu halten"[33]. Zwischen dieser Schrift und den Erziehungszielen, die Galens Vater verfolgt hat, ließen sich etliche Parallelen aufzeigen, die über die beiderseitige Wertschätzung der Philosophie hinausgehen. So hat Galens Vater z.B. bei der Auswahl der Philosophen, deren Unterricht Galen besuchen sollte, dem Ratschlag in 'de liberis educandis' entsprochen, man solle für seine Kinder solche Lehrer auswählen, „die über einen unbescholtenen Lebenswandel, einen tadellosen Charakter und ausgezeichnete Kenntnisse" verfügten[34]. In 'de libris propriis' ist zu erfahren, daß der Vater Galen, als dieser das Alter von 14 Jahren erreicht hatte, in die Schulen verschiedener Philosophen geschickt, die Auswahl der geeigneten Lehrer jedoch selbst und nach eingehender Prüfung vorgenommen hat. Der Vater begleitete Galen zu den Philosophen, die in Pergamon Unterricht erteilten, und befragte diese nicht nur nach ihren Lehrmeinungen, sondern auch nach ihrer moralischen Einstellung[35].

---

32 De bon. mal. suc. 1, 18 (CMG V, 4, 2, S. 393; K. VI, 756).

33 De lib. educ. 9 (Step. 6 A): ... τῆς παιδείας τῶν τέκνων μηδὲν ποιεῖσθαι προὐργιαίτερον ... Zur Echtheitsfrage dieser Schrift vgl. z.B. J. Sirinelli, Plutarque. Œuvres morales, Bd. 1, 1, Paris 1987, 24ff.

34 7 (Step. 4 C); Übs. auch bei E. Heimeran, Plutarch, Kinderzucht, München 1947, S. 21. Vgl. auch Hahn, Der Philosoph und die Gesellschaft, 1989, 151 zu Lukian, de merc. cond. 11: „Vor der Anstellung eines Philosophen wurden zunächst zahlreiche Kandidaten auf ihren Lebenswandel hin überprüft und die Solidität ihres philosophischen Wissens vom *pater familias* durch ein Kreuzverhör erkundet ..."

35 De an. aff. dign. et cur. 8, 4 (CMG V, 4, 1, 1, S. 28; K. V, 42): ... ὧν ἁπάντων ὁ πατὴρ δι' ἐμὲ τοῦ τε βίου καὶ τῶν δογμάτων ἐξέτασιν ἐποιεῖτο σὺν ἐμοὶ πρὸς αὐτοὺς ἀφικνούμενος. Vgl. Ilberg, Schriftstellerei, 1974 (1897), 94; García Ballester, Galeno, 1972, 27f. – Galens Bericht aus seiner Jugendzeit belegt, daß nicht nur für die Ärzte, sondern überhaupt für die Lehrer die Frage ihrer moralisch einwandfreien Lebensführung als Qualitätsmerkmal von Bedeutung war; vgl. speziell

Noch als Kind (ἔτι δὲ παῖς ὤν), als er den Unterricht eines stoischen Philosophen besuchte, so notiert Galen in 'de libris propriis', habe er seine erste philosophische Arbeit geschrieben[36]. Dabei handelte es um einen Kommentar (ὑπομνήματα) für den eigenen Gebrauch, vermutlich um ausgearbeitete Notizen, zur Syllogistik des Chrysippos. Da Galen zu seinen der stoischen Philosophie gewidmeten und veröffentlichten Schriften auch τῆς Χρυσίππου συλλογιστικῆς πρώτης ὑπομνήματα τρία, δευτέρας ἕν zählt[37], ist davon auszugehen, daß das Jugendwerk später eine Überarbeitung erfahren hat. Dabei deuten Galens Ausführungen darauf hin, daß diese Redaktion von anderer Seite erfolgt ist. Einer der Sklaven im Hause seines Vaters[38] gab das Werk in fremde Hände, so daß eine Veröffentlichung in Abwesenheit Galens erfolgen konnte[39]. Wie 'de libris propriis' zeigt, hat Galen noch weitere Jugendschriften in Pergamon zurückgelassen, vermutlich als er zum Studium nach Smyrna und Alexandria ging[40].

Es fällt auf, daß Galen in 'de libris propriis' den stoischen Philosophen, dessen Unterricht er besucht hat, nicht beim Namen nennt, sondern nur davon spricht, daß ihn sein Vater zu einem τὴν λογικὴν θεωρίαν Χρυσίππου τε καὶ

---

zu den Ärzten von Staden, Character and competence, 1997, 157ff., dabei zu Galen bsd. S. 159ff. (und S. 162 zum Arzt Traians, C. Calpurnius Asclepiades: ILS 7789: *studiorum et morum causa probatus a viris clarissimis*). In diesem Zusammenhang ist darauf hinzuweisen, daß Galen später, in seinem protrept., auch den einfachen Handwerker, wenn er nur ein gutes Leben führt (und die Regeln seiner Kunst kennt), zum Gefolge des Hermes, des Gottes der Vernunft und jeder Kunst zählt (3, 1 [Boudon, S. 87; CMG V, 1, 1, S. 116; K. I, 6]), ihm also eine achtenswerte Position zuspricht, die unabhängig von seiner gesellschaftlichen Herkunft und Stellung oder seinem Reichtum ist: 5, 3 (Boudon, S. 89; CMG V, 1, 1, S. 120; K. I, 7): ... οὐ γὰρ ἀξιώμασι πολιτικοῖς οὐδὲ γένους ὑπεροχαῖς οὐδὲ πλούτῳ τοὺς ἀρίστους ὁ θεὸς οὗτος εἴθισται κρίνειν, ἀλλὰ τοὺς καλῶς μὲν βιοῦντας, ἐν δὲ ταῖς ἑαυτῶν τέχναις πρωτεύοντας ...; vgl. dazu Boudon, Galien, Bd. II, 2000, 34. Zur Lehrerauswahl durch Galens Vater vgl. auch Alexander, Paul and the Hellenistic Schools, 1994, 68f. („This is a classic exemple of the 'search for a teacher', paralleling more famous searches like those of Josephus and Justin Martyr").

36 11 (GSM II, 119; K. XIX, 43).

37 De libr. propr. 15 (GSM II, 123; K. XIX, 47).

38 Vielleicht, wie Walsh vermutete (Galen's writings, 1934, 11), ein an der Abfassung beteiligter Pädagoge?

39 11 (GSM II, 119; K. XIX, 43): καὶ ταῦθ' ὕστερον ἐφάνησαν ἔχοντές τινες ἐν Περγάμῳ μὲν καταλειφθέντα μετὰ πολλῶν ὑπομνημάτων, ἃ μειράκιον ὢν ἐποιησάμην, [ἐκ]δοθέντα δ' ὑπ' οἰκέτου τισὶ τῶν αἰτησάντων.

40 11 (GSM II, S. 117ff.; K. XIX, 41ff.). Zu diesen Schriften (Erklärungen zu Aristoteles, Aspasios, Theophrast und Eudemos) vgl. Ilberg, Schriftstellerei, 1974 (1897), 95.

τῶν ἐνδόξων Στωϊκῶν διδάξαντι geschickt habe[41]. Man könnte meinen, daß diese Anonymisierung der Kürze des Berichts geschuldet ist, doch entspricht sie einer Ausdrucksweise, die Galen generell anwendet, wenn er auf seine philosophische Ausbildung zu sprechen kommt. So gibt Galen auch in 'de affectuum et peccatorum dignotione' nur an, zu welcher Schule der jeweilige Philosophielehrer gehörte bzw. wie der Namen seines Lehrers lautete. Der Philosoph, der Galen in die Lehren Platons einführte, war ein Schüler des Gaius[42]. Da dieser Platoniker, der nicht aus Pergamon stammte, von seinen Mitbürgern nach Hause zurückgerufen wurde, um dort ein „politisches Amt"[43] zu übernehmen, hat Galen nur kurz bei ihm studiert. Nur er, so schreibt Galen, sei seinen Mitbürgern „gerecht und unbestechlich, zugänglich und milde" erschienen, womit Galen bestätigt, daß sein Vater mit diesem Philosophen einen auch in moralischer Hinsicht angesehenen Mann ausgewählt hat[44]. Gleichwohl nennt er weder seinen Namen noch seine Heimatstadt. Nicht anders verfährt Galen mit drei weiteren Philosophen, die er in Pergamon kennengelernt hat[45]. Dabei handelte es sich um einen aus der Fremde nach Pergamon zurückgekehrten Schüler des Peripatetikers Aspasios, einen epikureischen Philosophen aus Athen, für den Galen nicht einmal den Namen seines Lehrers angibt, sowie einen Stoiker, dessen Unterricht Galen hauptsächlich besucht hat und der ein Schüler des Philopator war, mithin um Angehörige der wichtigsten philosophischen Richtungen[46]. Da Galen zumindest im Falle des platonischen Philosophen ausdrücklich von moralischer Integrität spricht, kann die Anonymisierung dieser Lehrer nicht als indirekte Kritik an ihrer Lebensführung verstanden werden, wohl aber als Verweigerung von δόξα. Es ist

---

41 11 (GSM II, 119; K. XIX, 43).

42 Zu Gaius vgl. Dillon, The Middle Platonists, 1977, 266f. (Gaius möglicherweise mit auf einer Inschrift aus Delphi geehrten gleichnamigen Sohn des Xenon zu identifizieren [Syll. Inscr. Gr. II³, Nr. 868: um 145 n. Chr.]); Hankinson, Galen. On the Therapeutic Method, 1991, XX, Anm. 8.

43 Es wird nicht genauer bezeichnet; vgl. die folgende Anm. (... εἰς πολιτικὰς ἀσχολίας ...).

44 De an. aff. dign. et cur. 8, 3 (CMG V, 4, 1, 1, S. 28; K. V, 41): ... βραχὺν δέ τινα <χρόνον> καὶ Πλατωνικοῦ, μαθητοῦ Γαΐου, διὰ τὸ μὴ σχολάζειν αὐτὸν εἰς πολιτικὰς ἀσχολίας ἑλκόμενον ὑπὸ τῶν πολιτῶν, ὅτι μόνος αὐτοῖς ἐφαίνετο δίκαιός τε καὶ χρημάτων εἶναι κρείττων, εὐπρόσιτός τε καὶ πρᾶος.

45 De an. aff. dign. et cur. 8, 3f. (CMG V, 4, 1, 1, S. 28 [K. V, 41f.]).

46 Zu Galens Lehrern in Pergamon vgl. auch Hahn, Der Philosoph und die Gesellschaft, 1989, 141. Zur Einschätzung Galens als eines 'eklektischen' Philosophen vgl. Dillon, The Middle Platonists, 1977, 339; Frede, On Galen's Epistemology, 1981, 65-86; Donini, The history of the concept of eclecticism, 1988, 30 (hier auch S. 31f. zu den verschiedenen Bedeutungsvarianten des Begriffs 'Eklektizismus').

in der Einleitung bereits darauf hingewiesen worden, wie wichtig Galen für sich selbst den Gewinn von öffentlicher Anerkennung erachtete, die zur 'Größe' des eigenen Namens führt, und wenn er in 'de libris propriis' berichtet, sich zu Beginn seiner philosophischen Studien mit den damals renommierten Stoikern und Peripatetikern auseinandergesetzt zu haben[47], so verbindet er diese Bemerkung doch sogleich mit einer Kritik des im Hinblick auf die Logik für ihn völlig unzureichenden Unterrichts dieser Philosophen[48]. Galen betont, nicht nur die logischen Argumente der Philosophen als widersprüchlich und nutzlos empfunden zu haben, sondern als Folge des Unterrichts sogar vom 'pyrrhonischen Zweifel' bedroht worden zu sein, wovor ihn letztlich nur die (vom Vater vermittelte) Kenntnis der Mathematik bewahrt habe. Insofern hatte der breit angelegte Philosophieunterricht in Pergamon ein Ergebnis, das in negativer Weise über die Zielsetzung des Vaters hinausging, hatte dieser doch nur gewünscht, daß Galen sich nicht zu schnell einer einzigen Schulrichtung anschließen, sondern zunächst jede für sich eingehend prüfen sollte[49].

Gegen diese Argumentation könnte eingewendet werden, daß Galen in den beiden zitierten Schriften nur einen knappen, zusammenfassenden Überblick über seinen frühen Studiengang gibt. Doch ist nicht zu übersehen, daß es Galen nicht nur um die Schilderung seiner eigenen Entwicklung, sondern auch um die Bewertung der Leistungen seiner Lehrer geht. Sollte Galen tatsächlich beabsichtigt haben, seinen frühen Philosophielehrern durch Nichtnennung ihrer Namen auch δόξα zu verweigern, so hätte er sein Ziel erreicht. Da sich Galens Ausbildung in Pergamon nur aus dem rekonstruieren läßt, was er selbst darüber berichtet, kann keiner dieser Philosophen identifiziert werden. Auch die von Galen genannten Namen ihrer jeweiligen Vorgänger helfen nicht weiter, da weder zu Gaius noch zu Philopator weitere Nachrichten vorliegen. Einzig Aspasios ist als Verfasser einiger Kommentare zu Schriften des Aristoteles bekannt. Und nur für den Schüler des Aspasios läßt sich ein plausibler Vorschlag machen: Da Galen in 'de praecognitione' den in Rom lebenden Philosophen Eudemos als seinen 'Leh-

47 11 (GSM II, 116; K. XIX, 39): πᾶσιν οὖν τοῖς κατ' ἐκεῖνον τὸν χρόνον ἐνδόξοις Στωϊκοῖς τε καὶ Περιπατητικοῖς ἐμαυτὸν ἐγχειρίσας ...

48 11 (GSM II, S. 116; K. XIX, 39f.).

49 De an. aff. dign. et cur. 8, 6 (CMG V, 4, 1, 1, S. 28f.; K. V, 42): ... καθάπερ οὖν, ἔφη, δεῖ μὴ προπετῶς ἀπὸ μιᾶς αἱρέσεως ἀναγορεύειν σεαυτόν, ἀλλ' ἐν χρόνῳ παμπόλλῳ μανθάνειν τε καὶ κρίνειν αὐτάς ... – Eine andere Erklärung, die allerdings z.T. im Widerspruch zu de aff. dign. et cur. 8, 3 steht, bei Walsh, Galen's writings, 1934, 10: „The fact that Galen fails to mention the names of his actual teachers of philosophy (though he omits none of his teachers of medicine) tends to the opinion that they failed to become eminent or changed so in later life that he deemed them if not unworthy at least not worth commemorating."

rer' (διδάσκαλος) anspricht, könnte dieser Peripatetiker der Schüler des Aspasios gewesen sein (vgl. Kap. VI, 2, S. 141).

Der Unterricht bei den Philosophen stellte in der Kaiserzeit die dritte Ausbildungsstufe für solche Kinder dar, deren Eltern über ausreichende Mittel zur Finanzierung eines weiterführenden Unterrichts verfügten[50]. Galen hatte den Elementarunterricht sowie die Einführung in wichtige Teile der *artes liberales*, darunter Grammatik und die mathematischen Fächer, zu Hause erhalten. Aus dem dann folgenden Besuch des philosophischen Unterrichts läßt sich kein Rückschluß auf eine möglicherweise beabsichtigte spätere Berufstätigkeit ziehen; er belegt nur, daß der Vater das Ziel verfolgte, seinen Sohn auch mit der höheren, seinem sozialen Stand angemessenen Bildung auszustatten. Und da die führenden Schichten der römischen Gesellschaft im 2. Jahrhundert ein lebhaftes Interesse auch für die Heilkunst entwickelt hatten, das sich nicht zuletzt auf die philosophischen Grundlagen der verschiedenen medizinischen Schulen erstreckte, darf selbst die Hinwendung Galens zu diesem Studienfeld noch nicht mit einer Berufsentscheidung für die praktische Medizin gleichgesetzt werden. Galen selbst erläutert die Motivation seines Vaters, ihn zum medizinischen Unterricht zu schicken, nicht näher, sondern beschränkt sich darauf, wiederholt auf die Träume zu verweisen, die seinen Vater zu diesem Schritt veranlaßt haben sollen[51].

Galen erwähnt die Träume des Vaters erstmals in dem um 178 geschriebenen Werk 'de praecognitione'[52], dann folgt eine Stelle im 10. Buch der ‚methodus medendi', entstanden unter Septimius Severus. Schließlich berichtet Galen von den Träumen noch ein weiteres Mal in der nach 190 entstandenen Zusammenstellung der eigenen Werke 'de ordine librorum suorum'.

In der an Epigenes gerichteten Schrift 'de praecognitione' erzählt Galen ausführlich von seinem Zusammentreffen mit Eudemos und einer sich über mehrere Tage hinziehenden Fiebererkrankung dieses Philosophen. Epigenes hat selbst miterlebt, wie Galen von Eudemos wiederholt zu einer Diagnose aufgefordert wurde und wie Eudemos erst nach Tagen zu der Einsicht gelangte, daß Galen, den er bislang für einen Philosophen und im Hinblick auf die Medizin nur für einen Dilettanten gehalten hatte[53], über große medizinische Fähigkeiten verfügte. Eudemos hat Galen also zunächst für einen Iatrosophisten gehalten, was

---

50 Vgl. Hahn, Der Philosoph und die Gesellschaft, 1989, 151f. mit Anm. 22 (zu Lukian).

51 Vgl. Oberhelman, Dreams in Graeco-Roman Medicine, 1993, 139.

52 Zur Datierung vgl. Nutton, Galen. On prognosis, CMG V, 8, 1, 1979, S. 48ff.

53 2, 11 (CMG V, 8, 1, S. 76; K. XIV, 608): ... ἐν φιλοσόφῳ θεωρίᾳ μόνῃ πεπεισμένος ἀξιόλογον ἕξιν εἶναί μοι, τῶν δὲ κατὰ τὴν ἰατρικὴν ἐν παρέργῳ πεφροντικέναι.

angesichts der Vorliebe der gebildeten Zeitgenossen für eine sich auch auf die Medizin erstreckende Philosophie nicht überraschen muß. Dann aber hat sich Eudemos belehren lassen, daß Galens Vater zu der Zeit, als er seinen Sohn zur Philosophie führte, durch „eindeutige Träume“ veranlaßt worden sei, Galen Medizin nicht als 'Neben-', sondern als 'Hauptfach' studieren zu lassen[54]. Von diesen „eindeutigen Träumen“ des Vaters als Erklärung für den Studienwechsel ist auch an jener bereits in anderem Zusammenhang angeführten Stelle aus der 'methodus medendi' die Rede, wo Galen auf seine lebenslange Beschäftigung mit Medizin und Philosophie verweist[55]. Die Wortwahl in der 'methodus medendi', die jener in 'de praecognitione' entspricht, soll offensichtlich veranschaulichen, daß für den Vater kein Zweifel an der richtigen Interpretation des Geträumten bestand. Und auch in 'de ordine librorum suorum' sind es die „deutlichen Träume“, die Galen zur Medizin führen[56]. Galen gebraucht somit eine formelhafte Formulierung, die keinen Aufschluß über den Inhalt der väterlichen Träume gewährt[57]; es wird, worauf bereits Jutta Kollesch hingewiesen hat[58], nicht einmal ein ausdrücklicher Zusammenhang mit Asklepios hergestellt, wie man für zur Medizin führende und in Pergamon geträumte Träume eigentlich erwarten könnte. Wenn z.B. Nutton schreibt, daß die Erziehungsziele von Galens Vater „were checked by the intervention of Asclepius himself, who revealed

---

54 2, 12 (CMG V, 8, 1, S. 76f.; K. XIV, 608): καὶ γὰρ ἐπέπυστο τοῦ πατρὸς ἐπὶ φιλοσοφίαν ἄγοντός με προσταχθὲν αὐτῷ δι' ὀνείρων ἐναργῶν ἐκδιδάξαι καὶ τὰ τῆς ἰατρικῆς οὐχ ὡς πάρεργόν τι μάθημα. Vgl. Nutton, Kommentar zu de praecogn., CMG V, 8, 1, 1979, S. 159f.; das Galen-Zitat auch bei Edelstein, Asclepius, Bd. I, (1945) 1975, S. 405f., Nr. 803.

55 Meth. med. 9, 4 (K. X, 609): ... τοῦ πατρὸς ὀνείρασιν ἐναργέσι προτραπέντος ἐπὶ τὴν τῆς ἰατρικῆς ἄσκησιν ἀφικόμεθα ...

56 4 (GSM II, S. 88; K. XIX, 59): ... εἶτ' ἐξ ὀνειράτων ἐναργῶν προτραπεὶς ἑπτακαιδέκατον ἔτος ἄγοντας καὶ τὴν ἰατρικὴν ἐποίησεν ἀσκεῖν ἅμα τῇ φιλοσοφίᾳ.

57 Auch in dem ps.-galenischen (von Ilberg, Schriftstellerei, [1889] 1973, 27, noch für echt gehaltenen) Kommentar 'in Hippocratis de humoribus' findet sich die entsprechende, formelhafte Bemerkung zu den Träumen, die der Berufswahl zugrunde gelegen haben sollen. In einem Abschnitt, der den Hinweisen gewidmet ist, die der Arzt aus seinen eigenen Träumen im Hinblick auf die Krankheiten der Patienten und ihre Behandlungen gewinnen kann, bemerkt Ps.-Galen, selbst viele Patienten auf dieser Grundlage behandelt zu haben. In einem Nebensatz erwähnt er, durch die „deutlichen Träume“ seines Vaters zum Medizinstudium gelangt zu sein: ἔσωσα δὲ καὶ ἄλλους πολλοὺς ἐξ ὀνείρατος ἐπὶ τὴν ἴασιν ἐλθών, ἀλλὰ καὶ τοῦ πατρὸς ὀνείρασιν ἐναργέσι προτραπεὶς ἐπὶ τὴν τῆς ἰατρικῆς ἄσκησιν ἀφικόμην (2, 2: K. XVI, 222f.).

58 Sophistik, 1981, 10, Anm. 8.

to him that his son was destined for the profession of medicine"[59], so wird diese naheliegende Annahme durch die Quellen nicht bestätigt. Möglicherweise wollte Galen mit Absicht eine Distanz zur religiös ausgerichteten Medizin seiner Heimatstadt herstellen. Und wenn Jutta Kollesch zufolge Galens Vater durch seinen Traum erfahren haben soll, „daß sein Sohn dazu bestimmt sei, Arzt zu werden, sich dem Studium der Medizin zu widmen, und zwar mit der ausdrücklichen Auflage, diesem Fach im Hinblick auf seinen künftigen Beruf gegenüber der Philosophie den unbedingten Vorrang einzuräumen"[60], so hält auch dies der näheren Überprüfung nicht stand, ganz abgesehen davon, daß bei Galen immer von mehreren Träumen des Vaters die Rede ist.

Galens Vater wird allerdings nicht nur durch seine eigene Beschäftigung mit den Wissenschaften und durch das zeitgenössische Interesse an der Heilkunst dazu angeregt worden sein, seinen Sohn Medizin studieren zu lassen[61]. Auch die seit dem Ende des 1. Jahrhunderts wieder zunehmende Bedeutung des Asklepios und des mit seinem Tempel verbundenen Heilwesens für Pergamon werden eine Rolle gespielt haben, und dies möglicherweise nicht nur in religiöser, sondern auch in sozialer Hinsicht. Walsh hat eine bedenkenswerte Vermutung geäußert, als er zur Erklärung für die Träume des Vaters auf die Anwesenheit des Lucius Cuspius Pactumeius Rufinus in Pergamon hingewiesen hat[62]. Rufinus stammte aus dieser Stadt, wurde von Hadrian in den Senat aufgenommen und sorgte in den Jahren vor und nach seinem Konsulat, das in das Jahr 142 fällt, in Pergamon für den Ausbau des Kultbezirks des Asklepios[63]. Seine Baumaßnahmen führten

---

59 Chronology, 1973, 162. Vgl. auch García Ballester, Galeno, 1972, 28: „El consejo de su padre – provocado por un sueno en el que se le apareció Esculapio ...".

60 Sophistik, 1981, 8.

61 Zu den Träumen in der Antike vgl. Achté, Ancient Greeks and Romans and their Dreams, 1989, 45f. (zum Zusammenhang zwischen Medizin und Träumen); S. 52: „The status of the interpretation in the dreamer's cultural context has a decisive bearing on the construction of the ulterior content of the dream"; dazu weiter Oberhelman, Dreams in Graeco-Roman Medicine, 1993, 145ff.; zu Galens Verständnis von Schlaf und Traum vgl. Larrain, Galens Kommentar zu Platons Timaios, 1992, 146ff., bsd. 159; zur platonischen und stoischen Akzeptanz der Träume als Bedeutungsträger sowie zur prognostischen Bedeutung der Träume in der hippokratischen Tradition vgl. weiter Oberhelman, 1993, 125ff.; S. 139ff. zu Galens Ausführungen über Träume vor allem in seinem Kommentar zu den hipp. Epidemien (CMG V, 10, 1, S. 108).

62 Galen's writings, 1934, 11f.

63 Vgl. Hepding, ΡΟΥΦΙΝΙΟΝ ΑΛΣΟΣ, 1933, 98ff.; Le Glay, Hadrien et l'Asklépieion de Pergame, 1976, 369f.

dazu, daß er in Pergamon als neuer ‚Stadtgründer' (κτίστης) verehrt wurde[64]. In 'de anatomicis administrationibus' datiert Galen den Zeitpunkt, zu dem er eine in Kleinasien verbreitete Epidemie miterlebt hat, durch den Hinweis auf sein Studium bei Satyros und den Bau des Tempels des Zeus Asklepios durch Rufinus[65]. Galens Ausdrucksweise belegt die Gleichzeitigkeit: Rufinus wohnte um 145, als Galen sein Medizinstudium bereits aufgenommen hatte und dafür u.a. den Unterricht des Satyros besuchte, gemeinsam mit Satyros in Pergamon. Galens Bemerkung könnte zudem darauf hindeuten, daß der Rundtempel im Heiligtum des Asklepios, dessen Baubeginn in die Jahre um 124 bzw. 129 datiert wird[66], damals noch nicht abgeschlossen war[67]. Da Rufinus das ordentliche Konsulat bekleidet hat, ist er, wie Alföldy im Anschluß an Groag gezeigt hat, dem 'Geburtsadel' zuzurechnen, wobei seine Zugehörigkeit zum Kreis der konsularen Familien allerdings durch eine Heiratsverbindung zustande gekommen sein könnte[68]. Angesicht dieser herausragenden Stellung des Rufinus ist es möglich, daß Satyros

64 Vgl. Hepding, ΡΟΥΦΙΝΙΟΝ ΑΛΣΟΣ, 1933, 90ff.; Eck, Die Präsenz senatorischer Familien in den Städten des Imperium Romanum, 1980, S. 306, Nr. 17; zum Ehrentitel 'Ktistes' aristokratischer Euergeten vgl. Strubbe, Gründer kleinasiatischer Städte, 1984-86, 290f.

65 1, 2 (K. II, 224f.): ... ὑπὸ Σατύρῳ παιδευόμενος, ἔτος ἤδη τέταρτον ἐπιδημοῦντι τῇ Περγάμῳ μετὰ Κοστουνίου Ῥουφίνου, κατασκευάζοντος ἡμῖν τὸν νεὼν τοῦ Διὸς Ἀσκληπιοῦ.

66 Vgl. Habicht, Die Inschriften des Asklepieions, 1969, 11; Radt, Pergamon, 1999, 231.

67 Vgl. Scarborough, Galen and the Gladiators, 1971, 98f., mit ungenauer Zeitangabe: „Probably Galen attended lectures delivered by Satyrus in 150, a date which seems confirmed by a reference to the consular, Rufinus, then constructing the great Asclepieum in Pergamon." Nachdem Habicht den Neubau des Asklepios-Heiligtums überzeugend in die Zeit Hadrians datiert hat (Die Inschriften des Asklepieions, 1969, 9ff.), würde eine solche Interpretation der Galen-Stelle bedeuten, daß zwischen dem Baubeginn des Rundtempels, der von Anfang an einen Bestandteil der geschlossen konzipierten Anlage darstellte und somit wie die sonstigen Gebäude noch in den zwanziger Jahren des 2. Jhd. begonnen worden sein muß, und seiner Fertigstellung mehr als fünfundzwanzig Jahre gelegen haben. Diente Galens Aussage Th. Wiegand als ein Beleg für die Datierung des gesamten Neubaus des Asklepieions erst unter Antoninus Pius (Zweiter Bericht über die Ausgrabungen von Pergamon 1928-1932, Abh. der Preuß. Akad. der Wiss., phil.-hist. Kl., 1932, 28ff., bsd. 32; vgl. auch Hepding, ΡΟΥΦΙΝΙΟΝ ΑΛΣΟΣ, 1933, 100), so billigt Habicht (1969, 9f. mit Anm. 5) nach seiner Neudatierung dem Galen-Abschnitt keine Bedeutung für die Datierung zu; ihm folgt Le Glay, Hadrien et l'Asklépieion de Pergame, 1976, 371, Anm. 75.

68 Konsulat und Senatorenstand unter den Antoninen, 1977, 100f. mit Anm. 13; 318.

als sein 'Hausarzt' nach Pergamon gekommen und deshalb die Wohnung mit ihm geteilt hat, doch läßt sich diese Annahme nicht belegen.

Es ist möglich, daß Rufinus, indem er den Kultbezirk des Asklepios in Pergamon mit einem neuen Tempel ausstattete, in Stellvertretung Hadrians eine religionspolitische Zielsetzung verfolgte. Der neue Asklepiostempel, so hat P. Kranz ausgeführt, „wäre zweifellos nicht von der Priesterschaft des Asklepios toleriert worden, hätte hinter Rufinus letztlich nicht die Autorität des Kaisers gestanden; auch wiederholt dieser neue Asklepiostempel ausgerechnet das Bauwerk in verkleinertem Maßstab, das wohl am engsten mit Hadrian und dessen Religionspolitik verbunden ist – das Pantheon in Rom“[69]. Die Intention, die Rufinus verfolgt haben könnte, muß vor dem Hintergrund der Bemühungen Hadrians gesehen werden, im Kult des Zeus Olympios (Panhellenios) eine den griechischen Osten einigende und ihm selbst zur Identifikation dienende Göttergestalt zu propagieren. Kranz hat daran erinnert, daß das Pantheon in Rom nicht nur dem Kult ‚aller Götter' diente, sondern dort zugleich der Kaiserkult vollzogen wurde, und von diesem Befund aus die Überlegung angestellt, ob es nicht „diese Doppelfunktion des römischen Pantheon [war], die Rufinus – erster Priester des erst kurz zuvor auch in Pergamon eingeführten Kultes des Zeus Olympios und somit auch erster Priester des Kaisers Hadrian – dazu bewogen hatte, den bis dahin in Kleinasien unbekannten Bautypus des Pantheon auch für den von ihm errichteten Zeus-Asklepios-Tempel zu übernehmen? Bezeichnenderweise galt die hadrianische Neugestaltung des pergamenischen Heiligtums keineswegs dem Asklepios Soter allein, sondern ... zugleich auch dem Gott Hadrian“[70]. Möglicherweise hat eine lange Bauzeit des Tempels dazu geführt, daß Hadrian anläßlich seines zweiten Aufenthalts in Kleinasien (im Jahr 129) auf einen weiteren Besuch in Pergamon verzichtet und diesen schließlich nie vollzogen hat[71]. Neben Rufinus hat sich auch einer seiner Nachfolger als Priester des

69 Hadrianische Religionspolitik, 1990, 134f.; vgl. Habicht, Die Inschriften des Asklepieions, 1969, 11.

70 Hadrianische Religionspolitik, 1990, S. 141; vgl. Habicht, Die Inschriften des Asklepieions, 1969, 11 (zu vermuten, „daß Hadrian persönlichen Anteil an dem Heiligtum und an dem Tempel des Zeus Asklepios Soter genommen hat“); K. Ziegler, Art. ‚Pantheion', RE, XVIII, 2, 1949, 726f. (zur Verbreitung und Stellung des Kults ‚aller Götter'); 741f. (zu den hellenistischen Panthea in Form von θόλοι.

71 Der Aufbau des Asklepieions wurde unter Antoninus Pius fortgesetzt und abgeschlossen; vgl. Le Glay, Hadrien et l'Asklépieion de Pergame, 1976, 347ff., der in Auseinandersetzung mit Beaujeu (La religion romaine à l'apogée de l'Empire, 1955) nachweist, daß die römische Religionspolitik im griechischen Osten und damit verbunden auch der Aufschwung des Asklepieions von Pergamon in erster Linie auf Hadrian zurückzuführen ist, dessen Politik dann von Antoninus Pius weiterverfolgt wurde. Vgl. dabei bsd. die Aufstellungen zur kultischen und bildlichen Präsenz Ha-

Zeus Olympios, Aulus Claudius Charax, der ebenfalls aus Pergamon stammte und seinerseits als mehrjähriger Statthalter von Kilikien mit dem Suffektkonsulat belohnt (147) wurde, um den Asklepioskult verdient gemacht und das Propylon des Tempelbezirks erbaut[72]. Ob es in den Jahren, als Galen den Unterricht des Satyros besucht hat, Kontakte zwischen Galens Vater und Rufinus bzw. Claudius Charax gegeben hat, läßt sich nicht sicher feststellen, doch deutet in diese Richtung, daß Aelius Aristides, den Galen persönlich in Pergamon kennengelernt hat, hier mit Rufinus zusammengetroffen ist[73].

Auch unabhängig von diesem nur undeutlich erkennbaren Beziehungsnetz ergibt sich eine interessante Perspektive auf Galens Studium der Medizin, scheint der Vater mit der Wahl des Studienfaches doch auf die Bedeutung reagiert zu haben, die dem pergamenischen Asklepios seit Hadrian von Seiten der römischen Kaiser zugewiesen wurde. Im Hinblick auf das von Rufinus betriebene Bauvorhaben könnte man die Studienwahl geradezu als ‘flankierende Maßnahme’ bewerten, mit der Galens Vater als Angehöriger der munizipalen Aristokratie (und als römischer Bürger?) die Stärkung der Tradition Pergamons im von Rom gewünschten Sinn unterstützen wollte, allerdings weniger in religiöser als vielmehr in wissenschaftlicher Hinsicht (zu Galens vermeintlicher Tätigkeit als θεραπευτής des Asklepios s.u., S. 78f.). Eine solchermaßen ‘wissenschaftliche’ Antwort auf eine religionspolitische Tendenz hätte indes keinen inneren Widerspruch dargestellt, da die zeitgenössische Interpretation des Asklepios bzw. der Heil-

drians in Kleinasien (350, Anm. 1; 353ff. [unterschiedliche Formen der Verbindung des Kaisers mit den Göttern]; 356 [Karte der Statuen, Altäre und Tempel Hadrians in Kleinasien]); 357 [Aufstellung aller Städte Kleinasiens, die nach Hadrian benannt wurden, seinen Namen als Titel trugen und in denen die kultische Verehrung Hadrians nachgewiesen werden kann; dabei steht Pergamon mit einem Tempel und zahlreichen Altären an erster Stelle: 360f.; vgl. auch Weber, Untersuchungen zur Geschichte des Kaisers Hadrian, 1907, 134f.]; Gerade in den Jahren nach Galens Geburt hat die Vergöttlichung des noch lebenden Kaisers im Osten mit allem Nachdruck eingesetzt (vgl. Le Glay, bsd. 364f.; vgl. auch Clauss, Kaiser und Gott, 1999, 142f.; 513f.).

72 Zu Claudius Charax, der bei Galen allerdings keine Erwähnung findet, vgl. Alföldy, Konsulat und Senatorenstand unter den Antoninen, 1977, bsd. 102 (Charax offensichtlich ohne konsularische Vorfahren und deshalb nur Suffektkonsul); 104; 152; 254 mit Anm. 247 (Charax als *consul in absentia*); 295 mit Anm. 66; 335 (zu seinem *cursus honorum*). Vgl. auch Le Glay, Hadrien et l'Asklépieion de Pergame, 1976, 368f.; Eck, Die Präsenz senatorischer Familien in den Städten des Imperium Romanum, 1980, 307, Nr. 21.

73 Ael. Arist., or. 50, 43; 83; 107. Vgl. auch Nutton, Healers in the medical market place, 1995, 42 (allgemein zu den Kontakten von Galens Vater zur Reichsaristokratie).

kunst Religion und Wissenschaft eher zu harmonisieren als zu kontrastieren suchte. Für Hadrian selbst kann in diesem Zusammenhang auf Galen verwiesen werden, der in seinem Kommentar 'in Hippocratis de natura hominis' an die Hippokrates-Auslegung des Artemidor erinnert, welche dieser dem Kaiser gewidmet hat[74]. Auch kann von einer Ärzteaustreibung aus Rom unter Hadrian, die unter Verweis auf eine Galen-Stelle in der Forschungsliteratur gelegentlich begegnet, nicht die Rede sein.

In dem nur arabisch überlieferten Teil von 'de anatomicis administrationibus' bezeichnet Galen Quintos, den Lehrer des Satyros, als „a man who was distinguished and pre-eminent in the time of Hadrian, in the city of Rome. He had become widely known, and had gained a not inconsiderable reputation through anatomical perspicacity"[75]. In 'de praecognitione' berichtet Galen, daß Quintos Rom verlassen habe, da er den Anfeindungen neidischer Kollegen ausgesetzt gewesen sei. Galen verwendet bei seiner Beschreibung dieses Vorgangs Ausdrücke, die auf eine staatliche Maßnahme hindeuten[76], und so hat z.B. Korpela aus Galens Bericht geschlossen, „dass die Ausweisungen der ausländischen Philosophen, die von Zeit zu Zeit vorkamen, auch Philosophenärzte betrafen, wie der Fall des Quintos beweist ..."[77]. Diese Interpretation jedoch läßt sich nicht halten; vielmehr ist der Fortgang des Quintos aus Rom als eine selbstverantwortete Reaktion auf die dortigen Auseinandersetzungen zu bewerten. Galen beschreibt Quintos als einen kenntnisreichen und erfolgreichen Arzt, doch hat ihm vermutlich eine Unterstützung von Seiten der Aristokratie oder des Kaisers und damit die 'soziale Absicherung' gefehlt[78].

---

74 1, 2 (CMG V, 9, 1, S. 13 [K. XV, 21]): ᾽Αρτεμίδωρος ὁ ἐπικληθεὶς Καπίτων ἔκδοσιν ἐποιήσατο τῶν Ἱπποκράτους βιβλίων εὐδοκιμήσασαν οὐ μόνον παρὰ ᾽Αδριανῷ τῷ αὐτοκράτορι ...

75 14, I; Übs. Duckworth, S. 183.

76 Vgl. die Übersetzung von Nutton in CMG V, 8, 1, S. 71f.: „... Quintus ..., who was expelled from Rome on a charge of murdering his patients; [to] go into exile like Quintus ..." Nuttons Kommentar zur Stelle (S. 150; 152) zeigt, daß auch er an eine staatlicherseits verfügte Bestrafung des Quintos denkt. Vgl. dagegen auch Grmek u. Gourevitch, Galien et Marinus, 1994, 1505ff. (1507: „Une telle accusation faisait courir le risque de peine capitale. On comprendrait donc que Quintus ait préféré partir de lui-même avant tout procès").

77 Das Medizinpersonal im antiken Rom, 1987, 102; vgl. S. 199 unter Nr. 247.

78 Zu Beginn von de praecogn. beschreibt Galen die Gefahren, denen der fähige Arzt von Seiten seiner unfähigen Kollegen ausgesetzt ist (1, 5-10 [CMG V, 8, 1, S. 70f.; K. XIV, 601ff.]). Zu Galens Darstellung in de praecogn. gibt es keine Parallelquellen, doch zeigt eine genaue Interpretation, daß Quintos keiner generellen oder nur auf seine Person zielenden staatlichen Maßnahme ausgesetzt war. Zu berücksichtigen ist zunächst, daß Galen den Fall des Quintos anführt, weil er seine eigenen,

Angesichts der religionspolitischen und kultischen Bedeutung, die dem Asklepieion Pergamons während der Kaiserzeit zukam, würde es kaum überraschen, wenn Galen in seiner Jugend ein *therapeutes* des Asklepios und damit ein Angehöriger des Kultpersonals des Heilgottes gewesen wäre. Tatsächlich hat Habicht in seinen Erläuterungen zu den 'Inschriften des Asklepieions' diese Auffas-sung vertreten[79], und auch Nutton hat sie zumindest als Vermutung gelten lassen: „At Pergamum he [Galen] listened to Aeschrion, Stratonicus, and Satyros, and it is possible also at this time that he became a θεραπευτής at the shrine of

ähnlichen Schwierigkeiten in Rom illustrieren will; Galen spricht ausdrücklich von „einem Aspekt, der mich selbst ganz besonders betrifft" (1, 5 [CMG V, 8, 1, S. 68f.; K. XIV, 601]: ... ἀλλ' ἕν τι τῶν κατ' αὐτὴν ἔγνωκα προχειρίσασθαι τῶν ἐμοὶ μάλιστα διαφερόντων). Es geht Galen um die Gefährdung, in die der Arzt gerät, der Vorhersagen macht (1, 6 [S. 70; K. XIV, 601]: καὶ τοσοῦτον ἀποδεῖ τοῦ θαυμάζεσθαι παρ' αὐτοῖς ὁ προειπὼν, ὥστε ἀγαπήσειεν ἂν εἰ μὴ καὶ γόης τις εἶναι δόξειεν). Die unzureichenden Kenntnisse der Ärzte führen dazu, daß selbst ihnen jemand, der medizinische Vorhersagen macht, als Betrüger bzw. Zauberer erscheint (1, 8 [S. 70; K. XIV 602]: ... γόητα δ' εἶναι τὸν ἐπιδεικνύμενον τοιαύτην πρόρρησιν ...). Der Neid der Ärzte (φθόνον) reicht soweit, daß sie ihre fähigeren Konkurrenten zu vergiften suchen, oder, wie Quintos, „der beste Arzt seiner Zeit" (... βελτίων μὲν ὢν ἰατρὸς τῶν καθ' ἑαυτὸν ...) erleben mußte, mit falschen Beschuldigungen überziehen: Quintos „wurde auf eine andere Art überlistet, nämlich aus Rom herausgetrieben, weil er seine Patienten umgebracht haben soll" (1, 9 [S. 70; K. XIV, 602]: ... δεύτερον δὲ ᾗ Κόιντος ἥλω, ... ἐκβληθεὶς δὲ τῆς πόλεως ὡς ἀναιρῶν τοὺς νοσοῦντας). Während der von Galen verwendete Ausdruck ἐκβάλλειν an eine Maßnahme der Regierung denken läßt, weist die anschließende Formulierung in eine andere Richtung. Für den philosophisch orientierten Asklepios-Schüler, so führt Galen aus, bestehen nur zwei Möglichkeiten: entweder sich wie Quintos vertreiben zu lassen und so einen „glänzenden Lohn für die Erkenntnis zu erhalten" (1, 9 [S. 70f.; K. XIV, 602]: ... ἢ παραπλησίως Κοΐντῳ φυγαδευθέντα λαμπρὰ τῆς αἰσθήσεως τἀπίχειρα κομίσασθαι) oder sich den Anschuldigungen gegenüber zu rechtfertigen und forthin in Angst zu leben. Denn wer den Mut hat, sich auf diese Art von Auseinandersetzungen einzulassen, wird schließlich von der andern Seite bezwungen werden (1, 10 [S. 72; K. XIV, 603]: ... ἤτοι κατὰ κράτος ἁλόντα γενέσθαι τὸ λοιπὸν ἐπ' ἐκείνοις, ὅτι ἂν αὐτῷ χρῆσθαι βουληθῶσιν ...). Galen gebraucht auch hier mit dem Ausdruck φυγαδεύειν einen Begriff, der auf staatliches Handeln verweisen kann, doch zeigt nicht allein die Parallelisierung mit dem eigenen Schicksal in Rom, sondern mehr noch die Beschreibung der Alternative, daß es sich nicht um eine offizielle Vertreibung des Quintos handelte. Zur rechtlichen Situation vgl. Below, Der Arzt im Römischen Recht, 1953, 122ff.; Kudlien, Medical Ethics, 1970, 106f. (Ausweisung als mögliche, aber unwahrscheinliche Strafmaßnahme für Behandlung mit Todesfolge).

79 Altertümer von Pergamon VIII, 3, 1969, 16; 114, Anm. 79.

the god"[80]. Doch die einzige Stelle in den Schriften Galens, die einen Beleg für diese Ansicht zu bieten scheint, kann (wie schon Kudlien gezeigt hat) bei näherer Betrachtung so nicht ausgelegt werden. In 'de libris propriis' berichtet Galen von seiner Vorladung zu Mark Aurel und seinem Bemühen um die Freistellung vom Aufenthalt an der Front. Seinen Wunsch, den Kaiser nicht in den Markommannenkrieg begleiten zu müssen, begründete Galen mit entsprechenden Anweisungen, die er von Asklepios erhalten habe. Dessen 'Diener', erklärte Galen, sei er geworden, als ihn der Gott aus einer lebensgefährlichen Krankheit befreite, und so habe er den Kaiser überzeugen können, ihn nach Rom zu entlassen[81]. Galen denkt offensichtlich an jene durch falsche Ernährung provozierte und lebensgefährliche Krankheit, an der er in seinem achtundzwanzigsten Lebensjahr gelitten hat, ist doch ansonsten von einer weiteren gefährlichen Erkrankung bei Galen nicht die Rede. Die von Habicht und Nutton angenommene zeitliche Kongruenz zwischen dem Studienbeginn mit sechzehn Jahren und einem 'Dienst' im Asklepios-Heiligtum von Pergamon muß somit aufgegeben werden. Wichtiger erscheint noch, daß Galen an der zitierten Stelle von 'de libris propriis' davon spricht, sich als 'Diener' des Asklepios bekannt zu haben (ἀποφαίνω), nicht aber davon, als *therapeutes* einen kultischen Dienst im Heiligtum vollzogen zu haben. Galen ordnete sich in seiner Unterhaltung mit dem Kaiser in den großen Kreis jener Asklepios-Verehrer ein, die dem Heilgott ihre Reverenz erwiesen und sich dann auch als 'Diener' des Gottes bezeichneten, und er brachte damit ein Argument zur Geltung, auf dessen Wirkung bei Mark Aurel er vertrauen konnte, doch als 'Kultdiener' im engeren Sinn des Wortes hat er sich damit nicht präsentiert[82].

Festzuhalten ist jedoch, daß die soziale Relevanz der Medizin mehr als in irgendeiner anderen Stadt des Ostens in Pergamon zutage trat, und dies nicht allein wegen der von Angehörigen der Reichsaristokratie finanzierten Bauten, sondern auch aufgrund der Kuraufenthalte zahlreicher hochstehender Patienten. Nicht nur die literarischen Zeugnisse bezeugen den Rang und die Anziehungskraft des Asklepios-Heiligtums in Pergamon, etwa wenn Philostratos „ganz

---

80 Chronology, 1973, 162.

81 De libr. propr. 2 (GSM II, 99; K. XIX, 18f.): ... πεισθεὶς δ' ἀφεῖναι λέγοντος ἀκούσας τἀναντία κελεύειν τὸν πάτριον θεὸν Ἀσκληπιόν, οὗ καὶ θεραπευτὴν ἀπέφαινον ἐμαυτόν, ἐξ ὅτου με θανατικὴν διάθεσιν ἀποστήματος ἔχοντα διέσωσε, προσκυνήσας τὸν θεὸν καὶ περιμεῖναί με τὴν ἐπάνοδον αὐτοῦ κελεύσας ...

82 Vgl. Kudlien, Galen's Religious Belief, 1981, 120; Kollesch, Galen und die zweite Sophistik, 1981, 7f.; Swain, Hellenism and Empire, 1996, 375, Anm. 66.

Asien zum Heiligtum des Asklepios streben" sieht[83], oder Martial von Asklepios als dem *Pergameus deus* spricht (11, 11, 6) und auf diese Weise belegt, daß zumindest für „die gebildeten Schichten Roms ... das Heiligtum vor den Toren Pergamons und die Gestalt des Heilgottes Asklepios mittlerweile zu einem Begriff verschmolzen" waren[84]. Aus gesundheitlichen Gründen haben sich nicht nur der neupythagoreische Philosoph Nikomachos, der Rhetor Polemon und dessen Urenkel, der Sophist Hermokrates, in Pergamon aufgehalten[85]; behandelt wurden hier auch der römische Senator Marcus Sedatius Severianus[86], der Rhetor Aristokles[87] sowie Aelius Aristides, der Patient des Satyros und Priester des Asklepios wurde[88]. Galen hat zu einem unbekannten Zeitpunkt, vielleicht als junger Student in Pergamon, Vorträge dieses angesehenen Redners erlebt[89], während offen bleibt, ob er auch Aristokles gehört hat. Dieser hatte einen kaum geringeren Ruf als Aristides, reiste doch seinetwegen in späteren Jahren Herodes Atticus mitsamt seiner Schülerschaft von Athen nach Pergamon. Dieser Besuch fällt allerdings erst in die Zeit, als sich Galen bereits in Rom aufhielt. Galen hat schließlich weder einen eventuellen Aufenthalt Mark Aurels noch den sicher be-

---

83 Vita Apoll. 4, 34: ἀνελθὼν ... καὶ ἐς τὸ ἱερὸν τὸ Λεβηναῖον· ἔστι δὲ Ἀσκληπιοῦ, καὶ ὥσπερ ἡ Ἀσία ἐς τὸ Πέργαμον, οὕτως ἐς τὸ ἱερὸν τοῦτο ξυνεφοίτα ἡ Κρήτη ... Vgl. Le Glay, Hadrien et l'Asklépieion de Pergame, 1976, 371: das Asklepieion in Pergamon „... l'un des premiers sanctuaires du monde romain. ... Il conquiert le rang de première 'station de santé' de l'Empire ...".

84 Kranz, Hadrianische Religionspolitik, 1990, 135f. Vgl. auch Scarborough, Roman Medicine, 1969, 104.

85 Nikomachos: de diff. morb. 9 (K. VI, 869); Polemon: Philostratos, Vitae Soph. 1, 25 (p. 535); Hermokrates: Philostratos, Vitae Soph. 2, 25 (p. 611). Vgl. Bowersock, Greek Sophists, 1969, 48; Hepding, ΡΟΥΦΙΝΙΟΝ ΑΛΣΟΣ, 1933, 97f.; Le Glay, Hadrien et l'Asklépieion de Pergame, 1976, 371; zu Polemon auch W. Stegemann, RE, XXI, 2, 1952, 1320ff., zu Hermokrates K. Münscher, RE, VIII, 1, 1912, 887f.

86 Von Bowersock, Greek Sophists, 1969, 86f. aus den Angaben bei Ael. Arist. (Σηδᾶτος) erschlossen.

87 Bowersock, Greek Sophists, 1969, 19.

88 Zu Aristides und seinen Krankheiten vgl. Scarborough, Roman Medicine, 1969, 105ff.

89 In einem arabisch überlieferten Abschnitt seines Kommentars zum platonischen Timaios berichtet Galen, Aristides kennengelernt zu haben: „Und was die angeht, deren Seelen stark sind von Natur und deren Körper schwach sind, so habe ich von denen nur wenige gesehen. Einer von ihnen war Aristides von den Bewohnern von Musia. Und dieser Mann gehörte zu den hervorragendsten Rednern. So traf ihn darum, weil er sein ganzes Leben lang angeregt war zur Unterhaltung und zum Reden, daß sein ganzer Körper dahinschwand" (Übs. Schröder, CMG, suppl. I, 1934, S. 33; wieder bei Larrain, Galens Kommentar zu Platons Timaios, 1992, 215).

zeugten Besuch Caracallas in Pergamon miterlebt. Fraglich ist, ob Mark Aurel den göttlichen Rat, wie sein Bluthusten und Schwindel zu kurieren sei, durch eine Inkubation im Asklepiosheiligtum von Pergamon erhalten hat; seine eigenen Äußerungen[90] geben keinen sicheren Aufschluß und werden auch durch weitere Zeugnisse nicht ergänzt[91]. Caracalla hat sich 213/214 n. Chr. in Pergamon aufgehalten, um hier Linderung von einer (nicht näher bezeichneten) Krankheit zu erlangen[92].

Wie zuvor der Unterricht in der Philosophie war auch Galens Medizinstudium breit angelegt. Die von Galens Vater vorgegebene Richtlinie, sich um Kenntnisse in allen bedeutenden philosophischen 'Sekten' zu bemühen, ohne voreilig zum Anhänger einer einzigen zu werden, galt auch für das neue Fach. Während der ersten vier Jahre seines Studiums, die Galen in Pergamon verbrachte, bevor er seine Ausbildung in Smyrna und Alexandria fortsetzte, besuchte er den Unterricht von Ärzten, die ihn mit der empirischen, dogmatischen und pneumatischen Richtung der medizinischen Theorie und Praxis vertraut machten. Allein mit der methodischen Richtung der Medizin ist Galen erst in Alexandria genauer bekannt geworden; dort lehrte Julian, gegen dessen Wissenschaftsverständnis und Unterricht Galen in verschiedenen Schriften polemisiert. Die verschiedenen 'Sekten' der Medizin postulierten unterschiedliche Grundprinzipien und methodische Ansätze und standen sich in einer bisweilen erbitterten Konkurrenz gegenüber, obwohl sie sich letztlich alle auf Hippokrates beriefen. Während die Pneumatiker von der Stoa und die Methodiker von der epikureischen Atomlehre beeinflußt waren, orientierten sich die Dogmatiker an der (fälschlich auf Hippokrates zurückgeführten) Viersäftelehre; die Empiriker schließlich vertraten aufgrund der Unvereinbarkeit unterschiedlicher Theorien die Ansicht, daß die Medizin auf eine theoretische Grundlage ganz zu verzichten

90 1, 17, 20: τὸ δι' ὀνειράτων βοηθήματα δοθῆναι ἄλλα τε καὶ ὡς μὴ πτύειν αἷμα καὶ μὴ ἰλιγγιᾶν ...; 9, 27, 3: ... καὶ οἱ θεοὶ δὲ παντοίως αὐτοῖς βοηθοῦσι, δι' ὀνείρων, διὰ μαντειῶν, πρὸς ταῦτα μέντοι, πρὸς ἃ ἐκεῖνοι διαφέρονται.

91 Zur Möglichkeit eines Besuchs von Mark Aurel in Pergamon kritisch (und gegen Boulanger, Aelius Aristide, 1923, 206; Wiegand, Ausgrabungen von Pergamon, 1932, 31) Ohlemutz, Tempel und Heiligtümer, 1940, 150 mit Anm. 79.

92 Herodian 4, 8, 3; Cass. Dio, 77, 16, 8; zu Caracallas Kuraufenthalt in Pergamon sowie zum „besonders engen, persönlichen Verhältnis“ des Kaisers zum pergamenischen Asklepios, das seinen Ausdruck in den Münzbildern (Caracalla bringt Asklepios ein Opfer) sowie einer Kolossalstatue in Pergamon (Caracalla als Asklepiospriester) findet, vgl. Ohlemutz, Tempel und Heilgtümer, 1940, 150f.

habe, und betonten folglich die praktische Seite der Heilkunst[93]. Galens Schriften beinhalten umfangreiche Auseinandersetzungen mit den genannten 'Sekten'; seine Vielseitigkeit als medizinischer Forscher und der Umfang seines Werkes sind auch als Reaktion auf die skizzierte, grundsätzliche Konkurrenzsituation innerhalb seiner Wissenschaft zu verstehen, die Galen durch eine systematische, sich auf die hippokratischen Grundlagen ebenso wie auf eine stoisch-teleologische Physis-Lehre stützende Behandlung der einzelnen medizinischen Fächer zu beenden suchte[94].

Galen macht einige Angaben zu seinen medizinischen Studien in Pergamon, so daß sich sein Ausbildungsgang in den Grundzügen rekonstruieren läßt. Im Gegensatz zu seinen Philosophieprofessoren nennt Galen mit den Empirikern Satyros, Stratonikos und Aischrion sowie dem Dogmatiker Aiphikianos die Namen der Ärzte, bei denen er studiert hat; er ordnet die Namen den einzelnen 'Sekten' zu und erwähnt auch, welche medizinischen Fächer ihm von diesen Lehren vermittelt wurden. Eine Ausnahme macht Galen nur mit dem Pneumatiker, der sich als gänzlich unfähig erwiesen haben soll und an dessen Unterricht Galen nur kurz teilgenommen hat: Sein Name bleibt ungenannt und unbekannt[95].

Satyros' Lehrer Quintos war gestorben, kurz bevor Galen mit seinem Medizinstudium begann[96]. In der Tradition seines Lehrers unterrichtete Satyros Anatomie[97] und erläuterte seinen Studenten anläßlich jener bereits erwähnten, um 145 in Kleinasien verbreiteten Epidemie (ἄνθραξ), bei der die Patienten tiefe Wunden erlitten, die Lage der einzelnen Knochen, Nerven, Arterien und Venen am lebenden 'Objekt'; die Studenten durften zudem selbst die Funktion einzelner

93 Zur grundsätzlich philologischen Ausrichtung auch des medizinischen Unterrichts, der zum großen Teil in der Hippokrates-Interpretation bestand, vgl. Sluiter, The embarrassment of imperfection, 1995, 519f.

94 Galen appelliert in seinen Traktaten immer wieder an die Verständnisbereitschaft derjenigen, die sich von ihrer 'Sekten'-Abhängigkeit lösen können; vgl. z.B. an in art. 1, 3 (Furley u. Wilkie, 1984, S. 146 [K. IV, 705]): ἀρκεῖ τοῦτο εἰς ἀπόδειξιν τοῖς μήθ' αἱρέσει τινὶ προκατειλημμένοις μήτ' ἀγνοοῦσιν ἀληθεῖς λόγους διακρίνειν ψευδῶν.

95 In de elem. sec. Hipp. 6, 16ff. (CMG V, 1, 2, S. 104ff. [K. I, 460ff.]) referiert Galen ein Streitgespräch, das er mit diesem Lehrer während des Unterrichts geführt hat; vgl. Temkin, Galenism, 1973, 20ff.

96 De anat. admin. 1, 2 (K. II, 225): ἐτεθνήκει δ' οὐ πρὸ πολλοῦ Κόϊντος, ὁ διδάσκαλος τοῦ Σατύρου.

97 In Hipp. de nat. hom. comm. 2, 6 (CMG V, 9, 1, S. 70 [K. XV, 136]): ἀλλὰ καὶ τῶν Κοΐντου μαθητῶν ἔστιν ἀνατομικὰ συγγράμματα, καθάπερ τὰ Σατύρου τε τοῦ ἡμετέρου διδακάλου καὶ Λύκου.

Muskeln prüfen[98]. Da Satyros in Galens Schrift 'de antidotis' erwähnt wird, hat er in seinem Unterricht offensichtlich auch die Pharmakologie behandelt[99], und anders als Quintos hat er Schriften verfaßt, die jedoch zumindest z.T. aus dem Unterricht seines Lehrers hervorgegangen sind. So bemerkt Galen in 'de ordine librorum suorum', daß Satyros in seinen Kommentaren zu Hippokrates die Erklärungen des Quintos wiedergegeben habe[100].

Die enge Verbindung, die zwischen dem Konsular Rufinus und Galens Lehrer Satyros bestand (vgl. S. 74 zum Zusammenleben beider in Pergamon), muß für den Arzt die Funktion eines Schutzes gegen Konkurrenz und Anfeindungen gehabt haben. Galen hat später in Rom selbst erlebt, wie sehr die eigene Stellung von dem Rückhalt abhing, den man bei einflußreichen 'Freunden' (in seinem Fall vor allem bei dem Konsular Boethus) gewonnen hatte. Ob die Bekanntschaft zwischen Satyros und Rufinus auf ein Zusammentreffen beider in Rom zurückgeht, ist ungewiß, doch die Schwierigkeiten, die Satyros' Lehrer Quintos veranlaßt haben, Rom zu verlassen (s.o., S. 77f., Anm. 78), werden Satyros die Vorteile einer *amicitia* zu einem Angehörigen der Reichsaristokratie deutlich gemacht haben. Ob Satyros *peregrinus* oder *civis Romanus* war, läßt sich aufgrund der unzureichenden Quellenlage nicht sicher entscheiden, doch erscheint ersteres als wahrscheinlicher[101].

Auch Aiphikianos, dessen Unterricht Galen in Pergamon erlebte, war ein Schüler des Quintos. Über ihn ist nicht mehr zu erfahren, als daß er die Hippokrates-Interpretation seines Lehrers mit einer stoischen Tendenz unterlegt hat[102]. Weder zur Ausrichtung seines medizinischen Unterrichts noch zu seinem bürgerrechtlichen Stand läßt sich etwas Genaueres sagen, und dieser Befund gilt mehr oder weniger auch für die beiden letzten Medizinprofessoren Galens in Pergamon, Stratonikos und Aischrion. In 'de atra bile' berichtet Galen von einer von Stratonikos durchgeführten Venensektion, die er selbst miterlebt hat; in die-

98 De anat. admin. 1, 2 (K. II, 224).

99 1, 14 (K. XIV, 69).

100 De ord. libr. suor. 3 (GSM II, 87; K. XIX, 57]: ὁμολογεῖται δὲ Σάτυρος ἀκριβέστατα διασῴζειν τὰ Κοΐντου δόγματα μήτε προσθεὶς αὐτοῖς τι μήτ' ἀφελών ...

101 Kudlien, Die Stellung des Arztes, 1986, behandelt weder Satyros noch Quintos; Korpela, Medizinpersonal, 1987, erwähnt Satyros, ohne auf die Frage nach seiner Standeszugehörigkeit einzugehen (S. 199 wird er unter Nr. 247 als Schüler des Quintos genannt; vgl. auch S. 122), und vermerkt, daß diese Frage auch für Quintos nicht zu klären sei (S. 199). Zu Satyros vgl. auch Grmek u. Gourevitch, Galien et Marinus, 1994, 1519f.

102 De ord. libr. suor. 3 (GSM II, 87; K. XIX, 58]: ... Αἰφικιανὸς μὲν γάρ τι καὶ μετερρύθμισεν ἐπὶ τὸ Στωικώτερον.

sem Zusammenhang bezeichnet er Stratonikos als einen Schüler des Hippokrates-Kommentators Sabinos[103]. Aischrion, der aus Pergamon stammte, stand bereits in hohem Alter, als Galen seinen Unterricht besuchte. Da Galen ihn in 'de simplicium medicamentorum temperamentis et facultatibus' als erfahrenen Pharmakologen bezeichnet, wird sich sein Unterricht u.a. auf die Medikamentenlehre erstreckt haben[104].

Im Anschluß an seine ersten philosophischen Schreibversuche hat Galen auch als Medizinstudent 'Jugendwerke' verfaßt, die jedoch ebenfalls nicht erhalten sind. Galen erwähnt diese Schriften in 'de libris propriis'[105]; es handelte sich um zwei kürzere Arbeiten über die 'Anatomie des Uterus' (μικρὸν βιβλίδιον) und die 'Diagnose von Augenkrankheiten' (μικρὸν καὶ αὐτό) sowie um eine umfangreichere Schrift (τρίτον δ' ἀξιόλογον τῷ μεγέθει) über die 'ärztliche Empirie'. Ähnlich wie viele seiner späteren Werke waren die beiden kürzeren Schriften für Leser aus Galens Bekanntenkreis gedacht. So hat er die Schrift über die 'Anatomie des Uterus' einer Hebamme überlassen[106] und die Augendiagnostik einem jungen Mann (bzw. Kommilitonen?), der sich mit der Augenheilkunde beschäftigte[107]. Die Niederschrift des dritten Werks schließlich bezeichnet Galen als eine Übung, die er nur für sich selbst durchgeführt habe[108]; ihr Inhalt beruhte

103 De atr. bil. 4, 12 (CMG V, 4, 1, 1, S. 78; K. V, 119): ... ὕστερον δέ ποτε μετ' ἐνιαυτὸν εἷς τῶν ἐν Περγάμῳ διδασκάλων ἡμῶν Στρατόνικος ὄνομα, μαθητὴς Σαβίνου τοῦ Ἱπποκρατείου, φλέβα τεμὼν ἐν ἀγκῶνι τοῦ ἀνθρώπου καὶ θεασάμενος ...

104 De simpl. med. temp. et fac. 11, 1, 34 (K. XII, 356f.): ... Αἰσχρίων ὁ ἐμπειρικὸς ... φαρμάκων ἐμπειρικώτατος γέρων, πολίτης τε καὶ διδάσκαλος ἡμέτερος. ... οὗτος ὁ Αἰσχρίων εἶχεν ἀεὶ παρεσκευασμένον ἕτοιμον ἐπὶ τῆς οἰκίας τὸ φάρμακον ... – Zu Stratonikos und Aischrion vgl. Kollesch, Galen und die zweite Sophistik, 1981, 2. Kudlien, Stellung des Arztes, 1986, sowie Korpela, Medizinpersonal, 1987, äußern sich zu keinem von beiden.

105 2 (GSM II, 97; K. XIX, 16).

106 De libr. propr. 2 (GSM II, 97; K. XIX, 16): ἐδόθη δὲ τὸ μὲν πρῶτον εἰρημένον μαίᾳ τινί ... Vgl. Ilberg, Schriftstellerei, 1974 (1892), 35f. zu der möglichen Abhängigkeit der überlieferten Schrift Galens über die 'Anatomie des Uterus' (de ut. diss.: CMG V, 2, 1 [K. II, 887-908]) von der in de libr. propr. genannten Jugendschrift.

107 2 (GSM II, 97; K. XIX, 16): ... τὸ δὲ δεύτερον ὀφθαλμοὺς θεραπεύοντι νεανίσκῳ ... Zu den unterschiedlichen Auslegungen von ... ὀφθαλμοὺς θεραπεύοντι νεανίσκῳ ... vgl. Ilberg, Schriftstellerei, 1974 (1892), 34 (Therapievorschlag für einen Patienten); Walsh, Galen's writings, 1934, 17f. mit S. 29, Anm. 50 (Inhalt der Schrift die Diagnose, nicht aber die Therapie von Augenkrankheiten); vgl. auch Savage-Smith, Galen's Lost Ophthalmology, 2002, 132.

108 2 (GSM II, 97; K. XIX, 17): ... ἔγραψά τι γυμνάσιον ἐμαυτῷ καὶ τοῦτ' οὐκ οἶδ' ὅπως ἐξέπεσεν ἐμοῦ μηδὲν εἰδότος αὐτό.

auf einer zweitägigen, offensichtlich öffentlichen Diskussion zwischen den beiden Ärzten Pelops und Philippos, die sich auf die Frage bezogen hatte, ob die Medizin auch ohne Theorie auskommen könnte[109]. Hier hat der junge Galen vielleicht zum erstenmal einen Disput erlebt, in dem ähnlich wie bei den Wettkämpfen der Sophisten nicht nur über den wissenschaftlichen, sondern auch über den gesellschaftlichen Rang der Beteiligten gestritten wurde; nach dem Abschluß seiner Ausbildung hat Galen selbst, in Pergamon und in Rom, vergleichbare Auftritte absolviert. Die von Pelops vertretene Auffassung, daß die Medizin der Theorie bedürfte, war später auch die Galens, und es ist naheliegend, in dem Disput den Anlaß für Galens spätere Übersiedlung nach Smyrna zu sehen, wo er den Unterricht des Pelops besucht hat. Da Galen seine Übungsschrift noch vor diesem Umzug abgefaßt hat, könnte der Disput in Pergamon stattgefunden und vielleicht auch Philippos, zumindest vorübergehend, in Pergamon gelehrt haben. Allerdings führt ihn Galen nicht als einen seiner Lehrer an.

IV. 3. Studium in Smyrna

Im Jahr 148/149, als Galen 19 Jahre alt war, starb der Vater[110]. Der Besitz der Familie ging in die Hände Galens über, und der beträchtliche Wohlstand, über den Galen nun verfügte, erlaubte es ihm, seine Studien noch über Jahre fortzusetzen[111]. Galens Erinnerungen an seinen Vater lassen vermuten, daß dieser Teile

---

109 2 (GSM II, 97; K. XIX, 16f.): ... ἡνίκα Πέλοψ μετὰ Φιλίππου τοῦ ἐμπειρικοῦ διελέχθη δυοῖν ἡμερῶν, τοῦ μὲν Πέλοπος, ὡς μὴ δυναμένης τῆς ἰατρικῆς δι' ἐμπειρίας μόνης συστῆναι, τοῦ Φιλίππου δ' ἐπιδεικνύντος δύνασθαι· τοὺς οὖν ὑφ' ἑκατέρου λόγους ῥ ηθέντας εἰς τάξιν καταστήσας ... Vgl. Debru, Les démonstrations médicales, 1995, 71 (hier auch zu einer weiteren Diskussion zwischen Satyros und Pelops, die Galen in Pergamon erlebt hat; vgl. de nomin. med. 27); Grmek u. Gourevitch, Galien et Marinus, 1994, 1521.

110 De bon. mal. suc. 1, 18: CMG V, 4, 2, S. 393 [K. VI, 756]: ... ἐν τῷ μετ' αὐτὸν ἐνιαυτῷ, τοῦ πατρὸς ἀποθανόντος ...

111 Vgl. meth. med. 8, 3 (K. X, 560f.): Galen referiert die Klagen von Ärzten in Rom und ehemaligen Mitschülern, die ihre Studienzeit unter schlechten Lehrern verbracht haben. Seine ärmeren Kommilitonen hätten ihm einst vorgehalten, sich eine lange Ausbildung nicht leisten zu können; auch habe man sich in ihrer Jugend um ihre Erziehung wenig gekümmert. Der Abschnitt belegt die soziale Selbsteinschätzung Galens und bringt zugleich einen Rückblick auf seine Erziehung bzw. das Einwirken des Vaters (motiviert durch die φιλοτιμία!): ἀλλὰ σὺ μὲν ἅπαξ ἤκουσας τοῦτο, θεοὺς δ' ἐγὼ σύμπαντας ἐπόμνυμι πολλοὺς (gemeint sind Ärzte in Rom) ἐμοὶ πολλάκις ὡμολογηκέναι μόνῳ ταῦτα μετὰ τοῦ δακρύειν τε καὶ τὴν ἑαυτῶν ὀδύρεσθαι δυστυχίαν ἐπὶ τῷ τὸν χρόνον ἀπολέσαι μοχθηροῖς διδασκάλοις

seines Vermögens für die öffentliche Wohlfahrt verwendet hat (vgl. Kap. III, 2), wie es auch der Zugehörigkeit zum *ordo decurionum* entsprechen würde. Wenn Galen sich zu den „sogenannten Wohlgeborenen" rechnen kann, so impliziert dies einen ausreichenden Besitz, um städtische Ämter und Aufgaben zu übernehmen, und möglicherweise sollte Galens spätere Tätigkeit als Gladiatorenarzt auch in diesem Zusammenhang gesehen werden. Galen erklärt in 'de placitis Hippocratis et Platonis', daß ein denkbares Motiv für die Ausübung der Heilkunst darin liege, sich auf diese Weise der Kurialenpflichten zu entziehen[112], doch darf man mit Temkin annehmen, daß für Galen selbst der Aspekt der Wohltätigkeit eine bedeutendere Rolle gespielt hat[113]. Die nun folgende, mehrjährige Abwesenheit Galens aus Pergamon läßt vermuten, daß er (zumindest zu diesem Zeitpunkt) von allen Zwängen, sein Vermögen für die Stadt Pergamon aufzuwenden, frei war. Im Anschluß an seine Ausbildung in Pergamon hat sich Galen bis zum Jahr 157 in Smyrna, Korinth und Alexandria aufgehalten, um den Unterricht einiger renommierter Ärzte und Philosophen zu besuchen.

Zu welchem Zeitpunkt Galen Pergamon verlassen hat, um sein Studium in Smyrna bei Pelops, der seinerseits ein Schüler des Numesianos und damit ein 'Enkelschüler' des Quintos war, sowie bei dem Philosophen Albinos fortzuset-

---

χρησαμένους. ἐπόμνυμι δ' αὖθίς σοι τοὺς θεοὺς καὶ τοῦτό μοι λεχθῆναι πάνυ πολλάκις ὑπὸ τῶν συμφοιτησάντων ἔτι μειρακίῳ τὴν ἡλικίαν ὄντι. ... ἔφασάν (gemeint sind jetzt die ehemaligen Mitschüler) μοι, σὺ μὲν καὶ φύσει διαφερούσῃ κέχρησαι καὶ παιδείᾳ θαυμαστῇ διὰ τὴν τοῦ πατρός σου φιλοτιμίαν, καὶ ἡλικίαν δυναμένην μανθάνειν ἔχεις ὅθεν τε δαπανᾶν χρὴ σχολάζοντα μαθήμασι κέκτησαι· τὸ δ' ἡμέτερον οὐχ ὧδ' ἔχει· καὶ γὰρ ἀπαίδευτοι τὴν πρώτην παιδείαν ἐσμὲν καὶ οὐκ ὀξεῖς τὴν διάνοιαν ὥσπερ σὺ καὶ ἀναλίσκειν οὐκ ἔχομεν· ἀγαπητέον οὖν ἡμῖν ἐστιν ὁποῖά ποτ' ἂν εἴη ταῦτα τὰ νῦν γινωσκόμενα. Vgl. zu Galens Wohlstand weiter Kollesch, Galen und die zweite Sophistik, 1981, 2; Hankinson, Galen. On the Therapeutic Method, 1991, XXI; Nutton, Galen and Egypt, 1993, 12; ders., The Medical Meeting Place, 1995, 16; Healers in the medical market place, 1995, 54.

112 9, 5, 4 (CMG V, 4, 1, 2, Bd. II, S. 564; K. V, 751): τινὲς μὲν γὰρ ἕνεκα χρηματισμοῦ τὴν ἰατρικὴν τέχνην ἐργάζονται, τινὲς δὲ διὰ τὴν ἐκ τῶν νόμων αὐτοῖς διδομένην ἀλειτουργησίαν, ἔνιοι δὲ διὰ φιλανθρωπίαν, ὥσπερ ἄλλοι διὰ τὴν ἐπὶ ταύτῃ δόξαν ἢ τιμήν. Vgl. dazu de Lacy, Galen. On the Doctrines of Hipp. et Plato, CMG V, 4, 2, Bd. III, 1984, S. 701: „No doubt Galen himself enjoyed such an exemption ...", eine Aussage, die wohl erst für die Abfassungszeit der späteren Bücher von de plac. Hipp. et Plat., d.h. für Galens Aufenthalt in Rom nach 169, zutrifft. Vgl. auch Jouanna, La lecture de l'éthique hippocratique chez Galien, 1997, 239.

113 Galenism, 1973, 48ff.

zen, ist unklar[114]. Wahrscheinlich fällt Galens Aufbruch erst in die Zeit nach dem Tod des Vaters, doch gibt Galen in dieser Hinsicht keine eindeutige Auskunft. Zwar bezeichnet er Pelops als seinen „Lehrer nach Satyros“[115], aber die Zeitangabe in 'de anatomicis administrationibus', derzufolge Satyros vier Jahre lang in Pergamon (mit Rufinus) gewohnt habe[116], muß nicht bedeuten, daß Galen während dieses ganzen Zeitraums bei Satyros studiert hat. Und wenn Galen in 'de atra bile' berichtet, daß er als „junger Mann“ bei Pelops studiert habe[117], so erlaubt auch der Altersbegriff μειράκιον keine exakte Datierung.

Zum Inhalt seines Studiums in Smyrna bemerkt Galen in 'de atra bile', von Pelops „die Kennzeichen eines jeden Saftes gelernt und dieses Wissen während seines ganzen Lebens beachtet“ zu haben[118]. Aus 'de placitis Hippocratis et Platonis' ist zu erfahren, daß Pelops so wie jeder andere Lehrer der Medizin auch den Unterricht der inneren Organe mit der Leber begonnen hat[119]. In 'de antidotis' zitiert Galen ein von Pelops verwendetes Theriak-Rezept, ein Beleg dafür, daß sich sein Lehrer mit der Pharmakologie beschäftigte[120]. In 'de ordine librorum suorum' empfiehlt Galen unter den Hippokrateskommentaren neben den eigenen an erster Stelle die von Pelops und Numesianos verfaßten Schriften[121], und in 'de musculorum dissectione' bemerkt er schließlich, daß Pelops im dritten Buch seiner 'Einführung zu Hippokrates' auf eine nur phänomenologische Art die Anatomie der Muskeln behandelt habe[122].

In 'de anatomicis administrationibus' und in 'de libris propriis' erwähnt Galen eine Abhandlung in drei Büchern über die 'Bewegungen der Lunge und des Tho-

---

114 Vgl. Nutton, Galen and Egypt, 1993, 11f.

115 De anat. admin. 1, 1 (K. II, 217): ... Πέλοπος, ὃς δεύτερός μοι διδάσκαλος ἐγένετο μετὰ Σάτυρον ...

116 1, 2 (K. II, 224): ... ὑπὸ Σατύρῳ παιδευόμενος, ἔτος ἤδη τέταρτον ἐπιδημοῦντι τῇ Περγάμῳ μετὰ Κοστουνίου Ῥουφίνου ...

117 3, 6 (CMG V, 4, 1, 1, S. 74; K. V, 112): ... ἐγὼ δὲ ἐκ μειρακίου παρὰ Πέλοπι τῷ διδασκάλῳ μαθὼν ...; vgl. auch de anat. admin. 1, 1 (K. II, 217) sowie de plac. Hipp. et Plat. 6, 3, 26 (CMG V, 4, 1, 2, Bd. II, S. 378; K. V, 527).

118 3, 6 (CMG V, 4, 1, 1, S. 74; K. V, 112): ... ἑκατέρου τῶν χυμῶν τὰ γνωρίσματα κἄπειτα παραφυλάττων αὐτὰ δι' ὅλου τοῦ ἐμοῦ βίου μέχρι δεῦρο ...

119 6, 5, 22 (CMG V, 4, 1, 2, Bd. II, S. 392; K. V, 543): ... ὡς ἄλλοι πολλοὶ καὶ ὁ ἡμέτερος Πέλοψ, ὅμως τήν γε διδασκαλίαν ὀλίγου δεῖν ἅπαντες ἀφ' ἥπατος ἐποιήσαντο; vgl. von Staden, Herophilus, 1989, S. 220, Nr. 115.

120 2, 11 (K. XIV, 172f.).

121 3 (GSM II, 86; K. XIX, 57).

122 K. XVIII/2, 926: ὁ μὲν οὖν Πέλοψ ἐν τῇ τρίτῃ τῶν Ἱπποκρατείων εἰσαγωγικῶν ἅμα τοῖς ἄλλοις ἅπασι μέρεσι καὶ τοὺς μῦς ἀνέτεμεν ... Αἰλιανὸς δὲ καὶ Πέλοψ μόνα τὰ φαινόμενα διῆλθον ...

rax'[123], die er in Smyrna für einen Kommilitonen verfaßte, der im Begriff war, in seine Heimat zurückzukehren. Galens Ausführungen sollten ihm helfen, eine überzeugende Demonstration seiner anatomischen Fähigkeiten geben zu können[124]. Als der Kommilitone binnen kurzem verstarb, fiel die Schrift, die Galen zufolge nicht für die Öffentlichkeit bestimmt war[125], in die Hände eines Unbefugten, der ein Vorwort schrieb und das Werk unter seinem Namen herausgab[126]. Eigene Forschungen hat Galen dieser Schrift erst beigefügt, als er von seinem ersten Romaufenthalt nach Pergamon zurückgekehrt war; zuvor hatte er für den Kommilitonen nur niedergeschrieben, was Pelops unterrichtet hatte[127].

In 'de placitis Hippocratis et Platonis' kritisiert Galen die Lehrmeinung des Pelops, derzufolge das Gehirn als Ausgangspunkt aller Gefäße zu betrachten sein; schon in Smyrna habe er dieser Auffassung, so schreibt Galen, nicht zustimmen können[128].

Aus allen diesen Bemerkungen ergibt sich, daß Pelops seinen Studenten einen breit angelegten medizinischen Unterricht geboten hat, und so wird verständlich, warum Galen für seine Zeit in Smyrna nur von diesem einen Medizinprofessor berichtet. Auch scheint in Smyrna (ähnlich wie später in Alexandria) das Medizinstudium für Galen im Vordergrund gestanden zu haben, denn über den Unterricht bei dem Philosophen Albinos, von dem zwei kurze Einführungen in die Philosophie Platons überliefert sind (Epitome doctrinae Platonicae [Didaskalikos]; Eisagoge), macht Galen keine näheren Angaben; sein Name wird nur

---

123 De anat. administr.: s. die folgende Anm.; de libr. propr. 2 (GSM II, 97; K. XIX, 17): ... τρία δ' ἄλλα περὶ θώρακος καὶ πνεύμονος κινήσεως.

124 De anat. admin. 1, 1 (K. II, 217): ... συμφοιτητῇ χαριζόμενος εἰς τὴν ἑαυτοῦ πατρίδα πορευομένῳ διὰ χρόνου πλείονος, ἐπιδείξασθαι μὲν ἐφιεμένῳ δημοσίᾳ, μὴ δυναμένῳ δὲ αὐτῷ συντιθέναι λόγους ἐπιδεικτικούς.

125 De anat. admin. 1, 1 (K. II, 217): ... συνέβη τὰ ὑπομνήματα ἐκπεσεῖν, ὡς κτή - σασθαι πολλοὺς αὐτὰ, καίτοι γ' οὐ πρὸς ἔκδοσιν ἦν γεγονότα.

126 De libr. propr. 2 (GSM II, 98; K. XIX, 17): ἀποθανόντος οὖν ἐν τῷ μεταξὺ τοῦ νεανίσκου τὰ βιβλία παρά τισιν ἦν, ὑπονοούμενα τῆς ἐμῆς ἕξεως εἶναι, καί τις ἠλέγχθη προοίμιόν τι τεθεικὼς αὐτοῖς εἶτ' ἀναγιγνώσκων ὡς ἴδια. Vgl. zu dieser 'Publikationssituation' verschiedener Schriften Galens Kap. I, S. 29f. mit Anm. 41.

127 De libr. propr. 2 (GSM II, 98; K. XIX, 17): ... τὰ γὰρ ἐν τοῖς τρισὶ γεγραμμένα Πέλοπος ἦν τοῦ διδασκάλου δόγματα, παρ' ᾧ διατρίβων <κατὰ> Σμύρναν ἔγραψα ταῦτα ...

128 6, 3, 26 (CMG V, 4, 1, 2, Bd. II, S. 378; K. V, 527): ... ἐγὼ τοῦτον τὸν λόγον οὐδ' ὅτε μειράκιον ὢν ἤκουσα παρὰ τοῦ διδασκάλου Πέλοπος ἐπιδεικνύναι πειρωμένου τὸν ἐγκέφαλον ἁπάντων τῶν ἀγγείων ἀρχὴν οὔτ' ἐν τῷ παραχρῆμα προσηκάμην οὔθ' ὕστερον ἀνασκεπτόμενος ἐπῄνεσα.

einmal genannt[129]. Zu berücksichtigen ist, daß sich Albinos in seinem ,Didaskalikos' über den Wert der Mathematik für die Schulung der intellektuellen Fähigkeiten in einer Weise äußert, die Galens eigenen Vorstellungen entspricht. Eine Abhängigkeit läßt sich jedoch schon deshalb nicht postulieren, weil für beide, Galen wie Albinos, als Vorbild auf Platons 'Politeia' zu verweisen ist[130].

Smyrna verfügte über einen prächtigen Asklepiostempel und beheimatete zahlreiche Gelehrte. Bedenkt man, daß in Smyrna nicht nur Aelius Aristides und Herakleides, Pelops und Albinos, sondern auch der Mathematiker Theon, der Neupythagoreer Nikomachos sowie die Rhetoren Skopelian, Timokrates und Polemon, letzterer ein 'Freund' der Kaiser Hadrian und Antoninus Pius, ihren Unterricht abhielten, so kann man der panegyrischen Aussage des Philostratos – ihm zufolge war „Ionien ein Sitz der Musen, wobei Smyrna den ersten Rang einnimmt"[131] – eine historische Grundlage nicht absprechen. Galen jedoch äußert sich weder über die Stadt noch über ihren Bildungs- oder Kulturbetrieb; seine Erinnerungen an den Studienaufenthalt in Smyrna veranschaulichen, daß für die Studenten der Antike weniger die Stadt selbst als das Renommee des einen oder anderen Lehrers für die Wahl des Studienortes ausschlaggebend war[132]. Im Anschluß an seinen Aufenthalt in Smyrna wollte Galen sein Studium

---

129 De libr. propr. 2 (GSM II, 97; K. XIX, 16): ... εἰς Σμύρναν ἐκ Περγάμου μεταβῆναι Πέλοπός τε τοῦ ἰατροῦ καὶ Ἀλβίνου τοῦ Πλατωνικοῦ χάριν ...). Zu Albinos, zu dessen Lehrtätigkeit über Galen hinaus keine Informationen vorliegen, und zu seinen Schriften vgl. Dillon, The Middle Platonists, 1977, 267ff.; Moraux, Der Aristotelismus bei den Griechen, Bd. II, 1984, 441ff.

130 Vgl. Platon, rep. 7, 8ff. (524d–527c) und bei Albinos bsd. zur Geometrie: didaskalikos 7 [H 161, 19ff.], ed. Whittaker, 1990, S. 17: Τό γε μὴν κατὰ τὴν γεωμετρίαν ἐπιτηδειότατον καὶ αὐτὸ πρὸς τὴν τοῦ ἀγαθοῦ γνῶσιν, ὅταν γέ τις μὴ πράσεως ἕνεκα μετίῃ γεωμετρίαν, ἀλλὰ προσχρώμενος αὐτῇ ὡς ἐπὶ τὸ ὂν ἀεὶ ἀνιέναι καὶ μὴ διατρίβειν περὶ τὸ γινόμενον καὶ ἀπολλύμενον. Vgl. Larrain, Galens Kommentar zu Platons Timaios, 1992, 125 und 138 zur Möglichkeit einer Albinos-Rezeption durch Galen; dagegen jedoch Dillon, The Middle Platonists, 1977, 280; 339 („... what exactly Galen learned from his mentors [gemeint sind Albinos und der anonyme Schüler des Gaius] is not clear. ... In fact, he [Galen] shows no sign of having read the Didaskalikos").

131 Vit. Soph. 1, 21 (p. 516): ... πάσης γὰρ τῆς Ἰωνίας οἷον μουσείου πεπολισμένης ἀρτιωτάτην ἐπέχει τάξιν ἡ Σμύρνα ... Vgl. 2, 26 (p. 613): ... ἐπὶ τὴν Σμύρναν ἐτράπετο θύουσαν μάλιστα δὴ πόλεων ταῖς τῶν σοφιστῶν Μούσαις. Vgl. auch García Ballester, Galeno, 1972, 32.

132 Dies geht u.a. aus den Sophisten-Viten des Philostratos hervor; vgl. z.B. das Ersuchen der Einwohner von Klazomenai an Skopelian, seine Schule in ihrer Stadt zu eröffnen ... προβήσεσθαι τὰς Κλαζομενὰς ἐπὶ μέγα ἡγουμένων, εἰ τοιοῦτος δὴ ἀνὴρ ἐμπαιδεύσοι σφίσιν ... (Vitae Soph. 1, 21 [p. 516]). Vgl. zur Personen- und

bei dem Lehrer des Pelops, Numesianos, fortsetzen, der als der bedeutendste, noch lebende Schüler des Quintos galt und den Galen in Korinth anzutreffen hoffte. Sein Aufenthalt in Korinth war jedoch nur von kurzer Dauer, da Numesianos diese Stadt offenkundig schon vor Galens Ankunft verlassen hatte. So machte sich Galen auf den Weg, um Numesianos zu folgen, bis er ihn schließlich in Alexandria aufspürte[133].

IV. 4. Studium in Alexandria

Numesianos und Galen gelangten mit ihrer Übersiedlung nach Alexandria nicht nur in das traditionelle Zentrum der medizinischen Wissenschaft, sondern zugleich auch an den Ausgangspunkt ihrer eigenen 'Schule', hatte doch Quintos, der Lehrer von Satyros und Numesianos, seinerseits in Alexandria bei Marinos studiert, dessen vorrangiges Arbeitsgebiet die Anatomie war[134]. Die Reihe der Anatomen, die zueinander in einem Lehrer-Schüler-Verhältnis standen, reichte von Marinos über Quintos und Numesianos bis zu dessen Sohn Heraklianos, der

---

nicht Institutionsbezogenheit des ärztlichen Unterrichts auch Nutton, Galen and Egypt, 1993, 13f.; ders., The Medical Meeting Place, 1995, 20; Healers in the medical market-place, 1995, 17ff.

133 De anat. admin. 1, 1 (K. II, 217f.): ὕστερον δὲ ἐν Κορίνθῳ μὲν Νουμισιανοῦ χάριν, ὃς καὶ αὐτὸς ἐνδοξότατος ἦν τῶν Κοΐντου μαθητῶν, ἐν Ἀλεξανδρεία δὲ καί τισιν ἄλλοις ἔθνεσι γενόμενος, ἐν οἷς ἐπυνθανόμην Κοΐντου μαθητὴν ἔνδοξον Νουμισιανὸν διατρίβειν ...

134 Zu Galens Aufenthalt in Ägypten vgl. García Ballester, Galeno, 1972, 33ff.; Nutton, Galen and Egypt, 1993, 11f.; zur Bedeutung der alexandrinischen Medizin-Tradition für Galen vgl. Nutton, 1993, 13; zu Marinos S. 17f. sowie Grmek u. Gourevitch, Galien et Marinus, 1994, 1493ff. – Die medizinische Ausbildung in Alexandria scheint in keiner Verbindung mit dem Museion gestanden zu haben. Vgl. von Staden, Herophilus, 1989, 27: „If any medical research ever was conducted at the Museum or sponsored by it, none of our ancient sources has bothered to record the fact." Dabei wendet sich von Staden gegen Fraser, Ptolemaic Alexandria, 1972, Bd. I, 371, der auf der Grundlage der Chrysermos-Inschrift (2. Jh. v. Chr.: Inscriptions de Délos, hrsg. von P. Roussel u. M. Launey, Paris 1937, Nr. 1525 = OGIS I, Nr. 104) zu dem Schluß kam, daß „medical studies formed an important part of the work in the Mouseion." Zu Chrysermus, der in der Inschrift als ἐξηγητής καὶ ἐπὶ τῶν ἰατρῶν καὶ ἐπιστάτης τοῦ Μουσείου angesprochen wird, vgl. von Staden, 523ff. (Inschrift S. 523, Anm. 4). Vgl. weiter Nutton, The Medical Meeting Place, 1995, 19: „... there is still no evidence that the Museum of Alexandria was ever a teaching centre as such ... Galen seems never to have set foot in it ..."; ders., Numisianus and Galen, 1987, 235ff.; Galen and Egypt, 1993, 14f. mit Anm. 13.

mit seinem Vater in Alexandria lebte[135]. Wie Galen in 'de anatomicis administrationibus' notiert, galt Numesianos bereits zu Lebzeiten des Marinos als die medizinische Kapazität in Alexandria[136]. Die von Numesianos verfaßten Schriften, so führt Galen weiter aus, hätten zunächst keine größere Verbreitung gefunden, bevor sie dann nach dem Tod des Numesianos von Heraklianos ganz unter Verschluß gehalten worden seien. Galen erklärt dies mit der Absicht des Heraklianos, die Kenntnisse seines Vaters für seinen eigenen Unterricht zu monopolisieren. Schließlich soll Heraklianos kurz vor seinem eigenen Tod die väterlichen Schriften verbrannt haben[137]. Für Galen, der sich wiederholt gegen jegliche Art von Wissensmonopolisierung ausspricht, ist dies ein unannehmbarer Vorgang, und man spürt Galens Irritation, wenn er seinen Bericht über die Bücherzerstörung mit der Bemerkung verbindet, daß Heraklianos einer von den-

---

135 Zur Wertschätzung Alexandrias als Stadt der Medizin vgl. von Staden, Herophilus, 1989, 2; zu Marinus vgl. de plac. Hipp. et Plat. 8, 1, 6 (CMG V, 4, 1, 2, Bd. II, S. 480; K. V, 650) (von Staden, Herophilus, 1989, S. 191, Nr. 68): ... Μαρῖνος ὁ μετὰ τοὺς παλαιοὺς ἐν τῷ μεταξὺ χρόνῳ τὴν ἀνατομικὴν θεωρίαν ἠμελημένην ἀνακτησάμενος ...; vgl. auch Boudon, Galen's On my own Books, 2002, 13f. und 16 zu dem nur in der arabischen Übersetzung des Hunain überlieferten Abschnitt aus de libr. propr., der belegt, daß Galen eine Zusammenfassung der Anatomie des Marinos (und ebenso der Anatomie des Lykos) geschrieben hat; vgl. weiter von Staden, S. 236f., sowie Nutton, Galen and Egypt, 1993, 15ff. zu den wenigen Informationen, die sich bei Galen zu seinem Studium bei den Anatomen in Alexandria finden lassen; vgl. weiter Nutton, S. 18, mit dem Vorschlag, den in de musc. dissect. [K. XVIII/2, 926f.; 935] erwähnten Namen Ailianos in Heraklianos zu emendieren; daraus würde sich eine genauere Vorstellung von der Lehre dieses alexandrinischen Anatoms ergeben. Zu 'Aelian' als einem Lehrer Galens vgl. Gero, Galen on the Christians, 1990, 388f. mit Anm. 57 (hier auch zur möglichen Identifizierung eines weiteren Lehrers, der in der arab. Überlieferung den Namen 'Minus' bzw. 'Arminus' erhalten hat, mit dem platonischen Philosophen Albinos [zu diesem s.o., Anm. 129f.]).

136 De anat. admin. 14, 1, Übs. Duckworth, S. 183: Numesianos ... „who in Marinus' life-time had already become pre-eminent in Alexandria." Vgl. Grmek u. Gourevitch, Galien et Marinus, 1994, 1513ff.

137 De anat. admin. 14, 1, Übs. Duckworth, S. 183: Numesianos „was a man of profound learning, who had valuable ideas on the subject of anatomy. He wrote many books, although during his lifetime these did not reach a wide public. Because of that, after his death, since his son Heraclianus wished to secure himself in the sole possession of all that his father left, none of these books were shown to anyone. Then, when Heraclianus also was on the point of death, they say that he destroyed them by fire ..." Nutton, Galen and Egypt, 1993, 16 u. 18, faßt ohne Erläuterung nur kurz zusammen: „Galen himself suspected both men of unworthy motives ..." (S. 16). Vgl. auch Grmek u. Gourevitch, Galien et Marinus, 1994, 1516f.

jenigen gewesen sei, bei denen er während seines Aufenthalts in Alexandria eine freundliche Aufnahme gefunden habe[138]. Galen beschreibt ausführlich, wie sehr er sich darum bemüht habe, von Heraklianos die Schriften des Numesianos zu erhalten. Alle Mittel, die Galen sonst kritisiert, d.h. Kontaktgewinnung durch Dritte, Dienstfertigkeit und Schmeichelei, will er angewendet haben, um Kenntnis über den anatomischen Wissensstand des Numesianos und damit auch des Quintos zu gewinnen, doch habe Heraklianos seinen Besitz nicht preisgegeben[139]. Galens Darstellung führt zu dem Schluß, daß Numesianos während Galens Aufenthalt in Alexandria gestorben ist. Sein Tod fällt vielleicht schon in das erste Jahr, denn von einem Unterricht bei ihm, der doch Anlaß für die Reise nach Ägypten war, berichtet Galen nicht. Stattdessen hat sich Galen von Heraklianos in der Anatomie unterweisen lassen[140].

Heraklianos war nach Galens Worten „einer von denen“, die ihn freundlich aufgenommen hatten[141], und so stellt sich die Frage nach den weiteren Lehrern, deren Unterricht Galen in Alexandria besucht hat. Der in Alexandria lehrende Anatom Lykos von Makedonien gehörte entgegen einer Vermutung von Scarborough nicht zu ihnen[142], denn Galen zählt nicht nur die anatomischen Schriften dieses Arztes zu den schwächeren Fachbüchern, sondern erklärt auch ausdrücklich, aufgrund der fehlenden Reputation des Lykos auf ein Studium bei ihm verzichtet zu haben[143]. Dagegen hat Galen am Unterricht Julians teilgenommen, der

138 De anat. admin. 14, 1, Übs. Duckworth, S. 183: „... although otherwise he was one of those who, in the days of my residence in Alexandria, had given me the most hospitable reception“. Vgl. auch in Hipp. de nat. hom. comm. 2, 6 (CMG V, 9, 1, S. 70 [K. XV, 136]): ...Ἡρακλειανός, ᾧ συνεγενόμην ἐπὶ τῆς Ἀλεξανδρείας ... ; vgl. von Staden, Herophilus, 1989, S. 191f., Nr. 69.

139 De anat. admin. 14, 1, Übs. Duckworth, S. 183f.: „The sponsor of my acquaintance with him was a man who was one of the circle of his most intimate friends. I constantly rendered him the most zealous service, so much so that, contrary to my first impression, I almost admired him to adulation. But none of that availed to procure for me any of the writings of Numisianus ...“; vgl. auch Nutton, Galen and Egypt, 1993, 15.

140 De anat. admin. 14, 1, Übs. Duckworth, S. 184: Heraklianos „was not one of those who have no knowledge or any understanding of anatomy. Rather, he had views on anatomical science which he explained to me ...“

141 De anat. admin. 14, 1 (s.o., Anm. 138).

142 Gladiators, 1971, 99 mit Anm. 12.

143 De anat. admin. 14, 1, Duckworth, S. 184: „Far inferior to either of these [gemeint sind die Schriften von Quintos, Satyros und Pelops] is Lycus the Macedonian, author of a book on anatomy which at the present time enjoys a wide circulation, although he is a man who, in his lifetime, had no great reputation amongst the Greeks. Had that not been the case, then most certainly I would not have omitted to

zu der von Asklepiades begründeten und von Thessalos fortgeführten Schule der Methodiker gehörte und von Galen seiner Lehren wegen mehrfach angegriffen wird[144]. Die Methodiker sollen, wie Galen in 'de sectis' berichtet, einen Ausspruch des Hippokrates in sein Gegenteil verdreht und verkündet haben, daß „die Kunst kurz und das Leben lang" sei, und Julian dieser Maxime folgend versprochen haben, alles für die medizinische Praxis Wichtige in sechs Monaten zu lehren[145]. Von Galen wird Julian der „Herde der thessalischen Esel" zugerechnet[146].

Julian kann nicht viel älter als Galen gewesen sein, denn zur Zeit der Abfassung von 'adversus ea quae Iuliano in Hippocratis aphorismos enuntiata sunt', die Galen unter Septimius Severus, also etwa vierzig Jahre nach seinem Studium in Alexandria, geschrieben hat[147], ist Julian in Alexandria tätig gewesen[148]. Im Hinblick auf den kaiserzeitlichen Ausbildungs- und Wissenschaftsbetrieb, der zwar vom Kaiser erteilte Privilegien, doch keine staatlichen Kontrollen kannte, ist es bemerkenswert, daß Galen in seiner Schrift gegen Julian die Einrichtung einer 'Wissenschafts-Polizei' verlangt, die gegen die Nachfolger des Thessalos einschreiten soll. Galen hat sich offenkundig an den Maßnahmen orientiert, die gegen Delatoren bzw. gegen verleumderische Ankläger gerichtet waren[149], doch ist kaum zu entscheiden, ob es sich um einen ernstgemeinten Vorschlag oder nur um eine rhetorische Zuspitzung handelt.

Galen parallelisiert die Strafandrohung, die gegen unbegründete Anklagen gerichtet war, mit einer wünschenswerten Verfolgung derjenigen, die unwissend und überheblich die „besten Männer" verleumden. Dabei verweist Galen auf Ägypten, wo einst alle Fortschritte in den Wissenschaften von einem Rat der gebildetsten Männer geprüft und anschließend auf Stelen niedergeschrieben und

---

go and see him also." Zu Lykos (und seiner Abhandlung über die Anatomie, die Galen zusammengefasst hat) vgl. Grmek u. Gourevitch, Galien et Marinus, 1994, 1522; Boudon, Galen's On my own Books, 2002, 14 mit Anm. 19.

144 Zu Thessalos vgl. Meyer-Steineg, Thessalos von Tralles, 1910, 89ff.; zu Galens Urteil über Thessalos in de dign. puls. Deichgräber, Galen als Erforscher, 1957, 11f.

145 6 (GSM III, 14f.; K. I, 82f.).

146 Adv. Iul. 1, 1 (CMG V, 10, 3, S. 33 [K. XVIII/1, 247]): ἡ τῶν Θεσσαλείων ὄνων ἀγέλη ...

147 Vgl. Ilberg, Schriftstellerei, (1897) 1974, 117f.

148 K. XVIII/1, 248: ... ὁ νῦν ἐπὶ τῆς Ἀλεξανδρείας γεγονὼς Ἰουλιανός ...

149 Adv. Iul. 1, 1 (S. 33 [K. XVIII/1, 246]): ... ὥσπερ οἱ νομοθέται τοὺς ψευδῶς ἐγκαλέσαντας ὁμοίως τιμωροῦνται τοῖς ἐγκληθεῖσιν, εἴπερ ἥλωσαν ... Vgl. zur medizinischen Ausbildung in der Antike z.B. Fischer, Zur Entwicklung des ärztlichen Standes, 1979, 169 (das Fehlen staatlicher Prüfungen); Nutton, The medical meeting place, 1995, 18f.

an heiligen Plätzen ausgestellt worden seien[150]. Galen fordert die Einrichtung eines entsprechenden Gremiums und meint, daß nur das Ergebnis der Forschung, nicht aber der Name des Forschers veröffentlicht werden sollte[151]. So könnte verhindert werden, daß sich unfähige Personen allein aus fehlgeleitetem Streben nach Ruhm (δόξα) am wissenschaftlichen Diskurs beteiligten.

Galens Kritik an der Schule der 'thessalischen' Methodiker, die sich in dieser späten Äußerung manifestiert, ist gewiß von seinen Erfahrungen in Rom beeinflußt, doch verweist er in seinem Kommentar zum 6. Buch der Hippokratischen Epidemien auch auf die unzureichende Ausbildung, die er seinerzeit in Alexandria erlebt habe. Die dortigen 'Sophisten' hätten fehlerhafte Bücher verfaßt und ihren Studenten den Unterricht am Bett des Kranken vorenthalten[152]. Julians Name wird an dieser Stelle nicht genannt, doch die Gleichsetzung der Ärzte mit den Sophisten zielt auf den verkürzten Unterricht der Methodiker. Ausdrücklich gegen Julian gerichtet ist ein Abschnitt aus der 'methodus medendi', in dem Galen die fachlichen, diesmal vor allem terminologischen Schwächen Julians betont, der nicht einmal in der Lage sei, den Begriff Krankheit (νόσος) zu erklären. Julian habe mehrere medizinische Handbücher verfaßt, dabei jedoch niemals die

150 Adv. Iul. 1, 2 (CMG V, 10, 3, S. 33 [K. XVIII/1, 247]): ἐχρῆν γὰρ ὥσπερ ἐν Αἰγύπτῳ πάλαι τῶν κατὰ τὰς τέχνας εὑρισκομένων ἕκαστον ὑπὸ κοινοῦ συνεδρίου τῶν πεπαιδευμένων κριθὲν ἐνεγράφετο στήλαις τισὶν ἀποκειμέναις ἐν ἱεροῖς χωρίοις ... Vgl. Nutton, Galen and Egypt, 1993, 24: dieser Bericht Galens „bears all the marks of a literary fiction." Sein Hintergrund liegt vermutlich in den Rezepttexten, die in den ägyptischen Tempeln ausgestellt waren, und von denen Galen Kenntnis aus der griechischen, medizinischen Literatur gewinnen konnte. Vgl. de comp. med. per gen. 5, 2 (K. XIII, 776f.): ἐν ἑτέροις δ' ἂν εὕροις γεγραμμένην ἐκ τῶν ἀδύτων εἶναι καὶ τήνδε κατὰ τὸ Ἡφαίστειον ἐν Αἰγύπτῳ, καθάπερ καὶ τὴν διὰ τοῦ δικτάμνου) und dazu Nutton, 23, Anm. 48, sowie 24, Anm. 56 gegen die sich auf die zitierte Galen-Stelle stützende Annahme von Bergman (Ich bin Isis, 1968, 43), Galen habe den Tempel des Ptah-Hephaistos in Memphis besucht.

151 Adv. Iul. 1, 2 (CMG V, 10, 3, S. 33 [K. XVIII/1, 247]): ... οὕτω καὶ παρ' ἡμῖν εἶναί τι συνέδριον ἀνδρῶν δικαίων τε ἅμα καὶ πεπαιδευμένων, οἳ δοκιμάζοντες τὰ νέα συγγράμματα θήσουσι μὲν ἐν δημοσίοις χωρίοις τὰ χρηστά, διαφθεροῦσι δ' ὅσα μοχθηρά· βέλτιον δ' ἦν, εἰ μηδὲ τοὔνομα τοῦ γράψαντος ἐφύλαττον, ὥσπερ οὐδ' ἐν Αἰγύπτῳ τὸ ἀρχαῖον ...

152 In Hipp. epid. libr. sextum comm. 1, 2 (CMG V, 10, 2, 2, S. 10; K. XVII/1, 806): <ἀλλ'> οἵ γ' ἐν Ἀλεξανδρείᾳ σοφιστεύσαντες, ὑφ' ὧν ἐπληρώθη μάλιστα μακρῶν καὶ ψευδῶν λόγων τὰ βιβλία, τοῖς ἐξ ἀγέλης ἥκουσι τοὐπίπαν ὁμιλοῦσι μειρακίοις μήθ' ἑωρακόσιν ἀρρώστους μήτ' αὐτοὶ τετριμμένοι περὶ τοῦτο. πάνυ γὰρ ἠμέληται τοῖς ἐκεῖ † πᾶσιν ἀνθρώποις τὰ κατὰ δίαιταν.

eigentlichen Fragen der Medizin behandelt; in seinen Schriften würden nur Nebensächlichkeiten thematisiert wie z.B. die Frage, ob es für den Arzt nützlich sei, sich mit der Malkunst zu beschäftigen[153]. Er selbst, so berichtet Galen, habe mehr als zwanzig Jahre vor der Abfassung der 'methodus medendi'[154] in Alexandria von Julian auf seine Fragen nur unklare Antworten erhalten, und da diese zudem mit der methodischen Lehre nicht übereingestimmt hätten, Julian auch mit seinen Einwänden konfrontiert[155]. Galen referiert über mehrere Seiten den Vortrag, den er Julian über die Definition gehalten hat, mit der Julians Vorgänger Olympikos den Begriff ὑγίεια zu bestimmen gesucht hatte, und es wird deutlich, daß Galen zu diesem Zeitpunkt kaum noch ein Schüler Julians, sondern bereits sein Konkurrent gewesen ist[156].

Während des langen Aufenthalts in Alexandria scheint die Anatomie den Schwerpunkt von Galens Studien dargestellt zu haben. Von einem Unterricht in anderen medizinischen Fächern oder in der Philosophie berichtet Galen (mit Ausnahme seiner Bemerkungen zu Julian) nicht. Und obgleich er aus unterschiedlichen Gründen Kritik an Heraklianos und an Julian übt, empfiehlt er seinen Lesern, zur medizinischen Ausbildung nach Alexandria zu gehen. Nirgendwo sonst, so schreibt Galen in 'de anatomicis administrationibus', verfügen die Ärzte über ein vergleichbares Material zur anatomischen Demonstration. Es reicht nicht aus, den menschlichen Knochenbau allein mit Hilfe von Büchern zu studieren, vielmehr kommt es auf eine eigene Anschauung des menschlichen Skeletts an[157]. Diese Anschauung kann am leichtesten in Alexandria gewonnen

153 Meth. med. 1, 7 (K. X, 53f.): ... γεγραφὼς εἰσαγωγὰς ἄλλας ἐπ' ἄλλαις ... καίτοι γε μηδὲν πρὸς ἔπος ἐν αὐταῖς διεξέρχεται μέχρι τοῦ καὶ τὰ τοιαῦτα ζητεῖν, εἰ ζωγραφία χρήσιμος ἰατροῖς ἐστιν ...

154 Meth. med. 1, 7 (K. X, 53): ἐτῶν γὰρ ἤδη πλειόνων ἢ εἴκοσι γεγονότων ἐξ οὗπερ ἡμεῖς ἐπὶ τῆς 'Αλεξανδρείας αὐτῷ τούτῳ συνεγενόμεθα. Vgl. Nutton, Galen and Egypt, 1993, 11f. mit Anm. 3 zur Datierung des Ägyptenaufenthalts (gegen Sarton, Galen of Pergamum, 1954, 18: Aus meth. med. 1, 7 [K. X, 53], ist zu erschließen, daß Galens Ankunft spätestens in den Herbst 153 fällt).

155 Meth. med. 1, 7 (K. X, 54): ἐμοὶ δ' οὖν ἐρομένῳ ποτ' αὐτὸν οὕτω μακρῶς τε ἅμα καὶ ἀσαφῶς διῆλθεν, ὡς ὧν μὲν ἔλεγε συνιέναι μηδενὸς, ἀναγκασθῆναι δὲ τό γε τοσοῦτον εἰπεῖν πρὸς αὐτὸν, ὡς διαφέρεσθαί μοι δοκοίη πρὸς 'Ολυμπικὸν, καίτοι πάππον αὐτοῦ τῆς διδασκαλίας ὄντα ...

156 Meth. med. 1, 7 (K. X, 54-57).

157 1, 2 (K. II, 220): ἔργον δέ σοι γενέσθω καὶ σπούδασμα, μὴ μόνον ἐκ τοῦ βιβλίου τὴν ἰδέαν ἑκάστου τῶν ὀστῶν ἀκριβῶς ἐκμαθεῖν, ἀλλὰ καὶ διὰ τῶν ὀμμάτων σύντονον αὐτόπτην αὐτὸν ἐργάσασθαι τῶν ἀνθρωπείων ὀστῶν.

werden, wo die Ärzte ihren Studenten „eine Autopsie verschaffen"[158]. Galens Ausdrucksweise läßt sich nicht als Beleg dafür interpretieren, daß in Alexandria bzw. im dortigen Museion ein vollständiges Skelett vorhanden war und für den medizinischen Unterricht genutzt wurde, wie es u.a. Walsh angenommen hat[159]. Eher muß man an einzelne Knochen denken, und über solche haben vermutlich alle Anatomen in Alexandria verfügt. Aber auch damit hatte Alexandria den Medizinstudenten etwas zu bieten, was sonst kaum zu finden war, beschränkte sich der anatomische Unterricht doch in der Regel auf die Sektion von Tieren. Und allein aus diesem Grund, ganz unabhängig vom Lehrpersonal, hält es Galen für sinnvoll, zum Medizinstudium nach Ägypten zu gehen[160]. Wie selten die Möglichkeit zur Autopsie war, ergibt sich aus den Alternativen, die Galen beschreibt. Auch derjenige, der sich nicht in der Lage sieht, nach Alexandria zu reisen, kann zufällig auf einen menschlichen Leichnam stoßen, etwa bei der Öffnung von Gräbern, an der Galen seinen eigenen Worten zufolge häufig teilgenommen hat[161]. Detailliert beschreibt Galen die für den Unterricht gut geeigneten menschlichen Überreste (... εἰς διδασκαλίαν μειρακίου ...), die durch einen über seine Ufer getretenen Fluß aus einem erst kürzlich angelegten Grab herausgespült worden waren[162]. Schließlich kann man auch auf den glücklichen Zufall hoffen, wie Galen bei Reisen über Land auf einen erschlagenen

---

158 1, 2 (K. II, 220): ἔστι δ' ἐν Ἀλεξανδρείᾳ μὲν τοῦτο πάνυ ῥᾴδιον, ὥστε καὶ τὴν διδασκαλίαν αὐτῶν τοῖς φοιτηταῖς οἱ κατ' ἐκεῖνο τὸ χωρίον ἰατροὶ μετὰ τῆς αὐτοψίας πορίζονται. – Zu Galens 'Studienempfehlung' vgl. Nutton, The Medical Meeting Place, 1995, 20; ders., Galen and Egypt, 1993, 15.

159 Galen's studies at the Alexandrian school 1927, 132; ders., Galen's writings, 1935, 432. Ungenau auch Balsdon, Life and Leisure in Ancient Rome, 1969, 234.

160 De anat. admin. 1, 2 (K. II, 220f.): καὶ πειρατέον ἐστί σοι, κἂν μὴ δι' ἄλλο τι, διὰ τοῦτο γοῦν αὐτὸ μόνον ἐν Ἀλεξανδρείᾳ γενέσθαι.

161 De anat. admin. 1, 2 (K. II, 221): μὴ δυνηθέντι δὲ τούτου τυχεῖν, οὐκ ἀδύνατον οὐδ' οὕτως ἀνθρώπων ὀστᾶ θεάσασθαι. ἐγώ γε οὖν ἐθεασάμην πάνυ πολλάκις, ἤτοι τάφων τινῶν, ἢ μνημάτων διαλυθέντων. Eine weitere Möglichkeit zur Sektion eines menschlichen Körpers bestand während der Markomannenkriege. In de comp. med. per. gen 3, 2 (K. XIII, 604) klagt Galen über das Unverständnis der an der Front anwesenden Ärzte, die diese Gelegenheit nicht ausreichend genutzt hätten: ἀγύμναστος δὲ παντάπασιν ὢν οὐδὲν ἂν ἐκ τῆς τοιαύτης εὐπορίας ὠφεληθείης, ὥσπερ οὐδ' οἱ κατὰ τὸν Γερμανικὸν πόλεμον ἰατροὶ ἔχοντες ἐξουσίαν ἀνατομῆς σωμάτων βαρβαρικῶν ἔμαθόν τι πλέον ὧν οἱ μάγειροι γινώσκουσιν; vgl. Rocca, The Brain beyond Kühn, 2002, 92 mit Anm. 40.

162 De anat. admin. 1, 2 (K. II, 221).

Räuber zu stoßen, der am Wegesrand liegengeblieben und für den an der Anatomie Interessierten durch Vogelfraß bereits ausreichend vorbereitet ist[163].

Es kann kaum überraschen, daß sich Galen über sein Studium in Alexandria hinaus für Ägypten interessiert hat[164]. Was angesichts der Fremdheit des die Griechen seit jeher faszinierenden Landes ohnehin nahelag, konnte durch das hippokratische Gebot, sich Kenntnisse aller menschlichen Lebensbedingungen zu verschaffen, nur noch verstärkt werden. Galen kommt in unterschiedlichen Zusammenhängen und verschiedenen Schriften auf Ägypten zu sprechen, und viele seiner Informationen über das Land entsprechen den besonderen Interessen des Arztes. Allerdings ist über Galens Reiseziele in Ägypten nichts Näheres zu erfahren; in seinem Kommentar zum 6. Buch der hippokratischen Epidemien erwähnt er nur, eine bestimmte Vorrichtung zur Kühlung des Trinkwasser in Alexandria und „in ganz Ägypten" gesehen zu haben[165]. Um das Wasser den Tag

---

163 De anat. admin. 1, 2 (K. II, 221): ἐθεασάμεθα δέ ποτε καὶ λῃστοῦ σκελετὸν ἐν ὄρει κείμενον ὀλίγον ἐξωτέρω τῆς ὁδοῦ ... Zu dem entsprechenden Ratschlag der empirischen Ärzte vgl. Mudry, Éthique et médecine à Rome, 1997, 316. Walsh verlegt die von Galen geschilderten Erlebnisse nach Ägypten (Galen's writings, 1935, 432f.), was sowohl dem Wortlaut als auch dem Sinn des Abschnitts in de anat. admin. widerspricht; es geht Galen gerade darum, Möglichkeiten außerhalb Ägyptens aufzuzeigen. Zur Häufigkeit von Raubüberfällen in der römischen Kaiserzeit sowie zu der in den Digesten festgestellten Freistellung desjenigen, der einen Räuber erschlagen hat, von der Anklage wegen *iniuria* und Totschlag vgl. Shaw, Der Bandit, 1991, 349; 355f.; 358f. – Offensichtlich gehörte auch in Ägypten das Sezieren menschlicher Leichname nicht zur medizinischen Ausbildung; vgl. dazu Nutton, Galen and Egypt, 1993, 15f. (Rufos von Ephesos als Zeuge dafür, daß in der Zeit vor Galen selbst in Alexandria „skeletal anatomy had disappeared from medical teaching"). Walsh (Galen's writings, 1935, 433) dagegen vermutet, daß Galen nicht nur an Leichensektionen, sondern auch an Einbalsamierungen teilgenommen habe, doch läßt sich in Galens Schriften keine diesbezügliche Andeutung finden; vgl. weiter Scarborough, Roman Medicine, 1969, 168ff., 191 Anm. 51; ders., Gladiators, 1971, 106 Anm. 57; May, Galen on Human Dissection, 1958, 409-410; dies., On Translating Galen, 1970, 168-176; Nutton, Healers in the medical market place, 1995, 30; Rocca, The Brain beyond Kühn, 2002, 92. Vgl. schließlich auch von Staden, Herophilus, 1989, 138ff. zu den von Herophilos und Erasistratos durchgeführten Menschen-Sektionen („due only to the exceptional situation which prevailed ... at Alexandria in the early third century B.C." [S. 141]) und S. 151 mit Anm. 34 zur eventuellen Diskussion von Menschen-Sektionen in Galens verlorener Schrift 'Über die Sektion lebender Wesen' (de ord. libr. suor. 2: GSM II, S. 84 [K. XIX, 55]).

164 Vgl. zum Folgenden Nutton, Galen and Egypt, 1993, 23ff.

165 In Hipp. epid. libr. sextum comm. 4, 11 (CMG V, 10, 2, 2, S. 209; K. XVII/2, 155): κατὰ γοῦν Ἀλεξάνδρειάν τε καὶ πᾶσαν Αἴγυπτον ἐθεασάμην ... Vgl. auch de simpl. med. temp. et fac. 1, 4 (K. XI, 389) zum Filtern des verschmutzten Nilwas-

über kalt zu halten, wurden mit abgekochtem Wasser gefüllte Tonkrüge zunächst nachts in den Wind gehängt und dann noch vor Sonnenaufgang, mit nassen Tüchern umwickelt, in einer Bodenöffnung untergebracht[166]. In seinem Kommentar zu den Aphorismen des Hippokrates notiert Galen, daß Ägypten ein warmes und trockenes Klima hat[167], und diesem Klima entsprechen der leichte Körperbau[168] und das schwarze, trockene, gewellte und zerbrechliche Haar der Landesbewohner[169]. Anders als die Einwohner gemäßigter Klimazonen ertragen die Ägypter keine Venensektionen[170]. Sie essen, wie man es auch aus anderen Ländern kennt, Holzwürmer, Vipern und Schlangen, in Alexandria sogar das Fleisch von Eseln und Kamelen[171]. In 'de alimentorum facultatibus' erwähnt Galen einige Früchte, die er in Alexandria kennengelernt hat[172], und in 'ad Glauconem de methodo medendi' die Vorliebe der Alexandriner für Mehlsuppen und

sers sowie Strohmaier, The Uses of Galen in Arabic Literature, 2002, 118 zur möglicherweise auf Galens eigene Anschauung zurückgehende und von Ibn al-Qifti überlieferte Nachricht über Venensektionen in Nubien.

166 Diese private Methode der Wasseraufbewahrung ἐν ἀγγείοις τισὶν ὀστρακίνοις diente als Ergänzung zu den bei Bonneau erfaßten 'Bassins et réservoires', die unter staatlicher Kontrolle standen (Le régime administratif de l'eau du Nil, 1993, 51ff.). Vgl. zu Galens Darstellung Nutton, Galen and Egypt, 1993, 24.

167 K. XVII/2, 597. Vgl. Nutton, Galen and Egypt, 1993, 25f.

168 De simp. med. temp. et fac. 2, 20 (K. XI, 514): Ἄραβας δὲ καὶ Λίβυας Αἰγυπτίους τε καὶ Αἰθίοπας, ὅσοι τ' ἄλλοι θερμὴν ἐποικοῦσι γῆν ἰσχνοὺς καὶ ξηροὺς ἅπαντας. Folglich sind die Ägypter weit davon entfernt, dem Körperbau-Ideal des Polyklet zu entsprechen: τὸ δ' ἄριστον σῶμα ... ὥσπερ ὁ Πολυκλείτου κανών ἐστιν· ᾧ κατὰ μὲν τὴν ἡμετέραν χώραν, ὡς ἂν εὔκρατον ὑπάρχουσαν, ὦπται πολλῶν πολλὰ παραπλήσια σώματα, παρὰ δὲ Κελτοῖς ἢ Σκύθαις ἢ Αἰγυπτίοις ἢ Ἄραψιν οὐδ' ὄναρ ἔστιν ἰδεῖν τοιοῦτον σῶμα (de san. tuend. 2, 7, 10 [CMG V, 4, 2, S. 56]).

169 De temper. 2, 5 (Helmreich, S. 68 [K. I, 618]): Αἰγύπτιοι μὲν οὖν καὶ Ἄραβες καὶ Ἰνδοὶ καὶ πᾶν τὸ ξηρὰν καὶ θερμὴν χώραν ἐποικοῦν ἔθνος μελαίνας τε καὶ δυσαυξεῖς καὶ ξηρὰς καὶ οὔλας καὶ κραύρας ἔχουσι τὰς τρίχας. Der Hinweis auf Araber und Inder macht deutlich, daß es sich bei Aussagen dieser Art nicht um aus Autopsie gewonnene Kenntnisse Galens handeln muß. Vgl. in diesem Zusammenhang auch de temper. 2, 6 (Helmreich, S. 74[K. I, 627f.]) zur Beschaffenheit der Haut von Kelten und Germanen, Äthiopern und Arabern sowie Nutton, Galen and Egypt, 1993, 23 mit Anm. 48, der Galens Angaben über ägyptische Heilmittel auf griechische Quellen (Pamphilos und Heras) zurückführt.

170 De sect. 8 (GSM III, 20; K. I, 90).

171 De alim. fac. 1, 2, 8; 3, 2, 1 (CMG V, 4, 2, S. 220; 337 [K. VI, 486; 668f.]). Vgl. Nutton, Galen and Egypt, 1993, 25.

172 Sykomore und Persea: 2, 35f. (CMG V, 4, 2, S. 302f. [K. VI, 616f.]), außerdem Pistazien, die es auch in Syrien gibt: 2, 30 (CMG V, 4, 2, S. 300 [K. VI, 612]).

fette Braten[173]. Schließlich berichtet Galen kritisch von dem Aberglauben der Ägypter, der sie veranlaßt, bei der Ernte von Heilpflanzen geheimnisvolle Lieder zu singen[174].

---

173 2, 12 (K. XI, 142). Vgl. auch in Hipp. de vict. acut. 3, 8: CMG V, 9, 1, S. 229; de antidot. 1, 4 (K. XIV, 25), zur schlechten Qualität der ägyptischen Weine; dazu Nutton, Galen and Egypt, 1993, 24f.

174 De simpl. med. temp. et fac. 6, prooem. (K. XI, 792). Galen verwendet diesen Hinweis, um den Verfasser einer pharmakologischen Schrift der Unwissenschaftlichkeit zu bezichtigen. Von Staden vermutet, daß sich Galen mit seiner Beschreibung (und Kritik) auf die ägyptischen Ärzte bezieht (Herophilus, 1989, 2ff.; vgl. S. 6f. zu den Papyri Ebers [ca. 1550 v. Chr.] mit den bei der Medikamentenherstellung üblichen Inkantationen). In Rom gehörte die magische Medizin zur Zeit Galens kaum schon der Vergangenheit an, doch ist die Quellenlage für die 'Volksmedizin' unzureichend; vgl. zu den von Cato als Teil der Behandlung von Verrenkungen empfohlenen magischen Gesängen Nijhuis, Greek doctors and Roman patients, 1995, Bd. 1, 57f.; Önnerfors, Magische Formeln im Dienste römischer Medizin, 1993, 157ff. (zur Verbindung von Magie und Medizin überhaupt); S. 203ff. (zur spätantiken *Precatio omnium herbarum*).
Im einzelnen muß es offen bleiben, inwieweit Galens Berichte auf eigener Anschauung beruhen. Auch im Hinblick auf Galens Bemerkungen zur Bibliothek von Alexandria bzw. zur ptolemäischen Politik der Bücherbeschaffung kann kein unmittelbarer Zusammenhang mit seinem Studienaufenthalt in Alexandria hergestellt werden (in Hipp. epid. libr. tertium comm. 2, 4 [CMG V, 10, 2, 1, 79f.; K. XVII/1, 606ff.]; vgl. Nutton, Healers in the medical market place, 1995, 31; Seidensticker, Alexandria, 1999, 24f.).

V. Gladiatorenarzt in Pergamon (157-161 n. Chr.)

V. 1. Gladiatorenkämpfe im griechischen Osten

Im Alter von 28 Jahren ist Galen nach Pergamon zurückgekehrt. Bald danach wurde ihm die Stellung eines Gladiatorenarztes übertragen, in der er dann über mehrere Jahre verblieben ist. Galen vermittelt den Eindruck, daß allein seine medizinischen Fähigkeiten den Ausschlag für seine Berufung gegeben haben; die vermutlich ehemals engen Beziehungen seines Vaters zur lokalen Führungsschicht oder seine eigene Zugehörigkeit zur munizipalen Aristokratie erwähnt Galen in diesem Zusammenhang nicht. In seinen Schriften verweist er auf seine Berufsanfänge als Gladiatorenarzt, um die Notwendigkeit eines langen und gründlichen Studiums und die besondere Bedeutung der Anatomie herauszustellen, deren Kenntnis ihm ungewöhnliche Erfolge in der Behandlung der verwundeten Gladiatoren ermöglicht habe. Auch die mehrfache Verlängerung seiner Anstellung dient Galen als Beleg für sein ärztliches Können.

Die Gladiatorenspiele, für deren preisgünstige Durchführung Galen während seiner ersten Berufsjahre arbeitete, waren aus Italien nach Kleinasien gelangt und wurden hier seit dem Beginn der Kaiserzeit praktiziert. Die archäologische und epigraphische Überlieferung bezeugt, daß die Menschen im griechischen Osten an dem blutigen Schauspiel nicht weniger Gefallen gefunden haben als ihre Zeitgenossen im Westen. Allerdings besteht im Hinblick auf die Häufigkeit der Zeugnisse ein Unterschied zwischen Griechenland und den Provinzen im kleinasiatischen und syrischen Raum. Gegen die in der älteren Literatur, wie z.B. bei Ludwig Friedländer, vertretene Auffassung, daß die Bevölkerung Griechenlands dem Gladiatorenwesen aufgrund von „Bildung und Gesittung“ mit Ablehnung entgegengetreten sei, dagegen „die Fechterspiele in den kleinasiatischen Provinzen mit ihrer halborientalischen Mischlingsbevölkerung“ leichter Eingang gefunden hätten[1], hat Louis Robert argumentiert, daß nicht die „unkultivierten“, „halbbarbarischen“ Völker Galatiens, Syriens und Ägyptens, sondern im Gegenteil die Einwohner der von griechischer Kultur geprägten Städte des ionischen Kleinasiens das Publikum bei den Gladiatorenkämpfen bildeten[2]. Robert

---

1 Darstellungen aus der Sittengeschichte Roms, Bd. II, 1922, S. 105f.

2 Les Gladiateurs dans l'Orient grec, 1940, 13ff. Im Vergleich zu Friedländer ist Dill, Roman Society, 1904, 240, zurückhaltender: „The Teutonic regions of the north and

zufolge ist die Ausbreitung des Gladiatorenwesens in engem Zusammenhang mit dem Kaiserkult zu sehen, und dies sowohl auf provinzialer wie auch auf munizipaler Ebene. Dort, wo im griechischen Osten in der Kaiserzeit das Städtewesen besonders entwickelt war, gab es eine Schicht reicher Aristokraten, die ihren Wohlstand als Euergeten für ihre Stadt aufwandten, und als eine ihrer Leistungen finanzierten diese Personen – oftmals als Priester des Kaiserkults – die Gladiatorenspiele[3]. Die Kämpfe geben somit Auskunft über die Staats- und Kaisertreue der Einwohnerschaft wohlhabender griechischer Städte, nicht aber über einen Unterschied zwischen römischer oder griechischer Mentalität bzw. griechischer Zivilisation einerseits und einer vermeintlich halbbarbarischen Unterzivilisation orientalischer Völker andererseits. Trotz der Kritik, mit der ein Kyniker wie Demonax oder ein Literat wie Plutarch auf die Gladiatorenkämpfe reagiert haben[4], scheint deren relative Seltenheit in Griechenland weniger moralischen als wirtschaftlichen Faktoren geschuldet, war Achaia doch während des ersten Jahrhunderts der Kaiserzeit eine der ärmsten Provinzen des Römischen Reichs[5].

Sowohl auf römischer wie auf griechischer Seite gab es nur wenige Philosophen und Redner, die wie Seneca gegen die blutigen Veranstaltungen protestiert haben. Seneca nimmt Tertullian vorweg, wenn er die moralische Gefahr betont, die von den Schauspielen ausgeht[6]; er illustriert die Roheit der Vergnügungen, denen sich die *turba* hingibt, mit den *mera homicida*, die er während des Mittags-

---

Greece were almost the only provinces in which the bloody games were not popular ... Yet even in Greece, even at Athens ... the cruel passion was spreading in the days of the Antonines."

3 Vgl. Robert, Les Gladiateurs dans l'Orient grec, 1940, 267ff. Folglich korreliert die Veranstaltung von Gladiatorenspielen im Zusammenhang des Kaiserkults auch mit der Verbreitung des römischen Bürgerrechts. Vgl. Price, Rituals and Power, 1984, 88 zu Rhodos, wo es nur wenige Einwohner mit röm. Bürgerrecht und keine Gladiatorenspiele gab, was von Dion Chrysostomos in or. 31, 121f. bestätigt und begrüßt wird.

4 Lukian, Dem. 57: Ἀθηναίων δὲ σκεπτομένων κατὰ ζῆλον τὸν πρὸς Κορινθίους καταστήσασθαι θέαν μονομάχων, προελθὼν εἰς αὐτούς, Μὴ πρότερον ταῦτα, ὦ Ἀθηναῖοι, ψηφίσησθε, ἂν μὴ τοῦ Ἐλέου τὸν βωμὸν καθέλητε. Vgl. Dill, Roman Society, 1904, 240f.; zu Demonax v. Arnim, RE, V, 1, 1903, 143f.; zu Plutarch s.u., S. 103f.

5 Vgl. zu Griechenland Apuleius, Met. 10, 18: Ein Magistrat aus Korinth kauft für seine dreitägigen Spiele in Thrakien Gladiatoren ein; vgl. weiter 4, 13: Der reiche Demochares richtet ein Fechterspiel aus. Zur Finanzierung der Gladiatorenspiele (auch durch Stiftungen) vgl. Dill, Roman Society, 1904, 241.

6 Ep. 7, 2: *nihil vero tam damnosum bonis moribus quam in aliquo spectaculo desidere.*

programms im Zirkus erlebt hat[7]. Seneca wendet sich gegen die Massenhinrichtungen, mit denen das Publikum unterhalten wird. Die anfeuernden Rufe der Zuschauer (ep. 7, 5: *Occide, verbera, ure!*) und ihre ärgerliche Frage, warum der Kämpfer ohne rechte Begeisterung stirbt (*quare parum libenter moritur?*), beziehen sich auf die Todesurteile, welche an den Verurteilten in der Arena vollzogen wurden[8]. In Ciceros 'Gesprächen in Tusculum', in denen zum Thema 'Gewöhnung durch Übung' ein Idealbild des kampfbereiten Gladiators gezeichnet wird, fällt die Kritik am Gladiatorenwesen dagegen eher verhalten aus: Was für Schläge halten selbst die Gladiatoren aus, obgleich sie doch „nichtswürdige Menschen oder Barbaren" sind[9]. „Wie wollen jene, die gut ausgebildet sind, lieber den Schlag empfangen als ihm mit Schande ausweichen"[10]. Doch gesteht Cicero zu, daß die Gladiatorenkämpfe ein besonders grausames Schauspiel darstellten[11], wobei einem solchen Einwand mit dem Hinweis auf die Rechtmäßigkeit der Bestrafung eines Verbrechers begegnet werden kann[12], – ein Argument, das von Seneca und Tertullian zitiert[13] bzw. mit dem Hinweis auf mögliche Fehlurteile und den Verkauf von Unschuldigen zurückgewiesen wird[14]. Ein weiteres Argument für die Gladiatorenkämpfe findet sich bei Plinius, der sie in seinem Panegyricus für Traian als vorbereitende Übung für den Krieg rechtfertigt[15].

Ähnlich wie Seneca hat auch Plutarch die Gladiatorenspiele als unmenschlich abgelehnt. Seine Ausführungen richteten sich an die Angehörigen der munizipalen Aristokratie, die, zur Leitung der öffentlichen Angelegenheiten berufen, nach Möglichkeit die Gladiatorenkämpfe ganz abschaffen oder zumindest beschränken sollten. Wie es aber um die Einstellung der Aristokratie zu den Gladiatorenkämpfen tatsächlich stand, geht, wie schon Friedländer betont hat, aus Plutarchs Klage hervor, daß die Reichen sich gerade durch ihre Finanzierung eine angese-

---

7 Vgl. auch ep. 90, 45: Hier verwendet Seneca die Gladiatorenkämpfe, die es in einer besseren Vergangenheit noch nicht gegeben habe, als Argument der Gesellschaftskritik: *tantum aberat ut homo hominem non iratus, non timens, tantum spectaturus occideret.* Wichtig für die Einschätzung der Überlebenschancen der Gladiatoren (s.u., S. 123f., zu Galens Behandlungserfolgen) ist auch ep. 37, 2: *Illis licet arma summittere, misericordiam populi temptare.*

8 Vgl. ep. 7, 4: *Interfectores interfecturis iubent obici ... Haec fiunt, dum vacat harena.*

9 2, 41: *gladiatores, aut perditi homines aut barbari, quas plagas perferunt.*

10 ... *quo modo illi, qui bene instituti sunt, accipere plagam malunt quam turpiter vitare!*

11 ... *crudele gladiatorum spectaculum et inhumanum non nullis videri solet, et haud scio an ita sit, ut nunc fit.*

12 ... *cum vero sontes ferro depugnabant ...*

13 Sen., ep. 7, 5; Tert., de spec. 19, 2: *bonum est, cum puniuntur nocentes.*

14 De spec. 19, 3f.

15 Paneg. 33, 1.

hene Stellung in ihrer Stadt zu verschaffen suchten[16]. Die Kritik, die bei Plutarch und ähnlich auch bei Dion Chrysostomos sowie bei Lukian zu finden ist, hat Friedländer zu der Annahme geführt, daß es „in Griechenland immer nur die Hefe des Volks [war], die an diesen grausamen Vergnügungen Gefallen fand; die Gebildeten waren, wie es scheint, einstimmig in ihrer Verdammung“[17]. Dieser Deutung muß widersprochen werden, da eine Grenze zwischen einer städtischen Aristokratie, welche die Gladiatorenspiele aus politischen Gründen akzeptiert, und einer in denselben Städten beheimateten Schicht von Intellektuellen, welche die Kämpfe verurteilt hätte, nicht gezogen werden kann. Dies zeigt sich gerade an Galen, der zur munizipalen Aristokratie seiner Heimatstadt gehörte, sich um eine Anstellung als Gladiatorenarzt bemühte und keinen Anlaß fand, das Gladiatorenwesen als solches in Frage zu stellen. Daß sich Menschen zu Ehren des Kaisers gegenseitig schwer verletzten oder gar töteten, war ihm trotz seines Arztseins kein Problem. Für Galen standen die erstmalige Anerkennung seines medizinischen Könnens und die Erfahrungen, die er durch seine Praxis in der Gladiatorenbehandlung gewinnen konnte, im Vordergrund. Galen hat die Gladiatorenspiele offensichtlich ohne Bedenken akzeptiert, und eine ähnliche, traditionsbezogene und ‘staatstreue’ Haltung ist für die meisten seiner gebildeten Mitbürger vorauszusetzen.

Über ein Amphitheater, das den am besten geeigneten Veranstaltungsort für die Gladiatorenkämpfe darstellte, verfügten nur wenige kleinasiatische Städte wie Kyzikos oder Pergamon. Man sollte das Vorhandensein von Amphitheatern allerdings nicht als Anzeichen einer weit fortgeschrittenen Romanisierung der betreffenden griechischen Städte im Vergleich zu anderen Poleis bewerten, denn es hing von den finanziellen Ressourcen der jeweiligen Führungsschicht ab, ob sie ihre Stadt mit einem solchen Bauwerk ausstatten konnte oder ob man zur Abhaltung der Gladiatorenspiele auf andere, bereits vorhandene Gebäude zurückgreifen mußte. Für die Gladiatorenspiele konnten wie in Aphrodisias, Smyrna, Nysa oder Laodikeia auch die vorhandenen Stadien oder wie in Ephesos oder Milet die römischen Theater genutzt werden.

Die epigraphischen Quellen belegen, daß sich die Gladiatorenkämpfe in der Regel über mehrere Tage erstreckten. Für Ephesos, Antiochia oder Milet sind Spiele über acht, zwölf oder gar dreizehn Tage bezeugt[18]. Für Pergamon fehlen solche Zeugnisse, doch ist hier der archäologische Befund aufschlußreich. Der räumlich zusammenhängende Komplex von Römischem Theater, Stadion und Amphitheater vor den Toren der Stadt (auf halbem Weg zum Asklepios-Heilig-

16 Plut., mor. 525 D (de cupid. divitiar. 5), 802 D (praec. ger. reip. 5); vgl. Friedländer, Darstellungen aus der Sittengeschichte Roms, Bd. II, 1922, S. 106.

17 Darstellungen aus der Sittengeschichte Roms, Bd. II, 1922, S. 106.

18 Vgl. Robert, Les Gladiateurs dans l'Orient grec, 1940, 280f.

tum) wurde zu Beginn des 2. Jahrhunderts errichtet, und diese Baumaßnahmen belegen ebenso wie die Restaurierung und Erweiterung des Asklepios-Heiligtums, daß Pergamon in der Zeit Galens über eine finanzstarke Aristokratie verfügte. Das Amphitheater von Pergamon hatte beträchtliche Ausmaße, gehörte jedoch nicht zu den größten Anlagen dieser Art. Pearcy hat die Achsen des Gebäudes mit 136 und 128 m beziffert, woraus sich eine Grundfläche von 17.400 m^2 ergibt, während das Kolosseum in Rom mit seinen Achsenlängen von 188 und 156 m über eine Grundfläche von 29.300 m^2 verfügte[19]. Das Amphitheater in Pergamon ist bislang unzureichend erforscht[20], doch weisen seine Maße im Vergleich zu Rom darauf hin, daß hier zumindest 20.000 Zuschauer Platz finden konnten. Das Gelände des Amphitheaters lag über einem Bach, dessen Wasser aufgestaut werden konnte, wenn man eine Naumachie veranstalten wollte. Es gibt allerdings keine literarischen oder epigraphischen Zeugnisse für solche Veranstaltungen, so daß sich nicht sagen läßt, wie häufig sie in Pergamon tatsächlich durchgeführt worden sind. Ungewiß ist auch, ob sich die Gladiatoren-Mannschaften dauerhaft in Pergamon aufgehalten haben oder ob die Gladiatoren jeweils für die anstehenden Kampfspiele angemietet wurden und danach die Stadt wieder verließen[21]. Eine Gladiatorenkaserne konnte für Pergamon archäologisch bislang nicht nachgewiesen werden. Auch Galens Berichte sind in dieser Hinsicht nicht ausreichend deutlich; ihnen läßt sich nicht einmal sicher entnehmen, ob die Gladiatorenkämpfe mehr als einmal jährlich stattgefunden haben. In diesem Zusammenhang ist darauf hinzuweisen, daß Galen keinen seiner Patienten unter den Gladiatoren beim Namen nennt; sie werden immer nur als μονομάχοι bezeichnet. Entsprechendes ist auch für die Sklaven, von denen Galen berichtet, festzustellen, und da Galen mit den höherstehenden Patienten, die er in Rom behandelt hat, anders verfährt, muß die Anonymisierung von Gladiatoren und Sklaven als Ausdruck ihrer allgemeinen und auch von Galen geteilten Geringschätzung gewertet werden[22].

---

19 Galen's Pergamum, 1985, 38.

20 Vgl. Radt, Pergamon, 1999, 263ff.

21 Zu den *ludi* vgl. Golvin u. Landes, Amphitheatres, 1990, 156ff; Baltrusch, Politik, Kommerz, Doping, 1997, 518f. (zum *ludus gladiatorum* im Pompeii).

22 Oftmals handelte es sich bei den Gladiatoren um rechtlich gesehen Freie, die jedoch für die Dauer ihres Vertrags eine sklavenähnliche Stellung einnahmen; vgl. Schneider, Art. 'Gladiatores', RE, suppl. III, 1918, 773ff. Vgl. weiter Horstmanshoff, Galen and his patients, 1995, 91f. zu der großen Gruppe von namenlosen Patienten in den Berichten Galens. Patienten aus dem Senatorenstand werden von Galen zumeist (zu 80%) und solche aus der Gruppe der 'Sophisten' oftmals (zu 46%) bei ihrem Namen genannt; bei Patienten der „lower classes“ fällt dieser Anteil auf 26,1% (von 23 Personen nur 6 namentlich). Allerdings kann der für die verbleibenden 110

V. 2. Galens Anstellung als Gladiatorenarzt

Zwischen Galens Rückkehr aus Alexandria und seiner Berufung in die Stellung eines Gladiatorenarztes liegt eine nicht genau bestimmbare Zeitspanne von wohl mehreren Monaten, in der Galen dafür Sorge trug, sich in seiner Heimat als bestens ausgebildeter Arzt bekannt zu machen. In 'de compositione medicamentorum per genera' schreibt Galen, er habe sich in der ersten Zeit nach der Rückkehr mit der Behandlung von Sehnenverletzungen beschäftigt[23] und seine dafür entwickelten Medikamente den befreundeten Ärzten in Pergamon und in der Umgebung der Stadt weitergegeben, um allseits ihre Wirksamkeit prüfen zu lassen[24]. Walsh hat diese Aussage Galens auf Pergamons Nachbarstädte („neighboring places") Larisa und Smyrna bezogen[25], doch liegen diese Städte zu weit entfernt, als daß sich noch von „Ärzten aus der Nachbarschaft" sprechen ließe. Galen hat vermutlich an jene Ärzte gedacht, die in Pergamon kein Einkommen finden konnten und deshalb ihre Heilkunst als 'Landärzte' in den zahlreichen kleinen Siedlungen um Pergamon anbieten mußten[26].

Galens Bericht ist als ein erneuter Beleg für die mehr personen- als institutionsbezogene Wissensvermittlung in der Römischen Kaiserzeit zu deuten (vgl.

---

anonymen Patienten naheliegende Umkehrschluß, daß sie mehrheitlich den unteren Schichten zuzuordnen wären, angesichts der unterschiedlichen Intentionen der Schriften Galens nicht als sicher gelten. Vgl. auch Kap. VII, 3, Anm. 76 (S. 191f.).

23 3, 2 (K. XIII, 599): ... ἡνίκα πρῶτον ἐκ τῆς Ἀλεξανδρείας ἐπανῆλθον εἰς τὴν πατρίδα ...

24 3, 2 (K. XIII, 599): ἐπεὶ δ' ἕκαστον ὧν ἐπενόησα φαρμάκων ἔδωκα τοῖς φίλοις ἰατροῖς, οὐ μόνον τοῖς πολίταις, ἀλλὰ καὶ τοῖς ἀστυγείτοσιν ἕνεκεν τοῦ βεβαιωθῆναι πάντα τῇ πείρᾳ ...

25 Galen's writings, 1937, 38.

26 Diese Ärzte wären den 'Periodeuten' zuzurechnen, d.h. den Ärzten, die von ihrem Wohnsitz aus eine Reihe von Ortschaften besuchten, um der ländlichen Bevölkerung ihre Dienste anzubieten. Vgl. zu diesen 'Landärzten' Nutton, The medical meeting place, 1995, 15. Ob Galen mit den Ärzten Pergamons (und den 'Landärzten') in einem Kollegium, das entweder als 'Museum' oder als *ergasterion* hätte bezeichnet werden können, verbunden war, läßt sich nicht feststellen; zwar ließe sich Galens Verhalten unter dieser Voraussetzung besser erklären (der ausgebildete Arzt führt sich in seinem Berufsverband ein, indem er sein Wissen präsentiert), doch ist ein solches Kollegium auch unabhängig von Galen für Pergamon nicht bezeugt; vgl. dagegen Robert, Études anatoliennes, 1937, 61-64, der ein Ärzte-Kollegium, das mit dem Asklepios- und dem Kaiserkult verbunden gewesen sei, auch für Pergamon annimmt, sowie Nutton, Galen and Egypt, 1993, 14, Anm. 14; zu den 'Museen' in Ephesos und Smyrna vgl. Nutton, The Medical Meeting Place, 1995, 7f. mit Anm. 23 u. 26; ders., Healers in the medical market place, 1995, 43.

Kap. VI, 3, S. 89). Zugleich dürfte der von Galen erbrachte Wissenstransfer als Befähigungsbeweis gedient haben, mit dem sich der junge Arzt bei den Kollegen ‘in Stadt und Land’ einführte. Zwar steht in ‘de compositione medicamentarum per genera’ die bald folgende Berufung durch den ‘Oberpriester’ (ἀρχιερεύς) in einer nur losen Verbindung mit dem zuvor Berichteten; Galen bemerkt, „nicht mehr recht zu wissen“, wie es zu ihr gekommen sei[27]. Doch zeigt eine Parallelstelle in Galens arabisch überlieferter Schrift ‘de optimo medico cognoscendo’, daß Galen mit anderen Ärzten Pergamons um die Anstellung als Gladiatorenarzt konkurrieren mußte. Hier erzählt Galen von einer öffentlichen Demonstration, mit der es ihm gelang, die Wahl zum Gladiatorenarzt auf sich zu lenken[28]. Mit diesem öffentlichen Auftritt hat Galen ein erstes Mal eine Bewährungsprobe absolviert, wie er sie später auch in Rom mehrfach zu bestehen hatte, um eine hohe berufliche wie soziale Position einnehmen zu können[29].

---

27 3, 2 (K. XIII, 599): δόξαν δ' οὐκ οἶδ' ὅπως τῷ κατὰ τὴν πόλιν ἡμῶν ἀρχιερεῖ, τὴν θεραπείαν ἐγχειρῆσαί μοι μόνῳ τῶν μονομάχων ...

28 Man muß in diesem Zusammenhang an die medizinischen Wettbewerbe erinnern, die für Ephesos bezeugt sind und u.a. in der chirurgischen Disziplin durchgeführt wurden (Die Inschriften von Ephesos, edd. H. Wankel u. R. Merkelbach, Bonn 1979ff., Nr. 1161-1169; 4101b; vgl. Nutton, Archiatri and the medical profession, 1977, 205; ders., The Medical Meeting Place, 1995, 7 mit Anm. 23; Engelmann, Ephesische Inschriften, 1990, 89ff.). Es ist naheliegend anzunehmen, daß diese Wettbewerbe dazu genutzt wurden, Kandidaten für die Stellung eines städtischen ‘Oberarztes’ oder eben auch eines ‘Gladiatorenarztes’ auszuwählen. Zu den Privilegien, die durch Entscheidung der städtischen Räte den Ärzten verliehen wurden, vgl. Nutton, 1977, 199.

29 Zur Tradition der ärztlichen Demonstrationen in der Antike vgl. Nutton, Galen. On prognosis, CMG V, 8, 1, 1979, S. 187f.; ders., Healers in the medical market-place, 1995, 21; vgl. auch Hahn, Der Philosoph und die Gesellschaft, 1989, 88ff. (zu den öffentlichen Auftritten der Philosophen); Scarborough, Roman Medicine to Galen, 1993, 33; vgl. weiter Debru, Les démonstrations médicales à Rome au temps de Galien, 1995, 69 zum Quellenwert Galens für entsprechende Veranstaltungen im 2. Jhd. Debru setzt zu Recht eine Ausbildung und eine beständige Übung Galens auch in der epideiktischen Rede (S. 70ff.) voraus: „L’apprentissage se faisait chez les médecins, comme chez les rhéteurs, en assistant aux prestations des maîtres et à leurs conférences publiques et privées“ (71); vgl. de anat. admin. 1, 1 (K. II, 218); de libr. propr. 2 (GSM II, 98; K. XIX, 17). Vgl. zu den öffentlichen Auftritten der Ärzte weiter Dion Chrysos., or. 30, 6: ... ταῖς ἐπιδείξεσι τῶν καλουμένων ἰατρῶν ... οἱ δὲ πολλοὶ κεχήνασι καὶ κεκήληνται τῶν παιδίων μᾶλλον; Plutarch, mor. 71 A (quomodo adulator 32): οὐ γὰρ φιλικὸν ἀλλὰ σοφιστικὸν ἀλλοτρίοις ἐνευδοκιμεῖν σφάλμασι, καλλωπιζόμενον πρὸς τοὺς παρόντας, ὥσπερ οἱ χειρουργοῦντες ἐν τοῖς θεάτροις ἰατροὶ πρὸς ἐργολαβίαν; vgl. Scarborough, Roman Medicine, 1969, 99.

Mit der Erzählung von seinem Berufsanfang in 'de optimo medico cognoscendo' will Galen deutlich machen, welche Bedeutung die praktischen Fertigkeiten für die ärztliche Tätigkeit und folglich auch für die Beurteilung des Arztes haben. Er berichtet, ein 'Oberpriester'[30] habe ihn bei einer öffentlichen Veranstaltung beobachtet, bei der die Fähigkeiten der Ärzte geprüft wurden[31]. Galen hat die Gelegenheit, seine anatomischen Kenntnisse zu demonstrieren, genutzt und einem lebenden Tier zunächst den Bauch aufgeschnitten, um dann die Wunde zu versorgen. Er forderte die anwesenden Ärzte dazu auf, die herausgetretenen Eingeweide wieder in ihre Position zu bringen und den Bauch zuzunähen. Keiner der Ärzte war dazu bereit, und so konnte Galen mit seiner Vorführung fortfahren[32]. Damals habe er, so schreibt Galen, seine „Geschicklichkeit, Sachkenntnis und Schnelligkeit der Hand" bewiesen[33]. Wozu Galens Auftritt eigentlich diente, wird am Ende des Berichts deutlich. Denn nachdem sich die versammelte Ärzteschaft nicht einmal in der Lage gesehen habe, auf die willkürliche Beschädigung der Venen, mit der Galen einen starken Blutfluß provozierte, zu reagieren, führte Galen die notwendigen Schritte selbst durch, – „making it clear to the intellectuals who were present that (physicians) who possess skills like

30 9, 4 (CMG, suppl. orient. IV, S. 103; Übs. Iskandar): „a high priest".

31 9, 6 (CMG, suppl. orient. IV, S. 105; Übs. Iskandar): „... a public gathering where men had met to test the knowledge of physicians". – Während Iskandar den von Ibn Abi Usaibia verwendeten Begriff 'kamarijun' mit „high priest" übersetzt, hat Meyerhof den Ausdruck „Vorsteher der Gladiatoren" verwendet und erklärt, daß eine wörtliche Übertragung „von den Oberhäuptern der Gürtelträger" lauten müßte, worunter auch die „Oberpriester" verstanden werden könnten. Besser wäre es jedoch, den Text in 'kamijjun' zu verbessern; die Bedeutung dieses Wortes kann mit „Bewaffneten", „Gepanzerten" und schließlich auch „Gladiatoren" wiedergegeben werden (Autobiographische Bruchstücke, 1929, 76, Anm. 1). Gegen diese Ausführungen hat Strohmaier Einspruch erhoben: da der arabische Ausdruck 'kmry' vom syrisch 'kumra' abzuleiten und 'kumra' mit „Priester" zu übersetzen ist, muß Meyerhofs erste Übersetzung („Vorsteher der Gladiatoren") abgelehnt werden (Strohmaier, Der Arzt in der Römischen Gesellschaft, 1968, 72, Anm. 23). Auch für eine Emendation gibt es somit keinen Anlaß. In dem zitierten autobiographischen Abschnitt aus de opt. med. cogn. ist von einem „Vorsteher der Priester", mithin von einem „Oberpriester" die Rede, was der griechischen Terminologie in de comp. med. per gen. 3, 2 entspricht (K. XIII, 599f.; s.u., S. 117, Anm. 66).

32 9, 6 (CMG, suppl. orient. IV, S. 105, Übs. Iskandar): „I made an incision in the abdomen of an ape and exposed its intestines: then I called upon the physicians who were present to replace them back (in position) and to make the necessary abdominal sutures – but none of them dared to do this."

33 9, 6 (CMG, suppl. orient. IV, S. 105, Übs. Iskandar): „... displaying our skill, manual training and dexterity."

mine should be in charge of the wounded“[34]. Es hat den Anschein, als ob die ganze Veranstaltung darauf abzielte, einen fähigen Arzt für die Versorgung der Gladiatoren ausfindig zu machen, und bei den Ärzten, deren mangelndes Geschick Galen herausstellt, wird es sich um seine Konkurrenten gehandelt haben. Allerdings lassen Galens Formulierungen nur erahnen, wer der Veranstalter der Demonstration war: Man kann zwar an den ‘Oberpriester’ denken, in dessen Interesse die Auswahl eines fähigen Arztes wegen der zu erwartenden Kosteneinsparungen bei den Gladiatorenkämpfen gelegen haben muß, doch es verwundert, daß Galen nur sich selbst als aktiven Teilnehmer vorführt. Sollte also nicht eher daran zu denken sein, daß Galen die Veranstaltung selbst initiiert hat? Jedenfalls hat Galen mit dem Inhalt seiner Demonstration, der Wundversorgung bei Bauchverletzungen, einen wichtigen Bereich aus der chirurgischen Praxis eines Gladiatorenarztes aufgegriffen, und das Ergebnis seines öffentlichen Auftritts bestand darin, daß Galen die Betreuung der verwundeten Gladiatoren anvertraut wurde[35].

Der griechische Wortlaut in ‘de compositione medicamentarum per genera’ gibt keine eindeutige Auskunft darüber, inwieweit es sich bei der ‘Anstellung’ Galens als Gladiatorenarzt um ein festes Beschäftigungsverhältnis im modernen Sinn des Wortes gehandelt hat. Galen spricht von der „Versorgung“ bzw. „Behandlung der Gladiatoren“, die ihm vom ‘Oberpriester’ „übertragen“ worden sei bzw. von der ihm „anvertrauten Sorge für die Gladiatoren“[36]. Allein aus dem zeitlichen Ablauf der nachfolgenden ‘Stellenverlängerungen’ läßt sich erschließen, daß es sich um eine dauerhafte Beschäftigung gehandelt hat, Galen also nicht nur für eine kurze Folge von Kampftagen, sondern jeweils für den Zeitraum der Amtstätigkeit des ‘Oberpriesters’ und d.h. grundsätzlich jeweils für ein ganzes Jahr zu dieser Aufgabe berufen war (vgl. dazu Kap. V, 3). Da solche ‘Anstellungen’ über Galens Fall hinaus nicht bezeugt sind und da Galen selbst kei-

34 9, 6 (CMG, suppl. orient. IV, S. 105); vgl. auch Meyerhof, Autobiographische Bruchstücke, 1929, 76f.

35 9, 7 (CMG, suppl. orient. IV, S. 105; Übs. Iskandar): „... he put me in the charge of the wounded...“; vgl. 9, 4; S. 103: „... he entrusted me with the treatment of all the wounded (men) among those who had fought duels in combats ...“ – Scarboroughs Vermutung, daß Galen vor seiner Ernennung zum (alleinigen) Gladiatorenarzt bereits als einer von mehreren Gladiatorenärzten gearbeitet habe (Gladiators, 1971, 108 Anm. 72: „There is more than a hint in Galen, XIII, 600 [de comp. med. per gen. 3, 2], that he was one of several physicians at the gladiatorial school before being made the supervisory physician“) entspricht weder der angeführten Stelle noch sonstigen Selbstzeugnissen Galens.

36 3, 2 (K. XIII, 599): ... τὴν θεραπείαν ἐγχειρῆσαί μοι ...; (K. XIII, 600) ... ἐπίστευσε τὴν ἐπιμέλειαν τῶν μονομάχων ...

nerlei Angaben zu seiner eventuellen Bezahlung macht, sollte man in seiner Tätigkeit jedoch keine Arbeit sehen, die jegliche andere ärztliche Beschäftigung ausgeschlossen hätte (s.u., S. 127, Anm. 113), und dies umsoweniger, als zwar in Pergamon mit jährlich mehrfachen Gladiatorenspielen zu rechnen ist, zwischen diesen jedoch längere Intervalle anzunehmen sind. Daß Galen auch während der Zwischenzeiten für die Betreuung der Gladiatoren zuständig war, könnte durch die von ihm gewählten Begriffe θεραπεία und ἐπιμέλεια angedeutet sein, doch fehlt jeder ausdrückliche Beleg.

In 'de optimo medico cognoscendo' läßt Galen den 'Oberpriester' seine Entscheidung, warum er einen jungen Arzt älteren Kollegen vorgezogen hat, nicht nur mit der erfolgreich demonstrierten Wundversorgung, sondern auch mit der Lernbegierde Galens begründen[37]. Kann man aus diesen Worten auf eine nähere Bekanntschaft zwischen dem 'Oberpriester' und Galen schließen? Angesichts der rhetorischen Ausgestaltung der Berufungsgeschichte, die als Exempel für die richtige Arztwahl dient, ist Vorsicht geboten, doch stützen die Ausführungen des 'Oberpriesters' die Vermutung, daß auch die soziale Stellung Galens für seine Berufung zum Gladiatorenarzt eine Rolle gespielt hat[38].

In 'de optimo medico cognoscendo' erwähnt Galen weiterhin, daß die Gladiatorenbetreuung zuvor in den Händen mehrerer älterer Ärzte gelegen habe[39]. Doch darf diese Aussage nicht so verstanden werden, als ob die Gladiatoren vor Galen von einer Gruppe von Ärzten versorgt worden seien, denn unmittelbar anschließend vergleicht Galen seine Behandlungserfolge mit denen seines unmittelbaren Vorgängers, dem sechzehn Patienten verstorben seien, während er selbst im Verlauf seiner ersten Anstellung nur zwei Gladiatoren nicht habe retten können[40]. Galen will den Altersunterschied zwischen sich und seinen Vorgängern und damit seine besondere ärztliche Befähigung herausstellen: Ihm wurde in

37 9, 5 (CMG, suppl. orient. IV, S. 103f.; Übs. Iskandar): „I have seen that this man devoted more time to learning this science than any of the Elders of the physicians. I have seen them to waste their time on useless things; but I have never seen this man spend one idle day or night. He never ceases on any day or at any hour to train himself in something useful."

38 Diese Vermutung z.B. bei Scarborough, Gladiators, 1971, 101.

39 9, 4 (CMG, suppl. orient. IV, S. 103; Übs. Iskandar): „Bevor my time, two or three of the Elders were in charge"; vgl. Meyerhof, Autobiographische Bruchstücke, 1929, 76.

40 9, 7 (CMG, suppl. orient. IV, S. 105; Übs. Iskandar): „... he [gemeint ist der 'Oberpriester'] was the first to entrust me with their care. With the exception of two, none of the wounded in my charge died, whereas sixteen individuals had died under my predecessor ..."; vgl. Meyerhof, Autobiographische Bruchstücke, 1929, 77.

jungen Jahren eine üblicherweise älteren und erfahrenen Ärzten anvertraute Aufgabe übertragen.

Galens Anstellung erfolgte zu einem Zeitpunkt, als er „noch nicht dreißig Jahre alt" war[41]. In 'de compositione medicamentorum per genera' bestimmt Galen sein damaliges Alter noch genauer: Nachdem er im Alter von achtundzwanzig Jahren nach Pergamon heimgekehrt sei, habe der 'Oberpriester' ihn kurz nach dem Beginn seines neunundzwanzigsten Lebensjahrs zum Gladiatorenarzt gemacht[42]. Den öffentlichen Auftritt, welcher der Anstellung vorausging, erwähnt Galen in dieser Schrift nicht, doch betont er auch hier seine Behandlungserfolge. In früherer Zeit seien viele Gladiatoren verstorben, unter seiner Betreuung jedoch kein einziger[43]. Aus diesem Grund hätten dann auch die nachfolgenden 'Oberpriester' Galens Anstellung als Gladiatorenarzt erneuert, so daß er diese Tätigkeit insgesamt unter fünf verschiedenen Amtsträgern ausüben konnte (K. XIII, 600: s.u., S. 117).

Welches Amt verbirgt sich hinter dem Begriff ἀρχιερεύς? In Pergamon gab es neben dem Asklepiosheiligtum weitere Kultstätten, die mit einer Priesterschaft ausgestattet waren, – allen voran das Zeus- bzw. Athenaheiligtum und daneben z.B. die Demeter oder Dionysos geweihten Tempel. So scheinen sich für den Amtstitel mehrere Möglichkeiten anzubieten. Entscheidend ist jedoch der Zusammenhang der Gladiatorenspiele mit dem Kaiserkult, der seinerseits an verschiedenen Punkten der Stadt lokalisiert werden kann. So ist das einst für die hellenistischen Herrscher errichtete und vor dem Tor zur Akropolis gelegene Heroon möglicherweise bis in die Zeit Galens hinein für den Kaiserkult verwendet worden, während im Anschluß an den Neubau des Asklepiosheiligtums unter Hadrian und Antoninus Pius sowohl der Rundtempel als auch die neuerbaute Nordhalle der Götterverehrung und dem Kaiserkult dienten[44]. Nach Ausweis der Inschriften aus dem Kultbezirk des Asklepios verfügte das Heiligtum nicht nur über einen Priester, wobei das Priesteramt in der Familie des Kultstifters Archias erblich war[45]. Es wurden auch eigene Festspiele durchgeführt, die unter der

41 De opt. med. cogn. 9, 4 (CMG, suppl. orient. IV, S. 103; Übs. Iskandar): „... I had not yet completed thirty years of my age ..."

42 3, 2 (K. XIII, 599): ... καίτοι νέῳ τὴν ἡλικίαν ὄντι. τοῦ γὰρ ἐνάτου καὶ εἰκοστοῦ ἔτους ἠρχόμην ...

43 3, 2 (K. XIII, 600): κατὰ τύχην δὲ πολλῶν τεθνεώτων ἐν τοῖς ἔμπροσθεν ἔτεσιν, ἐμοῦ δὲ οὔτε τῶν ὡς εἴρηται τετρωμένων ἀποθανόντος τινὸς οὔτ' ἐξ ἄλλου τραύματος ...

44 Radt, Pergamon, 1999, 230ff.; 245ff.

45 Habicht, Die Inschriften des Asklepieions, 1969, 92ff. (Nr. 45ff.).

Leitung eines Agonotheten standen[46]. Doch sind diese Spiele nicht mit den Gladiatorenkämpfen, für die Galen angestellt wurde, gleichzusetzen, wie sich aus der Inschrift für den römischen Senator Flavius Ranius Pollio Flavianus folgern läßt, der nicht als ‚Oberpriester', sondern nur als ἱερεύς zugleich ἀγωνοθέτης τοῦ Ἀσκληπίου war[47].

Ein weiteres Zentrum des Kaiserkults in Pergamon bildete das Traianeum. Diese an herausragender Stelle oberhalb des Athena-Heiligtums und unterhalb der Akropolis errichtete Anlage übernahm im 2. Jahrhundert die Funktion eines anderen Tempels, der bald nach dem Jahr 29 v. Chr., als Augustus den Landtagen von Asia und Bithynien die Errichtung von Tempeln für den Kaiserkult (in Verbindung mit Roma) bewilligte, errichtet worden sein muß, archäologisch allerdings bislang nicht nachgewiesen werden konnte[48]. Für die Erbauung des Traianeums mußte das abschüssige Gelände terrassiert und dafür z.T. aufgeschüttet bzw. mit Substruktionen versehen werden. Radt hat von einem „für die Anlage eines großen Kaisertempels ... denkbar ungeeigneten“ Baugrund gesprochen, doch zugleich auch die „exponierte Lage“ als „für die Errichtung eines solchen Macht- und Propagandamonuments des römischen Imperiums geradezu ideal“ bezeichnet: „An keinem anderen Ort des Burgbergs konnte man mit einer besseren Fernwirkung des Tempelbaus rechnen“[49].

Überblickt man die verschiedenen Bauten, die in Pergamon dem Kaiserkult dienten, so kommt dem Traianeum gewiß eine besondere Bedeutung zu. Der 'Oberpriester' dieses für den Kaiserkult zentralen Heiligtums dürfte auch für die Durchführung der wichtigsten Spiele in Pergamon verantwortlich gewesen sein. Allerdings ist unbekannt, ob die Festspiele, die während des 1. Jahrhunderts mit dem Tempel des Augustus und der Roma verbunden waren, auf das Traianeum

---

46 Habicht, Die Inschriften des Asklepieions, 1969, S. 62, Nr. 26 (vgl. die folgende Anm.); S. 96f., Nr. 53 (Ehrung des Agonotheten C. Iulius Faustus Luppianus).

47 Habicht, Inschriften des Asklepieions, 1969, S. 62, Nr. 26 (Mitte 3. Jhd.), allerdings mit unsicherer Lesung vor allem im Hinblick auf das Priesteramt; zu Pollio vgl. weiter Eck, Die Präsenz senatorischer Familien in den Städten des Imperium Romanum, 1980, 294, Nr. 60. Diese Inschrift verbietet es also, mit Klebs (PIR I, 1897, 376f.) den von Galen nicht näher charakterisierten ἀρχιερεύς als 'Oberpriester' im Asklepieion zu deuten.

48 Zu älteren Stätten des Kaiserkults in Pergamon vgl. Radt, Pergamon, 1999, 223; Price, Rituals and Power, 1984, 253, Nr. 19 (ohne Lokalisierung).

49 Pergamon, 1999, 213. Eine Inschrift aus dem Jahr 114/115 bezeugt die Stiftung von Spielen „zu Ehren des Tempels des Iupiter Amicalis und des Kaisers Traian“ durch Aulus Iulius Quadratus: CIL III 7086. Vgl. Le Glay, Hadrien et l'Asklépieion de Pergame, 1976, 352; Eck, Die Präsenz senatorischer Familien in den Städten des Imperium Romanum, 1980, 305, Nr. 4. Die Stiftung der Spiele wird vermutlich zum Zeitpunkt des Baubeginns des Tempels erfolgt sein.

übergegangen sind, oder ob hier ein nunmehr lokaler Kult mit eigenen Festspielen fortgeführt wurde. Ein anderes, für Galens Laufbahn wichtigeres Problem besteht in der Frage, ob es sich bei den von ihm erwähnten ἀρχιερεῖς, denen er seine Anstellung als Gladiatorenarzt verdankte, um die Priester des Traianeums bzw. überhaupt um Priester des provinzialen Kaiserkults gehandelt hat. Letzteres ist in der Forschung zumeist vorausgesetzt worden, erscheint aber nicht als sicher, da im Hinblick auf die 'Oberpriester' von Pergamon grundsätzlich zwischen einer provinzialen und einer lokalen Ebene zu unterscheiden ist, Galen aber dem Ausdruck ἀρχιερεύς keine weitere Bestimmung hinzufügt. Galen spricht nur von einem ἀρχιερεύς bzw. einmal in der Mehrzahl von ἀρχιερεῖς[50]. Akzeptiert man jedoch die Voraussetzung, daß in den Inschriften grundsätzlich auf das höherrangige provinziale Priestertum durch einen entsprechenden Hinweis verwiesen wird, so müssen Amtsträger, die z.B. als ἀρχιερεύς 'Ασίας ναῶν τῶν ἐν Περγάμῳ bezeichnet werden, der provinzialen Ebene zugeordnet werden, während man es beim Fehlen eines solchen Zusatzes (und selbst dann, wenn der 'Oberpriester' den Titel eines 'Asiarchen' trägt) mit dem lokalen Priestertum zu tun hat[51]. Letzteres gilt dann also für Personen, die z.B. als ἀρχιερεύς ναῶν τῶν ἐν Περγάμῳ oder auch als ἀσιάρχης ναῶν τῶν ἐν Περγάμῳ erscheinen[52].

Ilberg hat sich nun im Hinblick auf Galens Worte in 'de compositione medicamentarum per genera'[53] gegen Klebs (s.o., S. 112, Anm. 47) gewandt und ausgeführt, daß sich Galen nicht auf einen 'Oberpriester' des Asklepieions beziehe: „es ist vielmehr der auf Inschriften mehrfach bezeugte ἀρχιερεύς 'Ασίας ναῶν τῶν ἐν Περγάμῳ, der Provinzialpriester für den Kaiserkult"[54].

50 In Hipp. de fract. 3, 21 (K. XVIII/2, 567): s.u., S. 114, Anm. 58.

51 Vgl. Kearsley, Asiarchs, 1988, 57ff.

52 Aufstellung der Archiereis und Asiarchen bei Magie, Roman Rule, 1950, II, 1601-1607; Ergänzungen bei Deininger, Provinziallandtage, 1965, 42, Anm. 3; Rossner, Asiarchen, 1974, 112ff.; vgl. auch Kearsley, Asiarchs, Archiereis, and the Archiereiai of Asia, 1986, 183ff. (186f. Aufstellung der 15 aus Ephesos stammenden Priesterinnen des provinzialen Kaiserkults) sowie Engelmann, Ephesische Inschriften, 1990, 89ff. zu Demostratus Caelianus d. J., der als Asiarch in Ephesos die Stellung eines Asklepios-Priesters einnahm.

53 3, 2: K. XIII, 599: ... τῷ κατὰ τὴν πόλιν ἡμῶν ἀρχιερεῖ ...

54 Galens Praxis, (1905) 1971, 371 Anm. 39. Vgl. auch Habicht, Die Inschriften des Asklepieions, 1969, 132: „... im Kult des Asklepios gibt es keinen ἀρχιερεύς." Im Gegensatz zu Ilberg ist Rossner zu dem Schluß gelangt, daß die „Archiereis, die nach dem Bericht Galens Monomachien in Pergamon veranstalteten, ... wohl munizipale Oberpriester" gewesen seien (Asiarchen, 1974, 103, Anm. 11), wobei sie zurecht auf Galens Wortwahl verweist, die „eher der meist üblichen Bezeichnung für munizipale Oberpriester" entspricht. Dagegen ist Rossners zweites Argument, aus

Ilberg ist damit Mommsen gefolgt, der im 5. Band seiner 'Römischen Geschichte' das Jahresamt des Provinzial-'Oberpriesters' behandelte, das aufgrund der Entscheidung des Augustus im Jahr 29 v. Chr., den Landtagen von Asia und Bithynien den Kaiserkult zu gestatten, entstanden ist. „Der von Jahr zu Jahr in der Provinz bestellte Hohepriester (ἀρχιερεύς) des neuen Tempels", so heißt es bei Mommsen, „ist nicht bloß der vornehmste Würdenträger der Provinz, sondern es wird auch in der ganzen Provinz das Jahr nach ihm bezeichnet"[55]. Bis zum Jahr 26 n. Chr. verfügten die peregrinen Einwohner der Provinz Asia nur über den einen, in Pergamon gelegenen Tempel für den Kaiserkult, doch in diesem Jahr wurde nach einer Genehmigung des Tiberius ein zweiter Tempel in Smyrna errichtet. Im Laufe der Zeit folgten weitere Städte nach, und so kamen neben Pergamon und Smyrna auch Ephesos, Sardeis und Kyzikos zu der Ehre, sich als νεωκόρος bezeichnen zu können[56]. In diesen Städten gab es Tempel für den provinzialen Kaiserkult, hier tagte im Wechsel der Landtag und aus diesem Anlaß wurden große Festspiele (in Pergamon die Ῥωμαῖα Σεβαστά) durchgeführt. Mommsen zufolge sollen die zahlreichen inschriftlichen Belege für die Asiarchen zeigen, daß der Titel mit der Zunahme der dem provinzialen Kaiserkult gewidmeten Tempel seine Einmaligkeit verlor. Deshalb sei dieser Titel mit unterscheidenden Ergänzungen versehen worden, so daß es auf der Ebene des provinzalen Kaiserkults gleichzeitig Ἀσιάρχαι ναῶν τῶν ἐν Περγάμῳ, Ἀσιάρχαι ναῶν τῶν ἐν Ἐφέσῳ oder Ἀσιάρχαι ναῶν τῶν ἐν Σμύρνῃ habe geben können[57].

Mommsen zitiert Galens Kommentar 'in Hippocratis librum de fracturis', in dem von den Gladiatorenspielen die Rede ist, welche die 'Oberpriester' in Pergamon durchführten[58], und schließt aus der hier bezeugten „Agonothesie des

---

dem Galen-Text (de comp. med. per gen. 3, 2 [K. XIII, 600]: s.u., S. 118, Anm. 74) sei eine „halbjährliche Amtsausübung der Archiereis" ersichtlich, welche im Widerspruch zur Annuität des provinzialen 'Oberpriester-Amtes' stehe, zurückzuweisen; vgl. dazu Kap. V, 3, S. 119.

55 RG V, 318.

56 Vgl. Rossner, Asiarchen, 1974, 111; Kearsley, New Evidence, 1990, 71 mit Anm. 11; Friesen, Twice Neokoros, 1993, 7ff.

57 Vgl. Magie, Roman Rule, 1950, II, 1605; Deininger, Provinziallandtage, 1965, 42; Dräger, Die Städte der Provinz Asia, 1993, 33ff.

58 In Hipp. de fract. 3, 21 (K. XVIII/2, 567): ... καὶ μάλιστα ἐν θέρει, καθ' ὃν καιρὸν ἀεὶ παρ' ἡμῖν ἐν Περγάμῳ τῶν ἀρχιερέων τὰς καλουμένας μονομαχίας ἐπιτελούντων ... Mommsen weist das Zitat fälschlich als „Galenus zum Hippocrates de part." nach (so dann auch bei Deininger, Provinziallandtage, 1965, 47f., Anm. 11); in der 1965 erschienenen Taschenbuch-Ausgabe der 'Römischen Geschichte' findet sich mit dem Hinweis „zum Hippocrates, usu part." eine ebenfalls unzutreffende Titelbezeichnung (Bd. 7, S. 30, Anm. 20).

Archiereus", daß nicht der der Provinz vorstehende Asiarch, sondern der jeweils einem einzelnen Tempel vorgesetzte 'Oberpriester' die Spiele veranstaltete, obwohl doch die Agonothesie „das Wesen des Asiarchats ist. Allem Anschein nach haben die Rivalitäten der Städte hier dahin geführt, daß, nachdem es mehrere von der Provinz gewidmete Kaisertempel in verschiedenen Städten gab, die Agonothesie dem effektiven Landtagspräsidenten genommen und dafür dem Oberpriester jedes Tempels der titulare Asiarchat und die Agonothesie übertragen ward"[59]. Das Amt des 'Oberpriesters', das es in verschiedenen Städten der Provinz gab, ist Mommsen zufolge mit dem 'Präsidentenamt' also dergestalt verbunden worden, daß die in den Städten der Provinz amtierenden 'Oberpriester' zugleich die Aufgaben des Asiarchen übernahmen und auch den entsprechenden, zumeist mit einer lokalen Angabe konkretisierten Titel trugen.

Diese Argumentation kann schon deshalb nicht überzeugen, weil hier von vorneherein die Möglichkeit außer Acht bleibt, daß sich Galens Tätigkeit im Rahmen des lokalen Kaiserkult abgespielt hat. Außerdem ist die von Mommsen postulierte Identifizierung zwischen den provinzialen Archiereis einerseits sowie den Asiarchen andererseits aufgrund etlicher Inschriftenfunde, auf deren Bedeutung vor allem Kearsley in den vergangenen Jahren wiederholt hingewiesen hat, nicht mehr haltbar[60]. Gibt man die Gleichsetzung jedoch auf und bezieht man im Gegensatz zu Mommsen auch die Ebene des lokalen Kaiserkults in die Überlegung mit ein, so muß man in einer Stadt wie Pergamon mit drei unterschiedlichen Amtsträgern rechnen, die aufgrund ihrer Rolle im Kaiserkult Gladiatorenspiele veranstaltet haben können, und zwei von ihnen – der lokale wie

59 RG V, 319, Anm. 20.

60 Scarborough (Gladiators, 1971, 102) und Nutton (Chronology, 1973, 164) haben die von Mommsen vorgeschlagene Gleichsetzung übernommen; entgegengesetzte Deutungen (so Brandis, Art. 'Asiarches', RE, II, 2, 1896, der in den Asiarchen die Abgeordneten des Landtags sehen wollte, Waddington, demzufolge der Titel 'Asiarch' allein für den Veranstalter der großen provinzialen Festspiele verwendet worden sein soll [W. H. Waddington u. Ph. Le Bas, Voyage archéologique en Grèce et en Asie Mineure, Bd. 2, Paris 1847, 885], oder Magie, der die Identität aufgrund der nur wenigen Übereinstimmungen zwischen den epigraphisch überlieferten Archiereis und Asiarchen bezweifelte [Roman Rule, II, 1950, 1300]) hat Deininger, Provinziallandtage, 1965, 43ff., zurückgewiesen. Ihm folgt Rossner, Asiarchen, 1974, 101ff. Vgl. dagegen die jüngeren Arbeiten von Kearsley: Asiarchs, Archiereis, and the Archiereiai of Asia, 1986, 183ff.; Eurykles of Aezani, 1987, 49ff. (Asiarch als Inhaber eines städtischen Amtes); Asiarchs: Titulature and Function, 1988, 59ff.; New Evidence, 1990, 69ff. sowie die ebenfalls gegen die Gleichsetzung von Asiarchen und 'Oberpriester von Asia' gerichteten Beiträge von Friesen, Twice Neokoros, 1993, 76ff.; Highpriests of Asia, 1999, 303ff.; Asiarchs, 1999, 275ff., bsd. 287.

der provinziale ἀρχιερεύς – kommen auch als Verantwortliche für die Anstellung Galens als Gladiatorenarzt in Betracht[61].

Über die Identität der 'Oberpriester', die ihn beschäftigt haben, ist von Galen nichts näheres zu erfahren. Er nennt nicht ein einziges Mal den Namen eines 'Oberpriesters', unter dem er sein Amt bekleidete, und er erwähnt auch sonst keine der Personen, die als 'Oberpriester' Pergamons bzw. der Provinz Asia bekannt sind. Auch andere Quellen helfen hier nicht weiter. Für insgesamt zehn der bei Magie aufgeführten 70 Archiereis des provinzialen und lokalen Kaiserkults sowie 120 Asiarchen, die übrigens mehrheitlich die *tria nomina* besessen haben[62], geht aus ihren Titeln hervor, daß sie ihr Amt in Pergamon ausgeübt haben[63], doch läßt sich in keinem Fall die Amtszeit genauer bestimmen. Insofern kann man mit Scarborough nur allgemein feststellen, daß „the people who functioned as the 'priests' of the Pergamese games were of the circle of rich and powerful that were associated with Aelius Nico and other professionals"[64]. Und im Hinblick auf Galens Anstellung ließe sich eine Entscheidung zwischen der lokalen und der provinzialen Ebene nur treffen, wenn man bereit wäre, Galens kurzgefaßte und nicht eindeutige Ausdrucksweise als impliziten Beweis dafür zu werten, daß er im Zusammenhang seines 'Qualitätsnachweises' nicht auf die höchste Ebene des Kaiserkults in seiner Heimatstadt hat verweisen können, weil seine Beschäftigung eben nur eine solche in den Diensten des lokalen 'Oberpriesters' gewesen ist. Die Schwäche einer solchen 'Beweisführung' ist jedoch evident.

---

61 Vgl. z.B. Kearsley, Asiarchs: Titulature and Function, 1988, 57ff. zu dem Asiarchen M. Fulvius Publicianus Nicephorus (Anfang 3. Jhd.), der in Ephesos Spiele veranstaltet hat, sowie bei Habicht, Inschriften des Asklepieions, die Ehreninschrift des römischen Ritters Tib. Claudius Pius (zwischen 120 und 215 n. Chr.) (S. 68, Nr. 30): Der Geehrte wird als ἀρχιερεύς Ἀσίας ναῶν τῶν ἐν Περγάμωι und zusätzlich als ἀγωνοθέτης δι'αἰῶνος τῶν σεβαστονεικηφορίων κοινῶν bezeichnet; er hat also ein Jahr als provinzialer 'Oberpriester' in Pergamon amtiert, die Festspiele des Landtags jedoch über längere Zeit (und nur in Pergamon?) ausgerichtet.

62 Vgl. dazu Deininger, Provinziallandtage, 1965, 151.

63 Roman Rule, II, 1950, 1601ff.

64 Gladiators, 1971, 101.

V. 3. Anstellungsdauer

Der Zeitpunkt, zu dem Galen seine Stellung als Gladiatorenarzt angetreten hat, läßt sich auf den Spätsommer 157 datieren. Dieses Datum ergibt sich aus der Kombination von Galens Geburtsjahr mit seiner Angabe in 'de compositione medicamentarum per genera', daß er gerade sein neunundzwanzigstes Lebensjahr begonnen habe, als er die Anstellung erhielt[65]. An der gleichen Stelle berichtet Galen, daß er von dem Nachfolger des 'Oberpriesters', der ihn zuerst angestellt hatte, nach sieben Monaten in seiner Stelle bestätigt wurde[66]. Danach hat noch ein dritter, vierter und schließlich fünfter 'Oberpriester' Galens medizinische Dienste genutzt[67].

Der von Galen erwähnte siebenmonatige Zeitraum seiner ersten Anstellung hat in der älteren Forschung verschiedene Deutungen gefunden[68]. Ilberg vertrat die Auffassung, daß Galen das Amt des Gladiatorenarztes für Spiele übertragen bekommen hätte, die noch während des Sommers und vor dem Ende des Amtsjahres des 'Oberpriesters' abgehalten worden wären. Dann wäre es zu einer Verzögerung in der Neubestellung des 'Oberpriesters' gekommen, so daß der Nachfolger Galens Anstellung erst im April 158 verlängert hätte[69]. Ilberg stützt sich auf Galens Kommentar 'in Hippocratis de fracturis', doch ist hier nicht vom Beginn von Galens Arbeit als Gladiatorenarzt die Rede, sondern nur davon, daß er während der sommerlichen Spiele die Wunden der Gladiatoren behandelt habe[70]. Nutton hat gegen Ilberg den Einwand erhoben, daß ein Gladiatorenarzt

---

65 3, 2 (K. XIII, 599): ... τοῦ γὰρ ἐνάτου καὶ εἰκοστοῦ ἔτους ἠρχόμην ...

66 3, 2 (K. XIII, 600): ὁ μετὰ τὸν ἐγχειρίσαντά μοι τότε τὴν θεραπείαν δεύτερος ἀρχιερεὺς ὁμοίως καὶ αὐτὸς ἐπίστευσε τὴν ἐπιμέλειαν τῶν μονομάχων μετὰ μῆνας ἑπτὰ μέσους ...

67 3, 2 (K. XIII, 600): πάλιν δ' ἐπὶ τούτῳ σωθέντων ἁπάντων ὁ τρίτος καὶ ὁ τέταρτος καὶ πέμπτος ὡσαύτως ἐνεχείρισάν μοι τὴν θεραπείαν τῶν μονομάχων ...

68 Genau genommen spricht Galen von siebeneinhalb Monaten; vgl. auch die Übs. von Moraux, Galien de Pergame, 1985, 64.

69 Ilberg, Aus Galens Praxis, (1905) 1971, 371f. (:„Galen hatte sein 28. Jahr vollendet, als der gerade amtierende Oberpriester, dem die Abhaltung der jeden Sommer in Pergamon stattfindenden Festspiele oblag, ihn zum alleinigen Gladiatorenarzt ernannte. Es war im Sommer 157, bald vor Ende des bis Herbstesanfang laufenden Amtsjahres. Keiner der seiner Kur übergebenen Verwundeten starb ...; der folgende Oberpriester (dessen Amtsantritt sich verzögert hatte) erneuerte deshalb nach sieben Monaten (April 158), als die neuen Spiele bevorstanden, den Auftrag ...").

70 3, 21 (K. XVIII/2, 567): ... καὶ μάλιστα ἐν θέρει, καθ' ὃν καιρὸν ἀεὶ παρ' ἡμῖν ἐν Περγάμῳ τῶν ἀρχιερέων τὰς καλουμένας μονομαχίας ἐπιτελούντων ...

wohl kaum erst unmittelbar vor Spielbeginn ernannt wurde, da auch das Training der Gladiatoren und ihre Ernährung über einen längeren Zeitraum unter medizinischer Aufsicht hätten stehen müssen[71]. Mit Galen läßt sich diese Vermutung einer Gladiatorenbetreuung über die Tage der Spiele hinaus nicht belegen, und in diesem Zusammenhang ist auch daran zu erinnern, daß nicht sicher von einer dauerhaften Anwesenheit der Gladiatorenmannschaften in Pergamon auszugehen ist. Insofern ist es möglich, daß sich die Tätigkeit des Gladiatorenarztes zeitlich jeweils auf die unmittelbare Vorbereitungsphase der Kampfspiele beschränkte[72]. Da es die wenigen und überwiegend epigraphischen Quellen nicht gestatten, die in Pergamon durchgeführten Gladiatorenkämpfe genau zu datieren, kann über Nutton hinaus gegen Ilberg nur mit der Vermutung argumentiert werden, daß der 'Oberpriester' seine Spiele nicht erst am Ende seines Amtsjahres, sondern zu Beginn desselben veranstaltete[73]. Galen bezeugt ausdrücklich, daß der (erste) 'Oberpriester' sein Amt zum Zeitpunkt der Herbstgleiche antrat, was dem generellen Jahresbeginn in der Provinz Asia zum 21. September entspricht[74]. Sollte sich dieser neu ins Amt gekommene ἀρχιερεύς alsbald der Öffentlichkeit mit Spielen präsentiert haben, so wären diese Spiele von anderen, die

71 Chronology, 1973, 163.

72 Die hohen Kosten, welche für die Auftritte der Gladiatoren zu bezahlen waren, lassen es denkbar erscheinen, daß die Kämpfer zu den jeweiligen, im Verlauf eines Jahres vermutlich mehrfach durchgeführten Spielen angemietet, nicht aber dauerhaft in Pergamon beherbergt und trainiert wurden. Generell scheint es üblich gewesen zu sein, daß die Veranstalter der Gladiatorenspiele die Gladiatoren gemietet haben. Vgl. z.B. Schneider, Art. 'Gladiatores', RE, suppl. III, 1918, Sp. 769f., und Birley, Kaiser und Philosoph, 1968, 363, zur Verfügung Mark Aurels, mit der Höchstpreise für die Miete von Gladiatoren festgelegt wurden: Um die Kosten zu verringern, wies Mark Aurel im Jahr 177 auf ein Gesuch des Landtags der *tres Galliae* den dortigen Procurator an, „zum Tod verurteilte Verbrecher für ein geringes Entgelt zur Verwendung als Gladiatoren abzugeben." Da jedoch die Verurteilten erst noch trainiert werden mußten, handelte es sich wohl um eine Übergabe in die Hände des *lanista*, – zum Preis von sechs Goldstücken pro Person. Vgl. zur Verfügung Mark Aurels auch Baltrusch, Politik, Kommerz, Doping, 1997, 513f.

73 Vgl. auch die konträre und mit Galens Darstellung unvereinbare Auffassung von Scarborough, der 'Oberpriester' habe nur für die Dauer seiner Gladiatorenspiele amtiert (Gladiators, 1971, 102: „The Asiarch-archiereus maintained troops of gladiators, and the official was appointed for the duration of one festival"). Auch Pearcys Meinung, die Gladiatoren wären von einem 'Oberpriester' an den nächsten weiterverkauft worden, läßt sich nicht belegen (Galen's Pergamum, 1985, 38: „... and each High Priest on leaving office sold his 'familiy' of gladiators to his successor").

74 De comp. med. per gen. 3, 2 (K. XIII, 600): ... ὁ μὲν γὰρ πρῶτος περὶ τὴν φθινοπωρινὴν ἰσημερίαν, ὁ δὲ δεύτερος ἀκμάζοντος τοῦ ἦρος ἠρχιερεύσατο.

Galen zufolge „immer wieder im Sommer" abgehalten wurden, zu unterscheiden[75]. In dieser hypothetischen Argumentation würden die solchermaßen erschlossenen mehrfachen Gladiatorenkämpfe, sollten sie denn von dem jeweils amtierenden 'Oberpriester' durchgeführt worden sein, für eine fortlaufende Tätigkeit Galens als Gladiatorenarzt sprechen. Auch Galens Formulierung, als Gladiatorenarzt eingestellt worden zu sein, als sein neunundzwanzigstes Lebensjahr begonnen habe, deutet eher auf Spiele zu Beginn des Amtsjahres des 'Oberpriesters' als auf solche am Ende des Amtsjahres hin, fällt sein Geburtstag doch vermutlich in den September, frühestens aber in die letzten Augusttage (vgl. Kap. IV, 1). Zwar ist der Begriff θέρος nicht eindeutig genug, um zu einer Entscheidung gelangen zu können, doch will Galen auf die besonderen Behandlungsbedingungen hinweisen, die zur Zeit größerer Hitze bestehen, so daß man für die hier gemeinten Gladiatorenkämpfe eher an die Monate Juni bis August als an den September denken sollte.

In seinem Aufsatz zur Chronologie von Galens Laufbahn (1973) hat sich Nutton auch zur Amtszeit des 'Oberpriesters' in Pergamon geäußert und damit Licht in die „obscurity of how the terms of 'chief priests of the gladiatorial games' were reckoned" gebracht, von der Scarborough wenige Jahre zuvor gesprochen hat (Gladiators, 1971, 101). Gegen Walsh, Sarton und Scarborough hat Nutton dargelegt, daß die Amtszeit des 'Oberpriesters' regulär eine einjährige war. Wie alle anderen Amtsträger der Provinz haben auch die 'Oberpriester' seit 9 n. Chr. ihr Amt im Herbst angetreten. Folglich stellt sich allein die Frage, warum der zweite ἀρχιερεύς, der Galen als Gladiatorenarzt bestätigte, Ende April in sein Amt gelangte. Da für Pergamon bzw. für die Provinz Asia Suffekt-Priesterämter nicht überliefert sind, sollte man mit Nutton annehmen, daß unerwartete Umstände, vermutlich der Tod des vorherigen 'Oberpriesters', zu einer Nachwahl für die verbleibenden Monate des Amtsjahrs geführt haben[76]. Eine

75 In Hipp. de fract. 3, 21 (K. XVIII/2, 567): s.o., S. 114, Anm. 58; vgl. Nutton, Chronology, 1973, 164, der ebenfalls die „summer games" nicht für die einzigen Gladiatorenkämpfe hält.

76 Während Ilberg den Beginn von Galens Anstellung in Pergamon richtig in das Jahr 157 datiert, hat Scarborough sich für das Jahr 159 ausgesprochen. Er geht zwar ebenfalls von 129 als dem Geburtsjahr Galens aus, setzt aber Galens Rückkehr nach Pergamon in das Jahr 158 und deutet Galens Angaben in de comp. med. per gen. so, als ob Galen erst von dem zweiten der von ihm angeführten 'Oberpriester', der sein Amt im Frühjahr angetreten hat, zum Gladiatorenarzt gemacht worden sei. Von diesem falschen Ansatz aus entwickelt Scarborough einen Datierungsvorschlag für die Anstellungszeiten Galens, der ebenfalls nicht überzeugen kann. Er bezieht den Zeitraum von sieben Monaten, der zwischen dem Amtsbeginn des ersten und des zweiten ἀρχιερεύς gelegen hat, auf die Dauer von Galens erster Anstellung, die vom Frühjahr 159 bis zum Herbst des gleichen Jahres gedauert habe, und vermutet, Ga-

Neuwahl wäre eventuell schon deswegen nötig gewesen, um die Durchführung der im Sommer folgenden Spiele zu gewährleisten. Galen erwähnt die ungewöhnliche Amtsdauer des zweiten Oberpriesters wahrscheinlich nur deshalb, um verständlich zu machen, warum er in vier Jahren von insgesamt fünf ἀρχιερεῖς als Gladiatorenarzt beschäftigt und bestätigt wurde. Seine Tätigkeit umfaßte den Zeitraum von Herbst 157 bis Herbst 161[77].

V. 4. Galens Tätigkeit als Gladiatorenarzt

Galens Bericht in 'de compositione medicamentorum per genera' über die mehrfache Verlängerung seiner Anstellung macht deutlich, daß der Erfolg der Arbeit des Gladiatorenarztes an der Zahl der trotz ihrer schweren Wunden nicht gestorbenen Gladiatoren gemessen wurde. Je häufiger es dem Arzt gelang, das Leben und die Einsatzbereitschaft der Gladiatoren zu erhalten, desto größer war der finanzielle Nutzen für den 'Oberpriester', ob er nun Eigentümer oder Mieter der Gladiatoren war[78]. Es ist davon auszugehen, daß die Gladiatoren, die in einem Kampf lebensgefährlich verwundet, dann aber von Galen kuriert wurden, später ihr blutiges Handwerk fortsetzen mußten.

Wie überall, so kämpften die Gladiatoren auch in Pergamon in verschiedenen Disziplinen. Eine Reliefdarstellung aus Pergamon zeigt einen *retiarius*, also einen 'Netzfechter': Dieser Gladiator war mit einem Dreizack, einem Dolch und einem Netz bewaffnet und kämpfte gewöhnlich gegen den *secutor*, den 'Verfolger', manchmal auch gegen den *murmillo*, der seinen Namen einem auf seinem Helm abgebildeten Fisch (*mormylos* oder *mormyros*) verdankte[79]. Das Grabrelief aus Per-

---

lens Amtszeit als Gladiatorenarzt habe nicht nur einmal, sondern jedesmal sieben Monate betragen (Gladiators, 1971, 101 mit Anm. 20). Auch Walsh hat angenommen, daß es sich bei den sieben Monaten um die reguläre Amtsdauer des ἀρχιερεύς gehandelt habe; er errechnete folglich für Galens Anstellung in Pergamon, die unter fünf Oberpriestern bestanden hat, eine Dauer von 35 Monaten (Galen's writings, 1937, 34f.); vgl. dazu Nutton, Chronology, 1973, 163.

77 Chronology, 1973, 163f.

78 Zu den finanziellen Folgen einer schweren Verletzung vgl. Gaius, inst. 3, 146: *Item si gladiatores ea lege tibi tradiderim, ut in singulos, qui integri exierint, pro sudore denarii XX mihi darentur, in eos vero singulos, qui occisi aut debilitati fuerint, denarii mille, quaeritur, utrum emptio et venditio an locatio et conductio contrahatur.* Vgl. auch Baltrusch, Politik, Kommerz, Doping, 1997, 514.

79 Zum *retiarius* vgl. Robert, Les Gladiateurs dans l'Orient grec, 1940, 49; vgl. auch Magie, Roman Rule, I, 1950, 655; II, 1526, und in fast wörtlicher Wiederholung Scarborough, Gladiators, 1971, 100; Junkelmann, Spiel, 2000, 124ff.; zum *secutor* und zum *murmillo* vgl. Junkelmann, 110f.

gamon läßt allein den Dreizack erkennen, überliefert jedoch auch den Namen des verstorbenen Kämpfers[80]. Der *retiarius* trat ohne Rüstung an und galt deshalb weniger als der *murmillo*, der mit Schild, Schwert und Beinschiene ausgestattet war. Auf einem weiteren Relief ist ein mit einer Peitsche bewaffneter Gladiator zu sehen, der gegen ein wildes Tier kämpft, womit für Pergamon auch die Tierhetzen (*venationes*) bezeugt sind[81]. Galen nennt nur ein einziges Mal eine besondere Gattung unter den Gladiatoren. Er berichtet von der Schenkelverletzung eines Gladiators, der zur Gruppe der sog. 'Reiter' gehörte[82]. Die *equites* waren Fechter zu Pferde, die mit einer Tunika bekleidet und nur mit einem Rundschild geschützt waren[83].

Galens Patientenberichte zeigen, daß die Gladiatoren im Kampf jederzeit mit einer tödlichen oder einer entstellenden Verletzung rechnen mußten. Doch scheint die Anzahl der Todesfälle relativ gering gewesen zu sein. Darauf deutet zumindest Galens Bemerkung, daß angesichts der zahllosen in den Arenen veranstalteten Kämpfe jedermann die Erfahrung machen könnte, daß auch große Wunden ausheilen würden[84]. Die Vielzahl der Wunden, die Galen in seinen Jahren als Gladiatorenarzt zu versorgen hatte, werden ihm tiefere Einblicke in die Anatomie des menschlichen Körpers verschafft haben, als dies im Rahmen seines Studiums in Alexandria möglich gewesen sein dürfte. Scarborough hat in diesem Zusammenhang auf Celsus verwiesen, demzufolge der Arzt gerade bei der Behandlung verletzter Gladiatoren Kenntnisse über Lage und Gestalt der inneren Organe gewinnen konnte, und dargelegt, daß Galens Notizen über seine Behandlungen in Pergamon, die Eingang in seine späteren Schriften gefunden haben, von vorsichtigem und tastendem Vorgehen, seine späteren Berichte dagegen

80 Χρυσομάλλος: Fr. Winter, Altertümer von Pergamon, Bd. VIII; Skulpturen, 1908, S. 268, Nr. 341.

81 Gefunden im Amphitheater von Pergamon: Fr. Winter, Altertümer von Pergamon, Bd. VIII; Skulpturen, 1908, S. 269, Nr. 342.

82 De comp. med. per gen. 3, 2 (K. XIII, 600f.): θεασάμενος γάρ τινα μονομάχων τῶν καλουμένων ἱππέων ἐγκαρσίαν ἔχοντα διαίρεσιν ...

83 Vgl. Schneider, Art. 'Gladiatores', RE, suppl. III, 1918, Sp. 777. Scarborough meint, daß Galen „may also mean those who fought in Celtic-style war chariots" (Gladiators, 1971, 100), er also an die *essedarii* gedacht habe, die auf von Wagenlenkern gesteuerten Streitwagen standen und von ihren Wagen aus gegeneinander kämpften. Doch deutet die Art der Verwundung darauf hin, daß Galen den exakten Terminus verwendet und sich tatsächlich an einen berittenen Gladiator erinnert. Zum *eques* vgl. Junkelmann, Spiel, 2000, 123f.

84 Meth. med. 5, 15 (K. X, 378): πάρεστι γοῦν θεάσασθαι τῷ βουλομένῳ μυρίους τῶν ὁσημέραι μονομαχούντων ἄνευ φλεγμονῆς τραύματα μέγιστα κολληθέντας ...

von größerer praktischer Erfahrung und verbesserter Begrifflichkeit in der Darstellung zeugen[85].

In seinem Kommentar zur Schrift des Hippokrates über die Frakturen berichtet Galen von einem auf der Grundlage von Wein hergestellten Heilmittel, mit dem besonders schwere Wunden behandelt werden konnten[86], und bezieht sich dabei auf seine Erfahrungen mit den Gladiatoren in Pergamon, die er mit diesem Mittel kuriert hat. Deren Wunden bezeichnet er als τοὺς κάκιστα τρωθέντας, sie stellten für ihn auch in der Rückschau das Äußerste dar, was er an Verwundungen zu sehen bekommen hatte[87]. Häufiger, doch weniger gefährlich waren Verwundungen an den Gliedmaßen. Ein ganzer Tag würde ihm nicht ausreichen, so bemerkt Galen in 'de anatomicis administrationibus', die vielen verschiedenen Wunden an Händen und Füßen zu beschreiben, die er an Gladiatoren, Soldaten und Privatpersonen gesehen habe und mit denen Ärzte ohne Kenntnisse in der Anatomie nicht umzugehen wüßten[88]. Bei diesen Verletzungen wird es sich zumeist um Schnitte in oder durch Muskeln und Sehnen gehandelt haben. So beschreibt Galen in 'de compositione medicamentarum per genera', auf welche Weise er die Muskel- bzw. Sehnenverletzungen der Gladiatoren in Pergamon behandelt hat. Die am Oberschenkel verwundeten Gladiatoren hat Galen, sofern es sich um einfachere Verletzungen handelte, mit einem neuartigen Wundverband versorgt[89], während er in schwierigeren Fällen zunächst die Sehnen freizulegen suchte[90]. Ein solch komplizierter Fall, der Galen veranlaßte,

---

85 Celsus, Prooemium 43: *Interdum enim gladiatorem in harena ... exceptum sic vulnerari, ut eius interior aliqua pars aperiatur, et in alio alia.* Scarborough, Gladiators, 1971, 104f. mit Anm. 44. Vgl. auch García Ballester, Galeno, 1972, 38. Zur Bedeutung, die Galen der ärztlichen Erfahrung für die medizinische Theorie zumißt, vgl. Ierodiakonou, Alexander of Aphrodisias on medicine, 1995, 481ff.

86 In Hipp. de fract. 3, 21 (K. XVIII/2, 567): ... κατὰ τῶν μεγίστων τε καὶ χαλεπωτέρων τραυμάτων ...

87 In Hipp. de fract. 3, 21 (K. XVIII/2, 567f.).

88 De anat. admin. 3, 1 (K. II, 345): ἐπιλείποι δ' ἄν με ἡ ἡμέρα διηγούμενον, ὅσα τοιαῦτα τεθέαμαι κατὰ τοὺς πόδας καὶ τὰς χεῖρας, ἐπί τε στρατιωτῶν ἐν πολέμοις τετρωμένων, καὶ τουτωνὶ τῶν καλουμένων μονομάχων, ἄλλων τε πολλῶν ἰδιωτῶν ... Vgl. auch de usu puls. 3, 2 (Furley u. Wilkie, 1984, S. 204f. [K. V, 160]) zu Wunden, die Gladiatoren, Soldaten und Jäger erleiden: πολλοὺς οὖν ἤδη πολλάκις μονομάχους τε καὶ στρατιώτας καὶ κυνηγέτας οὕτω τρωθῆναι συνέβη φλέβας καὶ ἀρτηρίας, ὥστε ἀναγκασθῆναι τοὺς ἰατροὺς βρόχῳ διαλαβεῖν αὐτάς.

89 De comp. med. per gen. 3, 2 (K. XIII, 600).

90 3, 2 (K. XIII 599): ... τηνικαῦτα τοὺς τρωθέντας κατὰ τὸ πρόσω τε καὶ κάτω μέρος τοῦ μηροῦ διὰ τῆς ἐπινενοημένης ἀγωγῆς ἐθεράπευσα, τῶν μὲν ἐγκαρσίαν ἐχόντων τὴν πληγὴν τὸ τοῦ τένοντος ὑπόλοιπον ἐντέμνων αὐ-

chirurgisches Neuland zu betreten, war jener bereits erwähnte Gladiator, der zu den 'Reitern' gehörte. Er hatte einen tiefen und querlaufenden Schnitt in den Oberschenkel erlitten. In seinem Fall unternahm Galen den Versuch, die einzelnen Teile der zerschnittenen Muskel und Sehnen zusammenzunähen, und er betont, eine solche Operation zuvor nie miterlebt zu haben[91]. Ein ungewöhnlicher Eingriff begegnet auch in 'de usu partium'. Hier äußert sich Galen zur wärmenden Funktion des Omentums, die sich aus den Fällen derjenigen Patienten erschließen läßt, denen es entfernt wurde. Als eigene Erfahrung verweist Galen dabei auf einen von ihm operierten Gladiator[92]. Obwohl es sich um einen größeren Eingriff handelte, wurde der Patient wieder gesund. Nur litt der Gladiator aufgrund des ihm fehlenden Omentums an Kältesensationen, so daß er eine Wollbinde tragen mußte[93].

Im Hinblick auf Galens Behandlungserfolge ergibt sich ein widersprüchliches Bild. Auf den ersten Blick scheint aus 'de compositione medicamentarum per genera' hervorzugehen, daß unter Galens Betreuung anders als in den Jahren zuvor kein einziger Gladiator sein Leben verloren hat[94]. Dabei bezieht sich Galen jedoch nur auf sein erstes Jahr als Gladiatorenarzt. Auch zum nachfolgenden zweiten Jahr heißt es, erneut hätten alle Verwundeten gerettet werden können. Für die dann folgenden Jahre ist dann nur noch von dem Erfahrungsgewinn, aber nicht mehr von den Verwundeten selbst die Rede[95]. So suggeriert dieser Abschnitt aus 'de compositione medicamentarum per genera', daß es während des gesamten Zeitraums keine Todesfälle unter den Gladiatoren gegeben habe, ausdrücklich wird dies jedoch nicht behauptet. Dagegen nennt Galen in 'de op-

τός, ὡς ἀκίνδυνον εἶναί μοι τὴν θεραπείαν, τῶν δὲ τὸ μικρὸν ἢ ὄρθιον ἐχόντων τὸ τραῦμα, σὺν ἀσφαλείᾳ τε ἅμα καὶ δέει τὴν ὅλην ἀγωγὴν ποιούμενος.

91 3, 2 (K. XIII, 600f.): θεασάμενος γάρ τινα μονομάχων τῶν καλουμένων ἱππέων ἐγκαρσίαν ἔχοντα διαίρεσιν ... οὐδὲ τοῦτό τινα τῶν διδασκάλων ἑωρακὼς ποιοῦντα.

92 4, 9 (Helmreich I, 210 [K. III, 287]): ... ὥσπερ καὶ ἡμεῖς ποτ' ὀλίγου δεῖν ὅλον ἀπεκόψαμεν αὐτὸ μονομάχου τινὸς οὕτω τρωθέντος.

93 4, 9 (Helmreich I, 210 [K. III, 287]): ὁ δ' ἄνθρωπος ὑγιὴς μὲν ἐγένετο διὰ ταχέων, ἀλλ' εἰς τοσοῦτον ἦν εὐπαθὴς καὶ ῥᾳδίως ὑπὸ τῆς ἔξωθεν ἐβλάπτετο ψύξεως, ὥστ' οὐχ ὑπέμενεν ἀσκέπαστον ἔχειν τὴν κοιλίαν, ἀλλ' ἐρίοις διὰ παντὸς καθείλικτο ...

94 3, 2 (K. XIII, 600): κατὰ τύχην δὲ πολλῶν τεθνεώτων ἐν τοῖς ἔμπροσθεν ἔτεσιν, ἐμοῦ δὲ οὔτε τῶν ὡς εἴρηται τετρωμένων ἀποθανόντος τινὸς οὔτ' ἐξ ἄλλου τραύματος ...

95 3, 2 (K. XIII, 600): πάλιν δ' ἐπὶ τούτῳ σωθέντων ἁπάντων ὁ τρίτος καὶ ὁ τέταρτος καὶ πέμπτος ὡσαύτως ἐνεχείρισάν μοι τὴν θεραπείαν τῶν μονομάχων, ὥστε πολλὴν βάσανον ἔχειν τῆς ἀγωγῆς.

timo medico cognoscendo' genaue Zahlen, und dabei werden die sechzehn toten Gladiatoren, die es unter dem vorherigen Gladiatorenarzt gegeben hat, mit zwei Verlusten konfrontiert, die Galen während seines ersten Jahres als Gladiatorenarzt nicht verhindern konnte[96]. Schließlich belegt auch 'de locis affectis', daß Galen nicht alle Gladiatoren retten konnte. In dieser Schrift behandelt Galen u.a. die Erkrankungen des Herzens, deren unterschiedliche Gefährlichkeit er darlegt. Zu den Fällen, in denen der Arzt machtlos war, gehörten Entzündungen des Herzens, die Gladiatoren aufgrund von Verletzungen erlitten[97]. Wenn die Verwundung, so führt Galen aus, einen der Herzventrikel erreichte, dann starben die Gladiatoren an ihrem Blutverlust; besonders schnell trat der Tod immer dann ein, wenn die linke Herzkammer verletzt wurde[98]. Wenn der verletzende Gegenstand, d.h. die Waffe nicht bis zum Herzen gelangte, dann konnten die verwundeten Gladiatoren den Tag und die folgende Nacht überleben, bis sie dann an den Folgen ihrer 'Herzentzündung' verstarben[99]. „Diese Leute bleiben bei Verstand, so lange sie leben, – ein deutlicher Beweis für die alte Lehre, daß die Vernunft ihren Ort nicht im Herzen hat"[100]. Wahrscheinlich berücksichtigte Galen in seinen Berichten nur die Gladiatoren, die seiner Behandlung zugeführt werden konnten, nicht aber jene, die bereits während des Kampfes ums Leben kamen[101]. Insofern lassen sich aus den Zahlenangaben nur ungefähre Schlüsse auf die Häufigkeit tödlicher Verletzungen ziehen. Insgesamt jedoch geht aus Galens Angaben deutlich hervor, daß auch die Zuschauer in Pergamon Kämpfe auf Leben und Tod erlebten; die ärztliche Kunst konnte wohl das eine oder an-

---

96 9, 7 (CMG, suppl. orient. IV, S. 105): s.o., S. 110, Anm. 40.

97 De loc. aff. 5, 2 (K. VIII, 304): φλεγμηνάσης δὲ φανερῶς καρδίας ἐπὶ μονομάχων, ἐθεασάμεθα θάνατον ὁμοιότατον ἀκολουθήσαντα τοῖς συγκοπτομένοις καρδιακῶς.

98 De loc. aff. 5, 2 (K. VIII, 304): ἐὰν μὲν οὖν ἄχρι κοιλίας τινὸς τῶν ἐν αὐτῇ τὸ τρῶσαν ἀφίκηται, παραχρῆμα τελευτῶσιν αἱμοῤῥαγικῶς, καὶ μᾶλλον, ὅταν ἡ ἀριστερὰ κοιλία τύχῃ τρωθεῖσα.

99 De loc. aff. 5, 2 (K. VIII, 304): μὴ διασχόντος δὲ τοῦ τρώσαντος εἰς κοιλίαν, ἀλλ' ἐν τῷ σώματι τῆς καρδίας στηριχθέντος, οὐ μόνον αὐτὴν ἐκείνην τὴν ἡμέραν, ἐν ᾗ τρωθέντες ἔτυχον, ἔνιοι διέζησαν, ἀλλὰ καὶ τὴν ἐπιοῦσαν νύκτα, φλεγμονῆς δηλονότι λόγῳ τοῦ θανάτου γενομένου.

100 De loc. aff. 5, 2 (K. VIII, 304): φρονοῦσί γε μὴν ἅπαντες οὗτοι, μέχρι περ ἂν ζῶσιν, μαρτυροῦντος καὶ τούτου τοῦ φαινομένου τῷ παλαιῷ δόγματι περὶ τοῦ τὸ λογιζόμενον τῆς ψυχῆς οὐκ εἶναι κατὰ τὴν καρδίαν.

101 Zu den Überlebenschancen der Gladiatoren, die im Prinzipat aufgrund des weitgehenden Verzichts auf Kämpfe *sine missione* besser waren als in den übrigen Jahrhunderten, vgl. Junkelmann, Spiel, 2000, 142ff.; ders., Familia Gladiatoria, 2000, 75f.

dere Leben retten, jedoch nicht den Gladiatorenspielen ihren blutigen Charakter nehmen[102].

Galen macht nur wenige Angaben über die spezielle Ernährung der Gladiatoren, die darauf abzielte, ihnen eine möglichst korpulente Statur zu verschaffen. Die Nahrung bestand hauptsächlich aus Bohnen und Gerstenbrei (Ptisane), weiterhin aus Schweine- und Rindfleisch, Schafskäse und Brot. In 'de alimentorum facultatibus' bezeichnet Galen die Mischung von Bohnenbrei mit Gerstenschleim als alltägliches Nahrungsmittel der Gladiatoren[103]. Plinius bezeugt, daß die Gladiatoren ihrer Ernährung wegen *hordearii* genannt wurden[104]. Galen kritisiert die Ernährung der Gladiatoren aus einer physiologischen Perspektive: Gerstenbrei mit Bohnen führt zwar zu einer Gewichtszunahme, nicht aber zur Stärkung des Körpers, der nicht fest, sondern schlaff wird[105]. Einwände erhebt Galen auch gegen die Ernährung mit Gerste. Athenaios läßt in seinen 'Deipnosophistai' Galen einen Abschnitt aus einer Schrift des Diphilos von Siphnos zitieren, in dem ausgeführt wird, daß einfaches Gerstenbrot ein wenig nützliches Nahrungmittel darstelle[106]. Dies entspricht Galens Ausführungen in 'de alimentorum facultatibus', so daß man eine direkte Abhängigkeit der Athenaios-Stelle von dieser Schrift vermuten kann. Dieses Brot, so heißt es bei Galen, hat kaum einen Nährwert, zumal wenn es aus schlechter Gerste hergestellt wird, die Hippokrates nicht einmal für die Zubereitung der Ptisane verwenden wollte[107]. Im nachfolgenden Kapitel von 'de alimentorum facultatibus' geht Galen dann auf das aus Gerstenschrot hergestellte Brot ein; es ist eine der wenigen Stellen, an denen sich

---

102 Vgl. auch Scarborough, Gladiators, 1971, 107f.: „Although we can be justifiably skeptical of Galen's boast that 'nobody who was wounded died under my care' in contrast to the 'many gladiators who died in previous years', his observations and suggestions speak clearly for improvement in medical care while he supervised the gladiators."

103 De alim. fac. 1, 19, 1 (CMG V, 4, 2, S. 246; K. VI, 529): (Περὶ κυάμων): καὶ πλείστῳ γε τούτῳ τῷ ἐδέσματι καθ' ἑκάστην ἡμέραν οἱ παρ' ἡμῖν μονομάχοι χρῶνται, σαρκοῦντι τὴν τοῦ σώματος ἕξιν ...

104 Nat. hist. 18, 72; vgl. auch Tac., hist. 2, 88; vgl. weiter Baltrusch, Politik, Kommerz, Doping, 1997, 519.

105 De alim. fac. 1, 19, 1 (CMG V, 4, 2, S. 246; K. VI, 529): ... οὐκ ἐσφιγμένῃ καὶ πυκνῇ σαρκί, καθάπερ τὸ χοίρειον κρέας, ἀλλὰ χαυνοτέρᾳ πως μᾶλλον. Zu Galens Kritik an der Ernährung der Gladiatoren vgl. auch Baltrusch, Politik, Kommerz, Doping, 1997, 519f.

106 3, 83 (115 c). Zur Galen-Rezeption bei Athenaios vgl. Nutton, Galen in the Eyes of his Contemporaries, 1984, 317f.

107 De alim. fac. 1, 10, 1 (CMG V, 4, 2, S. 230; K. VI, 504): εὔδηλον οὖν, ὅτι τροφὴν ὀλίγην παρέχουσι τοῖς σώμασι καὶ μάλισθ', ὅταν ἐκ φαυλοτέρων γένωνται κριθῶν, ἐξ ὧν οὐδὲ τὴν πτισάνην ὁ Ἱπποκράτης ἐκέλευσε σκευάζειν ...

Galen zum römischen Militärwesen äußert. Früher habe man die genannte Brotsorte zur Verpflegung der Soldaten verwendet, doch sei man „im römischen Heer davon abgekommen, seit man erkannt hat, wie wenig nahrhaft sie ist“[108]. Dagegen kann der Gerstenschleim, eine ordnungsgemäße Vorbereitung vorausgesetzt, eine positive Wirkung entfalten[109]. Diesem ‘Ptisane’ genannten Gerstenschleim hat Galen eine eigene Schrift gewidmet (‘de ptisana’: CMG V, 4, 2, S. 455ff.; K. VI, 816-831), in der er jedoch nicht auf die Ernährung der Gladiatoren eingeht.

In den ernährungswissenschaftlichen Werken, die Galen verfaßt hat, wird den Gladiatoren kaum mehr Aufmerksamkeit gewidmet als den ἀθληταί, die sich im Gegensatz zur Mehrzahl der Gladiatoren freiwillig an den Spielen beteiligten. Etliche Ausführungen in ‘de alimentorum facultatibus’ beziehen sich nicht auf Gladiatoren, sondern auf die Athleten, z.B. wenn sich Galen über den Nährwert von Schweinefleisch äußert[110]. Schweinefleisch ist eines der Nahrungsmittel, die zur Bildung von „dicken und zähen Säften“ beitragen, und folglich geeignet für Berufssportler, die ganze Tage lang an Wettkämpfen teilnehmen[111]. Im Gegensatz zu den Gladiatoren, die immer nur zusammenfassend als μονομάχοι bezeichnet werden, unterscheidet Galen in ‘de alimentorum facultatibus’ zwischen ‘Athleten und ‘Schwerathleten’, wobei er die zweite Gruppe auch noch durch ihre Disziplinen, den Ring- und den Faustkampf sowie das Pankration, definiert[112].

Ob Galen selbst für die Ernährung der Gladiatoren aufgrund seiner Stellung zuständig war oder ob er nur Beobachtungen notiert hat, die er als Gladiatorenarzt machen konnte, geht aus seinen Berichten nicht hervor, doch sprechen die knappen Hinweise nicht für mehrjährige diätetische Erfahrungen im Umgang mit den Kämpfern. Ebensowenig läßt sich feststellen, ob Galen über die Kampftage hinaus die Gladiatoren auch während ihres Trainings zu betreuen hatte[113].

---

108 1, 11, 1 (CMG V, 4, 2, S. 232; K. VI, 507): οἱ παλαιοὶ δὲ καὶ τοῖς στρατευομένοις ἄλφιτα παρεσκεύαζον. ἀλλ' οὐ τό γε νῦν ἔτι τὸ Ῥωμαίων στρατιωτικὸν ἀλφίτοις χρῆται κατεγνωκὸς αὐτῶν ἀσθένειαν.

109 De alim. fac. 1, 9, 6 (CMG V, 4, 2, S. 230; K. VI, 503).

110 3, 1, 2 (CMG V, 4, 2, S. 333; K. VI, 661): πάντων μὲν οὖν ἐδεσμάτων ἡ σὰρξ τῶν ὑῶν ἐστι τροφιμωτάτη, καὶ τούτου πεῖραν ἐναργεστάτην οἱ ἀθλοῦντες ἴσχουσιν.

111 1, 2, 10 (CMG V, 4, 2, S. 220; K. VI, 487).

112 1, 2, 10 (CMG V, 4, 2, S. 220; K. VI, 487): ... οἵ γε βαρεῖς αὐτῶν· ὀνομάζουσι δ' οὕτω μάλιστα μὲν τοὺς παλαιστάς, ἤδη δὲ καὶ τοὺς παγκρατιαστάς τε καὶ πύκτας. ἐπειδὴ γὰρ ἡ παρασκευὴ πᾶσα πρὸς τοὺς ἀγῶνας αὐτοῖς ἐστιν, ἐν οἷς ἐνίοτε δι' ὅλης ἡμέρας παλαίειν ἢ παγκρατιάζειν ἀναγκάζονται ...

113 Folglich dürfte Galen neben seiner Tätigkeit als Gladiatorenarzt, zumal außerhalb der Zeit der Spiele, Zeit gefunden haben, sich in praktischer wie theoretischer Weise

Letzteres ist möglich, aber nicht unbedingt vorauszusetzen, da man beim Training kaum das Risiko größerer Wunden eingegangen sein wird und der Gladiatorenmannschaft üblicherweise ein *unctor* zur Verfügung stand, der leichtere Verletzungen versorgen konnte[114].

V. 5. Galens Kritik am Athletentum

Die im Rahmen des Kaiserkults veranstalteten Spiele umfaßten neben den Gladiatorenkämpfen auch Wettbewerbe in musischen wie sportlichen Disziplinen. Während sich im Hinblick auf die Gladiatoren bei Galen nur der eine, physiologisch begründete Einwand gegen ihre Ernährung mit Bohnen und Gerstenbrei findet, das Gladiatorenwesen insgesamt jedoch keiner Kritik unterzogen wird, enthält Galens 'adhortatio ad artes addiscendas' eine ausführliche Auseinandersetzung mit dem Athletentum[115]. Warum hat Galen die Gladiatorenkämpfe akzeptiert, sich jedoch aufgrund der gesundheitsgefährdenden Folgen gegen die Schwerathletik ausgesprochen? Sollte man zur Erklärung dieses Widerspruchs auf Galens erste berufliche Erfolge als Gladiatorenarzt verweisen, die ihm den Blick auf die von Seneca so deutlich herausgestellte Unmenschlichkeit der Kämpfe verstellt haben? Sinnvoller erscheint die Unterscheidung zwischen einem traditionellen, mit Kaiserkult und Sklaverei verbundenen Gladiatorenwesen, in welchem den Betroffenen, sofern sie nicht aus den höheren Ständen stammten und sich freiwillig der Gladiatur zuwandten, keine Entscheidung darüber zustand, ob sie kämpfen oder wie sie leben wollten, und einem Athletentum, zu dem man stets freiwillig, aus eigenem Entschluß kam. Während den Gladiatoren nur die Aussicht blieb, nach erfolgreicher Beendigung ihrer Laufbahn außer Dienst gestellt und freigelassen zu

---

mit der Medizin zu beschäftigen; vermutlich hat er auch andere Patienten als nur Gladiatoren behandelt; vgl. Ilberg, Aus Galens Praxis (1905) 1971, 372; Nutton, Chronology, 1973, 164 Anm. 1; Pearcy, Galen's Pergamum, 1985, 38. Vgl. dagegen Walsh, Galen's writings, 1937, 48, der vermutet, daß Galens „position also carried with it the directorship of the gladiatorial training school."

114 Vgl. Boulvert, Esclaves et affranchis impériaux sous le Haut empire romain, 1970, 182f.; 237ff.; Scarborough, Gladiators, 1971, 102f.

115 Boudon, Galien, Bd. II, 2000, 31 vermutet, daß Galens Erfahrungen als Gladiatorenarzt in seine Bewertung des Athletentums eingeflossen sind; vgl. auch S. 27ff. zu den literarischen bzw. philosophischen Bezügen in Galens Behandlung des Athletentums (27: „Le thème n'est pas nouveau, mais Galien lui consacre un développement dont l'ampleur et la férocité témoignent suffisamment de l'importance des enjeux").

werden[116], konnte Galen darauf hoffen, durch seine Einwände gegen den Berufssport nicht nur gesellschaftliche Wertungen, sondern auch persönliche Entscheidungen zu beeinflussen. Galens Perspektive ist also schichtenspezifisch: Sie berücksichtigt nur diejenigen, die über den Vorteil der freien Geburt und damit der Wahl zwischen positiv und negativ beurteilten Interessen und Tätigkeiten verfügten[117]. So kommen für Galen die Gladiatoren auch als Adres-

116 Zur Verurteilung zur Gladiatorenkaserne vgl. z.B. Plinius, ep. 10, 31, 2: *In plerisque civitatibus ... quidam vel in opus damnati vel in ludum similiaque his genera poenarum publicorum servorum officio ministerioque funguntur* ... (vgl. Eck u. Heinrichs, Sklaven und Freigelassene, 1993, S. 14f., Nr. 22). Inschriften bezeugen, daß mitunter freie Bürger als Gladiatoren kämpften, doch schließen Eck und Heinrichs aus der „Hervorhebung des Personenstatus als Freier" in CIL V, 4511, „daß viele Gladiatoren unfrei bzw. zu einer Kapitalstrafe verurteilt waren" (Sklaven und Freigelassene, 1993, S. 76 zu Nr. 105: *D(is) M(anibus). | Amici posu|erunt threci | Voluseno, lib (...) VIII*). Dies wird durch die bei Gaius überlieferte Bestimmung der lex Aelia Sentia bestätigt: inst. 1, 13 (ed. David u. Nelson, 1954, S. 6): *Lege itaque Aelia Sentia cavetur, ut qui servi a dominis poenae nomine vincti sunt, quibusve stigmata inscripta sunt, deve quibus ob noxam quaestio tormentis habita sit et in ea noxa fuisse convicti sunt, quique ut ferro aut cum bestiis depugnarent traditi sunt, inve ludum custodiamve coniecti fuerint, et postea vel ab eodem domino vel ab alio manumissi, eius condicionis liberi fiunt, cuius condicionis sunt peregrini dediticii* (vgl. Eck u. Heinrichs, S. 187, Nr. 281). Zur freiwilligen Selbst-verpflichtung der Gladiatoren vgl. Wiedemann, Emperors, 1992, 108ff.; Pietsch, Gladiatoren, 1999, 374f.; Junkelmann, Spiel, 2000, 25. Vgl. auch Bang, Herkunft der roemischen Sklaven, 1912, 217 zu der Gleichsetzung der *in ludum venatorium damnati* mit den zur Arbeit in den Bergwerken Verurteilten (Dig. 48, 19, 8, 3. 8). – Die Grabinschriften zeigen außerdem, daß die Gladiatoren in der Regel nicht mehr als zwanzig Kämpfe während ihrer Laufbahn zu bestreiten hatten. Viele Gladiatoren konnten bereits nach der Durchführung von zehn Kämpfen lebend ihre 'sportliche Karriere' abschließen; vgl. Dill, Roman Society, 1904, 243f.; Pearcy, Galen's Pergamum, 1985, 39.

117 Auch für Senecas Gesellschaftskritik ist zwischen den Gladiatorenkämpfen und den Athletenwettbewerben zu unterscheiden: Die Gladiatoren werden zum Mord gezwungen (vgl. ep. 7; 90), während sich die Athleten dafür bezahlen lassen, daß sie sich gegenseitig ihre Körper zerschlagen. Ep. 80 darf nicht auf die Gladiatoren bezogen werden (wie bei Scarborough, Gladiators, 1971, 103), ist doch ausdrücklich von der *sphaeromachia* und den *pugni* die Rede, also von den Faustkämpfen; in diesem Zusammenhang verwendet Seneca das drastische Bild der in ihrem eigenen Blut stehenden Kämpfer (ep. 80, 3: ... *ad hanc patientiam ... qua et pugnos pariter et calces non unius hominis ferat, qua solem ardentissimum in ferventissimo pulvere sustinens aliquis et sanguine suo madens diem ducat* ...), und zu diesen Boxern vermerkt Seneca: *Illis multo cibo, multa potione opus est, multo oleo, longa denique opera.* Man sollte diese Bemerkung auf die Ernährung der Athleten beziehen (anders dagegen Scarborough, 103: „Trainers

saten seiner Gesundheitsschriften nicht in Betracht, und es ist in diesem Zusammenhang bemerkenswert, daß Galen zur Illustration seiner Ausführungen gelegentlich Metaphern gebraucht, die sich auf das Leben der Athleten beziehen, während Bilder aus der Welt der Gladiatoren keine Verwendung finden. So vergleicht Galen in 'de naturalibus facultatibus' seine wissenschaftlichen Gegner, vorausgesetzt sie wollten seinen Ausführungen über die Beschaffenheit einzelner Säfte nicht zustimmen, mit uneinsichtigen Ringern, die ihre Niederlage nicht eingestehen[118]. Und in 'de placitis Hippocratis et Platonis' veranschaulicht Galen die Bedeutung praktischer und auf das einzelne Tätigkeitsgebiet genau zugeschnittener Übungen, in dem er die Unmöglichkeit herausstellt, einen zum Wettlauf begabten Sportler in Olympia zum Erfolg zu führen, wenn dieser zuvor nicht im Laufen, sondern in den Künsten der Akrobaten oder Seiltänzer unterrichtet worden ist[119].

In seiner 'ars medica' spricht sich Galen grundsätzlich für Sportübungen aus, die zur Erhaltung der Gesundheit beitragen, wobei er im Besonderen das Laufen und Ringen empfiehlt. Doch sportliche Übungen müssen in Maßen gehalten werden, damit sie eine gute Wirkung haben können. Sport ist für den Körper nur gesund, wenn er Bewegung braucht, ist er aber erholungsbedürftig, muß ihm Ruhe gegönnt werden[120]. Gemäß der Auffassung, daß sich der Körper in einem

---

fattened up the gladiators just before their performances, giving them plenty of oil, food, and drink"). Vgl. dagegen ep. 37 zur Ernährung der Gladiatoren (37, 2: *Ab illis, qui manus harenae locant et edunt ac bibunt, quae sanguinem reddant, cavetur, ut ista vel inviti patiuntur*); wie Senecas Formulierungen zeigen, handelt es sich hier um Gladiatoren, die sich freiwillig zu ihrer Tätigkeit entschlossen haben und durch einen Eid verpflichtet wurden, die Folgen zu tragen (ep. 37, 1: *Eadem honestissimi huius et illius turpissimi auctoramenti verba sunt: 'Uri, vinciri ferroque necari'*).

118 2, 2 (GSM III, 158f.; K. II, 80): ... ὅμοιος ἔσται τοῖς ἰδιώταις τῶν παλαιστῶν, οἳ καταβληθέντες ὑπὸ τῶν παλαιστρικῶν καὶ κατὰ τῆς γῆς ὕπτιοι κείμενοι τοσούτου δέουσι τὸ πτῶμα γνωρίζειν, ὥστε καὶ κρατοῦσι τῶν αὐχένων αὐτοὺς τοὺς καταβαλόντας οὐκ ἐῶντες ἀπαλλάττεσθαι, κἂν τούτῳ νικᾶν ὑπολαμβάνουσι. Zu beachten ist an dieser Stelle auch die Unterscheidung zwischen den professionellen Ringern und den Amateuren.

119 9, 2, 29f. (CMG V, 4, 1, 2, Bd. II, S. 550; K. V, 734): ... ὡς ἀδύνατόν ἐστι τοῦτον Ὀλυμπιονίκην γενέσθαι ... καθάπερ οἱ θαυματοποιοὶ διδάσκουσι τοὺς μαθητάς ...

120 Ars med. 23, 12 (Boudon, 2000, S. 348 [K. I, 369]): ἡνίκα μὲν γὰρ δεῖται κινήσεως τὸ σῶμα, τὸ μὲν γυμνάσιον ὑγιεινόν, ἡ δὲ ἡσυχία νοσερόν· ἡνίκα δὲ ἀναπαύσεως, ὑγιεινὸν μὲν ἡ ἡσυχία, νοσερὸν δὲ τὸ γυμνάσιον. Die zuerst von Kollesch vorgebrachten Zweifel an der Authentizität der ars medica (Anschauungen von den APXAI, 1988, 215ff.; vgl. dann auch García Ballester, On the origin of the „six non-natural things", 1991, 105ff.) sind jüngst von Boudon ent-

ausgleichenden Wechsel von Wachsein und Schlaf oder Ruhe und Bewegung befinden sollte, empfiehlt Galen, mit sportlicher Betätigung dann aufzuhören, wenn sie dem Körper Mühe bereitet[121]. Beim Sport sollten zudem ohne Überanstrengung oder Unterforderung alle Glieder des Körpers bewegt werden[122]. Im Zusammenhang eines solchen Konzepts ist es folgerichtig, daß Galen in seiner 'adhortatio ad artes addiscendas' den Athleten vorwirft, ein überzogenes und einseitiges Training zu betreiben. In dieser Schrift, in der Galen junge Leser anspricht (vgl. K. I, 20: ... ὦ παῖδες ...), wendet er sich gegen 'Hochleistungssportler', die aufgrund ihrer Erfolge und ihres öffentlichen Ansehens ein falsches Vorbild für die Jugend darstellten. Daß die jungen Leute akrobatische Kunststücke (wie Seiltanzen) nicht als τέχνη betrachten würden, meint Galen voraussetzen zu können, doch ist er besorgt, ob sie wohl auch das Athletentum richtig einschätzten. „Da das Athletentum Körperkraft verspricht, öffentlichen Ruhm bringt, von euren Vätern finanziell belohnt und auf eine Weise geehrt wird, wie es sonst die besten Männer erfahren, ist zu befürchten, daß ein junger Mensch es einer Kunst vorzieht“[123].

Die Athleten versetzen sich in einen Zustand höchster körperlicher Leistungsfähigkeit, der jedoch nicht lange Bestand haben kann. Unausweichlich folgt

---

kräftet worden: L'Ars medica de Galien, 1996, 111ff.; dies., Galien, Bd. II, 2000, S. 157ff.

121 Ars med. 24, 4 (Boudon, 2000, S. 350 [K. I, 370]): ... ἐν δὲ τοῖς γυμνασίοις, ὅταν πρῶτον ἄρξηται πονεῖν τὸ σῶμα, καταπαύειν εὐθύς ...

122 Ars med. 24, 10 (Boudon, 2000, S. 352 [K. I, 372]): ... γυμνασίου μὲν γὰρ, ἐν ᾧ πάντα τὰ μόρια τοῦ σώματος ἀνάλογον κινεῖται, καὶ μὴ τὸ μὲν ὑπερπονεῖ, τὸ δὲ ἐνδεέστερον πονεῖ ...

123 Protrept. 9, 3 (Boudon, S. 100 [CMG V, 1, 1, S. 132; K. I, 20f.]): Τὸ δὲ τῶν ἀθλητῶν ἐπιτήδευμα μόνον ὑποπτεύω, μή ποτ' ἄρα τοῦτο, καὶ ῥώμην σώματος ἐπαγγελλόμενον καὶ τὴν παρὰ τοῖς πολλοῖς δόξαν ἐπαγόμενον, δημοσίᾳ παρὰ τοῖς πατράσι τετιμημένον ἡμερησίαις ἀργυρίου δόσεσι καὶ ὅλως ἴσα τοῖς ἀριστεῦσι τετι[μη]μένον, ἐξαπατήσῃ τινὰ τῶν νέων ὡς προκριθῆναί τινος τέχνης; Übs. auch bei John, Galens Procrepticus, 1936, 27f.; Singer, Selected Works, 1997, 43f. – Vgl. zu den leidenschaftlichen Gefühlen, die den Athleten entgegen gebracht wurden, auch Galens Kommentar zu den Epidemien des Hippokrates. Hier beschreibt Galen, daß „manche Zuschauer bei einem Wettringen oder Wettlaufen oder Wettfechten in ihrer Zuneigung für den einen oder in ihrer Abneigung gegen den anderen sich vor Angst oder Hoffnung so aufregen, daß dadurch der ganze Körper erhitzt wird“ (Übs. Pfaff). Gleiches kann sich auch bei Pferderennen oder „Wettkämpfen von Hähnen, Wachteln und Rebhühnern“ ereignen (in Hipp. epid. libr. alterum comm. 4 [CMG V, 10, 1; S. 343; Übs. Pfaff). Zum Ruhm der Leistungssportler in der Antike vgl. auch Baltrusch, Politik, Kommerz, Doping, 1997, 516f.

auf die Höchstleistung der Einbruch. Viele dieser Sportler sterben Galen zufolge bald nach dem Abschluß ihrer Karriere, andere leben wohl noch einige Jahre, doch kaum einer von ihnen erreicht ein höheres Alter[124]. Galen vergleicht die Athleten mit Stadtmauern, die, wenn sie wiederholt durch Kriegsmaschinen erschüttert wurden, schließlich infolge eines leichten Erdbebens zusammenstürzen. Entsprechend werden die Athleten, die schon viele Schläge erlitten haben, aus geringen Anlässen krank[125]. Galen denkt an Ringer und vor allem an Boxer, über deren Aussehen nach dem Kampf schon Martial sarkastische Verse verfaßt hat. Ein zusammengeschlagenes Gesicht, Zähne, die ihren Halt verloren haben, Gelenke, die später bei ganz normalen Belastungen zerbrechen, das ist es, was sich die Athleten einhandeln[126]. Für Galen steht fest, „daß im Hinblick auf die Gesundheit sich niemand in schlechterem Zustand befindet als der Athlet"[127]. Die Athleten führen also ein Leben, das gegen die Prinzipien der Medizin und der Hygiene verstößt; ihre Übungen bewirken das Gegenteil von dem, was man mit sinn- und maßvollem Sport erreichen kann. Keiner dieser Sportler wird sich nach Beendigung seiner Tätigkeit noch seiner Schönheit rühmen können, denn selbst dort, wo diese von Natur aus gegeben war, bewirken das Training und die Kämpfe schlimme Deformationen[128]. Auch sonst bleibt den Athleten nichts. Im allgemeinen sei man zwar der Ansicht, daß sie über große Einkünfte verfügten, bei näherem Hinsehen zeige sich jedoch das Gegenteil: Sowohl die aktiven als auch die ausgeschiedenen Athleten lebten in Schulden[129], und es sei kaum mög-

---

124 Protrept. 11, 9 (Boudon, S. 109 [CMG V, 1, 1, S. 140; K. I, 30]): ... ἔνιοι μὲν γὰρ μετ' ὀλίγον ἀποθνῄσκουσιν, ἔνιοι δ' ἐπὶ πλέον ἥκουσιν ἡλικίας, ἀλλ' οὐδ' αὐτοὶ γηρῶσιν ...

125 Protrept. 11, 9 (Boudon, S. 109 [CMG V, 1, 1, S. 142; K. I, 30f.]): ... οὕτω καὶ τὰ τῶν ἀθλητῶν σώματα σαθρὰ καὶ ἀσθενῆ ταῖς κατὰ τὴν ἐπιτήδευσιν γεγονότα πληγαῖς ἕτοιμα πρὸς τὸ πάσχειν ἐστὶ ἐπὶ ταῖς τυχούσαις προφάσεσιν.

126 Protrept. 11, 10 (Boudon, S. 109 [CMG V, 1, 1, S. 142; K. I, 31]): Οἱ μὲν γὰρ ὀφθαλμοὶ περι<ορ>ωρυγμένοι πολλάκις, ὅθ' ἡ δύναμις οὐκέτ' ἀντέχει, πληροῦνται ῥευμάτων, οἱ δ' ὀδόντες ἅτε διασεσεισμένοι πολλάκις ἐπιλειπούσης ἐν τῷ χρόνῳ τῆς δυνάμεως αὐτοὺς ἑτοίμως ἐκπίπτουσι, τὰ δὲ λυγισθέντα τῶν ἄρθρων ἀσθενῆ πρὸς πᾶσαν τὴν ἔξωθεν βίαν γίγνεται, καὶ πᾶν ῥῆγμα καὶ σπάσμα ῥᾳδίως κινεῖται.

127 11, 11 (Boudon, S. 110 [CMG V, 1, 1, S. 142; K. I, 31]): Σωματικῆς μὲν οὖν ὑγιείας ἕνεκα φανερὸν ὡς οὐδὲν ἄλλο γένος ἀθλιώτερόν ἐστι τῶν ἀθλητῶν.

128 Protrept. 12, 1 (Boudon, S. 110 [CMG V, 1, 1, S. 142; K. I, 31f.]).

129 Protrept. 14, 2 (Boudon, S. 116 [CMG V, 1, 1, S. 148; K. I, 37]): Τάχ' οὖν ἐπὶ τῷ χρήματα πάντων ἀθροίζειν πλεῖστα σεμνύνονται· καὶ μὴν ἔστιν ὑμῖν θεά-

lich, einen ehemaligen Athleten zu finden, der über mehr Besitz verfüge als irgendein Verwalter eines reichen Mannes[130]. Galen denkt hier offensichtlich an Freigelassene oder Sklaven, welche die Geschäfte ihres Herrn bzw. *patronus* führten und selbst nur über einen geringen Besitz (*peculium*) verfügten. Darauf deutet ein Abschnitt aus 'de praecognitione', in dem Galen von der Erkrankung eines Sklaven berichtet, der im Haus seines Besitzers als 'Geschäftsführer' tätig war[131]. Zur Kennzeichnung der wirtschaftlichen Situation der Athleten verweist Galen jedoch nicht nur auf die Sphäre der abhängigen oder unfreien Arbeit. Vielmehr läßt er seine Kritik am Athletentum in eine moralphilosophische Kritik der Ökonomie sowie in eine Bewertung von Handwerk und Künsten münden: Nur der Erwerb erscheint ihm gut, der auf der Kenntnis einer τέχνη beruht, während durch Spekulation gewonnener Reichtum keine Sicherheit bedeutet[132]. Denn wer als Vermögensverwalter, Steuerpächter oder Kaufmann Geschäfte macht, kann mit dem Geld auch schnell die Grundlage seines Erwerbs verlieren[133]. Folglich muß sich derjenige, der an einen dauerhaften Lebensunterhalt durch einen „sicheren und nicht ehrlosen Gelderwerb" denkt[134], für eine 'Kunst' entscheiden, an der man während des ganzen Lebens festhalten kann[135]. Grundsätzlich kommen dafür handwerkliche Tätigkeiten in Frage, doch gelten diese als 'banausisch'[136]; zudem können sie im Alter, wenn die Kräfte verloren gehen, nicht mehr ausgeübt werden. Insofern stellen die 'Künste', die auf der Grundlage der Ver-

---

σασθαι πάντας αὐτοὺς ὀφείλοντας οὐ μόνον ἐκεῖνον τὸν χρόνον, καθ' ὃν ἀθλοῦσιν, ἀλλὰ καὶ καταλύσαντας τὴν ἄσκησιν ...

130 14, 2: ... οὐδ' ἂν εὕροις ἀθλητὴν οὐδένα πλουσιώτερον ἑνὸς τῶν ἐπιτυχόντων οἰκονόμων ἀνδρὸς πλουσίου. Vgl. dagegen Baltrusch, Politik, Kommerz, Doping, 1997, 512f. zu den hohen Einkommen, die Gladiatoren und Athleten tatsächlich erzielen konnten.

131 De praecogn. 6, 10 (CMG V, 8, 1, S. 102; K. XIV, 633): δοῦλος οἰκονόμος; vgl. Kap. IX, 2, S. 265f.

132 Protrept. 14, 3 (Boudon, S. 116 [CMG V, 1, 1, S. 148; K. I, 37f.]): ἐστὶ δ' οὐδ' αὐτὸ τὸ πλουτεῖν ἐξ ἐπιτηδεύματος ἀξιόλογον ἁπλῶς, ἀλλὰ τὸ τοιαύτην ἐπίστασθαι τέχνην ἥ[ν] καὶ ναυαγήσασι συνεκκολυμβήσει ...

133 14, 3 (Boudon, S. 116 [CMG V, 1, 1, S. 148f.; K. I, 38]): ... ὅπερ οὔτε τοῖς διοικοῦσι τὰ τῶν πλουσίων οὔτε τοῖς τελώναις ἢ τοῖς ἐμπόροις ὑπάρχει. Καίτοι πλουτοῦσιν ἐξ ἐπιτηδευμάτων οὗτοι μάλιστα, ἀλλ' ἐὰν ἀπολέσωσι τὰ χρήματα, συναπολλύουσιν αὐτοῖς καὶ τὰς πράξεις ...

134 14, 4 (Boudon, S. 116 [CMG V, 1, 1, S. 150; K. I, 38]): ... πρὸς χρηματισμὸν ἀσφαλῆ τε καὶ οὐκ ἄδοξον ...

135 14, 4 (Boudon, S. 116f. [CMG V, 1, 1, S. 150; K. I, 38]): ... τέχνην ἀσκητέον ἐστὶ καὶ διὰ παντὸς τοῦ βίου [καὶ] παραμενοῦσαν ...

136 14, 5 (Boudon, S. 117 [CMG V, 1, 1, S. 150; K. I, 38]): ... ἃς δὴ βαναύσους τε καὶ χειρωνακτικὰς ὀνομάζουσιν ...

nunft betrieben werden, auch in ökonomischer Hinsicht die bessere Wahl dar. Λογικαί καὶ σεμναί sind für Galen dabei nicht nur die *artes liberales* und (an erster Stelle) die Medizin, sondern auch die Rechtswissenschaft sowie Plastik und Malerei[137]. Für die Athleten allerdings, so behauptet Galen, kommen diese Kriterien gar nicht in Betracht; sie verfügten über keinerlei Einsicht und ahnten nicht einmal im Traum etwas von der seelischen Dimension des Menschen, seien sie doch vernunftlos wie die wilden Tiere[138].

V. 6. Stasis in Pergamon

Warum hat Galen im Jahr 161 seine Tätigkeit als Gladiatorenarzt beendet? Eine Antwort darauf hat man einem Abschnitt von 'de praecognotione' entnehmen wollen. In dieser Schrift verbindet Galen seine Abreise aus Rom am Ende seines ersten Aufenthalts in der Hauptstadt, die in das Jahr 166 zu datieren ist, mit Unruhen, die sich in seiner Heimat ereignet haben. Galen begründet seinen Wunsch, Rom wieder zu verlassen, mit der erbitterten und bedrohlichen Konkurrenz anderer Ärzte; damals will er seinem älteren Freund Eudemos angekündigt haben, sofort abzureisen, wenn ihn aus Pergamon die Nachricht von der Beendigung der 'Stasis' erreicht habe[139]. Nachdem die entsprechende Nachricht eingetroffen sei, will sich Galen in aller Eile auf den Weg gemacht haben, wobei der Grund zur Eile in seiner Sorge gelegen habe, möglicherweise durch eine Verfügung Mark Aurels zum weiteren Aufenthalt in Rom gezwungen zu werden[140]. Diese Aussagen, die auch als Erklärung für den Abschluß von Galens erstem Romaufenthalt problematisch sind, weil Galen für seine Abreise an anderer Stelle auf die große Seuche verweist (vgl. Kap. VI, 1), hat man als Hinweis darauf verstanden, daß Galen Pergamon im Moment und aufgrund des Aus-

---

137 14, 6 (Boudon, S. 116f. [CMG V, 1, 1, S. 150; K. I, 39]): εἰσὶ δ' ἐκ τοῦ προτέρου γένους ἰατρική τε καὶ ῥητορικὴ καὶ μουσική, γεωμετρία τε καὶ ἀριθμητικὴ καὶ λογιστική, καὶ ἀστρονομία καὶ γραμματικὴ καὶ νομική· πρόσθες δ', εἰ βούλει, ταύταις πλαστικήν τε καὶ γραφικήν ... Vgl. zur Bewertung des Handwerks Kap. II, Anm. 28, sowie Boudon, Galien, Bd. II, 2000, 32ff. (zu Galens unterschiedlichen „classifications des arts").

138 11, 1 (Boudon, S. 106 [CMG V, 1, 1, S. 138; K. I, 27]): ... ἀλλ' ἄνουν ὁμοίως τοῖς ἀλόγοις ζῴοις.

139 De praecogn. 4, 11 (CMG V, 8, 1, S. 92; K. XIV, 622): «Ἀλλὰ τό γέ μοι προκείμενον», ἔφη<ν>, «ἀκήκοας ἤδη πολλάκις, ὡς ἐπειδὰν ἡ κατὰ τὴν πατρίδα μου στάσις παύσηται παραχρῆμα θεάσῃ με τῆς πόλεως τῆσδε χωριζόμενον ... ».

140 De praecogn. 9, 2 (CMG V, 8, 1, S. 116; K. XIV, 648): καὶ τοίνυν ὅτ' ἀνεπυνθανόμην πεπαῦσθαι τὴν στάσιν, ἄφνω τῆς Ῥωμαίων πόλεως ἐξῆλθον ...

bruchs der Stasis verlassen habe; dieser Konflikt soll zur Aufgabe seiner Tätigkeit als Gladiatorenarzt geführt haben[141].

Während die Frage nach den tatsächlichen Gründen für Galens Fortgang aus Rom zunächst noch ausgeblendet werden kann, muß hier der vermeintliche Zusammenhang zwischen der Stasis und dem Ende von Galens Tätigkeit als Gladiatorenarzt diskutiert werden. Was ist zunächst mit 'Stasis' gemeint? Walsh und Scarborouogh haben den von Galen angesprochenen Konflikt auf den im Jahr 161 neu ausgebrochenen Krieg zwischen Rom und dem Partherkönig Vologaeses III. bezogen, jedoch unterschiedlich zu erklären versucht, wie sich die Kriegsgeschehnisse an der Front im Osten auf die Situation in Pergamon ausgewirkt hätten. Walsh zufolge soll der Partherkrieg zur Einstellung der Gladiatorenkämpfe, zur Schließung des Amphitheaters und somit auch zur Entlassung der Gladiatorenärzte geführt haben[142], und ähnlich meint Scarborough, daß Galen seine Stellung verloren habe, nachdem die Niederlage des Statthalters von Kappadokien, Marcus Sedatius Severianus, gegen die Truppen des Vologaeses in Kleinasien eine Panik hervorgerufen habe; damals seien die Spiele ausgesetzt und möglicherweise aus den Gladiatoren Hilfstruppen gebildet worden[143].

Es ist jedoch fraglich, ob der von Vologaeses initiierte Krieg, der auf eine Rückeroberung Armeniens zielte, solche Auswirkungen auf den Westen Kleinasiens gehabt hat. Die für Rom ungünstig verlaufende Schlacht zwischen Severianus und Osroes, dem General des Vologaeses, fand östlich des Euphrat in der Umgebung von Elegeia statt. Es ist kaum anzunehmen, daß von diesem Kriegsschauplatz aus oder von dem nachfolgenden parthischen Angriff, der sich gegen das südlich gelegene Syrien richtete, eine ernsthafte Beunruhigung der Bevölkerung im westlichen Kleinasien ausging; weder bei Cassius Dio (71, 2f.) noch bei Eutrop (8, 10, 2) oder Orosius (7, 15, 2f.) gibt es Hinweise darauf. Entscheidend ist jedoch ein anderer Aspekt, auf den Nutton hingewiesen hat: Der Begriff 'Stasis' erlaubt es nicht, die Vorgänge, auf die sich Galen in 'de praecognitione' bezieht, mit dem Partherkrieg zu identifizieren[144]. Offensichtlich unterscheidet auch Galen dem üblichen Sprachgebrauch entsprechend zwischen πόλεμος und στάσις, da er den ersten Begriff für externe Konflikte wie den

---

141 Vgl. Nutton, Chronology, 1973, 164 (u.a. zu Ilberg, Galens Praxis, (1905) 1971, 378f.): „... hypotheses, based upon the flimsiest of evidence ...“

142 Galen's writings, 1937, 57; ders., Galen visits the Dead Sea, 1927, 98. Vgl. auch Sarton, Galen of Pergamon, 1954, 20f.; Hommel, Euripides in Ostia, 1957, 124, Anm. 1.

143 Scarborough, Gladiators, 1971, 102f. mit Anm. 21. Vgl. auch García Ballester, Galeno, 1972, 40.

144 Chronology, 1973, 164f.; CMG V, 8, 1, 1979, S. 181f.

Krieg mit den Parthern verwendet[145]. Insofern muß man der erstmals von W. A. Greenhill formulierten Interpretation folgen, nach der die von Galen nicht näher beschriebene, aber allein von ihm bezeugte Stasis eine lokale, vermutlich auf Pergamon beschränkte, aufrührerische Bewegung gewesen ist[146]. Vergleichbare Vorgänge in Städten Kleinasiens, die sich nicht nur aufgrund von Versorgungsengpässen entwickeln konnten, sind auch aus den Briefen des Plinius (ep. 10, 58; 81f.) und den Reden des Dion Chrysostomos bekannt[147]. In einen solchen innerstädtischen Konflikt hätte Galen als Angehöriger der Oberschicht durchaus hineingezogen werden können. Galens Bemerkung in 'de affectuum et peccatorum dignotione', einen – allerdings geringen – Vermögensverlust erlebt zu haben, könnte auf einen solchen Zusammenhang deuten[148]. Doch bleibt dies eine bloße

---

145 De praecogn. 8, 21 (CMG V, 8, 1, S. 116; K. XIV, 647): Λεύκιος γὰρ ἀπεδήμει τῆς πόλεως ἕνεκα τοῦ Παρθικοῦ πολέμου γενηθέντος ὑπὸ Βολογαίσου.

146 Greenhill, in: Smith's Dictionary of Greek and Roman Biography, II, London 1854, 208; vgl. Nutton, Chronology, 1973, 165; Swain, Hellenism and Empire, 1996, 373 (mit dem Hinweis, daß Galen de libr. propr. 12 zufolge [GSM II, 121; K. XIX, 46] eine Schrift über die *Homonoia* und damit über den inneren Frieden in den Poleis verfaßt hat; vgl. auch Grassl, Sozialökonomische Vorstellungen, 1982, 9; Sheppard, Homonoia in the Greek Cities of the Roman Empire, 1984-86, 241ff.

147 Vgl. zu Dion Chrysostomos Kohns, Innerstädtische Krisen in der römischen Kaiserzeit, 1994, 173ff. (sowie S. 165ff. zur im Hinblick auf innerstädtische Unruhen problematischen Quellenlage, S. 167ff. zum Problem der Getreideversorgung und S. 175ff. zu anderen Gründen innerstädtischer Unruhen, die auch durch Angehörige der Oberschicht gesteuert sein konnten); Sheppard, Homonoia in the Greek Cities of the Roman Empire, 1984-86, 249ff.; vgl. auch die Darstellung des Dion bei Philostratos, Vitae Soph. 1, 7 (p. 487): ... πόλεών τε εὐνομουμένων ἐς ἐπαίνους καταστὰς οὐκ ἐπαίρειν αὐτὰς ἔδοξεν, ἀλλ' ἐπιστρέφειν μᾶλλον ὡς ἀπολουμένας, εἰ μεταβάλοιντο. Vgl. weiter Grassl, Sozialökonomische Vorstellungen, 1992, S. 10, zu den Unruhen in Aspendos, die durch Philostratos bekannt sind (Vita Apoll. 1, 15; hier ist auch von zahlreichen, durch „schlechte Schauspiele" provozierte städtischen Unruhen die Rede: ... πολλαὶ δὲ ἐστασίαζον ὑπὲρ θεαμάτων οὐ σπουδαίων ...), sowie S. 19 zu den aus Aristides bekannten Auseinandersetzungen in Smyrna; zu den sozialen Gegensätzen in dieser Stadt weiter MacMullen, Enemies of the Roman Order, 1966, 183; 345f.; Behr, Aelius Aristides and the Sacred Tales, 1968, 7.

148 8, 10 (CMG V, 4, 1, 1, S. 30; K. V, 44); vgl. Kap. III, 1, S. 33 mit Anm. 8. Galens Angaben sind so knapp, daß sich über den Streitgegenstand in Pergamon keine Aussage machen läßt. Es muß sich jedoch um einen Konflikt gehandelt haben, der im Laufe einiger Monate beruhigt werden konnte; hier wäre in erster Linie an eine vorübergehende, durch eine einmalige Mißernte hervorgerufene Preissteigerung beim Getreide zu denken. Bemerkenswert ist auch, daß Galen während seines ersten

Vermutung, da Galen seinen Aufbruch aus Pergamon nicht mit der 'Stasis' in Verbindung bringt. Denkbar ist ebenso, daß Galen seine Stellung als Gladiatorenarzt aus eigenem Antrieb aufgegeben und Pergamon verlassen hat, noch bevor es hier zu Unruhen kam.

Romaufenthalts offenkundig in einem beständigen Nachrichtenwechsel mit seiner Heimatstadt stand.

VI. Galens erster Aufenthalt in Rom (162-166 n. Chr.)

Als Galen im Alter von dreiunddreißig Jahren nach Rom kam, konnte er auf ein langes Studium u.a. in Alexandria, auf einige Jahre Berufserfahrung und etliche Behandlungserfolge verweisen. Seine bereits recht zahlreichen Abhandlungen zu medizinischen und philosophischen Themen bezeugten wissenschaftliche Ambitionen, mit denen Galen aus dem Kreis der nur praktischen Ärzte heraustrat. Mit öffentlichen Demonstrationen und Diskussionen, die für sein Fortkommen in Rom wichtig werden sollten, hatte er in Alexandria und Pergamon erste Erfahrungen gemacht. Vielleicht hat auch die Herkunft aus der städtischen Aristokratie von Pergamon, die zum Teil mit der Reichsaristokratie verbunden war, Galen den Zugang zu den höheren Kreisen Roms erleichtert. Seine beruflichen und sozialen Voraussetzungen erlaubten es ihm, gegenüber der höheren Gesellschaft Roms eine kritische Haltung einzunehmen, wobei offen bleiben muß, inwieweit dies in dem Bewußtsein erfolgte, als *peregrinus* der römischen Gesellschaft griechische Wissenschaft zu vermitteln. Galens Aufenthalt in Rom, seine öffentlichen Auseinandersetzungen und sein Aufstieg sind so eng mit der römischen Aristokratie (und später mit dem Kaiserhaus) verbunden, daß sich auch für diese beiden Bereiche die sozialgeschichtliche Auswertung von Galens Schriften nicht von der Darstellung seiner Biographie trennen läßt.

Wenn Galen auch nicht erklärt, warum er von Pergamon nach Rom gegangen ist, und folglich über seine Motive nur Vermutungen angestellt werden können[1], so reiht er sich doch in eine Tradition ein, die bis in die Zeit der Mittleren Republik zurückführt. Als erster griechischer Arzt soll der Spartaner Archagathus im Jahr 219 v. Chr. nach Rom gekommen sein und hier durch seine Heilkunst öffentliche Anerkennung gefunden haben. Plinius zufolge hat der *carnifex* Archagathus zugleich auch jene Ressentiments ausgelöst, die man in Rom der griechischen Welt gegenüber pflegte und die im Hinblick auf die Medizin ihren nachhaltigsten Ausdruck in Catos Vorwurf fanden, die Griechen hätten sich dazu

---

1 Vgl. Kollesch, Kollegen, 1965, 50; Pearcy, Galen's Pergamum, 1985, 39; Swain, Hellenism and Empire, 1996, 358: „We do not know what took him there. Whether there were particular circumstances such as the rivalry of fellow-doctors at Pergamum ... is unclear. His journey looks more like a career move, the logical next step for someone of ambition and drive."

verschworen, *barbaros necare omnes medicina*[2]. Trotz dieser zwiespältigen Resonanz auf die griechische Heilkunst haben zahlreiche 'Wanderärzte' Rom in den folgenden Jahrhunderten aufgesucht, und die Anziehungskraft dieser Stadt ist dann während der Kaiserzeit nur noch stärker geworden. Die Hauptstadt des Römischen Reiches konnte als Ort der Wissenschaft keinen Vorrang vor den Metropolen des Ostens beanspruchen, doch bot sich hier mit der römischen Aristokratie und dem Kaiserhof ein sozialer Rahmen, der höchste Anerkennung für wissenschaftliche Leistungen versprach[3]. Wenn Catos Vorwürfe auch von der römischen Satire eines Martial oder Juvenal aufgegriffen wurden, so versprachen das von der Aristokratie bekundete Interesse an Literatur, Philosophie und Medizin sowie die Nähe des Kaisers ehrenvolle und lukrative Beschäftigungsmöglichkeiten für die griechischen Ärzte und Gelehrten. Grundsätzlich mußte jeder Kaiser aufgrund des ihn verpflichtenden Bildungsideals zu einem Förderer von Kunst und Wissenschaft werden[4]. Zudem verlangte der Kaiserpalast mit seinen speziellen Bedürfnissen, etwa im Zusammenhang der Prinzenbetreuung und -ausbildung, nach Fachleuten für Rhetorik oder Medizin, deren Qualifikation sich zuvor nicht in universitären, sondern in sozialen Auswahlverfahren erwiesen haben mußte. Für Galen ist über die allgemeine Anziehungskraft hinaus, die das *caput mundi* ausübte, darauf hinzuweisen, daß etliche der Gelehrten, die in Rom in die Nähe der Adoptivkaiser gelangten, aus Alexandria kamen, wo Galen den größten Teil seines Studiums absolviert hatte. Dies gilt z.B. für den Grammatiker

2 Plinius, nat. hist. 29, 12; zu Archagathus: *eique ius Quiritium datum et tabernam in compito Acilio emptam ob id publice*; vgl. Kudlien, Medical Ethics, 1970, 98f.; Nutton, Continuity or Rediscovery? 1981, 17f.; Jackson, Roman Medicine, 1993, 81 (Archagathus als erster öffentlich angestellter Arzt in Rom); Marasco, L'introduction de la médecine grecque à Rome, 1995, 35ff. Zu Cato vgl. z.B. Scarborough, Roman Medicine, 1969, 56 („He was well aware of some of the advantages of the Hellenistic methods"); vgl. auch S. 95 (Arztkritik bei Horaz und Martial); ders., Roman Medicine to Galen, 1993, 13ff.; 23f.; Franke, Vom Ansehen des Arztes in der Antike, 2000, 65f.

3 Das kaiserzeitliche Rom, das Gelehrte aus dem gesamten *orbis* anzieht, erinnert an das hellenistische Alexandria als ein Wissenschaftszentrum, das von auswärtigen Gelehrten geprägt wurde. Zur Bedeutung der „intellectual leaders who had no metropolitan roots" im hellenistischen Alexandria vgl. von Staden, Herophilus, 1989, 35f. – Nach Ausweis von de venae sect. adv. Erasistr. Rom. deg. 1 (K. XI, 193f.) hat sich zur Zeit von Galens erstem Aufenthalt in Rom auch der Arzt Teuthras (... ἐμὸς πολίτης ἅμα καὶ συμφοιτητὴς ...) in der Hauptstadt befunden.

4 Vgl. Hahn, Der Philosoph und die Gesellschaft, 1989, 148ff. (zur Anziehungskraft Roms auf griechische Philosophen); 182ff. (speziell zum Verhältnis zwischen Kaiser und Philosophen im 2. Jhd.); Scarborough, Roman Medicine to Galen, 1993, 25f.; Nutton, Roman Medicine, 1993, 63ff.

Apollonios Dyskolos, der sich zeitweise im Umfeld des Antoninus Pius aufgehalten hat, und für seinen Sohn Herodianos, der nach Ausbildung und Lehrtätigkeit in Alexandria unter Mark Aurel in Rom gelebt hat. Aus Alexandria (bzw. aus Ägypten) stammte auch der Grammatiker Harpokration, der Lucius Verus in der griechischen Sprache unterrichtete[5].

VI. 1. Zur Chronologie von Galens Aufenthalten in Rom

Hat sich Galen, als er nach Rom gelangte, auf einen befristeten Aufenthalt in der Hauptstadt eingestellt? Ist er folglich mit seiner Reise nach Italien und den immerhin vier Jahren, die er zunächst in Rom verlebt hat, den wandernden Ärzten der Römischen Kaiserzeit zuzurechnen? Es gibt einige Hinweise darauf, daß diese Fragen positiv zu beantworten sind. Anzuführen ist, daß Galen z.B. in 'de praecognitione' Pergamon wiederholt als seine 'Heimat'[6] und den Romaufenthalt als ἐπιδημία bezeichnet[7]. Galens Vermögen bestand aus dem väterlichen Erbe, d.h. aus dem Elternhaus sowie Landbesitz, das von einigen in Pergamon zurückgelassenen Sklaven beaufsichtigt wurde (vgl. Kap. IX, 3). Es gibt keinen Hinweis darauf, daß sich Galen später von diesem Besitz getrennt hat, und so hat er vielleicht auch während seines zweiten Aufenthalts in Rom, der über Jahrzehnte (vermutlich bis zu seinem Tode) andauerte, gelegentlich an eine Rückkehr in seine πατρίς gedacht. Einen Beweis dafür, daß Galen keine regelrechte Übersiedlung nach Rom vornehmen wollte, als er 161 Pergamon verlassen hat, kann man schließlich in seiner Bemerkung in 'de libris propriis' sehen, daß er in den nachfolgenden Jahren auf eine wissenschaftliche Auseinandersetzung mit frühe-

---

5 Zu Apollonios vgl. W. Schmid, RE, II, 1, 1895, 136ff.; zu Herodian H. Schultz, RE, VIII, 1, 1912, 959ff., bsd. 960; zu Harpokration HA, Ver. 2. Vgl. auch Lampe, Die stadtrömischen Christen, 1988, 253f. zu Valentinian, der vor seinem Aufenthalt in Rom seine Ausbildung in Alexandria absolviert hat. Aus Alexandria kam auch der Rhetor Demetrios, der in Rom zum Gefolge des Senators Boethus gehörte, bevor er später in seine Heimat zurückkehrte, um am Museion zu lehren; vgl. Jones, A Friend of Galen, 1967, 311f.

6 9, 2 (CMG V, 8, 1, S. 118; K. XIV, 648): ... εἰς τὴν πατρίδα παραγενέσθαι; vgl. 4, 12 (CMG V, 8, 1, S. 92; K. XIV, 622): ... ἡ κατὰ τὴν πατρίδα μου στάσις ...

7 2, 1 (CMG V, 8, 1, S. 74; K. XIV, 605): ... κατὰ τὴν προτέραν ἐπιδημίαν ἐν Ῥώμῃ ...; vgl. auch 7, 8 (S. 110; K. XIV, 641) und 10, 22 (S. 126; K. XIV, 657) zur Bedeutung von ἐπιδημία als vorübergehender Anwesenheit (Galen behandelt den jungen Commodus, als dieser einmal in Rom ist).

ren Hippokrates-Exegeten habe verzichten müssen, da seine Bibliothek zu Hause zurückgeblieben sei[8].

Galen hat seine Tätigkeit als Gladiatorenarzt in Pergamon wahrscheinlich im Spätsommer 161 beendet. Bald danach wird er nach Rom aufgebrochen sein. Sowohl der Zeitpunkt seiner Ankunft in der Hauptstadt im Verlaufe des Jahres 162 wie auch die Dauer seines ersten Aufenthalts bis in das Jahr 166 lassen sich unter Verwendung verschiedener Selbstzeugnisse Galens annäherungsweise bestimmen[9]. Die Argumentation, für die sowohl Galens Auseinandersetzung mit Martianus, seine ersten öffentlichen Vorträge, die Behandlung des Eudemos sowie die Abwesenheit des Lucius Verus zu berücksichtigen sind, ist in ihren einzelnen Schritten bereits dargestellt worden, als es galt, Galens Geburtsjahr zu bestimmen (vgl. Kap. IV, 1). Sie geht auf die Überlegungen zurück, die Nutton 1973 in seinem Aufsatz zur 'Chronology of Galen's early career' präsentiert hat, doch gibt es einen Punkt, an dem Nuttons Ausführungen widersprochen werden muß. Dabei geht es um die Frage, seit wann genau sich Galen in Rom befunden haben könnte.

Nutton hat die Auffassung vertreten, daß eine Ankunft Galens in der Hauptstadt schon längere Zeit (d.h. einige Monate) vor dem Beginn der Behandlung des Eudemos, die in den Winter 162/3 zu datieren ist[10], deshalb unwahrscheinlich sei, weil der mit Galens Vater befreundete und aus Pergamon stammende Philosoph, mit dessen Behandlung Galen seinen ersten großen Erfolg in Rom erzielte, doch bald nach Galens Ankunft von seiner Anwesenheit in Rom hätte informiert sein müssen[11]. Die Freundschaft, die zwischen Eudemos und Galens Vater bestanden haben soll, scheint sich aus der Angabe Galens zu ergeben, daß Eudemos Kenntnis von dem Entschluß seines Vaters hatte, ihn neben der Philosophie auch die Medizin studieren zu lassen[12]. Doch legt der Zusammenhang eine andere Deutung nahe: Galen sagt zuvor, daß Eudemos ihn für einen philosophisch gebildeten, mit der Medizin aber nur oberflächlich bekannten Mann

---

8 6 (GSM II, 112; K. XIX, 34): τὴν ἀρχὴν γὰρ οὐδ' εἶχον αὐτῶν ἐν Ῥώμῃ τὰ ὑπομνήματα, πάντων ὧν ἐκεκτήμην βιβλίων ἐν Ἀσίᾳ μεινάντων ...

9 Ohne Quellenangabe datiert Dill, Roman Society, 1904, 505, Galens Ankunft in Rom fälschlich auf 164.

10 De praecogn. 2, 17 (CMG V, 8, 1, S. 78; K. XIV, 610): ... καὶ μάλιστ' ἐν χειμῶνος ἀρχῇ ...

11 Chronology, 1973, 159; ders., Galen. On prognosis, CMG V, 8, 1, 1979, S. 157f. Nuttons Argumentation übernommen von Swain, Hellenism and Empire, 1996, 359.

12 De praecogn. 2, 12 (CMG V, 8, 1, S. 76f.; K. XIV, 608): καὶ γὰρ ἐπέπυστο τοῦ πατρὸς ἐπὶ φιλοσοφίαν ἄγοντός με προσταχθὲν αὐτῷ δι' ὀνείρων ἐναργῶν ἐκδιδάξαι καὶ τὰ τῆς ἰατρικῆς οὐχ ὡς πάρεργόν τι μάθημα.

gehalten habe, bis er durch die erfolgreiche Behandlung seiner eigenen Krankheit eines Besseren belehrt worden sei[13]. Dies paßt schlecht zu einer näheren Bekanntschaft des Eudemos mit Galens Vater, so daß die nachfolgende Information, Eudemos habe von den Träumen des Vaters und Galens Studienwahl gehört, in den Winter 162/3 zu datieren ist, eben in die Zeit, als Galen zu dem erkrankten Philosophen gerufen wurde. Eudemos könnte von Galens Ausbildungsgang z.B. durch Epigenes, der in 'de praecognitione' als Galens Vertrauter und Freund erscheint, erfahren haben. Trotz dieses Einwands kann an der Identifikation des Eudemos mit dem peripatetischen Philosophen festgehalten werden, der nach Ausweis von 'de affectuum et peccatorum dignotione' Galen in Pergamon unterrichtet hat; allerdings scheint dieser Unterricht von kurzer Dauer und bereits zu Ende gewesen zu sein, als sich Galen der Medizin zuwandte. Galen fand somit in Rom einen seiner früheren Lehrer vor, doch erscheint es nicht sinnvoll, für Galens Ankunft in der Stadt eine sofortige Kontaktaufnahme zu Eudemos zu postulieren[14]. Folglich kann Galen bereits während der ersten Hälfte des Jahres 162 nach Rom gelangt sein und hier den jungen, namentlich nicht genannten Mann, von dessen Behandlung in 'de praecognitione' ebenfalls die Rede ist, im Herbst 162 behandelt haben, noch bevor er mit Eudemos zusammengekommen ist. Nutton mußte für seine Argumentation den Widerspruch eingestehen, daß Eudemos nicht von Galens Anwesenheit gewußt habe, obwohl die Behandlung des jungen Mannes bereits im September 162 erfolgte[15]. Galen berichtet, daß der Patient „zu Beginn des Herbstes" erkrankt sei[16], und es ist die diagnostische Fähigkeit, die Galen in diesem Fall beweist, die später Eudemos in

13 De praecogn. 2, 11 (CMG V, 8, 1, S. 76; K. XIV, 608): ... ἐπῄνει δὲ τοὐντεῦθεν ἐμὲ μόνον ὡς ἀκριβῶς ἁπτόμενον σφυγμοῦ κατὰ τὸν ἔμπροσθεν χρόνον, ἐν φιλοσόφῳ θεωρίᾳ μόνῃ πεπεισμένος ἀξιόλογον ἕξιν εἶναί μοι, τῶν δὲ κατὰ τὴν ἰατρικὴν ἐν παρέργῳ πεφροντικέναι.

14 Hahn, Der Philosoph und die Gesellschaft, 1989, 148, läßt dagegen Galen gleich nach seiner Ankunft in Rom bei Eudemos „Quartier nehmen" (vgl. auch S. 154), was sich mit de praecogn. 2, 11 jedoch nicht belegen läßt; vgl. auch Ilberg, Galens Praxis, (1905) 1971, 376f. – Grundsätzlich ist für Rom von 'landsmannschaftlichen' Verbindungen auszugehen; vgl. dazu Athenaios, Deipnosoph. I, 36 (20 b); Ilberg, (1905) 1971, 376 sowie Lampe, Die stadtrömischen Christen, 1987, 322; Galen äußert sich in dieser Hinsicht nicht.

15 Chronology, 1973, 159.

16 De praecogn. 2, 13 (CMG V, 8, 1, S. 78; K. XIV, 609): ... κατὰ τὴν ἀρχὴν τοῦ φθινοπώρου ...

dem Vorhaben bestärkt, Galen zu konsultieren[17]. Es ist offensichtlich Epigenes, der dann die Verbindung zwischen Eudemos und Galen hergestellt hat.

In den vier Jahren, die Galen zunächst in Rom gelebt hat, war Mark Aurel zumeist in der Hauptstadt anzutreffen, während Lucius Verus das Kommando im Krieg gegen die Parther führte und sich an der Front im Osten aufhielt. Galen weist auf die Abwesenheit bzw. auf die Rückkehr der Lucius Verus hin, um seine eigene Abreise aus Rom zu datieren. In 'de praecognitione' teilt Galen mit, Rom wieder verlassen zu haben, noch bevor Verus nach Rom zurückgekehrt war[18]. Der im Anschluß an den Partherkrieg in Rom von Mark Aurel und Verus gemeinsam abgehaltene Triumph fand am 12. Oktober 166 statt, doch war Verus zu diesem Zeitpunkt bereits seit einigen Wochen in der Hauptstadt[19]. Galen wird Rom folglich im Juli oder August 166 wieder verlassen haben.

Damals waren die Konsulare Flavius Boethus und Claudius Severus im Begriff, Mark Aurel auf Galen und seine ungewöhnlichen medizinischen Kenntnisse hinzuweisen. Beide hatten einige Behandlungserfolge Galens aus nächster Nähe miterlebt; nun wollten sie als seine Fürsprecher beim Kaiser auftreten[20]. Galen stand also möglicherweise kurz davor, vom Kaiser empfangen, vielleicht auch als Arzt verpflichtet zu werden, doch hat er diese Aussichten nicht als Erfolg, sondern als Gefahr empfunden. Seine Sorge bestand darin, nicht nach Pergamon zurückkehren zu können[21]. Er erweckt den Eindruck, als sei die Situation in der Hauptstadt aufgrund der beständigen Angriffe und Verleumdungen von Seiten konkurrierender Ärzte für ihn unerträglich geworden[22]. Insofern ist für Galens Fortgang aus Rom zunächst „the hostile academic climate" verantwortlich zu machen[23]. Dabei ist Galens Wahrnehmung die eines Aristokraten aus der Provinz: Er begründet seinen Wunsch, Rom wieder zu verlassen, auch mit der Unterscheidung zwischen der unübersichtlichen Großstadt, in der sich die Men-

---

17 2, 14 (CMG V, 8, 1, S. 78; K. XIV, 609): ... πυθόμενος παρὰ σοῦ [gemeint ist Epigenes] τὴν γενομένην πρόρρησιν ὁ Εὔδημος ἔτι μᾶλλον ἐπείσθη προσέχειν ἐμοί ...

18 9, 5 (CMG V, 8, 1, S. 118; K. XIV, 649): Μετὰ χρόνον δ' οὐ πολὺν ἐπανεληλυθότος τοῦ Λευκίου, πολέμου [δ'] ἑτέρου τοῦ πρὸς Γερμανοὺς πολεμηθέντος αὐτοῖς ἀρχὴ καθεστήκει.

19 Vgl. Nutton, Chronology, 1973, 158f.

20 8, 21 (CMG V, 8, 1, S. 116; K. XIV, 647): καὶ μέντοι καὶ αὐτὸς [Boethus] ἕτοιμος ἦν ὥσπερ ὁ [τε] Σεβῆρος τὸ μηνῦσαι τὰ κατ' ἐμὲ τῷ τε κατὰ τὴν τῶν Ῥωμαίων πόλιν ὄντι Μάρκῳ Αὐρηλίῳ Ἀντωνίνῳ αὐτοκράτορι.

21 9, 1 (S. 116; K. XIV, 648): ... δείσας μὴ φθασάντων τι πρᾶξαι κωλυθῶ τῆς ἐς Ἀσίαν ἐπανόδου ...

22 Vgl. in diesem Zusammenhang Galens Bericht über die 'Vertreibung' des Quintos: s.o., Kap. II, 2, S. 77f. mit Anm. 78.

23 Swain, Hellenism and Empire, 1996, 377.

schen zumeist fremd seien, und der überschaubaren Provinzstadt, in der jeder den anderen kenne und somit eine gegenseitige soziale Kontrolle stattfinden könne[24]. Galen beschreibt seinen Aufbruch aus Rom als eine Flucht, mit der er Boethus und Severus zuvorkommen wollte, doch scheinen sich die geschilderten Vorgänge zunächst noch nicht ganz so überstürzt abgespielt zu haben.

Während Galen seine aristokratischen 'Freunde' zunächst davon abhalten konnte, für ihn einzutreten, wartete er auf eine Nachricht aus Pergamon über das Ende der dortigen Stasis. Dann erst reiste er aus Rom ab[25]. In äußerster Eile gelangte Galen nach Brundisium und von hier aus zu Schiff über Kerkyra nach Griechenland[26]. Während seiner hastigen Reise durch Italien befürchtete er, einer

---

24 4, 17 (CMG V, 8, 1, S. 92; K. XIV, 624): ἐγὼ γὰρ ἀσφαλῶς ἐμαυτὸν φυλάξω χωρήσας δ' αὐτοῖς ὁμόσε κατάφωρόν τε τὴν ἀμαθίαν αὐτῶν ἐργασάμενος ἀπαλλάξομαι τῆς μεγάλης τῆσδε καὶ πολυανθρώπου πόλεως εἰς τὴν ὀλιγάνθρωπόν τε καὶ σμικρὰν ἐν ᾗ πάντες ἴσμεν ἀλλήλους ἐκ τίνων τε γεγόναμεν ὅπως τε παιδείας ἔχομεν καὶ κτήσεως καὶ τρόπου καὶ βίου. – Zu der in dieser Begründung liegenden Romkritik, ähnlichen Argumenten in der Literatur der Kaiserzeit und der Besonderheit von Galens Perspektive vgl. Swain, Hellenism and Empire, 1996, 362ff. (363: „... it is Rome especially which is viewed as the unfriendly city where nobody knows anyone else. ... But ... there is nothing quite like Galen's personal contrast between Roman isolation and the ties of family, culture, and wealth that he suggests are typical of Pergamum. This viewpoint is explicitly that of the local eastern elite"). Zurecht weist Swain darauf hin, daß sich bei Galen keineswegs nur eine negative Beurteilung Roms findet. So zitiert Galen in seinem Kommentar zur Schrift des Hippokrates über die Verrenkungen den bei Athenaios (1, 36 [20 b]) nur anonym überlieferten Ausspruch des Rhetors Polemon von „Rom als der Epitome der Welt", um den Vorteil zu erläutern, den er im Vergleich mit seinem großen Vorläufer Hippokrates hat (in Hipp. de artic. 1 [K. XVIII/1, 347f.]): Für den Arzt, der Erfahrungen gewinnen will, bietet die Großstadt andere Möglichkeiten, als sie einst Hippokrates in der griechischen Welt vorgefunden hat. Auch verfügt Rom wie keine andere Stadt über ein reichhaltiges Warenangebot, das z.B. für die Medikamentenherstellung hilfreich ist; vgl. die Nachweise bei Swain, 364 Anm. 20, und seine treffende Feststellung: „This cosmopolitan aspect of the capital, its potential for medical enquiry and for medical supplies appealed greatly to Galen" (364). Vgl. zu Galens Romkritik in de praecogn. auch Nutton, Continuity or Rediscovery? 1981, 9; 19; ders., Murders and miracles, 1985, 34; Franke, Vom Ansehen des Arztes in der Antike, 2000, 67f.

25 De praecogn. 9, 2 (CMG V, 8, 1, S. 116; K. XIV, 648): καὶ τοίνυν ὅτ' ἀνεπυνθανόμην πεπαῦσθαι τὴν στάσιν, ἄφνω τῆς Ῥωμαίων πόλεως ἐξῆλθον ...

26 9, 3 (S. 118; K. XIV, 648f.): ἐγὼ δ' ἐν Καμπανίᾳ γενόμενος, εἶτ' ἐκεῖθεν ἔσπευσα μὲν εἰς τὸ Βρεντήσιον, ἀφικόμενος δ' ὥρισα κατὰ τὴν πρώτην ἀναγομένην ναῦν εἴτ' ἐς Δουρράχιον εἴτ' ἐπὶ τῆς Ἑλλάδος πλέοι διαπε-

seiner einflußreichen Gönner oder der Kaiser selbst könnte einen Soldaten hinter ihm wie hinter einem flüchtigen Sklaven herschicken, um ihm den Befehl zur Rückkehr nach Rom zu überbringen[27]. Während die Befehlsgewalt des Kaisers nicht erklärungsbedürftig ist, deutet die Möglichkeit, auch von den πολὺ δυνάμενοι ἄνδρες nach Rom zurückgerufen zu werden, darauf hin, daß sich Galen keineswegs in einem gleichrangigen Verhältnis zu seinen 'Freunden' Boethus und Severus, sondern eher in dem eines Klienten befunden hat[28].

In seinem Bücherverzeichnis 'de libris propriis' datiert Galen seine Abreise aus Rom auf andere Art als in 'de praecognitione', indem er nicht an die damals bevorstehende Rückkehr des Lucius Verus, sondern an den Ausbruch der großen Seuche erinnert[29]. Nimmt man an, daß die Wortwahl παραχρῆμα τῆς πόλεως

ραιωθῆναι ... ἐγὼ μὲν οὖν οὕτως μετὰ μίαν ἡμέραν εἰς Κασ<σ>ιόπην ἔπλευσα. Zu den staatlichen Schiffsverbindungen über die Adria vgl. Tac., ann. 4, 27, 1: ... *biremes ... ad usus commeantium illo mari.* Allgemein zu den Reisebedingungen per Schiff vgl. Quint. 4, 2, 41; Balsdon, Life and Leisure in Ancient Rome, 1969, 227.

27 9, 3 (S. 118; K. XIV, 649): ... δεδιὼς μή τις ἄρα τῶν πολὺ δυναμένων ἀνδρῶν ἢ καὶ αὐτὸς ὁ αὐτοκράτωρ γνοὺς μου τὴν ἔξοδον ὡς δραπέτου πέμψας στρατιώτην εἰς Ῥώμην ἐπανελθεῖν κελεύσειεν.

28 Der von Galen verwendete Begriff 'Freund', mit dem er sowohl sein eigenes Verhältnis (s.u., S. 161f., zu Boethus) als auch das des Eudemos zu einzelnen Senatoren Roms kennzeichnet, darf nicht unreflektiert übernommen werden, wie es z.B. bei Swain, Hellenism and Empire, 1996, 360, für Eudemos geschieht. Vielmehr sind zwei Konzepte zu berücksichtigen, die sich in Galens Darstellung seines Umgangs mit hochstehenden Patienten niedergeschlagen haben dürften. Zum einen ist dies die politische Konnotation des Begriffs *amicus*, die von der Vorbildwirkung des *consilium principis* abgeleitet werden kann: Auch hier signalisiert der Ausdruck, der entsprechende Vorgaben aus hellenistischer Zeit aufgreift, eine tatsächlich nicht vorhandene Gleichrangigkeit; vgl. zu den *amici Caesaris* Crook, Consilium principis, 1955, 21ff. (S. 69ff. zu den 'Freunden' Mark Aurels); Millar, The Emperor in the Roman World, 1977, 110ff.; Rosen, Marc Aurel und Fronto, 1994, 121f. (mit weiterer Lit. zum 'Freundschafts'-Begriff); zum anderen speist sich die Vorstellung einer Gleichrangigkeit aus dem moralischen Konzept, in welches die ärztliche Tätigkeit eingebettet ist: Der Arzt hilft nicht um des Gelderwerbs willen, sondern aus Freundschaft zu dem Hilfsbedürftigen; nur so kann sich der Patient sicher sein, auf angemessene Weise behandelt zu werden; vgl. Scarborough, Roman Medicine, 1969, 95f.; 137; Kudlien, Stellung des Arztes, 1986, 167ff., bsd. 169; ders., „Krankensicherung" in der griechisch-römischen Antike, 1988, 87; Mudry, Éthique et médecine à Rome, 1997, 297.

29 De libr. propr. 1 (GSM II, 96; K. XIX, 15): ἔτεσι δὲ τρισὶν ἄλλοις ἐν Ῥώμῃ διατρίψας ἀρξαμένου τοῦ μεγάλου λοιμοῦ παραχρῆμα τῆς πόλεως ἐξῆλθον ἐπειγόμενος εἰς τὴν πατρίδα ...

ἐξῆλθον eine kausale Verknüpfung impliziert, so wäre hier ein Widerspruch zu den in 'de praecognitione' vorgebrachten Gründen für die Flucht aus Rom zu konstatieren. Galen sei, so ist wiederholt argumentiert worden, aus Rom geflohen, um der Seuche zu entgehen[30]. Allerdings spricht Galen nur ganz allgemein vom Ausbruch der Seuche, ohne diesen zu lokalisieren oder mit Rom zu verbinden. Und wenn Galens Abreise, wie 'de praecognitione' zu entnehmen ist, vor der Rückkehr des Verus nach Rom erfolgt ist, dürfte die von den Soldaten aus dem Orient eingeschleppte Seuche Rom kaum schon erfaßt haben. Gegen den Vorwurf, daß Galen vor der Seuche geflohen, die Kranken im Stich gelassen und so gegen das ärztliche Ethos verstoßen habe, ist u.a. von Schmitt[31] und Nutton[32] eingewendet worden, daß Galen in den Osten gereist sei, also dorthin, von wo die Krankheit sich ausbreitete. Ebensogut könnte man also annehmen, daß Galen aus Sorge für seinen dortigen Hausstand an einer schnellen Rückkehr nach Pergamon gelegen war. Da es sich bei 'de libris propriis' um eine späte Schrift handelt (verfaßt zu Beginn des 3. Jahrhunderts) und die in 'de praecognitione' dargestellten Ereignisse in Rom lange zurücklagen, hat sich für Galen der Hinweis auf die Seuche als eines im allgemeinen Bewußtsein verhafteten Erlebnisses möglicherweise allein deshalb angeboten, um eine ungefähre Chronologie geben zu können. Unter dieser Voraussetzung würde zwischen den Stellen in 'de praecognitione' und in 'de libris propriis' kein Widerspruch bestehen[33].

---

30 Vgl. Berthelot, Voyages de Galien, 1895, 383; ähnlich Hankinson, Galen. On the Therapeutic Method, 1991, XXI; Mratschek-Halfmann, Divites et praepotentes, 1993, 34; dagegen Wölfflin, Einiges aus der Praxis von Galen, 1944, 95.

31 Pest des Galenos, 1936, 1.

32 Chronology, 1973, 159; vgl. auch Swain, Hellenism and Empire, 1996, 374f., Anm. 62.

33 Vgl. auch Nutton, Chronology, 1973, 159. – Zu den verhältnismäßig wenigen Informationen, die aus Galen über die große Seuche zu gewinnen sind, gehört der wiederholte Hinweis darauf, daß es sich um eine langanhaltende Epidemie gehandelt hat, womit die entsprechenden Angaben bei Herodian (1, 12) und Cassius Dio (73, 14, 3) bestätigt und der letzte Ausspruch Mark Aurels illustriert wird (HA 28, 4: „Was beweint ihr mich, statt vielmehr an die Pest und an das Massensterben zu denken"). In de atr. bil. 4, 4 spricht Galen von der „langdauernden Pest" (CMG V, 4, 1, 1, S. 76; K. V, 115: ... καὶ ὁ μακρὸς οὗτος λοιμός), und ebenso ist in de praesag. ex puls. 3, 4 (K. IX, 357: ... κατὰ τὸν πολυχρόνιον λοιμὸν ...), in Hipp. aphorism. comm. 4, 21 (K. XVII/2, 683: ... κατὰ τὴν λοιμώδη νόσον ... ταύτην τὴν μακρὰν ...) und in den Komm. zu den hipp. Epidemien von der Dauerhaftigkeit der Seuche die Rede (in Hipp. epid. libr. tertium comm. 3, 59 [CMG V, 10, 2, 1, S. 144; K. XVII/1, 709]: ... ὁ καθ' ἡμᾶς γενόμενος οὗτος ὁ μακρότατος λοιμὸς ...; in Hipp. epid. libr. sextum comm. 1, 29 [CMG V, 10, 2, 2, S. 53; K. XVII/1, 885]: ... τῷ νῦν γενομένῳ πολυχρονιωτάτῳ λοιμῷ). Aufschlußreich ist weiterhin

Galens Furcht, in Rom festgehalten zu werden, war begründet. Im Winter 168 erreichte ihn in Pergamon der Befehl, sich zu Mark Aurel und Lucius Verus zu begeben. Noch in Rom war zwischen den Kaisern und ihrer Umgebung, zu der auch die genannten Konsulare Boethus und Severus gehörten, über das medizinische Personal beraten worden, das den Kriegszug gegen die Markomannen begleiten sollte. Ob es tatsächlich Mark Aurels Intention war, Ärzte auszuwählen, die sich als philosophisch gebildet erwiesen hatten, oder ob dies nur ein indirektes Selbstlob Galens ist, muß offen bleiben, doch gibt es keinen Grund, an der Beratung als solcher zu zweifeln[34]. Die Kaiser waren inzwischen nach Aquileia gelangt; hier wurde während des folgenden Winters der Kriegszug vorbereitet[35]. Sowohl in 'de praecognitione' als auch in 'de libris propriis' spricht Galen ausdrücklich von einem Befehl, der ihn (in Gestalt eines Briefes) erreicht habe; an dem Zwang, der für ihn bestand, der Aufforderung nachzukommen, läßt er keinen Zweifel[36]. Galen war gewiß nicht der einzige Arzt, der in das Kriegslager

---

Galens Ausruf in der meth. med. 5, 12, daß die große Seuche doch endlich einmal aufhören möge (K. X, 360: ... κατὰ τὸν μέγαν τοῦτον λοιμὸν, ὃν εἴη ποτὲ παύσεσθαι ...) sowie seine Bemerkung in de usu part. 3, 5, „kürzlich" zwei Fälle erlebt zu haben, die mit der Seuche in Zusammenhang standen (Helmreich I, 137 [K. III, 188]: ... πεῖραν δ' ἱκανὴν τοῦ λεγομένου δύο περιστάσεις πραγμάτων ἔναγχος γεγενημένων παρέσχηνται, ὅ τε λοιμὸς ὁ πολλοῖς κατασκήψας εἰς ἄκρους τοὺς πόδας καὶ ἡ τοῦ περὶ τὸ Κορακήσιον τῆς Παμφυλίας ὠμότης λῃστοῦ. ὁ μὲν γὰρ λοιμὸς ἀπέσηπεν, ὁ δὲ λῃστὴς ἀπέτεμνεν ἄκρους τοὺς πόδας ...). Angesichts einer Abfassung von de usu part. nach 180 (abgesehen von Buch 1) ist mit dieser Stelle nicht nur die zeitliche Verbindung zu den Angaben von Herodian und Cassius Dio sichergestellt, sondern auch ein Beleg für eine spätere Reise Galens nach Kleinasien gegeben; vgl. dazu Harig, Zur Datierung der Reisen Galens, 1987/88, 15ff. (vgl. dazu auch Kap. IX, 5, S. 284, Anm. 114). Vgl. zu den angeführten Stellen Schmitt, 1944, 5ff.; zur Seuche insgesamt Beaujeu, La religion romaine, 1955, 340ff.; Gilliam, Die Pest unter Marc Aurel, 1979, 133ff.; kurz auch Hekster, Commodus, 2002, 43f. Die Seuche hat offenkundig noch nach Galen im Reich gewütet; sie scheint mit ihren immer neuen Ausbrüchen ein Dauerzustand geworden zu sein: noch 252 nennt Cyprian unter den Katastrophen, von denen das Römische Reich betroffen ist, die *pestilentia* (de mort. 2; vgl. ad Demetr. 7) vgl. Alföldy, Der heilige Cyprian und die Krise des Römischen Reiches, 1989 (1973), 309.

34 De praecogn. 9, 5 (CMG V, 8, 1, S. 118; K. XIV, 649): γενομένου <δὲ> λόγου περὶ τῶν ἔργοις οὐ λόγοις ἐπιδεικνυμένων ἰατρικήν τε καὶ φιλοσοφίαν, οὐκ ὀλίγοι τῶν περὶ αὐτοὺς ὠνόμαζον ἐμὲ τοιοῦτον ὑπάρχειν.

35 9, 6 (S. 118; K. XIV, 650): ... ὡρικότες τε τοῦ χειμῶνος ἐν Ἀκυληίᾳ διατρῖψαι παρεσκευακότες τε καὶ συγκροτοῦντες τὸ στράτευμα ...

36 9, 6 (S. 118; K. XIV, 650): ... πέμπουσιν εἰς ἐμὲ κελεύοντες ἥκειν ὡς αὐτούς; de libr. propr. 2 (GSM II, 98; K. XIX, 17f.): ἀφίκετο δ' εὐθέως ἐξ Ἀκυληίας τὰ

gerufen wurde, doch soll, seiner eigenen Aussage zufolge, das kaiserliche Interesse an ihm besonders groß gewesen sein[37].

Galen gelang es im Frühjahr 169, sich von der ehrenhaften und gleichwohl zwiespältigen Verpflichtung freizumachen, indem er Mark Aurel von einem Traum berichtete, in dem ihm Asklepios erschienen sei, um ihm die Teilnahme am Feldzug zu untersagen (vgl. Kap. VII, 2). Mark Aurel schickte Galen daraufhin mit dem Auftrag nach Rom, dort die medizinische Betreuung des Commodus zu übernehmen[38]. Von nun an ist Galen in Rom geblieben. Er erwähnt kleinere Reisen in Italien, ein weiterer Besuch in Pergamon läßt sich erschließen, doch nicht genau datieren[39]. Über seine Jahre im Umfeld des Commodus gibt Galen recht ausführlich Auskunft (vgl. dazu Kap. VIII, 2), und so ist zu erfahren, daß ihm die ärztliche Betreuung des Thronfolgers genügend Zeit für seine wissenschaftlichen Arbeiten gelassen hat[40]. In 'de praecognitione' betont Galen, weiteren Auseinandersetzungen mit den Berufskollegen in der Hauptstadt aus dem Wege gegangen zu sein und sich oftmals mit Commodus außerhalb Roms aufgehalten zu haben[41]. Wie sich Galens Leben nach dem Tod Mark Aurels

---

παρὰ τῶν αὐτοκρατόρων γράμματα καλούντων με· προῄρηντο γὰρ αὐτοὶ χειμάσαντες ἐπὶ τοὺς Γερμανοὺς ἐξελαύνειν. ἐπορεύθην μὲν οὖν ἐξ ἀνάγκης ... Aus Galens Wortlaut ergibt sich, daß die Berufung an die Markomannenfront von Mark Aurel und Lucius Verus gemeinsam ausgesprochen wurde; vgl. Winkler, Antidot und Theriak, 1980, 22ff. Mark Aurel und Lucius Verus werden vermutlich an eine Beschäftigung Galens zu ihrer eigenen medizinischen Betreuung gedacht haben; nur unter der Voraussetzung, daß Galen das römische Bürgerrecht besaß, hätte er auch zum Militärdienst verpflichtet werden können, da er bislang wohl weder in Pergamon noch in Rom zum Kreis der Stadtärzte gehört hatte, die im Rahmen ihrer Immunität auch von diesem Dienst befreit waren; vgl. dazu Dig. 50, 4, 18, 30; 27, 1, 6, 8f. Zu den Gründen, die einer Zwangsverpflichtung von Ärzten zum Dienst in den Legionen entgegenstanden, vgl. Wilmanns, Der Arzt in der römischen Armee, 1995, 172f. (für die römischen Streitkräfte in der Mitte des 2. Jhds. ein Bedarf von etwa 500-800 Ärzten).

37 De libr. propr. 2 (GSM II, 99; K. XIX, 18): ... περὶ παντὸς ποιούμενος ἀπάγειν με ...

38 De libr. propr. 2 (GSM II, 99; K. XIX, 19): ... ἐνετείλατο τοῖς τρέφουσιν αὐτὸ πειρᾶσθαι μὲν ὑγιαῖνον φυλάττειν, εἰ δέ ποτε νοσήσειε, καλεῖν ἐπὶ τὴν θεραπείαν ἐμέ.

39 S.o., S. 145f., Anm. 33.

40 De libr. propr. 2 (GSM II, 99f.; K. XIX, 19f.): ... σύμπας ἐκεῖνος ὁ χρόνος ἀξιολογωτάτην τὴν ἄσκησίν μοι παρέσχεν ...

41 9, 7 (CMG V, 8, 1, S. 118; K. XIV, 650): παντὶ δ' οὖν τῷ τῆς ἀποδημίας αὐτοῦ [Marc Aurel] χρόνῳ μεμνημένος τῆς συνήθους κακοηθ<ε>ίας τῶν κατὰ τὴν

gestaltete, ist nicht genau zu erfahren. Nur wenige Hinweise erhellen seine Stellung unter den Kaisern Commodus und Septimius Severus, in dessen Herrschaftszeit Galens letzter Lebensabschnitt fällt (vgl. Kap. VII, 6).

In der Suda findet sich die Nachricht, daß Galen im Alter von 70 Jahren, also um die Wende zum 3. Jahrhundert gestorben sei[42]. Der Suda-Eintrag über Galen wird vermutlich auf Hesychios von Milet und somit auf die Zeit Justinians zurückgehen[43]. Angesichts eines zeitlichen Abstands von drei Jahrhunderten, der Hesychios von Galen trennt, hält Nutton eine ältere, durch die arabischen Überlieferung (bei Abu Sulayman al-Sijistani) erhaltene Nachricht für glaubwürdiger, die auf ein verlorenes Werk von Galens Zeitgenossen Alexander von Aphrodisias zurückgeht und derzufolge Galen seine Schrift 'de propriis placitis' im Alter von 80 Jahren verfaßt hat. Diese Nachricht kann als Bestätigung für die Bemerkung von Ishaq ibn Hunain gelten, Galen sei 87 Jahre alt geworden[44]. Solange keine weiteren Hinweise zu Galens Lebenszeit gefunden werden, sollte man das Lebensende Galens auf ungefähr 215 n. Chr. datieren[45].

VI. 2. Galens Aufstieg in Rom

Wenn Galen auch nach wenigen Jahren den dringenden Wunsch verspürte, Rom wieder zu verlassen, so war sein erster Aufenthalt in dieser Stadt doch erfolgreich. Galen ist es verhältnismäßig schnell gelungen, sich einen Namen zu machen. Es hat kaum mehr als ein halbes Jahr gedauert, bis er aufgrund seiner Bekanntschaft mit Eudemos und durch die Vermittlung dieses Philosophen Zutritt zu den höheren Kreisen gefunden hat, und dies trotz einer scharfen Konkurrenz mit zahlreichen anderen Ärzten[46]. Die anfängliche Vermutung des Eudemos, Galen sei wohl eher Philosoph als Arzt, zeigt, worin die ersten Schwierigkeiten

---

πόλιν ἰατρῶν τε καὶ φιλοσόφων ἔγνων ἀναχωρεῖν αὐτῆς ἄλλοτε εἰς ἄλλο χωρίον ἐν ᾧπερ ἂν ὁ υἱὸς αὐτοῦ Κόμ<μ<οδος ...

42 Ed. Adler, I, 1928, S. 506, s.v. Γαληνός: ἐβίω ἔτη ο.

43 Vgl. Nutton, Galen's philosophical testament, 1987, 49: „... the Suda-dating may be simply a plausible guess, based on the fact that Galen was still active under Septimius Severus." Vgl. auch Kap. I, S. 5, Anm. 8; Kap. III, 3, S. 45f.

44 Nutton, Galen in the Eyes of his Contemporaries, 1984, 323f.; ders., Galen's philosophical testament, 1987, 46ff; ders., Galen. On my own opinions, CMG V, 3, 2, 1999, S. 38.

45 Diese Datierung scheint für die Authentizität von Galens Schrift de ther. ad Pis. zu sprechen (vgl. Nutton, Galen's philosophical testament, 1987, 49; ders., Galen. On my own opinions, CMG V, 3, 2, 1999, S. 38; Swain, Hellenism and Empire, 1996, 430ff.), doch bleiben aus inhaltlichen Gründen Zweifel weiterhin angebracht.

46 Vgl. Kollesch, Kollegen, 1965, 48f.

lagen: Galen mußte sich von der Gruppe der Sophisten abheben, die Vorträge über theoretische Grundlagen der Medizin oder über Begriffsfragen hielten, ohne über praktische Fähigkeiten zu verfügen[47].

Wer aus den Provinzen nach Rom kam, um hier wirtschaftliche Erfolge bzw. einen sich in δόξα manifestierenden sozialen Aufstieg zu erreichen, war auf Beziehungen zur Oberschicht angewiesen. Später hat sich Galen gegen die Aufstiegsversuche der Sophisten gewandt: Anders als bei diesen Leuten sei seine Bekanntschaft mit den „führenden Männern" bis hin zu den Kaisern das Ergebnis allein seines ärztlichen Könnens und nicht etwa sophistischer Reden gewesen[48]. Auch die wiederholte Kritik an der *salutatio* richtet sich nicht allein gegen die Aristokraten, die sich von schmeichlerischen Ärzten täuschen lassen, sondern ebenso gegen die Sophisten, die zur Sicherung ihres Lebensunterhalts auf die Beziehung zu einem wohlhabenden *patronus* angewiesen waren. Galens Ablehnung der *salutatio* ist als Mißbilligung der Konkurrenz- und Aufstiegsbedingungen zu werten, denen er sich zu Beginn seines Aufenthalts in Rom ausgesetzt sah. Aus der Perspektive des erfolgreichen Arztes, der Fürsprecher am Hofe gefunden hatte, konnte Galen seinen Konkurrenten vorwerfen, die Forschung zu vernachlässigen und stattdessen für Höflichkeitsbesuche die ganze Stadt zu durchqueren, an Tischgesellschaften teilzunehmen oder die Mächtigen und Reichen der Stadt zu sich einzuladen[49], doch ist bereits darauf hingewiesen worden, daß sein eigenes Verhältnis zu Boethus und Severus Züge einer *cliens – patronus* Beziehung trägt.

Doch wie ist es Galen ergangen, nachdem er in Rom eingetroffen war? Mußte er sich seinen Weg selbst bahnen oder konnte er auf ein Beziehungsnetz zurückgreifen, das von Pergamon nach Rom reichte?

---

47 Zu Galens Abgrenzung gegenüber den sophistischen Ärzten vgl. Debru, Les démonstrations médicales à Rome au temps de Galien, 1995, 76f. – Der Vorbehalt gegen die rhetorische Medizin bereits bei Polybios 12, 25, wo den Ärzten, die sich nur theoretisch mit der Heilkunst beschäftigen, vorgeworfen wird, die Patienten zu schädigen und die auch praktisch befähigten Ärzte um ihren Ruf zu bringen: ... οἷς ἤδη τινὲς τῶν ἀρρώστων ἐπιτρέψαντες αὑτοὺς διὰ τὴν ἐν λόγῳ δύναμιν οὐδὲν ἔχοντες δεινὸν τοῖς ὅλοις πολλάκις ἐκινδύνευσαν ... ἀλλ' ὅμως οὗτοι μετὰ φαντασίας ἐπιπορευόμενοι τὰς πόλεις, ἐπειδὰν ἀθροίσωσι τοὺς ὄχλους, ἐπ' ὀνόματος τοὺς ἐπ' αὐτῶν τῶν ἔργων ἀληθινὴν πεῖραν δεδωκότας αὑτῶν εἰς τὴν ἐσχάτην ἄγουσιν ἀπορίαν καὶ καταφρόνησιν παρὰ τοῖς ἀκούουσι ...; vgl. von Staden, Herophilus, 1989, 127f., Nr. 56.

48 De loc. aff. 3, 3 (K. VIII, 144): ἀπό τε τῶν ἔργων τῆς τέχνης ἐγνώσθην, οὐκ ἀπὸ λόγων σοφιστικῶν, τοῖς τ' ἄλλοις τῶν ἐν Ῥώμῃ πρώτων ἀνδρῶν καὶ πᾶσιν ἐφεξῆς τοῖς αὐτοκράτορσιν ...; vgl. Bowersock, Greek Sophists, 1969, 64; vgl. auch Kap. I, S. 1f.

49 Vgl. Kap. III, 3, S. 58f. mit Anm. 103.

Die für Galens Eintritt in die höhere Gesellschaft Roms entscheidende Person ist der Philosoph Eudemos. Nachdem Galen ihn wider Erwarten von einer schweren Krankheit kurieren konnte, machte Eudemos seinen Arzt mit den Konsularen Boethus und Severus bekannt. Von Eudemos berichtet Galen in 'de anatomicis administrationibus', er habe gemeinsam mit Alexander von Damaskos, einem weiteren peripatetischen Philosophen, zur ständigen Begleitung des Boethus gehört[50]. Als Galen nach Rom kam, lebte Eudemos hier bereits seit mehr als zehn Jahren[51], er war im Winter 161/162 dreiundsechzig Jahre alt[52].

Da Eudemos in einem Gespräch mit Galen auf die gemeinsame Herkunft verweist[53], ist anzunehmen, daß er aus Pergamon stammte. Er könnte also durchaus jener Philosophielehrer sein, der Galen in der peripatetischen Philosophie unterwiesen hat und von dem es in 'de affectuum et peccatorum dignotione' heißt, er sei nach längerer Abwesenheit in seine Heimatstadt Pergamon zurückgekehrt[54]. Eudemos könnte also mit jenem Schüler des Aspasios identisch sein, den Galens Vater als einen der Philosophielehrer für seinen Sohn ausgesucht hat[55]. Der Philosoph Eudemos darf allerdings nicht mit dem gleichnamigen Arzt aus Pergamon identifiziert werden[56]. In der 'methodus medendi' berichtet Galen von einer ungewöhnlichen Nachbehandlung von Trepanationen, die in Pergamon von Eudemos durchgeführt wurde, und die er selbst wohl auch

50 1, 1 (K. II, 218): ... ἀνῆλθον εἰς Ῥώμην, ἐν ᾗ καὶ τῷ Βοηθῷ παμπόλλας ἐποιησάμην ἀνατομάς, παρόντος αὐτῷ ἀεὶ μὲν Εὐδήμου τε τοῦ περιπατητικοῦ καὶ Ἀλεξάνδρου τοῦ Δαμασκηνοῦ ... In de temper. beschreibt Galen detailliert die körperliche Beschaffenheit des Eudemos (2, 6: Helmreich, S. 76f. [K. I, 631f.]).

51 De praecogn. 4, 16 (CMG V, 8, 1, S. 92; K. XIV, 623f.).

52 De praecogn. 3, 3 (CMG V, 8, 1, S. 82; K. XIV, 614): ... Εὔδημον ἑξηκοστὸν καὶ τρίτον ἔτος ἄγοντα ... Vgl. auch 4, 7 (CMG V, 8, 1, S. 90; K. XIV, 621), wo Eudemos von seiner langen Erfahrung mit der Ärzteschaft Roms spricht.

53 De praecogn. 4, 11 (CMG V, 8, 1, S. 92; K. XIV, 622): ὡς οὖν οἱ παρ' ἡμῖν λῃσταὶ ...

54 De an. aff. dign. et cur. 8, 4 (CMG V, 4, 1, 1, S. 28; K. V, 41f.): ἐν τούτῳ δέ τις καὶ ἄλλος ἧκε πολίτης ἡμέτερος ἐξ ἀποδημίας μακρᾶς, Ἀσπασίου τοῦ Περιπατητικοῦ μαθητής ...

55 Vgl. jedoch Nutton, Galen in the Eyes of his Contemporaries, 1984, 318 mit Anm. 19 zu dem alternativen, auf der arabischen Überlieferung (al-Mubassir) beruhenden Vorschlag, den anonymen Lehrer mit dem Aspasios-Schüler Herminus zu identifizieren.

56 So jedoch PIR, III, 1903, S. 90, Nr. 109; Nutton, Galen. On prognosis, CMG V, 8, 1, 1979, S. 157.

erprobt hätte, wenn er in Pergamon geblieben wäre[57]; in Rom habe er diese Behandlungen den Chirurgen überlassen. An dieser Stelle wird Eudemos als ἡμέτερος πολίτης sowie als πρεσβύτης bezeichnet, doch ist der pergamenische Arzt von dem Philosophen zu unterscheiden, der sich zwar (im Zusammenhang seiner eigenen Krankheit) für die Medizin interessiert, jedoch keinerlei ärztliche Tätigkeit ausgeübt hat[58]. Eine Identifikation ist auch deshalb unmöglich, weil sich Galen mit seinem Bericht in der 'methodus medendi' offenkundig auf die Jahre nach seiner Rückkehr aus Alexandria bezieht, als er in Pergamon als Gladiatorenarzt arbeitete. In dieser Zeit jedoch muß der Philosoph Eudemos bereits in Rom gelebt haben[59].

An zwei Stellen von 'de praecognitione' bezeichnet Galen Eudemos als seinen διδάσκαλος. Zunächst begründet Galen seine häufigen Besuche am Krankenbett des Eudemos damit, daß dieser sein Lehrer gewesen sei und er selbst ganz in der Nähe gewohnt habe[60]. An einer weiteren Stelle dieser Schrift berichtet Eudemos, der schon seit langem in Rom gelebt hat, Galen von einem Vorfall, der sich zehn Jahre vor ihrem Gespräch abgespielt hat und Galen zur Warnung dienen soll: Ein junger Arzt, der wie Galen seine Fähigkeiten in der medizinischen Prognostik zu beweisen wußte, sei von seinen erbitterten Konkurrenten vergiftet worden. In diesem Zusammenhang spricht Galen Eudemos direkt als Lehrer an, um sich für die Warnung zu bedanken[61]. Will man nicht davon ausgehen, daß Galen noch in Rom den Unterricht des Eudemos besucht hat oder ihn einfach nur der Ehrenbezeugung halber als seinen 'Lehrer' anspricht, so können die genannten Stellen aus 'de praecognitione' als Zeugnis dafür gelten, daß Galen in seiner Jugend ein Schüler des Philosophen Eudemos gewesen ist[62]. Aufgrund der gemeinsamen Herkunft von Galen und Eudemos kann man Eudemos jenen

57 Meth. med. 6, 6 (K. X, 454): ... τοσοῦτο μόνον ἔχω μαρτυρεῖν τῷ Εὐδήμῳ ... ἐπεχείρησα δ' ἄν ποτε καὶ αὐτὸς δι' ἐμαυτοῦ πειραθῆναι τῆς τοιαύτης ἀγωγῆς, εἰ διὰ παντὸς ἐν 'Ασίᾳ κατέμεινα ...

58 Unterscheidung der beiden Personen auch bei Wellmann, RE, VI, 1, 1907, 905, s.v. Eudemos, Nr. 20 und Moraux, Galien de Pergame, 1985, 66, Anm 3, und 79, Anm. 1. Gegen Wellmann ist jedoch einzuwenden, daß es Galens Bericht nicht erlaubt, in dem Arzt Eudemos den „Lehrer des Galen besonders auf chirurgischem Gebiet" zu sehen.

59 Vgl. de praecogn. 4, 16 (CMG V, 8, 1, S. 92; K. XIV, 623f.).

60 3, 2: CMG V, 8, 1, S. 82 [K. XIV, 613]: ἐγὼ δὲ καὶ οἷα διδασκάλῳ μὲν ἀλλὰ καὶ κατὰ τύχην οἰκῶν αὐτοῦ πλησίον ἀνάγκην εἶχον ὑπακούειν δὶς τῆς ἡμέρας καλοῦντι.

61 4, 17 (CMG V, 8, 1, S. 92; K. XIV, 624): ... φίλτατε διδάσκαλε ... – Zu dem häufig begegnenden Vorwurf, (griechische) Ärzte würden Gifte mißbrauchen, vgl. Marasco, L'introduction de la médecine grecque à Rome, 1995, 41.

62 Vgl. Nutton, Galen. On prognosis, CMG V, 8, 1, 1979, S. 157

Landsleuten von Galen zurechnen, die ihn in Rom mit dem Hinweis auf seine soziale Herkunft und seinen Reichtum gegen den Vorwurf der betrügerischen Bereicherung hätten verteidigen können[63]. Eudemos fehlt zwar die genaue Kenntnis über Galens Studiengang, nicht aber über seine Herkunft, so daß sich für ihn selbst vermuten läßt, daß er nach einem nur kurzen Aufenthalt in seiner Heimatstadt während der Jahre 144 - 145 Pergamon bald wieder verlassen und möglicherweise seitdem in Rom gelehrt hat. Galen fühlte sich seinen eigenen Worten zufolge seinem ehemaligen Lehrer gegenüber verpflichtet[64], doch bot ihm die Krankheit des Eudemos zugleich die wertvolle Gelegenheit, Zugang zur höheren Gesellschaft der Hauptstadt zu finden. Dabei erinnern die regelmäßigen Besuche, die Galen im Hause des Eudemos absolvierte, an die von ihm so nachdrücklich kritisierte *salutatio*. Trotz der gemeinsamen Herkunft, des früheren Unterrichts und der eigenen Zugehörigkeit zur Munizipalaristokratie von Pergamon mußte sich Galen bei Eudemos erst bewähren und eine Reihe von ärztlichen Konkurrenten übertreffen, bevor sich die Verbindung zu dem Philosophen als förderlich erweisen konnte. Sichere Hinweise auf weitere Kontakte zur Reichsaristokratie, die durch Galens Vater geschaffen worden und für Galens Aufstieg in Rom nützlich gewesen sein könnten (zu denken ist etwa an Rufinus: vgl. Kap. IV, 2), gibt es nicht[65]. Insofern kann von einem 'Beziehungsnetz', auf das Galens bei seiner Ankunft in Rom hätte zurückgreifen können, nicht die Rede sein. Vielmehr verdankte Galen seine Erfolge in Rom z.T. auch dem Zufall: In Eudemos konnte er einen dankbaren Patienten gewinnen, der den beschwerlichen Weg in den 'Freundeskreis' eines Senators bereits absolviert hatte und nun seinerseits als Patron für andere griechische Philosophen oder Ärzte wirken konnte. Der Rückhalt bei Eudemos dürfte Galen die Auseinandersetzung mit konkurrierenden Sophisten (wie Alexander von Damaskos: s.u., S. 159) erleichtert haben.

Schon zu Beginn der Krankheitsgeschichte des Eudemos hat eine nähere Bekanntschaft zwischen dem Philosophen, Galen und Epigenes, dem Adressaten

---

63 De praecogn. 4, 15 (CMG V, 8, 1, S. 92; K. XIV, 623): κἂν ἀκούσωσιν ὑπὸ τῶν πολιτῶν σου τὸ γένος καὶ τὴν κτῆσιν ὡς οὐκ ἐκ τῶν ἀπόρων εἴης ... Zu dieser Selbstdarstellung Galens vgl. Swain, Hellenism and Empire, 1996, 362 (zur Einleitung von de praecogn.): „It makes it clear, that while many men come to live in Rom, Galen is different. He is from a rich and well-established familiy and, crucially, is not in Rome to make money."

64 De praecogn. 3, 2 (CMG V, 8, 1, S. 82; K. XIV, 613; vgl. S. 151, Anm. 60): ... ἀνάγκην εἶχον ...

65 Vgl. jedoch S. 160, Anm. 90, zu einer entsprechenden Vermutung Nuttons im Hinblick auf Vettulenus Civica Barbarus.

der Schrift, bestanden[66]. So traf Eudemos am dritten Krankheitstag „seiner Gewohnheit folgend" mit Galen zusammen[67]. Einen Tag später geht Eudemos mit Galen und Epigenes und von weiterer Gefolgschaft begleitet in das öffentliche Bad[68]. Galen erzählt von den einzelnen Ereignissen, um zu zeigen, wie Eudemos allmählich Einblick in sein medizinisches Können erlangte: Auf dem Weg zum Bad werden alle Begleiter, auch Galen und Epigenes, um Rat gefragt; am Abend des gleichen Tages läßt Eudemos Galen kommen, um sich den Puls fühlen zu lassen. Doch erst muß eine von Galen Epigenes gegenüber formulierte Vorhersage eintreten, bevor Eudemos zu dem Schluß gelangt, daß sich Galen, den er bislang für einen Philosophen gehalten hat, mit der Medizin nicht nur als einem πάρεργον beschäftigt[69]. Ohne daß Galen den Begriff 'Iatrosophistik' verwendet, wird hier anschaulich, wie sich für die Zeitgenossen Philosophie und Medizin verbunden haben: Gesunde Lebensführung, Prognose, Krank-

---

66 Epigenes, Adressat möglicherweise auch von de parv. pil.: Arzt oder an der Medizin interessierter Amtsträger? Die Gegenüberstellung mit ungebildeten Ärzten in de praecogn. (9, 10: CMG V, 8, 1, S. 120; K. XIV, 651) spricht für eine Tätigkeit als Arzt und ebenso die Bemerkung, daß Epigenes an einem Morgen gemeinsam mit Galen dem Krankenbett des Eudemos fern geblieben ist (2, 18: S. 78; K. XIV, 610). Epigenes erfüllt die Bildungsvoraussetzungen zum Verständnis medizinischer Abhandlungen (9, 10: ... γεγυμνασμένῳ τὸν λογισμὸν ἐκ παιδὸς ἐν γεωμετρίᾳ τε καὶ διαλεκτικῇ). Er ist nicht nur Galens Verbindungsmann zu Eudemos, dessen Krankheit er miterlebt (2, 1: S. 74; K. XIV, 605) und dem er medizinische Ratschläge erteilt (2, 4f.: S. 74f.; K. XIV, 606), er nimmt auch an der von Boethus veranstalteten Diskussion Galens mit den Sophisten und Ärzten teil (5, 7; 9: S. 94f.; K. XIV, 626f.), begleitet Galen zur Behandlung in das Haus des Boethus zur Behandlung von Boethus' Sohn (7, 3: S. 106; K. XIV, 636) und fordert Galen zur Behandlung eines Bediensteten des kaiserlichen Leibwächters Charilampas auf (5, 2: S. 94; K. XIV, 624: ... ὑπὸ σοῦ τε παρακληθεὶς ἄνθρωπόν τινα Χαριλάμπους τοῦ κοιτωνίτοῦ μέν ... σωματοφύλακος δέ ... νευρότρωπον γενόμενον ἐθεράπευσα ...), verfügt also über Kontakte in den Palast. Mit der Behandlung dieses Bediensteten tritt Galen dann in Konkurrenz zu den Ärzten des Kaiserpalastes (... μηδενὸς τῶν κατὰ τὴν αὐλὴν ἰατρῶν δυναμένου τοῦτο ποιῆσαι).

67 De praecogn. 2, 3 (CMG V, 8, 1, S. 74; K. XIV, 606): ... ἐπὶ τῇ τρίτῃ ἡμέρᾳ συνεγένετο μὲν ὡς ἔθος ἡμῖν ...

68 2, 4 (CMG V, 8, 1, S. 74; K. XIV, 606): ἐν τῇ τετάρτῃ δὲ τῶν ἡμερῶν ἐν ᾗ συγγενόμενος ἡμῖν ἐπὶ τὸ βαλανεῖον ἐστέλλετο ...

69 2, 4-12 (CMG V, 8, 1, S. 74f.; K. XIV, 606ff.). Vgl. auch Hahn, Der Philosoph und die Gesellschaft, 1989, 148: Es ist „bezeichnend, daß einem in Rom eintreffenden gebildeten Griechen offenbar ohne weiteres die Absicht einer philosophischen Lehrtätigkeit unterstellt werden konnte. Ein Iuvenal hätte Galen jedenfalls ohne weiteres jenen ihm so verhaßten Graeculi zugerechnet ..." (vgl. dazu in der Einleitung die entsprechende Bewertung von Ilberg).

heitserklärung und -behandlung sind Fragen, die mit allen Interessierten diskutiert werden; der Arzt ist auf den ersten Blick von einem Sophisten, der die philosophischen und medizinischen Theorien beherrscht, nicht zu unterscheiden[70].

Zu der anschließenden Konsultation ruft Eudemos auch Galen zu sich. Indem Eudemos die „besten Ärzte der Stadt" um sich versammelt, um für sich die geeignete Behandlung ausfindig zu machen[71], verhält er sich nicht anders als die Senatoren Roms: Ausreichenden Wohlstand vorausgesetzt, wird das gesamte medizinische Wissen abgefragt bzw. eine Konkurrenzsituation zwischen den Ärzten hergestellt (s.u., S. 171, zu Galens Behandlung im Hause des Boethus)[72]. Die Ärzte empfehlen die Einnahme des Theriaks und damit eine Medikation, der Galen, der sich an der Diskussion nicht beteiligt hat, im nachhinein widerspricht. Der Theriak bringt Eudemos keine Besserung, während Galen am dritten Tag aus der Untersuchung von Puls und Urin auf einen bevorstehenden, erneuten Fieberschub schließt[73]. Nun finden sich am Krankenlager mit dem Konsular Flavius Boethus und Sergius Paullus, der nicht sehr viel später die Stellung des Stadtpräfekten antrat, einflußreiche Würdenträger ein[74], und alle gemeinsam

---

70 Vgl. auch Plutarch, der selbst an der Krankheit eines Freundes Anteil nimmt, sich über Diagnose und Behandlung von Krankheiten äußert und das Bild des idealen Arztes entwirft, der Philosophie und Medizin verbindet: mor. 122 B-F (de tuenda sanitate praec. 1); 129 D (15); 135 A (23); vgl. weiter Scarborough, Roman Medicine, 1969, 103f.; 137ff.

71 De praecogn. 2, 14 (CMG V, 8, 1, S. 78; K. XIV, 609): ... ἀθροίσας τοὺς ἀρίστους τῶν κατὰ τὴν πόλιν ἰατρῶν ἠξίωσε σκέψασθαι περὶ τῆς θεραπείας τοῦ νοσήματος.

72 Vgl. Horstmanshoff, Galen and his patients, 1995, 91f. zum statistischen Befund: In etwa einem Fünftel der von Galen berichteten Fälle ist von der Anwesenheit weiterer Ärzte bei der Behandung der Senatorenschicht (13,1% der Fälle insgesamt) bzw. der Gruppe der 'Sophisten' (21,1%) die Rede. Vgl. auch Nutton, The medical meeting place, 1995, 17 zur Zusammenarbeit Galens mit anderen Ärzten (mit Fallbeispielen und der generellen Feststellung: „... we must imagine a crowded sickroom, filled with friends, relatives, visitors, and healers, competing but also cooperating") und S. 19 zum Gefolge, mit dem Galen selbst bisweilen bei seinen Patienten erschien (de morb. difficilibus, S. 83 Meyerhof).

73 De praecogn. 2, 14-23 (CMG V, 8, 1, S. 78f.; K. XIV, 610f.).

74 Flavius Boethus, aus dem phönizischen Ptolemais, Konsular (Bekleidung des Konsulats vor 161/162), später *proconsul Syriae Palaestinae*, verläßt Rom am Ende von Galens ersten Aufenthalt und stirbt in Syrien während seiner Amtszeit. Er wird von Galen als ὑπατικός (de praecogn. 2, 24; 5, 9: CMG V, 8, 1, S. 80; 96; K. XIV, 612; 627; de libr. propr. 1 [GSM II, 94; K. XIX, 13]; vgl. auch de anat. admin. 1, 1 [K. II, 215]: ὕπατος) und als φίλος bezeichnet. Vgl. zu ihm Alföldy, Konsulat und Senato-

warten darauf, ob sich Galens Prognose erfüllen wird[75]. Diese Szene verleiht Galens Bericht eine besondere Dramatik, weil sie seinen Aufstieg in der römischen Gesellschaft einleitet, und sie ist auch in sozialhistorischer Hinsicht aufschlußreich[76]: Mitglieder der Hocharistokratie Roms stoßen bei einem griechischen Philosophen, den sie zu Hause an seinem Krankenlager besuchen, auf einen bislang wenig bekannten Arzt aus der Provinz, der sich vor allen anderen Ärzten, die der Philosoph konsultiert hat, auszeichnet, weil er einen Krankheitsverlauf genau vorhersagen kann; dieser Erfolg veranlaßt die Anwesenden, das Wissen des Arztes dann auch in anderen, philosophisch relevanten Bereichen der Medizin zu prüfen[77].

---

renstand unter den Antoninen, 1977, 195; Halfmann, Die Senatoren aus dem östlichen Teil des Imperium Romanum, 1979, Nr. 95; Swain, Empire and Hellenism, 1996, 358f. mit Anm. 7 und 9. – Zu Sergius Paullus, Konsular, *praefectus urbi* nach 161/162 vgl. de praecogn. 2, 24 (S. 80; K. XIV, 612): ... Παῦλος, ὃς οὐ μετὰ πολὺν χρόνον ἔπαρχος ἐγένετο τῆς πόλεως ...); vgl. weiter Alföldy, 1977, 161; Halfmann, 1979, Nr. 77 (Herkunft vermutlich aus dem Osten, aus Antiocheia in Pisidien); Swain, 1996, 359 mit Anm. 9.

75 De praecogn. 2, 24 (S. 80; K. XIV, 612).

76 Vgl. Hahn, Der Philosoph und die Gesellschaft, 1989, 154f.

77 In ihrem Versuch, die von Kleinman (Culture, illness and care. Clinical lessons from anthropological and cross-cultural research, Annals of Internal Medicine 3, 1978, 151-158; Patients and Healers in the Context of Culture. An Exploration of the Borderland between Anthropology, Medicine and Psychiatry, Berkeley 1980) entwickelten Aspekte einer anthropologischen Betrachtung der 'health care'-Systeme mit ihren 'core clinical functions' auf die römische Antike anzuwenden, hat sich Karin Nijhuis darauf beschränkt, im Anschluß an Hahn (Plinius und die griechischen Ärzte in Rom, 1991, 209-239) die von Plinius vorgebrachten Einwände gegen die griechische Medizin mit einer Erläuterung der divergierenden 'explanatory models' zu erklären (Greek doctors and Roman patients, 1995, 49-67). Galens Aufstieg in Rom zeigt dagegen, wie sehr das Verständnis von Medizin und Wissenschaft im Rom des 2. Jhds. griechisch geworden war: Eine Diskrepanz im (grundsätzlichen) Verständnis von praktischer Heilkunst und der ihr zugrundeliegenden Theorien ist zwischen dem griechischen Arzt Galen und seinen z.T. auch aus dem lateinischen Westen stammenden Patienten (der prominenteste unter ihnen ist Mark Aurel) nicht festzustellen. In den Worten von Nijhuis läßt sich die Situation folgendermaßen beschreiben: „If the healer and the sick person derive from similar background experiences, their relationship may proceed without problems, since they communicate easily because of their mutual EMs [= expanatory models], because of the collective EMs which both share, and because of their more or less coequal semantic networks in which the EMs are rooted" (S. 55). Vgl. auch Scarborough, Roman Medicine to Galen, 1993, 27; 37f.; Nutton, Murders and miracles, 1985, 33; ders., Roman Medicine, 1993, 53ff. („Hellenisierung" der römischen Medizin seit Archagathus);

Galen bezeichnet in 'de anatomicis administrationibus' Eudemos als den „ständigen Begleiter“ des Boethus, und in 'de praecognitione' ist von der Neigung des Konsulars zur aristotelischen Philosophie die Rede, die auch Sergius Paullus geteilt hat[78]. Die an Galen gerichtete Aufforderung, medizinische Demonstrationen zu veranstalten, belegt das für die Römische Kaiserzeit charakteristische Interesse, das die Aristokratie medizinischen Fragen entgegenbrachte, wobei für Boethus und Paullus auch die traditionelle Ausrichtung des Peripatos auf naturwissenschaftliche Probleme in Rechnung zu stellen ist. Zugleich mutet der Versuch, durch Experimente zu Lösungen zu gelangen, durchaus modern an[79]. Nachdem Boethus von den anatomischen Studien Galens erfahren hatte, bat er um Aufklärung über die organischen Grundlagen und funktionellen Zusammenhänge der menschlichen Atmung und Stimme. Galen erklärte, daß der Atmungs- und Stimmbereich aller Landlebewesen große Ähnlichkeiten aufweisen würde und die Demonstration deshalb auch ohne die Ver-

---

Horstmanshoff, Galen and his patients, 1995, 89f. zu den Adressaten der Schriften Galens; dafür bsd. de san. tuend. 1, 10, 17 (CMG V, 4, 2, S. 24; K. VI, 51): ἀλλ' ἡμεῖς γε νῦν οὔτε Γερμανοῖς οὔτε ἄλλοις τισὶν ἀγρίοις ἢ βαρβάροις ἀνθρώποις ταῦτα γράφομεν, οὐ μᾶλλον ἢ ἄρκτοις ἢ λέουσιν ἢ κάπροις ἤ τισι τῶν ἄλλων θηρίων, ἀλλ' Ἕλλησι καὶ ὅσοι τῷ γένει μὲν ἔφυσαν βάρβαροι, ζηλοῦσι δὲ τὰ τῶν Ἑλλήνων ἐπιτηδεύματα; vgl. weiter Swain, Hellenism and Empire, 1996, 378 („The people he highlights in On Recognition are mostly eastern by origin and are certainly Hellenic by culture“), Jackson, Roman Medicine, 1993, 90f., sowie Mudry, Éthique et médecine à Rome, 1997, 303ff.; 310ff.; 320f. (zum Konzept der *misericordia* bei Scribonius Largus, dem ähnlichen Konzept der *philanthropia* bei Galen und der beiden gemeinsamen stoischen Grundlage).

78 De anat. admin. 1, 1 (K. II, 218): ... παρόντος αὐτῷ (Boethus) ἀεὶ μὲν Εὐδήμου τε τοῦ περιπατητικοῦ ...; de praecogn. 2, 24 (CMG V, 8, 1, S. 80; K. XIV, 612): ... ἐσπευκὼς δὲ περὶ τὴν Ἀριστοτέλους φιλοσοφίαν ὥσπερ καὶ ὁ Παῦλος. Der in der instit. log. genannte peripatetische Philosoph Boethus (Galen bezieht sich auf seine Ausführungen zur Logik: 7, 2) muß aufgrund der Abfassungszeit der Schrift von dem Konsular Boethus unterschieden werden; vgl. Kiefer, Galen's Institutio logica, 1964, 3f.; 7; 93.

79 Vgl. Wilkie, Galen's Experiments and the Origin of the Experimental Method, in: Furley u. Wilkie, 1984, 47ff. zu einigen der von Galen im Hinblick auf Atmung und Pulsschlag durchgeführten Experimente und zu ihrer Wirkungsgeschichte seit Harvey. Zu Galens Experimenten ausführlich Debru, L'expérimentation chez Galien, 1994, 1718ff.

wendung von Affen durchgeführt werden könnte. Daraufhin stellte Boethus Galen eine größere Anzahl von Ziegen und Schweinen zur Verfügung[80].

---

80 5, 10 (CMG V, 8, 1, S. 96; K. XIV, 627). Diese Vorgänge widerlegen die Bemerkung von Pleket, The social status of physicians, 1995, 32, daß „Galen's attempt to present the profession of the doctor as eminently and above all as intellectually respectable certainly did not impress Roman senators very much." Richtig dagegen ist, wie Pleket schreibt (S. 33), daß „a thorough philosophical training ... was also and above all a mechanism for acquiring social respectability in a society in which rhetors, sophists and rhetorically educated elite-members increasingly dominated urban politics." – Galen hat seine Vorträge in Rom offensichtlich in griechischer Sprache gehalten; dafür spricht u.a., daß die nachfolgenden schriftlichen Zusammenfassungen, die z.B. von Boethus erbeten wurden, als griechischsprachige Werke überliefert sind. Zum Sprachenproblem im Römischen Reich vgl. Noethlichs, Das Judentum und der römische Staat, 1996, 40; zum Griechischen als der Sprache der Philosophie bzw. der Wissenschaften im kaiserzeitlichen Rom Hahn, Der Philosoph und die Gesellschaft, 1989, 149; Nutton, Roman Medicine, 1993, 64; speziell zu Galens öffentlichen Demonstrationen Debru, Les démonstrations médicales à Rome au temps de Galien, 1995, 73 (unter den Zuhörern vermutlich auch solche, die kein Griechisch verstanden).

Am Rande sei darauf hingewiesen, daß Galen in den Tieren, die er zur Vivisektion verwendet, nichts anderes als medizinische Objekte sieht. Daß den Tieren Schmerzen zugefügt werden, wenn man sie ohne Betäubung auf- und zerschneidet, wird nicht thematisiert. Das Gehirn wird nicht nur am toten, sondern auch am lebenden Tier untersucht (de plac. Hipp. et Plat. 1, 5, 7ff. [CMG V, 4, 1, 2, Bd. I, S. 76f.; K. V, 182f.]). Oft wird bei einer Vivisektion an ein und demselben Tier erst das Herz und dann das Gehirn untersucht (de plac. Hipp. et Plat. 1, 6, 4 [S. 78; K. V, 185]). Galen beschreibt eine hölzerne Vorrichtung, die er für die Vivisektionen empfiehlt, – es handelt sich um Bretter, die eine muldenartige Vertiefung haben, auf der die Tiere niedergelegt und mit Riemen festgebunden werden (Simon, Sieben Bücher Anatomie des Galen, 18). Sollen tote Tiere, z.B. Affen, untersucht werden, so rät Galen in der Nachfolge des Aristoteles, sie vor der Untersuchung nicht zu erwürgen, sondern besser zu ertränken, weil auf diese Weise keine Verletzungen entstehen (de plac. Hipp. et Plat. 1, 5, 11 [S. 76f.; K. V, 183]). Galen wendet sich gegen die Auffassung, daß sich im Herzen Pneuma befindet. Nicht das Herz, sondern das Gehirn steuert die Funktionen des Körpers, wie Galen vermittels zahlreicher Vivisektionen vorgeführt hat. Der Nachweis wird dadurch erbracht, daß zunächst das Herz eines lebenden Tieres mit einer Zange gefaßt und gedrückt wird; dies hat keine Folgen im Hinblick auf das Empfindungs- und Bewegungsvermögen des Tieres. Wird dann das Gehirn in den Zangengriff genommen, wird das Tier regungslos, es kann keinen Laut mehr geben und auch die übrigen Funktionen fallen aus (de plac. Hipp. et Plat. 1, 6, 7ff. [S. 80; K. V, 186f.]). Zu den Vivisektionen an Affen vgl. auch Rocca, The Brain beyond Kühn, 2002, 88ff.

Die beiden Demonstrationen, von denen Galen in 'de praecognitione' berichtet, werfen ein Licht nicht nur auf das Interesse der Senatorenschicht an wissenschaftlichen Experimenten, sondern auch auf die Konkurrenz, die zwischen den griechischen Philosophen und denjenigen Ärzten bestand, die sich mit ihrer Wissenschaft forschend auseinandersetzten und damit notwendigerweise Stellung in den philosophischen Debatten beziehen mußten[81]. Galen bezeichnet seinen ersten Auftritt vor den von Boethus versammelten Ärzten und Philosophen als ἀγών[82], und offensichtlich sah Alexander von Damaskos, der (ebenso wie Eudemos) Boethus in der Philosophie des Peripatos unterrichtete[83], allen Grund, Galen an der erfolgreichen Durchführung seiner Demonstration zu hindern. Alexander mußte sich von Galens Auftritt herausgefordert fühlen, da hier ein Arzt mit philosophischem Anspruch in offenem Wettstreit um die Gunst des Boethus konkurrierte, hatte Galen doch vor Beginn seiner Demonstration angekündigt, die Schlußfolgerungen aus seiner Darbietung nicht selbst ziehen, sondern Alexander überlassen zu wollen[84]. Wieder zeigt sich, wie sehr die zeitgenös-

81 Zu Galens grundsätzlicher Akzeptanz der öffentlichen Diskussionen und Streitgespräche vgl. de dign. puls. 4, 3 (K. VIII, 954): Statt Herophilos anzuführen und zu verfälschen, sollten die Gegner der Pulslehre ihre Positionen darlegen: αἰσχρὸν γὰρ ἐπὶ μαρτύρων ἀγωνίζεσθαι, καθάπερ ἐν δικαστηρίῳ ... τὸ δ' Ἡρόφιλόν τε καὶ Ἡροφιλείους καλεῖν μάρτυρας, ἀποδιδράσκοντός ἐστι τὸν ἐξ εὐθείας ἀγῶνα, καὶ λόγον καὶ διαδύσεις τε καὶ μηχανὰς ἐξευρίσκοντος ἐλέγχου φόβῳ. δῆλον, ὡς ἕνεκα τοῦ μὴ περὶ πράγματος ἔτι ζητεῖν, ἀλλ' ἱστορίας οἱ κατεψευσμένοι μάρτυρες ἐπεισάγονται (vgl. von Staden, Herophilus, 1989, S. 334f., Nr. 162).

82 De praecogn. 5, 7 (CMG V, 8, 1, S. 94; K. XIV, 626).

83 De praecogn. 5, 9 (CMG V, 8, 1, S. 96; K. XIV, 627): ... διδασκάλῳ δ' ἐχρῆτο (Boethus) τῶν Περιπατητικῶν δογμάτων Ἀλεξάνδρῳ τῷ Δαμασκηνῷ γινώσκοντι μὲν καὶ τὰ Πλάτωνος ἀλλὰ τοῖς Ἀριστοτέλους προσκειμένῳ μᾶλλον; vgl. de anat. admin. 1, 1 (K. II, 218): ... παρόντος αὐτῷ (Boethus) ἀεὶ μὲν Εὐδήμου τε τοῦ περιπατητικοῦ καὶ Ἀλεξάνδρου τοῦ Δαμασκηνοῦ, τοῦ νῦν Ἀθήνησιν ἀξιουμένου τοὺς περιπατητικοὺς λόγους διδάσκειν δημοσίᾳ ...; Alexander hatte also später einen Lehrstuhl in Athen inne; vgl. dazu Nutton, Galen. On prognosis, CMG V, 8, 1, 1979, S. 189.

84 5, 12 (CMG V, 8, 1, S. 96; K. XIV, 628): ... οἱ μὲν ἄλλοι πάντες ὡς ἐπιεικῆ τὸν λόγον ἀπεδέξαντο, τιμὴν εἰς τὸν Ἀλέξανδρον ἔχοντες καὶ ἅμα προτροπὴν εἰς τὸ τὴν ὅλην <συν>ουσίαν ἄνευ φιλονεικίας γενέσθαι. – Die Auseinandersetzung zwischen Galen und Alexander erscheint wie der Wettkampf zweier hochgebildeter *graeculi* um die Gunst eines einflußreichen *patronus*. Vgl. Ilberg, Galens Praxis, (1905) 1971, 382 (Boethus, „an den sich Galen damals wie an einen Patron angeschlossen zu haben scheint"); Bowersock, Greek Sophists, 1969, 40f. (zu Philostratos' Bericht über einen Sophistenwettkampf in Rom); Hahn, Der Philosoph und die Gesellschaft, 1989, 109ff. (zum Konkurrenzverhalten der kaiserzeitlichen

sische Philosophie mit medizinischen und naturwissenschaftlichen Fragen befaßt war bzw. wie selbstverständlich man von den Philosophen eine Beweisführung auch auf diesen Gebieten erwartete.

Zu Beginn seiner Demonstration erklärte Galen, daß die mit den Larynx-Muskeln verbundenen Nerven für den Stimmgebrauch zwar notwendig seien, doch bei einer Verletzung dieser Nerven keine Lebensgefahr für das betreffende Lebewesen bestehen würde[85]. Noch bevor Galen den ersten Schnitt machen konnte, um die Larynx-Muskeln freizulegen, widersprach Alexander den Ausführungen Galens, indem er eine skeptische Position vertrat, die allen weiteren Ausführungen den Boden entzog. Alexander behauptete, das zu behandelnde wissenschaftliche Problem (die Grundlage von Stimme und Atmung) sei durch eine Demonstration dieser Art nicht zu lösen: Grundsätzlich könnte die sinnliche Wahrnehmung keinerlei sichere Erkenntnis gewähren[86]. Auf diesen für die wissenschaftlichen Diskussionen in der Kaiserzeit charakteristischen Einwand, der die Unvereinbarkeit unterschiedlicher methodischer, dogmatisch erstarrter Positionen veranschaulicht, reagierte Galen mit dem Abbruch der Demonstration.

Damit war ein Eklat entstanden, der sich zugunsten von Galen auswirkte. Nicht ihm, sondern Alexander wurden Vorwürfe gemacht, wobei sich mit Hadrian von Tyros und Demetrios von Alexandria zwei griechische Literaten, die wie Alexander selbst zum Kreis um Boethus gehörten[87], die Gelegenheit zur

---

Philosophen). Das Verhalten des Philosophen Alexander erinnert an das Auftreten der Sophisten, wie es Galen in anderen Schriften darstellt (de nat. fac. 1, 13 [GSM III, 125f.; K. II, 34f.]; de nomin. med. 18; de diff. puls. 2, 3 [K. VIII, 571]: ἐμὲ γοῦν ποτε τούτων τις τῶν ἐπιπολαζόντων σοφιστῶν ὀλίγου δεῖν ἀπέπνιξε); vgl. Debru, Les démonstrations médicales à Rome au temps de Galien, 1995, 76f. („Ce genre de comportement est typique de cette époque").

85 De praecogn. 5, 14. – Zum Ablauf der rhetorisch ausgestalteten Demonstrationen, die mit einem Prolog über die Zielsetzung der vorgesehenen Sektion eingeleitet wurden, eine Auseinandersetzung mit den Positionen der Vorgänger beinhalteten und sich im Wechsel zwischen dem experimentellen Vorgehen, der Erklärung und der Ankündigung neuer Schritte vollzogen, vgl. Debru, Les démonstrations médicales à Rome au temps de Galien, 1995, 73f.

86 5, 14: ... «τοῦτο πρῶτον», ἔφησεν, «ἄν σοι συγχωρηθείη τοῖς διὰ τῶν αἰσθήσεων φαινομένοις πιστεύειν ἡμᾶς δεῖν;» ...

87 Auskunft über die Stellung von Hadrian und Demetrios gibt de praecogn. 5, 11 (CMG V, 8, 1, S. 96; K. XIV, 627): Hadrian, später einer der herausragenden Vertreter der Zweiten Sophistik, gehört um 161/162 zum Gefolge des Boethus, hat die Stellung eines angesehenen Rhetors jedoch zum Zeitpunkt des Geschehens noch nicht erreicht (... 'Αδριανὸς ὁ ῥήτωρ, οὔπω σοφιστεύων ἀλλ' ἔτι συνὼν τῷ Βοηθῷ ...); später bekleidete Hadrian den kaiserlichen Lehrstuhl für Rhetorik zu-

Kritik nicht entgehen ließen. Galen zufolge erfuhren alle Gebildeten Roms[88], darunter neben Sergius Paullus auch die Konsulare Decimus Claudius Severus[89] und Marcus Vettulenus Civica Barbarus[90] von den Vorgängen, und die Genannten baten Galen um eine Wiederholung seiner Demonstration in Anwesenheit „aller derjenigen, die in der Philosophie und der Medizin etwas galten"[91]. Dieser

---

nächst in Athen, dann in Rom; vgl. Nutton, Galen. On prognosis, CMG V, 8, 1, 1979, S. 189: „The importance of Galen's evidence for the attendance of Adrian is that it indicates how an ambitious man would advance his career, even before he performed in public officially, by associating with senators in Rome to gain a reputation and, eventually, preferment". Über die Stellung des Demetrios von Alexandria zu Boethus macht Galen keine näheren Angaben; er charakterisiert ihn nur als Schüler des Favorinus: ... καὶ Δημήτριος Ἀλεξανδρεύς, ἑταῖρος Φαβωρίνου δημοσίᾳ λέγων ἑκάστης ἡμέρας εἰς τὰ προβαλλόμενα κατὰ τὴν ἰδέαν τῆς Φαβωρίνου λέξεως: Demetrios hält also täglich Vorträge über ihm vorgeschlagene Themen. Der Rhetor ist möglicherweise identisch mit Aelius Demetrius, einem Mitglied des Museions in Alexandria. Er gehört zu den Teilnehmern an Galens erster Demonstration und somit zumindest zum weiteren Umfeld des Boethus. Vgl. Jones, A friend of Galen, CQ 17, 1967, 311f. Zum Publikum von Galens Demonstrationen in Rom vgl. auch Debru, Les démonstrations médicales à Rome au temps de Galien, 1995, 73.

88 De praecogn. 5, 17 (CMG V, 8, 1, S. 98; K. XIV, 629): ἐπεὶ δὲ καὶ τοῖς φιλολόγοις ἅπασιν ὅσοι κατὰ τὴν τῶν Ῥωμαίων πόλιν ἦσαν ἐγνώσθη τοῦτο ...

89 Decimus Claudius Severus, Konsular, aus Pompeiopolis in Paphlagonien, erstes Konsulat vor 161/162 oder im Jahr von Galens Ankunft in Rom? Zweites Konsulat im Jahr 173 (cons. ord.); in zweiter Ehe mit einer Tochter Mark Aurels verheiratet. Nutton (Galen. On prognosis, CMG V, 8, 1, 1979, S. 166): „ ... a friend of Fronto, is a leading figure in the Second Sophistic movement and may even have delivered public lectures on philosophy before the emperor." Wie Boethus ist auch Severus ein Anhänger der aristotelischen Philosophie (de praecogn. 2, 27: CMG V, 8, 1, S. 82; K. XIV, 613: ... ἐσπουδακὼς δὲ περὶ τὴν Ἀριστοτέλους φιλοσοφίαν). Vgl. weiter Gherardini, Studien zur Geschichte des Kaisers Commodus, 1974, 20; Halfmann, Die Senatoren aus dem östlichen Teil des Imperium Romanum, 1979, Nr. 101; Swain, Empire and Hellenism, 1996, 360 mit Anm. 11.

90 Zu M. Vettulenus Civica Barbarus, *consul ordinarius* des Jahres 157, Onkel des Kaisers Lucius Verus, vgl. Nutton, Galen. On prognosis, CMG V, 8, 1, 1979, S. 165: „... an important figure in the history of the Second Sophistic movement. A close friend of Herodes Atticus ..., he may have known Galen even before 162, if he is the Βάρβαρος ὑπατικός of an inscription from Pergamum ..."; zu einem ungewissen, aber späteren Zeitpunkt begleitet er Lucilla auf ihrer Reise zu Lucius Verus an die Partherfront. Vgl. weiter Swain, Hellenism and Empire, 1996, 360.

91 5, 17 (CMG V, 8, 1, S. 98; K. XIV, 629): ... ἀθροίσαντες εἰς <τ>αὐτὸ τοὺς ἄλλους ἅπαντας ὅσοι κατὰ τὴν ἰατρικήν τε καὶ φιλοσοφίαν ἦσαν ἔνδοξοι.

zweite Durchgang wurde zu einer wissenschaftlichen Großveranstaltung, die sich über mehrere Tage hinzog[92]. Diesmal konnte Galen die Funktionsweise des Thorax und das Zustandekommen der Stimme ungestört erläutern; alle seine Gegner, so berichtet Galen, seien durch seine Vorführung widerlegt worden. Boethus bat um ein zusammenfassendes Resümee und schickte seine Schnellschreiber zu Galen, um ihnen diktieren zu lassen[93]. Galen datiert die Abfassung von 'de praecognitione', indem er abschließend zu den geschilderten Vorgängen bemerkt, daß seitdem fünfzehn Jahre vergangen seien, in denen die Gültigkeit seiner Ergebnisse nicht hätte erschüttert werden können[94].

An dieser Stelle erscheint ein Versuch sinnvoll, Galens Position innerhalb der von Alföldy und von Christ entworfenen Modelle der römischen Gesellschaft zu bestimmen. Im Hinblick auf seine Herkunft aus der Munizipalaristokratie der Provinz Asia ist seine Einordnung in beide Modelle problemlos: Galen gehört zum *ordo decurionum*, also zum untersten Stand der oberen Schicht bei Alföldy (Römische Sozialgeschichte, 1984, 124ff.) bzw. zur lokalen Oberschicht bei Christ (Grundfragen der römischen Sozialstruktur, 1980, 219). Faßt man jedoch im Anschluß an Alföldy die drei oberen Stände als eine in sich geschlossene Oberschicht[95], könnte dies zu einer Fehleinschätzung der Situation von Galens 'Aufstieg' führen, denn es zeigen sich für den Munizipalaristokraten doch beträchtliche Hindernisse, die es zu überwinden galt. Dabei sind vor allem die Bedeutung der erst zu gewinnenden Kontakte und die Demonstration der eigenen Fachkompetenz in Relation zu dem entsprechenden Interesse der Reichsaristokratie zu nennen. So erscheint es passender, mit Christ die Differenz zwischen der lokalen Oberschicht und der Reichsaristokratie zu betonen: „... Senator und Ritter sind stets mit Rom verbunden, sie werden faktisch vom princeps in ihren Rang befördert ... Die Priorität des politischen Bezugspunktes Rom ist in jedem Fall evident. – Beim ordo decurionum dagegen überwiegen die lokalen Bindungen eindeutig ..." (S. 215). Galen sucht Anerkennung zunächst bei der Reichsaristokratie, um dann wie diese selbst eine Positionsbestätigung vom Kaiser zu

---

92 5, 18 (CMG V, 8, 1, S. 98; K. XIV, 629): γινομένης δὲ πλείοσιν ἡμέραις τῆς συνουσίας ...

93 5, 20 (CMG V, 8, 1, S. 98f.; K. XIV, 630): καὶ πέμψαντός γ' αὐτοῦ τοὺς διὰ σημείων ἠσκημένους ἐν τάχει γράφειν ὑπηγόρευσα πάντα τά τε δειχθέντα καὶ λεχθέντα ...

94 5, 21 (CMG V, 8, 1, S. 100; K. XIV, 630): ... ἐτῶν ἐν τῷ μεταξὺ γεγονότων πεντεκαίδεκα ...

95 Vgl. z.B. Castritius, Die Gesellschaftsordnung der römischen Kaiserzeit, 1973, 43.

erhalten, wobei sein Versuch, sich dem kaiserlichen Zugriff zu entziehen, als Ausdruck der bewußten Standeszugehörigkeit interpretiert werden könnte[96].

Galens sozialer Erfolg im ersten Jahr seines Romaufenthalts bestand also darin, über die Bekanntschaft mit Eudemos in den Umkreis des Boethus gelangt zu sein. In 'de libris propriis' zählt Galen Boethus zu seinen „Freunden"[97]. Dieser Begriffsgebrauch deutet auf eine bewußte Vernachlässigung der Standesunterschiede, die sich auch aus dem Bedürfnis ergab, die ärztliche Leistung aus dem Zusammenhang von Arbeit und Bezahlung herauszulösen und als 'Freundschaftsdienst' zu deklarieren[98]. Tatsächlich trägt auch die Beziehung zwischen Galen und Boethus Züge eines *patronus-cliens*-Verhältnisses, wie es zuvor für Galen und Eudemos zu konstatieren war: Wieder tritt der Höhergestellte als Fürsprecher – diesmal bei aristokratischen Standesgenossen und mit diesen dann auch beim Kaiser – in Erscheinung, und wieder bezeugt Galen seine Dankbarkeit, diesmal vor allem durch die Widmung einer ganzen Reihe von Schriften medizinischen bzw. medizinisch-philosophischen Inhalts. Dazu zählt z.B. Galens Abhandlung 'de placitis Hippocratis et Platonis' sowie das erste Buch von 'de usu partium'[99]. Noch mit zwei weiteren, diesmal anatomischen Werken (zur Anato-

---

96 Vgl. auch Vittinghoff, Soziale Struktur, (1980) 1994, 253f. zur innergesellschaftlichen Distanz, die aus den unterschiedlichen personenrechtlichen Zugehörigkeiten resultierte.

97 1 (GSM II, S. 94; K. XIX, 12f.): ἄλλων δέ τινων τότε γραφέντων φίλοις ἔμεινεν ἀντίγραφα παρ' ἐμοὶ διὰ τὸ τελέως ἐξειργάσθαι ... προσφωνηθέντα τινὶ τῶν ὑπατικῶν ἀνδρῶν, Βοηθῷ τοὔνομα ... In der von Christ verwendeten Begrifflichkeit sind die 'Freunde' Galens eher der „imperialen Führungsschicht" („... die funktionell durch die Ausübung aktiver Leitungsfunktionen in imperialem Rahmen ... charakterisiert wird": Grundfragen der römischen Sozialstruktur, 1980, 219) und damit der obersten Schicht im Römischen Reich, als der „imperialen Oberschicht" („... die einerseits keine aktiven Leitungsfunktionen ausübt, andererseits ein herausragendes Sozialprestige aufweist") zuzuordnen; für die spätere Zeit Galens, unter Commodus und Severus, fällt diese Unterscheidung im Hinblick auf die Adressaten von Schriften Galens schwer, da die Identifizierungen zumeist unsicher sind (vgl. Kap. V, 6). Vgl. grundsätzlich auch Christ, 1980, S. 228, Anm. 119 zu den Grenzen der „modernen Strukturierungsmodelle der römischen Gesellschaft"; sie berücksichtigen „nur statistische Daten und juristische Kategorien ..., nicht dagegen jenen Bereich der zwischenmenschlichen Beziehungen ..., die standes- und rangübergreifenden Nahverhältnisse, die sich durch Datenmaterial nicht fassen lassen."

98 Vgl. oben, S. 144, Anm. 28 zum Konzept der Freundschaft im Verhältnis zwischen Arzt und Patienten.

99 Vgl. de libr. propr. 1 (GSM II, 94; K. XIX, 12): ... τὰ περὶ τῶν τῆς ἀναπνοῆς αἰτίων δύο καὶ τὰ περὶ φωνῆς τέτταρα ...; de anat. admin. 1, 1 (K. II, 215ff.)

mie des Hippokrates sowie zu der des Erasistratos) hat er Boethus seine Reverenz erwiesen[100].

Galen bezeichnet Boethus in 'de anatomicis administrationibus' als „leidenschaftlichen Freund der Anatomie"[101] und berichtet in 'de libris propriis', sich mit den genannten anatomischen Schriften gegen Martianus gewendet zu haben[102]. So liegt die Vermutung nahe, daß man auch diesen Arzt dem 'Boethus-Kreis' zurechnen muß, dessen Konturen als einer in der Diskussion philosophischer wie medizinischer Inhalte tonangebenden Versammlung griechischer Literaten und römischer Aristokraten deutlich hervortreten[103]. Martianus war nach Alexander von Damaskos der zweite, ernstzunehmende Gegenspieler Galens, und es kann nicht verwundern, daß die Konkurrenz erneut recht heftige Formen angenommen hat. Mit Martianus stand Galen im 'Boethus-Kreis' und damit in der intellektuellen Öffentlichkeit Roms ein Mann gegenüber, der in seinem eigenen Fach über eine beachtliche Reputation verfügte: In 'de praecognitione' ist von seiner δόξα μεγάλη als Anatom die Rede. Zugleich trat Martianus wie Galen selbst als Arzt und Philosoph in Erscheinung[104]. Noch in seinem Jahrzehnte später verfaßten Bücherverzeichnis 'de libris propriis' charakterisiert Galen den damals ungefähr siebzigjährigen Martianus als streitsüchtig und verleumderisch[105]. Galen hatte gute Gründe, Martianus in schlechter Erinnerung zu behalten, denn dieser hatte ihn mit dem gefährlichen Vorwurf attackiert, Prognostik nicht auf medizinischer, sondern auf mantischer Grundlage zu betreiben[106]. Galen, der sich gewiß gerne von Eudemos als 'Orakel' des Pythischen Apollon loben hörte, mußte wissen, daß der Vorwurf des Martianus, der im übrigen nicht

---

100 De libr. propr. 1 (GSM II, 94; K. XIX, 13).

101 1, 1 (K. II, 215f.): ... δριμὺν ἔρωτα τῆς ἀνατομικῆς ἐρασθεὶς θεωρίας, εἴπερ τις καὶ ἄλλος τῶν πώποτε γεγενημένων ἀνθρώπων.

102 1 (GSM II, 94; K. XIX, 13).

103 Der Begriff 'Boethus-Kreis' ist übernommen von Nutton, Galen. On prognosis, CMG V, 8, 1, 1979, S. 190 („Boethus' circle"). Die Zugehörigkeit des Martianus zu diesem Gelehrtenzirkel wird auch durch seinen Besuch am Krankenbett des Eudemos nahegelegt: de praecogn. 3, 8 (S. 84; K. XIV, 615). Zur Zusammensetzung des 'Boethus-Kreises' vgl. auch Swain, Hellenism and Empire, 1996, 360.

104 De praecogn. 3, 6 (CMG V, 8, 1, S. 84; K. XIV, 614f.): ... Μαρτιανός, οὗ καὶ αὐτοῦ κατά τε τὸν χρόνον ἐκεῖνον ἔτι δὲ πρότερον ὡς ἀνατομικωτάτῳ δόξα μεγάλη παρὰ τοῖς ἰατροῖς νεανίσκοις ἦν); Martianus als Philosoph: de praecogn. 4, 1 (S. 88; K. XIV, 619): ὁ δ' οὐκ ἰατρὸς μόνον ἀλλὰ καὶ φιλό<σοφο>ς εἶναι μαρτυρούμενος Μαρτιανὸς ἀκούσας ...

105 De libr. propr. 1 (GSM II, 94f.; K. XIX, 13): βάσκανος δὲ καὶ φιλόνεικος ἱκανῶς ἦν ὁ ἀνὴρ οὗτος καίτοι πλείω γεγονὼς ἔτη <τῶν> ἑβδομήκοντα.

106 De praecogn. 3, 7 (CMG V, 4, 1, S. 84; K. XIV, 615): ... οὐκ ἐξ ἰατρικῆς τὰς προρρήσεις ἀλλ' ἐκ μαντικῆς γίνεσθαι ταύτας ὑπ' ἐμοῦ διέβαλλε.

zögerte, alle denkbaren Formen der Mantik aufzuzählen[107], angesichts der Empfindlichkeit der römischen Staatsführung für jede Form von Zukunftsdeutung nicht ohne Brisanz war. Schenkt man Galens Darstellung Glauben, so hat ihn Martianus mit der Arroganz des älteren, erfahrenen Kollegen behandelt. Bei einem zufälligen Treffen sah sich Galen von Martianus mit der Frage konfrontiert, ob er das zweite Buch der hippokratischen Prognostik studiert habe. Trotz der Erklärung Galens, diese Schrift nicht für echt hippokratisch zu halten, verwies ihn Martianus auf die Sentenz 'ἐγὼ δὲ τοιαῦτα οὐ μαντεύομαι'. Dies war nichts anderes als eine erneute Drohung mit dem Vorwurf 'staatsfeindlicher' Mantik[108]. Galen ist der Konfrontation nicht ausgewichen: Als er bei einem öffentlichen Auftritt, der nach der Behandlung des Eudemos und der zweiten Demonstration vor Boethus stattgefunden hat, über die Schriften der älteren Ärzte zu sprechen und nach der Zufallsauswahl einer Textstelle über die Ablehnung der Venensektion durch Erasistratos zu extemporieren hatte[109], sprach er Martianus in der Absicht, ihn zu kränken, das Recht ab, sich in die Tradition dieses hellenistischen Arztes zu stellen[110]. Leider nennt Galen den Namen seines 'Freundes' (φίλος) nicht, der ähnlich wie zuvor Boethus einen Schnellschreiber[111] zu ihm geschickt und ein Diktat erbeten hat, um die Ausführungen gegen Martianus festzuhalten. Als Galen zum zweiten Mal nach Rom kam, konnte er feststellen, daß aus dieser Gelegenheitsschrift ein weit verbreitetes Buch gewor-

---

107 De praecogn. 3, 7 (S. 84; K. XIV, 615): καὶ τήν γε μαντικὴν ἥντινα λέγοι πυνθανομένων τινῶν ἐνίοτε μὲν οἰωνιστικὴν ἔφασκεν ἐνίοτε δὲ θυτικὴν ἔστι δ' ὅτε συμβολικὴν ἢ μαθηματικήν. Galen als 'Orakel' Apollons: 3, 17 (S. 88; K. XIV, 618f.): ... ὡς ὁ Πύθιος Ἀπόλλων διὰ τοῦ Γαληνοῦ στόματος ἐβουλήθη θεσπίζειν τοῖς νοσοῦσι καὶ μετὰ τοῦτο θεραπεύειν αὐτοὺς ἀπαλλάττειν τε τελέως αὐτοὺς ἐν ἡμέρᾳ προρρηθείσῃ.

108 De praecogn. 4, 2-4 (CMG V, 8, 1, S. 88f.; K. XIV, 620).

109 De libr. propr. 1 (GSM II, 95; K. XIX, 14): καὶ λέγων γέ ποτ' εἰς τὰ τῶν ἰατρῶν τῶν παλαιῶν βιβλία δημοσίᾳ προβληθέντος μοι ... – Der Abschnitt aus de libr. propr. zeigt, daß den Vortragenden die Textstelle, auf die sie sich beziehen sollten, durch das Einstecken eines Griffels in die Buchrolle vorgegeben wurde (vermutlich als Zufallswahl): ... γραφείου καταπαγέντος εἰς αὐτὸ κατὰ τὸ ἔθος, εἶτα δειχθέντος ἐπ' ἐκεῖνο τὸ μέρος τοῦ βιβλίου ... Vgl. zu Galens Fertigkeit im improvisierten Vortrag und zu seinen sich bisweilen über mehrere Tage erstreckenden Vorträgen Debru, Les démonstrations médicales à Rome au temps de Galien, 1995, 76.

110 De libr. propr. 1 (GSM II, 95; K. XIX, 14): ... ὅπως λυπήσαιμι τὸν Μαρτιάλιον Ἐρασιστράτειον εἶναι προσποιούμενον.

111 De libr. propr. 1 (GSM II, 95; K. XIX, 14): ... πρός με διὰ σημείων εἰς τάχος ἠσκημένῳ γράφειν ...

den war[112]. Auf längere Frist betrachtet hat Galen die Auseinandersetzung mit Martianus also gewonnen, doch berichtet er auch, nach dem Vortrag den Entschluß gefaßt zu haben, nicht mehr öffentlich zu unterrichten. Seinen Verzicht auf Vorträge und Demonstrationen erklärt Galen damit, daß er von den 'Ungebildeten' – den ἀντιτέχνοι – als λογίατρος eingestuft worden sei[113]. Galen mußte sich den Iatrosophisten zurechnen lassen, denen es mehr auf die rhetorisch gekonnte Vermittlung oftmals dogmatisch vorgegebener Inhalte als auf die empirisch-medizinische Forschung ankam, deren Bedeutung für Galen außer Frage stand[114]. Dabei zeigt der gegen Martianus gerichtete Auftritt, wie es zu einer solchen Einschätzung kommen konnte: Indem Galen sich zur Exegese zufällig ausgewählter Fachliteratur bereitfand, unterwarf er sich dem von der Sophistik geprägten Geschmack des gebildeten Publikums[115]. Aus der Sicht der Zeitgenossen hat Galen ohne Frage die Züge eines Sophisten zur Schau getragen, doch sollte man mit Blick auf Galens praktische Tätigkeit als Arzt, sein Selbstverständnis als Wissenschaftler und den von ihm angestrebten und zumindest zeitweise auch durchgeführten Rückzug aus der Öffentlichkeit auf diese, auch in der modernen Forschung vertretene Zuordnung verzichten[116].

---

112 De libr. propr. 1 (GSM II, 96; K. XIX, 15): ... τὸ βιβλίον δ' εἶχον οὐκ ὀλίγοι κατὰ τὴν ἐν τῷ τότε καιρῷ φιλοτιμίαν συγκείμενον, ἡνίκ' ἤλεγχον δημοσίᾳ.

113 De libr. propr. 1 (GSM II, 96; K. XIX, 15).

114 Vgl. z.B. Tielemann, Dialectic and Science, 1995, 487ff.

115 Vgl. Debru, Les démonstrations médicales à Rome au temps de Galien, 1995, 77f. und 80 zur Ambiguität, die sich in Galens Äußerungen zu seinen eigenen, öffentlichen Auftritten und seiner mehr oder weniger 'sophistischen' Antwort auf das Interesse der gebildeten Öffentlichkeit feststellen läßt.

116 Gewiß ist Galens Beurteilung der zeitgenössischen Sophistik einseitig, da er sich vor allem auf polemische Art gegen die eigenen Konkurrenten wie z.B. Alexander von Damaskos wendet, die künstlerische Leistung und politische Rolle der bedeutenden Sophisten, etwa eines Aelius Aristides oder Herodes Atticus, jedoch nicht würdigt. Galens Kritik an der Sophistik ist zu umfangreich, als daß sie hier dargestellt werden könnte. Zu erwähnen ist z.B. sein Einspruch gegen die philologischen Spitzfindigkeiten der Sophisten und ihre Verwendung philosophischer Fachtermini allein in der Absicht, damit den Gesprächspartner bloßzustellen. Auch bietet Galen einige Beispiele für die Wortuntersuchungen, die von den Sophisten seiner Zeit betrieben wurden. Diese Kritik zielt auch auf die Iatrosophisten: Für Galen muß die sprachliche Präsentation hinter der wissenschaftlichen Forschung und einer nicht rhetorisch geformten, sondern logisch korrekten Argumentation zurückstehen. Zu Galens Kritik an der zeitgenössischen Rhetorik bzw. Sophistik vgl. Pearcy, Medicine and Rhetoric, 1993, 449f.; 452ff. – Für Bowersock waren es die Aspekte der Ausbildung, des literarischen Arbeitens, der wirtschaftlichen Unabhängigkeit, schließlich auch

Galens Rückzug aus der Öffentlichkeit erfolgte zu einem Zeitpunkt, als ihm ungefähr nach dem ersten Jahr seines Aufenthalts in Rom[117] der Aufstieg in den 'Boethus-Kreis' gelungen war. Jetzt wollte sich Galen aus dem rhetorischen bzw. sophistischen Wettstreit unter den Ärzten und Philosophen herauslösen, jetzt sollten nur mehr das medizinische Können und das ärztliche Ethos als Kriterien der Qualifikation gelten. Zuvor hatte Galen mit Alexander von Damaskos, Martianus und Antigenes, einem weiteren Arzt im Umfeld des Eudemos, prominente Konkurrenten erfolgreich herausgefordert, deren Prestigeverlust mit seinem Aufstieg einherging. Daß Alexander, der nach Ausweis von 'de anatomicis administrationibus' später als Professor für peripatetische Philosophie in Athen lehrte (s.o., S. 158, Anm. 83), Rom in Folge seiner mißlungenen Auseinandersetzung mit Galen verlassen hat, kann aufgrund der unzureichenden Quellenlage nur vermutet werden. Doch für Martianus und Antigenes läßt Galen keinen Zweifel daran, daß ihre 'Niederlagen' Konsequenzen hatten. Antigenes ist nur durch Galen als einer der Ärzte des Eudemos bekannt, wobei er in 'de praecognitione' als Schüler des Quintos und des Marinos sowie als „erster unter den Ärzten" charakterisisiert wird und als jemand, der „alle mächtigen Männer" behandelt

Galens Reisen, die ihn nicht nur zu dem zweifellos zutreffenden Urteil geführt haben, daß Galen „in so many points was ... a representative figure of the cultural life of his epoch, an epoch that welcomed medicine, philosophy, and rhetoric all together and enthusiastically" (Greek Sophists in the Roman Empire, 1969, 69), sondern auch zu der Charakterisierung Galens als eines 'lion of society', mithin des Paradebeispiels eines erfolgreichen Sophisten. Auch Jutta Kollesch hat eine Reihe von Berührungspunkten zwischen Galen und der Sophistik angeführt (Galen und die Zweite Sophistik, 1981), doch zugleich betont, daß bei Galen andere, wichtige Aspekte wie die Übernahme politischer Ämter und die Spendentätigkeit zugunsten der Heimatstadt fehlen (vgl. jedoch Kap. I, 1). Vor allem aber habe Galen aufgrund der praktischen Anforderungen der Medizin ein ganz eigenes Verhältnis zur Tradition, das über die einfachen, archaisierenden Tendenzen des 2. Jahrhunderts hinausführe. Im Unterschied zur Sophistik bezieht sich Galen nämlich in seinem Bemühen, „bei der Entwicklung seiner eigenen medizinischen Theorien, die die Grundlage seines ärztlichen Handelns bildeten" auf die „aktuelle medizinische Gegenwart", indem er „an die Ergebnisse der medizinischen Forschung der hellenistischen Ärzte und seiner unmittelbaren Vorgänger und Zeitgenossen anknüpft" (8). Vgl. weiter die Einwendungen von Pearcy, Medicine and Rhetoric, 1993, 446; 449f.; Brunt, The Bubble of the Second Sophistic, 1994, 25ff.; Swain, Hellenism and Empire, 1996, 379; Jouanna, La lecture de l'éthique hippocratique chez Galien, 1997, 243.

117 Vgl. de libr. propr. 1 (GSM II, 96; K. XIX, 15): ... τέταρτον ἔτος ἄγων καὶ τριακοστόν.

habe[118]. Am Krankenbett des Eudemos hat Antigenes versucht, mit dem Hinweis auf das Alter des Patienten und den bedrohlichen Verlauf seiner Krankheit Galen, der Heilung versprochen hatte, als Scharlatan zu entlarven. Doch wurde Antigenes, wie Galen abschließend bemerkt, durch die Treffsicherheit der Prognose widerlegt und geradezu „vernichtet", und nicht anders sei es dann auch Martianus ergangen[119].

VI. 3. Behandlungen in den Häusern der römischen Aristokratie

Die ausführlichen Berichte von seinen Patientenbesuchen, die Galen in 'de praecognitione' niedergeschrieben hat, beziehen sich beinahe ausschließlich auf Angehörige der Aristokratie. Die Schrift dient dem Nachweis der eigenen, vor allem prognostischen Fähigkeiten[120] und richtet sich an die gebildeten, auch an der medizinischen Literatur interessierten Aristokraten, also an die Kreise, von denen Galens Stellung in Rom abhing. Insofern überrascht es nicht, daß in 'de praecognitione' von Behandlungen der einfachen Bevölkerung nicht die Rede ist. Galens Patienten sind Mitglieder der aristokratischen Familien und Angehörige des Kaiserhauses, und auch die Krankengeschichte zweier Sklaven aus dem Umfeld des Kaiserpalastes entspricht den Absichten, die Galen mit seiner Schrift verfolgt, da die ärztliche Kunst nicht nur dem Kranken selbst, sondern auch dem Sklavenbesitzer Nutzen bringt. Aus anderen Schriften Galens läßt sich dagegen auch einiges über die Lebensbedingungen der ärmeren Schichten erfahren (vgl. dazu Kap. VII, 5, S. 206ff.).

Die Krankenberichte in 'de praecognitione' sind für die Sozialgeschichte der Römischen Kaiserzeit deshalb von Wert, weil sie Informationen über den Umgang der Höherstehenden mit dem griechischen, vielleicht peregrinen Arzt und Einblicke in die Lebensweise der Aristokratie gewähren. Nur kurz und geradezu beiläufig äußert sich Galen über die Stellung seiner Patienten, doch wo es geschieht, werden sie eindeutig der Reichselite zugeordnet. Das Prestige seiner Patienten strahlt auch auf den Arzt aus, und dies um so mehr, wenn der Arzt

---

118 3, 3 (CMG V, 8, 1, S. 82; K. XIV, 613): ... πρωτεύειν τε τῶν ἰατρῶν πεπιστευμένος ἅπαντάς τε τοὺς πολὺ δυναμένους ἰώμενος ...; vgl. auch Korpela, Medizinpersonal, 1987, 192, Nr. 209.

119 De praecogn. 3, 6 (CMG V, 8, 1, S. 84; K. XIV, 614): Ὁ γοῦν Ἀντιγένης μόνον οὐ κατὰ γῆς ἐδύετο διὰ τὰς προπετῶς αὐτῷ γενομένας εἰς ἐμὲ βλασφημίας· ὁμοίως δ' αὐτῷ καὶ Μαρτιανὸς ...; zu Galens Wortwahl vgl. Nutton, Galen. On prognosis, CMG V, 8, 1, 1979, S. 168.

120 Vgl. Nutton, Galen and medical autobiography, 1972, 50ff.; ders., Galen. On prognosis, CMG V, 8, 1, 1979, 59ff.

nicht aus der Perspektive des untergeordneten Mannes, der einen Dienst erbringt, sondern aus der scheinbar gleichgestellten Position eines 'Freundes' berichten kann. Nachdem Galen die Behandlung des Eudemos und seine Erfolge bei den öffentlichen Demonstrationen und Vorträgen dargestellt hat, kommt er auf die Krankheit der Frau des Iustus zu sprechen, ohne über die soziale Stellung dieses Mannes genauere Angaben zu machen. Gleichwohl muß auch Iustus dem Kreis der 'Mächtigen' zugeordnet werden. Er wird in einem Zusammenhang mit Boethus genannt und außerdem durch die anschließende Überleitung zu einem weiteren Krankenbericht in die Gruppe der Reichen einbezogen[121].

Galens Erzählung dient dem Beweis, wie geschickt er Krankheitsursachen auch dann zu ermitteln versteht, wenn der Patient zu Auskünften nicht bereit ist. Die Kranke, die von anderen Ärzten vergeblich untersucht worden ist[122], verweigert auf Galens Fragen nach dem Krankheitsverlauf die Antwort[123], und Galen muß sich im Verlauf wiederholter Besuche und vermittels der Befragung einer Sklavin vortasten. Seine Vermutung, die Frau leide nicht an körperlichen, sondern an seelischen Schmerzen, findet eine Bestätigung, als zufällig ein Besucher eintrifft, der im Theater einen Auftritt des Pantomimen Pylades erlebt hat. Als dieser Name fällt, ändern sich der Gesichtsausdruck und die Gesichtsfarbe der Kranken, und Galen kann einen unregelmäßigen Puls diagnostizieren. Am folgenden Tag beauftragt er einen seiner Begleiter[124], kurz nach ihm am Krankenbett einzutreffen und von dem Auftritt des Morphos zu berichten, doch hat dies

---

121 De praecogn. 5, 6 (CMG V, 8, 1, S. 94; K. XIV, 626); 6, 10 (S. 102; K. XIV, 633): ... καθάπερ γε καί τινος ἄλλου τῶν πλουσίων δοῦλος οἰκονόμος ὁμοίως κάμνων ἐγνώσθη μοι; zu Iustus vgl. Nutton, Galen. On prognosis, CMG V, 8, 1, 1979, S. 186f., der aufgrund „the general impression that he (Iustus) was a man of wealth and social standing ..." eine Identität entweder mit C. Curtius Iustus, *legatus Moesiae* 157-159 (Groag u. Stein, PIR, 2. Aufl. 1936, Bd. II, S. 392f., C. 1613), oder mit C. Modius Iustus, *cos. suffectus* 171 oder 172 (M. Fluß, RE, XV, 2, 1932, 2332, s.v. Modius 11), für möglich hält. Auch hat Galen de part. art. med. einem an der Medizin interessierten Laien namens Iustus gewidmet (1, 1: CMG, suppl. orient. 2, S. 26; vgl. von Staden, Division, Dissection, and Specialization, 2002, 28f. mit Anm. 49), doch enthält die Schrift keine weiteren biographischen Angaben zu dieser Person. Vgl. auch Swain, Hellenism and Empire, 1996, 374, der anders als Nutton an eine Herkunft des Iustus aus dem Osten des Reiches denkt.

122 De praecogn. 6, 14 (CMG V, 8, 1, S. 104; K. XIV, 634): ... τοὺς ἔμπροσθεν ἰατροὺς ..., auch dies ein Beleg für den Wohlstand des Iustus.

123 De praecogn. 6, 2f. (S. 100; K. XIV, 631). Vgl. in diesem Zusammenhang die Ausführungen von Flashar, Ethik und Medizin, 1997, 16f. zum besonderen Verhältnis zwischen Arzt und Patientin in der hippokratischen Medizin und zur oftmals fehlenden Bereitschaft der Frauen, dem Arzt Auskunft zu erteilen.

124 6, 9 (S. 102; K. XIV, 633): ... τινὶ τῶν ἐμῶν ...

keinerlei Wirkung auf den Puls der Patientin. Ein weiterer Versuch folgt am nächsten Tag. Diesmal wird über noch ein anderes Mitglied der Pantomimengruppe gesprochen[125], und wieder bleibt der Puls unverändert. In der vierten Nacht – Galen gelangt inzwischen offensichtlich ohne Schwierigkeiten an das Bett der Kranken – wird schließlich wieder der Name des Pylades ins Spiel gebracht, und die augenblickliche Veränderung des Pulses zeigt Galen, daß er mit seiner Vermutung recht hat: Die Frau des Iustus ist aus Liebe zu Pylades erkrankt[126].

Galen verweist im Zusammenhang der 'Krankheit' der Frau des Iustus auf einen ähnlichen Erfolg des Erasistratos[127]. Doch gibt es, wie schon Ilberg ausgeführt hat, mehr als ein literarisches Vorbild für Galens Darstellung. Während Erasistratos als Arzt des Seleukos festgestellt haben soll, daß der junge Antiochos aus Liebe zu Stratonike erkrankt war[128], ist es im 'Hippokrates-Roman' der Begründer der wissenschaftlichen Medizin selbst, der den makedonischen König Perdikkas von einer Liebeskrankheit kuriert[129]. Galen bezieht sich auf diese Vorbilder, und man kann in Einzelheiten seines Berichts, z.B. in der Weigerung der Patientin, über ihre Krankheit zu sprechen, eine Nachwirkung literarischer Motive erkennen[130]. Zugleich sollte man jedoch einen für die sozialhistorische Betrachtung aufschlußreichen Unterschied nicht übersehen. Während sich die 'Fälle' des Hippokrates und Erasistratos in einem sozialen Kontext abspielen, der eine Lösung des Problems zuläßt – Perdikkas liebt die Konkubine seines Vaters Alexander, Seleukos seine Stiefmutter – und mit einer 'Heilung' enden, muß das Leiden der verheirateten und dem Stand der *honestiores* zuzurechnenden Frau des Iustus 'ungeheilt' bleiben. Seit einem vom Kaiser Claudius im Jahr 52 n. Chr. veranlaßten *senatus consultum*, das bis in die Spätantike gültig blieb, war es freien

125 6, 10 (S. 102, K. XIV, 633): ... περὶ τοῦ τρίτου τῶν ὀρχηστῶν ...

126 Vgl. Balsdon, Leisure in Ancient Rome, 1969, 283; Leppin, Histrionen, 1992, 139 mit Anm. 23. Eine Identifizierung des Pylades mit einem der gleichnamigen Pantomimen der zweiten Hälfte des 2. Jhd.s ist nicht möglich; vgl. Nutton, Galen. On prognosis, CMG V, 8, 1, 1979, S. 197f. sowie Leppin, 286ff. zu den verschiedenen Tänzern dieses Namens. Zu Galens Bemühung darum, die persönlichen Hintergründe eines Patienten zu erfassen, vgl. Horstmanshoff, Galen and his patients, 1995, 94. Vgl. auch Strohmaier, The Uses of Galen in Arabic Literature, 2002, 116 zur Übernahme und „hagiographischen" Verformung von Galens Behandlungsbericht in einem Traktat des arabischen Arzt ibn Bukhtishu aus dem 11. Jhd.

127 De praecogn. 6, 7 (CMG V, 8, 1, S. 102; K. XIV, 632).

128 Vgl. Mesk, Antiochos und Stratonike, 1913, 366ff.

129 Vgl. Ilberg, Galens Praxis, (1905) 1972, 381 mit Anm. 72; Nutton, Medical autobiography, 1972, 61, Anm. 1; ders., Galen. On prognosis, CMG V, 8, 1, 1979, S. 195f.

130 Nutton, Galen. On prognosis, CMG V, 8, 1, 1979, S. 197; vgl. auch Swain, Hellenism and Empire, 1996, 374.

römischen Frauen verboten, eine Beziehung zu Sklaven zu unterhalten, zu denen ein Teil der Pantomimen des römischen Theaters zu zählen ist. Nur unter der (für die Frau des Iustus völlig abwegigen) Vorraussetzung, daß der Sklavenbesitzer gegen ein *contubernium* seines Sklaven mit der freien Frau keinen Einwand erheben würde, blieb die Frau von der Strafandrohung, die auf den Verlust ihrer Freiheit zielte, verschont[131]. Sollte es sich bei Pylades dagegen um einen Freigelassenen (oder selbst um einen Peregrinen) gehandelt haben, so hätte allein der mit der Schauspielertätigkeit verbundene Rechtsstatus der Infamie ausgereicht, um selbst für eine unverheiratete Frau aus der römischen Aristokratie eine Verbindung mit dem Tänzer unmöglich zu machen. So illustriert das Leiden der Patientin Galens, wie unüberwindbar die gesetzlich befestigten Standesschranken für die weiblichen Mitglieder der römischen Gesellschaft sein konnten.

Im Haus des Boethus hat Galen zunächst einen der Söhne[132] und dann die Frau des Senators zu behandeln. Im Falle des Sohnes mit Namen Cyrillus[133] führt Galen zunächst in einer Ferndiagnose die regelmäßig wiederkehrenden Fieberanfälle auf eine falsche Ernährung zurück. Um diese zu kontrollieren, hält man daraufhin die Tür zum Krankenzimmer verschlossen, und für mehrere Tage übernimmt die Mutter die Betreuung und Bewachung ihres Sohnes. Als das Fieber eines Nachts gleichwohl wiederkehrt, macht sich Boethus persönlich auf den Weg, um Galen zu holen[134]. Bekannte, denen man auf der Straße zufällig begegnet, werden mitgenommen, unter ihnen auch Epigenes[135]. Zum Krankenbett gelangt, greift Galen den Vorwurf auf, ein μάντις zu sein, um das Publikum mit einer überraschenden Mitteilung zu verblüffen: Da sich die Mutter dafür verbürgt, daß dem Sohn keinerlei Nahrung von außen zugekommen ist, lautet die Schlußfolgerung, daß es im Zimmer des Kranken ein Versteck gibt, aus dem er sich versorgt, wenn die Mutter den Baderaum besucht. Eine gründliche Durchsuchung bestätigt τὸ τοῦ μάντεως θέσπισμα[136], und Galen wird von allen Seiten für seine 'Weissagung' gelobt[137].

Galen ging es weniger um die Behandlung des Cyrillus als um seine Verteidigung gegen den von Martianus in Umlauf gebrachten Vorwurf, Medizin mit den Mitteln der Mantik zu betreiben (s.o., S. 163). Indem er den Anwesenden er-

---

131 Vgl. Bang, Herkunft der roemischen Sklaven, 1912, 210; 213ff.

132 De praecogn. 7 (CMG V, 8, 1, S. 104-110; K. XIV, 635ff.).

133 De praecogn. 7, 10 (S. 108; K. XIV, 638).

134 7, 3 (S. 106; K. XIV, 636): ... ὁ Βοηθὸς ἀναρτήσας με καὶ παραλαβὼν ἦγεν εἰς τὴν οἰκίαν ἐπὶ τὸν παῖδα ...

135 7, 3 (S. 106; K. XIV, 636): ... συνηκολούθησαν δ' αὐτῷ καὶ οἱ κατὰ τὴν ὁδὸν ἀπαντῶντες ...

136 7, 10 (S. 108; K. XIV, 638).

137 7, 13 (S. 108; K. XIV, 639): ... τὴν μαντικὴν ἐπαινοῦντες.

klärte, im Puls des Jungen eine Veränderung gespürt zu haben, als er seine Vermutung aussprach, konnte er die gefährliche Beschuldigung abwenden: Da ein Pulsschlag seelische Erregungen anzeigen kann, bietet er einen sicheren Ausgangspunkt für weiterführende Überlegungen, die nur den Unwissenden geheimnisvoll erscheinen. So führte Galen Boethus zu der Einsicht, daß die ärztlichen Konkurrenten weder über die notwendigen Kenntnisse in der Pulsdiagnostik noch in der Logik verfügten[138].

Auch bei der Behandlung der Frau des Boethus ist Galen nicht alleine[139]. Die Krankheit der Frau des Boethus ist Nutton zufolge auf den Sommer des Jahres 164/65 zu datieren und fällt damit in den zweiten Abschnitt von Galens erstem Aufenthalt in Rom. Damals hatte er seine öffentlichen Auftritte bereits eingestellt. Zunächst hatte die Frau Hilfe bei den besten Hebammen der Stadt gesucht, von denen sie gewöhnlich betreut wurde[140], doch da keine Besserung eintrat, rief Boethus die Ärzte zusammen[141]. Trotz der vorangegangenen Erfahrungen verzichtet er also nicht darauf, mehrere Ärzte zugleich zu konsultieren, und Galen hat in diesem Fall zumindest teilweise mit seinen Kollegen zusammengearbeitet. Die Ärzte einigen sich auf eine Behandlung, die dann von Galen, allerdings ohne Erfolg, durchgeführt wird, und auch eine erneute Beratung bringt kein Ergebnis[142]. Galen scheint sich während der folgenden Tage häufig im Haus des Boethus aufgehalten zu haben. Jedenfalls ist er anwesend, als die Patientin einen Ohnmachtsanfall erleidet. Dies geschieht im „ersten Baderaum", so daß man von einer größeren Badeanlage im Haus des Boethus ausgehen kann[143]. Während die Gefolgschaft der Frau in Panik verfällt[144], gelingt es Galen, die Kranke wieder zum Bewußtsein zu bringen. Während der nächsten Woche behandelt Galen die Frau mit einer abgewandelten Therapie, und als Boethus erneut alle Ärzte zur

138 De praecogn. 7, 17 (CMG V, 8, 1, S. 110; K. XIV, 640): ἀκούσας οὖν ὁ Βοηθὸς ταῦτα, νὴ τοὺς θεοὺς ἔφη θαυμάζειν εἰ οὕτως εὔγνωστα φάρμακα τῶν ἰατρῶν οὐδεὶς οἶδεν. 7, 18 (S. 110; K. XIV, 641): «ἐοίκασι δ'», ἔφη (Boethus), «μὴ μόνον ἀγνοεῖν ὁποῖός ἐστι τῶν ἀγωνιώντων ὁ σφυγμὸς ... μήτε μαθήσει γεγυμνάσθαι τὸν λογισμόν».

139 De praecogn. 8 (CMG V, 8, 1, S. 110-116; K. XIV, 641ff.). Vgl. auch de venae sect. adv. Erasistr. Rom. deg. I (K. XI, 186ff.) zur Behandlung einer jungen Frau, die von mehreren Ärzten aus der Schule des Erasistratos betreut wird.

140 8, 2 (S. 110; K. XIV, 641): ... ταῖς συνήθεσι μαίαις ἀρίσταις οὔσαις τῶν κατὰ τὴν πόλιν ...

141 8, 2: ... πάντας ἡμᾶς ὁ Βοηθὸς ἀθροίσας ...

142 8, 3f. (S. 110f.; K. XIV, 642).

143 8, 6 (S. 112; K. XIV, 643): ... κατὰ τὸν πρῶτον οἶκον τοῦ βαλανείου ...

144 Hebammen und Sklavinnen? Vgl. 8, 5 (S. 112; K. XIV, 642): ... τῶν θεραπευουσῶν αὐτὴν γυναικῶν; 8, 8 (S. 112; K. XIV, 643): ... ἡ μαῖα; 8, 10 (S. 114; K. XIV, 644): ... τὰς γυναῖκας ...

Beratung zusammenruft – an dieser Konsultation nehmen auch die Sklaven und die Freunde des Hausherren teil –, kann Galen ihn davon überzeugen, ihm allein die Behandlung anzuvertrauen[145]. Einige Wochen später ist die Frau wieder gesund. Boethus bedankt sich bei Galen mit einem großzügigen Geldgeschenk in Höhe von 400 *aurei*[146]. Diese Summe entsprach 100.000 Sesterzen und damit dem Jahresgehalt, das M. Verrius Flaccus als Grammatiklehrer der Enkel des Augustus oder Quintilian als Rhetorikprofessor unter Vespasian bezogen hatten[147]. Man wird Galen ohne weiteres glauben, daß dies den Neid der anderen Ärzte hervorgerufen hat, zumal es Galen gelungen war, sie von der Behandlung auszuschließen. Boethus verspricht außerdem, gemeinsam mit Severus den Kaiser Mark Aurel, der sich gerade in Rom aufhielt, von der Kunst Galens zu unterrichten[148].

---

145 8, 15 (S. 114; K. XIV, 646).

146 8, 20 (S. 116; K. XIV, 647): ... τετρακοσίους μὲν ἔπεμψέ μοι χρυσοῦς ... Vgl. Nutton, Galen. On prognosis, CMG V, 8, 1, 1979, 179f.; Jouanna, La lecture de l'éthique hippocratique chez Galien, 1997, 242; Franke, Vom Ansehen des Arztes in der Antike, 2000, 68; Kobayashi, Medici nelle epigrafi, 1999, ohne Seitenzahl (Kobayashi verallgemeinert ohne Belege: „Un medico eccezionale come Galeno poteva pretendere onorari astronomici").

147 Suet., gramm. 17; Vesp. 18; vgl. Balsdon, Life and Leisure in Ancient Rome, 1969, 133; Mratschek-Halfmann, Divites et praepotentes, 1993, 36; 38. Weitere Preisangaben bei Lampe, Die stadtrömischen Christen, 1987, 208 (z. B. bei Martial 3, 52, ein Haus in Rom zum Preis von 200.000 Sesterzen). Mit seinem reichen Geschenk folgte Boethus dem Vorbild der Kaiser; vgl. die bei Mratschek-Halfmann, 36 genannten Beispiele und bsd. die Belohnung des Oppian durch Mark Aurel: Für jeden seiner Verse erhielt der Dichter vom Kaiser einen *aureus* (Suda, s.v. Ὀππιανός). Vgl. weiter Nutton, Healers in the medical market place, 1995, 46 zum Jahreseinkommen des Arztes des Claudius, C. Stertinius Xenophon: Während ihm seine ärztliche Praxis jährlich 600.000 Sesterzen eingebracht haben soll, hat Claudius das jährliche Gehalt des Arztes von 250.000 Sesterzen auf 500.000 verdoppelt (Plin., nat. hist. 29, 7); vgl. Herzog, Nikias und Xenophon von Kos, 1922, 189ff.; Fischer, Zur Entwicklung des ärztlichen Standes, 1979, 168. Ob Galen als ἀρχιατρός unter Mark Aurel und seinen Nachfolgern (vgl. Kap. VII, 3) ein vergleichbar hohes Gehalt bezog, ist nicht überliefert, doch kann der Betrag nicht unbedeutend gewesen sein.

148 Durch die Behandlung des Sklaven des Charilampas (s.o., S. 153, Anm. 66) sowie des Rhetors Diomedes, die ebenfalls in die Zeit von Galens erstem Romaufenthalt fallen (de praecogn. 5, 4 [CMG V, 8, 1, S. 94; K. XIV, 625]), muß Galens Name im Palast auch auf anderem Weg bekannt geworden sein. Während seiner Krankheit war Diomedes von den Ärzten des Kaiserpalastes vergeblich behandelt worden, während Galen ihn zu heilen vermochte (5, 3 [S. 94; K. XIV, 625]: ... οὗ μηδ' αὐτοῦ τῶν ἐκ τῆς αὐλῆς οἱ εὐδοκιμώτατοι τὴν διάθεσιν τοῦ νοσήματος ηὕρισκον ...).

VII. Galens zweiter Aufenthalt in Rom (ab 169 n. Chr.)

VII. 1. Galens Berufung durch Mark Aurel

Galen, der nach seiner Abreise aus Rom im Jahr 166 wohl kaum an eine spätere Rückkehr in die Hauptstadt gedacht hat, bezeichnet seinen späteren Aufenthalt in Rom als das Ergebnis des kaiserlichen Willens[1]. Nach der Rückkehr des Lucius Verus aus dem Partherkrieg und in der Vorbereitungsphase des Markomannen-Krieges ist es Galen zufolge in Rom zu einem Gespräch zwischen den Herrschern mit befreundeten Aristokraten über fähige Ärzte und Philosophen gekommen. In 'de praecognitione' berichtet Galen von seiner Sorge, durch eine von Boethus oder Severus dem Kaiser Mark Aurel gegenüber ausgesprochene Empfehlung an seiner Abreise aus Rom gehindert zu werden, und es ist anzunehmen, daß Galen nicht nur mit der Möglichkeit rechnete, zum Dienst beim Kaiser gerufen zu werden, sondern auch vorhersah, daß ein solcher Dienst einen längeren Aufenthalt an der Front bedeuten würde. Zwar ist in der erwähnten Beratung, so wie Galen sie zusammenfaßt, nicht ausdrücklich von der Auswahl von Begleitern für den Kriegszug die Rede, doch legt die zeitliche Verbindung mit dem Kriegsausbruch diesen Zusammenhang nahe[2]. Der Befehl, sich zu den

1 De libr. propr. 1 (GSM II, 96; K. XIX, 14f.): ... ὅτε τὸ δεύτερον ἧκον εἰς Ῥώμην ὑπὸ τῶν αὐτοκρατόρων μετακληθεὶς ...

2 Für Galen, der immer wieder sein medizinisches Forschungsinteresse betont, stellt sich die Frage, warum er einen Aufenthalt in Rom, das er im Hinblick auf die für ihn bzw. alle ernsthaften Gelehrten hinderlichen sozialen Bedingungen kritisiert und dem er gerade erst entflohen ist, einem ärztlichen Dienst beim Kaiser oder in der Legion vorzieht. Angesichts der ärztlichen Versorgung der Legionen, wie sie seit Augustus üblich war, wäre Galen an der Front zahlreichen ärztlichen Kollegen begegnet; zudem hätte er mit einem breiten Spektrum an Fällen (und nicht nur mit Kriegsverletzungen, für die er im übrigen aufgrund seiner Tätigkeit als Gladiatorenarzt bestens vorbereitet war), folglich mit einer beträchtlichen Erweiterung seiner Erfahrungen rechnen können (vgl. auch Dioscurides, de mat. med., praef. 4; dazu Wilmanns, Der Arzt in der römischen Armee, 1995, 183). Nur in den Legionslagern gab es die *valetudinaria*, in denen z.B. die Ernährung der rekonvaleszenten Soldaten zum Gegenstand der ärztlichen Forschung hätte werden können (vgl. Wilmanns, 179ff.: Das Lagerkrankenhaus von Vetera I hatte eine Kapazität von mehr als 280 Betten. Cass. Dio zufolge verfügten die im Markomannenkrieg stehenden Legionen

Kaisern zu begeben, ist dann von Aquileia aus an Galen ergangen (vgl. Kap. VI, 1, S. 146).

Aus 'de libris propriis' ergibt sich, daß Galen Mark Aurel und Lucius Verus im Winter 168/9 noch in Aquileia angetroffen hat, bevor die beiden Herrscher nach Rom gezogen sind, um Sicherheit vor der sich plötzlich mit aller Gewalt ausbreitenden Seuche zu finden[3]. Galen spricht von einer „Flucht" der Herrscher[4] und charakterisiert die Situation der in Aquileia Zurückgebliebenen, zu denen er selbst gehörte, mit dem Hinweis, daß ein Überleben kaum möglich gewesen sei. Viele von ihnen seien verstorben, da die Wirkung der Seuche durch die schlechte Jahreszeit noch verstärkt wurde, wobei jedoch offen bleibt, ob Galen nur an das kaiserliche Gefolge oder auch an das Heer denkt[5]. Ob Lucius

---

sogar über eigene Bäder: 71, 20, 1; vgl. Alföldy, Der Friedensschluss des Kaisers Commodus, 1989 [1971], 399). Ob Galen diesen Möglichkeiten ausgewichen ist, weil er weniger an einem medizinischen Erfahrungsgewinn als an einer öffentlichen Wirkung mit größerem Sozialprestige interessiert war, ist nicht zu entscheiden, da die Voraussetzung für eine solche Bewertung fraglich ist: Sollte Galen nämlich nicht Legionsarzt, sondern einer der Leibärzte der Kaiser werden, was wahrscheinlicher ist, so hätte er eine für das eigene Renommee gefährliche Verantwortung übernommen und sich an einem permanenten ärztlichen Konkurrenzkampf beteiligen müssen. Vgl. Lukian, hist. conscr. 16, 24f. zu dem Arzt Kallimorphos, der Lucius Verus in den Partherfeldzug begleitete. Zu ihm sowie zu den Arztsoldaten (*milites medici*), die auf eine lange Dienstzeit verpflichtet wurden, und den 'Vertragsärzten', die „nur an einem bestimmten Feldzug teil(nahmen) oder ... lediglich für einige Jahre in einer Garnison (arbeiteten)" vgl. Wilmanns, 1995, 174. Vgl. auch Marasco, Medici alla corte dei Cesari, 1997, 289 zu den Verdächtigungen, denen besonders ein kaiserlicher Leibarzt ausgesetzt war.

3 Birley (Mark Aurel, 1966, 213ff.) und Bowersock (Greek Sophists, 1969, 63) haben vermutet, Galen sei zur Bekämpfung der Seuche nach Aquileia gerufen worden; vgl. dagegen Nutton, CMG V, 8, 1, 1979, S. 211; Hankinson, Galen. On the Therapeutic Method, 1991, XXI, Anm. 17.

4 2 (GSM II, 98; K. XIX, 18): ... ὥστε τοὺς μὲν αὐτοκράτορας αὐτίκα φεύγειν εἰς Ῥώμην. Vgl. auch Hekster, Commodus, 2002, 43.

5 2 (GSM II, 98f.; K. XIX, 18): ... ἡμᾶς δὲ τοὺς πολλοὺς μόλις ἐν χρόνῳ πολλῷ διασωθῆναι πλείστων ἀπολλυμένων οὐ μόνον διὰ τὸν λοιμὸν ἀλλὰ καὶ διὰ τὸ μέσου χειμῶνος εἶναι τὰ πραττόμενα. Vgl. CIL V, 868 (Eck u. Heinrichs, Sklaven und Freigelassene, 1993, S. 170, Nr. 256): Grabinschrift für den *unctor* Naicus, gesetzt von dem Konsular M. Servilius Fabianus Maximus, cos. suff. 158 n. Chr., der am Markomannenfeldzug teilnahm und sich deshalb mit seinem Gefolge in Aquileia aufhielt. Vermutlich durch die Seuche verlor Fabianus auch seinen *libertus* Trophimus. Zum Ausmaß der Seuche über Aquileia hinaus vgl. Galen, de praesag. ex puls. 3, 4 (K. IX, 357): μύριοι τοιοῦτοι κατὰ τὸν πολυχρόνιον λοιμὸν ὤφθησαν ἡμῖν ...; in Hipp. epid. libr. tertium comm. 3, 59 [CMG, V, 10, 2, 1; K.

Verus an der Seuche erkrankt war, ist ungewiß, doch ist er auf dem Weg nach Rom in Altinum verstorben. Sein Leichnam wurde nach Rom gebracht, wo Mark Aurel die Vergöttlichung seines Mitherrschers durchführte[6]. Walsh hat vermutet, Galen habe sich im Gefolge Mark Aurels befunden, als der Leichnam des Verus nach Rom überführt wurde[7], dabei jedoch unberücksichtigt gelassen, daß Galen in 'de libris propriis' einen Augenzeugenbericht für die Zustände in Aquileia liefert, nachdem die Herrscher den Ort verlassen hatten. Nur die zusammenfassende Darstellung, die Galen in 'de praecognitione' von der Ereignissen gibt, läßt sich im Sinne von Walsh deuten, zumal Galen hier davon spricht, bei Mark Aurel erreicht zu haben, in Rom zurückgelassen zu werden[8]. Diese Wortwahl erscheint aber weniger beweiskräftig als Galens eindeutige Aussage in 'de libris propriis', nach der Abreise der Kaiser in Aquileia verblieben zu sein[9]. So ist wohl anzunehmen, daß Galen hier auf die Rückkehr Mark Aurels warten mußte, um sich dann in einer Audienz mit dem Wunsch des Kaisers konfrontiert zu sehen, ihn in den Krieg zu begleiten[10]. Schon die Aufforderung, zum Heerlager nach Aquileia zu kommen, stellte sich für Galen als Zwang (ἀνάγκη) dar (vgl. S. 146, Anm. 36), doch machte er sich Hoffnungen, einer Verpflichtung entgehen zu können, da

---

XVII/1, 709]: ... ὁ καθ' ἡμᾶς γενόμενος οὗτος ὁ μακρότατος λοιμὸς ἐκ τῶν διὰ τῆς κοιλίας κενουμένων σχεδὸν ἅπαντας ἀνεῖλεν; vgl. Schmitt, Die Pest des Galenos, 1944, 8f. Hommel, Euripides in Ostia, 1957, 115, vermutet, daß die in der Nekropole auf der Isola Sacra in einem vom ἀρχιατρός Demetrius errichteten Familiengrab beigesetzten Mitglieder der *gentes* der Munatier und Julier durch die Seuche der Jahre 166 oder 169 ihr Leben verloren haben (121ff.). Auf dem Gelände sind in ungeordneter Form weitere Gräber angelegt worden, die Hommel zufolge „für die ebenfalls der Pestepidemie zum Opfer gefallenen Bediensteten der ... [im Grabbezirk 106] bestatteten vornehmen Großfamilie bestimmt" waren.

6 De libr. propr. 2 (GSM II, 99; K. XIX, 18): μεταστάντος δ' ἐξ ἀνθρώπων τοῦ Λουκίου κατὰ τὴν ὁδὸν εἰς Ῥώμην αὐτοῦ κομίσας τὸ σῶμα τὴν ἀποθέωσιν Ἀντωνῖνος ἐποιήσατο ...

7 Galens second sojourn, 1930, 476.

8 9, 7 (CMG V, 8, 1, S. 118; K. XIV, 650): χρηστὸν δ' ὄντα καὶ φιλάνθρωπον αὐτὸν ἐδυνήθην, ὡς οἶσθα, πεῖσαι καταλιπεῖν ἐν τῇ Ῥώμῃ με· καὶ γὰρ διὰ ταχέων ἐπανήξειν.

9 Zu berücksichtigen ist auch, daß im Frühjahr oder Sommer 169 ein Sohn Mark Aurels, Annius Verus, in jungem Alter gestorben ist. Die ärztlichen Bemühungen blieben in seinem Fall ohne Erfolg. Galen geht mit keinem Wort auf diesen Vorfall ein, und es ist unwahrscheinlich, daß er sich damals bereits in der Hauptstadt aufgehalten hat bzw. mit der Behandlung des Prinzen betraut war, dessen Tod zu einem Vertrauensverlust am Kaiserhof hätte führen müssen.

10 De libr. propr. 2 (GSM II, 99; K. XIX, 18): ... περὶ παντὸς ποιούμενος ἀπάγειν με ... Vgl. auch Swain, Hellenism and Empire, 1996, 375.

Mark Aurel der Ruf anhing, ein 'verständiger' Mann zu sein[11]. Galen berichtet nur von einem einzigen Gespräch mit dem Kaiser, in dem er angab, Asklepios habe ihm die Teilnahme am Feldzug untersagt[12]. Diese Begründung war – bewußt oder unbewußt – geschickt gewählt, denn sie entsprach der Herrschaftsauffassung Mark Aurels, welche der 'Freiheit' der Bürger eine große Bedeutung zumaß[13].

Walsh hat Galens Vorgehen mit dem 'Hippokrates-Roman' in Zusammenhang gebracht. Galen erklärt in 'quod optimus medicus sit etiam philosophus', daß ein Arzt, der dem Vorbild des Hippokrates nachfolgen wolle, so wie Hippokrates auf engere Verbindungen mit den Reichen und Mächtigen verzichten müsse, um sich seiner Arbeit und den eigenen Forschungen (z.B. auch auf Reisen) widmen zu können[14]. Dabei erinnert Galen daran, daß Hippokrates einst die ihm von Artaxerxes und Perdikkas erwiesenen Gunstbeweise abgelehnt haben soll[15]. Um nun selbst diesem Ideal zu genügen, so meint Walsh, habe sich

---

11 De libr. propr. 2 (GSM II, 98; K. XIX, 18): ... ἤκουον γὰρ εἶναι τὸν ἕτερον αὐτῶν, τὸν πρεσβύτερον [Mark Aurel], εὐγνώμονά τε καὶ μέτριον ἥμερόν τε καὶ πρᾷον ...

12 2 (GSM II, 99; K. XIX, 18f.): ... τἀναντία κελεύειν τὸν πάτριον θεὸν Ἀσκληπιόν ... (vgl. Kap. IV, 2, S. 79, Anm. 81). Die Differenz zwischen der kurzen Aussage in de praecogn., vom „verständigen“ Kaiser Mark Aurel die Befreiung vom Dienst an der Front erhalten zu haben, und der längeren Darstellung in de libr. propr., in der weniger der Kaiser als vielmehr Asklepios als der Handelnde auftritt, erklärt Swain mit der unterschiedlichen Abfassungszeit der Schriften (Hellenism and Empire, 1996, 375): Die spätere und ausführlichere Fassung sei die wahrscheinlichere, da die frühere noch unter Mark Aurel veröffentlicht wurde und folglich die Bedeutung des Kaisers betont.

13 Zur Herrschaftsauffassung vgl. Mark Aurel 1, 14 über seinen Lehrer Severus, der ihn mit Brutus und Cassius bekannt gemacht und ihm das Bild eines Kaiserreichs entworfen habe, in dem die Freiheit der Bürger gewährleistet wird; hier werden die Begriffe ἰσονομία, ἰσότης und ἰσηγορία verwendet. Hinzuweisen ist jedoch auch auf das aus der Zeit Hadrians stammende Paradoxon des Favorinus βασιλεῖ διαφέρεσθαι καὶ ζῆν (Philostratos, Vitae Soph. 1, 8 [p. 489]), das deutlich macht, daß jeder Einwand gegen einen kaiserlichen Wunsch für den Betreffenden gefährliche Konsequenzen haben konnte (vgl. Bowersock, Greek Sophists, 1969, 36). In diesem Zusammenhang wird verständlich, warum Galen, nachdem er sich gegen die Meinung der Leibärzte Mark Aurels gewandt hatte, von diesem als ἐλεύθερος gelobt wurde (s.u., S. 185).

14 Zu dieser Schrift und der in ihr enthaltenen Gesellschaftskritik Galens vgl. Jouanna, La lecture de l'éthique hippocratique chez Galien, 1997, 230ff.

15 3 (GSM II, S. 5 ; K. I, 58). Zum ps.-hippokrat. Brief 5, in dem Hippokrates die Ablehnung der Einladung des Perserkönigs damit begründet, einem Barbaren nicht helfen zu wollen, vgl. Kudlien, Medical Ethics, 1970, 94f.; Flashar, Ethik und Medi-

Galen dem Wunsch des Kaisers, ihn an die Front zu begleiten, entziehen wollen[16]. Walsh übersieht dabei einen wichtigen Unterschied: Galen kann die 'Einladung' Mark Aurels nicht einfach ablehnen, sondern muß eine auf die 'Verständigkeit' und die Religiosität des Kaisers zielende Entschuldigung gebrauchen. Gewiß stellt der Gelehrte, der sich den Reichen und Mächtigen entzieht, für Galen ein wiederholt beschworenes Ideal dar, doch kann er in der konkreten Situation von Aquileia nur auf das Wohlwollen des Kaisers hoffen. In 'de praecognitione' spricht Galen ganz offen von einer 'Überredung', mit der er den Kaiser zu einer Entscheidung in seinem Sinne gebracht habe[17].

Mark Aurel hat Galens Erklärung akzeptiert und sein weiteres Verbleiben in Rom angeordnet. Der Kaiser erwartete, daß der Markomannenkrieg nicht von langer Dauer sein würde[18]. Galen sollte in Rom die Rückkehr des Kaisers abwarten und sich während dieser Zeit für Commodus in Bereitschaft halten. Die alltägliche Sorge für die Gesundheit des Commodus sollte den Bediensteten im Palast obliegen und Galen nur im Krankheitsfall konsultiert werden[19]. Galen wurde also keine beständige Tätigkeit im Kaiserpalast übertragen, vielmehr wurde er dem dortigen Personal nur assoziiert. Allerdings stand Galen trotz seiner Freiheiten in kaiserlichen Diensten. Aus einem weiter unten zu diskutierenden Selbstzeugnis Galens läßt sich erschließen, daß er während seines zweiten

---

zin, 1997, 15; Jouanna, La lecture de l'éthique hippocratique chez Galien, 1997, 233f. Zum Hippokrates-Roman vgl. weiter Kudlien, Hippokrates-Rezeption im Hellenismus, 1989, 372ff.

16 Galen's writings 1934, 435.

17 9, 7: CMG V, 8, 1, S. 118; (K. XIV, 650): ... ἐδυνήθην, ὡς οἶσθα, πεῖσαι ...

18 De praecogn. 9, 7 (S. 118; K. XIV, 650): καὶ γὰρ διὰ ταχέων ἐπανήξειν; vgl. de libr. propr. 2 (GSM II, 99; K. XIX, 19): ... ἤλπιζε γὰρ ἐν τάχει κατορθώσειν τὸν πόλεμον ...

19 De libr. propr. 2 (GSM II, 99; K. XIX, 19): ... καταλιπὼν δὲ τὸν υἱὸν Κόμμοδον, παιδίον ἔτ' ὄντα κομιδῆ νέον, ἐνετείλατο τοῖς τρέφουσιν αὐτὸ πειρᾶσθαι μὲν ὑγιαῖνον φυλάττειν, εἰ δέ ποτε νοσήσειε, καλεῖν ἐπὶ τὴν θεραπείαν ἐμέ. Aus de praecogn. ergibt sich, daß die Verantwortung für Commodus in den Händen des Peitholaos lag: 9, 7 (CMG V, 8, 1, S. 118; K. XIV, 650): ... ὑπὸ Πειθολάῳ τρεφόμενος ἐντολὰς ἔχοντι παρ' αὐτοῦ τοῦ αὐτοκράτορος Ἀντωνίνου καλεῖν πρὸς τὴν ἐπιμέλειαν τοῦ παιδὸς εἰ νοσήσειέ ποτε. Zu Peitholaos, der nur durch Galen bekannt ist, und von ihm hier als τροφεύς, später dann als κοιτωνίτης – also als *cubicularius* – bezeichnet wird (10, 2 [S. 120; K. XIV, 652]), vgl. Walsh, Galens second sojourn, 1930, 480; Gherardini, Studien zur Geschichte des Kaisers Commodus, 1974, 9; Nutton, Galen. On prognosis, CMG V, 8, 1, 1979, S. 212. Walsh hält Peitholaos für einen Sklaven und kaiserlichen Hilfsarzt, doch deuten Galens Bezeichnungen auf größere Kompetenzen. Über das spätere Schicksal des Peitholaos ist nichts näheres bekannt.

Aufenthalts in Rom in der Position eines ἀρχιατρός für den Kaiserpalast gearbeitet und damit einem größeren Ärzte-Kollegium angehört hat (S. 190). Erst durch besondere Kenntnisse in der Pharmakologie, deren es für die Herstellung des Theriaks bedurfte, ist Galen dann wieder in einen direkten Kontakt zu Mark Aurel getreten. Und wenn Galen durch die Anordnung Mark Aurels auch nicht zu einem kaiserlichen 'Leibarzt' im engeren Sinne des Wortes (d.h. mit der Aufgabe einer täglichen Betreuung) geworden war, so wurde seine Stellung durch die anbefohlene Nähe zum Kaiserpalast prominenter als vor der Abreise nach Pergamon. Auch sah sich Galen erneut den Angriffen konkurrierender Ärzte ausgesetzt. Während der vielen Jahre, die Mark Aurel an der Front verbrachte – der Kaiser ist wider Erwarten erst im Jahr 176 in die Hauptstadt zurückgekehrt – hat Galen Rom immer wieder einmal verlassen, um seiner eigenen Aussage zufolge vor der Boshaftigkeit (κακοήθεια) der hauptstädtischen Ärzte und Philosophen auszuweichen. Er hat sich dann an jene Orte in der weiteren Umgebung Roms begeben, in denen sich Commodus jeweils aufhielt[20], d.h. nach Lorium, Lavinium, Tibur oder Antium, wo sich kaiserliche Landsitze befanden[21]. Es bleibt offen, ob Galen sein Quartier in den Villen selbst oder nur in ihrer näheren Umgebung genommen hat, und auch die Zeiträume seiner jeweiligen Aufenthalte sind nicht zu ermitteln[22]. Insgesamt ergibt sich der Eindruck, daß Galens persönliches Verhältnis zu Commodus, der 169 erst acht Jahre alt war, nicht sehr eng gewesen sein kann[23]. Die medizinische Aufsichtspflicht über

20 De praecogn. 9, 7 (CMG V, 8, 1, S. 118; K. XIV, 650): παντὶ δ' οὖν τῷ τῆς ἀποδημίας αὐτοῦ χρόνῳ μεμνημένος τῆς συνήθους κακοηθ<ε>ίας τῶν κατὰ τὴν πόλιν ἰατρῶν τε καὶ φιλοσόφων ἔγνων ἀναχωρεῖν αὐτῆς ἄλλοτε εἰς ἄλλο χωρίον ἐν ᾧπερ ἂν ὁ υἱὸς αὐτοῦ Κόμ<μ>οδος ... Vgl. Hekster, Commodus, 2002, 33f.

21 Vgl. Walsh, Galens second sojourn, 1930, 477 (Lorium); Nutton, Galen. On prognosis, CMG V, 8, 1, 1979, S. 212 (Lavinium, Lanuvium, Tibur, Antium).

22 Walsh, Galens second sojourn, 1930, 477, nimmt einen dauerhaften Aufenthalt Galens in Lorium an: „Galen dwelt either in the country palace itself ... or nearby ..." Dies widerspricht Galens Aussage in de praecogn. 9, 7 (s.o., Anm. 20). Zwar könnte ἄλλοτε εἰς ἄλλο χωρίον bedeuten, daß Galen über einen langen Zeitraum Commodus von einer Villa zur nächsten nachfolgte. Doch belegen die wissenschaftlichen Arbeiten und die Behandlungen anderer Patienten, die in diese Jahre fallen, daß Galen über längere Zeiträume auch in Rom gewesen sein muß. Außerdem hat sich Commodus etliche Jahre lang (170-172 und wieder 175/6) außerhalb Italiens bei Mark Aurel befunden; vgl. dazu Nutton, Galen. On prognosis, CMG V, 8, 1, 1979, S. 212; vgl. auch Gherardini, Studien zur Geschichte des Kaisers Commodus, 1974, 13f.

23 Nutton (Galen. On prognosis, CMG V, 8, 1, 1979, S. 212) vergleicht Galens Stellung mit der des P. Aelius Aug. lib. Epaphroditus, der als *magister iatroliptes puerorum*

Commodus (wie auch seine Stellung als ἀρχιατρός) gewährte Galen ausreichend Zeit für seine wissenschaftlichen Arbeiten. Aus der Rückschau stellten sich diese Jahre für Galen als besonders produktiv dar; damals habe er sich, so schreibt er in 'de libris propriis', um die Sammlung und Ordnung seiner Kenntnisse bemüht, weitere Forschungen betrieben und die zwei großen Werke 'de usu partium' und 'de placitis Hippocratis et Platonis' vollendet[24].

VII. 2. Behandlungen im Kaiserpalast

Der Eindruck, daß sich Galen in einer eher losen Anbindung zum Kaiserpalast befunden hat, wird auch dadurch bestätigt, daß Galen über Krankheiten von Angehörigen der Kaiserfamilie wenig zu berichten hat. Galen legt großen Wert darauf, seine erfolgreichen Behandlungen hochstehender Personen zu schildern, doch beinhaltet 'de praecognitione' nur je einen Behandlungsbericht für Mark Aurel und für Commodus.

Die in dieser Schrift präsentierten Fallgeschichten sind im einzelnen nur ungefähr zu datieren, folgen aber einer inneren chronologischen Ordnung. Da bei der Behandlung des Sextus Galens Verbindung zum Kaiserpalast bereits gegeben sein muß, kann diese Episode frühestens in den Beginn von Galens zweitem Romaufenthalt gehören. 'De libris propriis' ist außerdem zu entnehmen, daß sich Galen im Jahr 169 nicht gemeinsam mit dem Kaiser in Rom befunden hat (s.o., S. 147), so daß die Behandlung Mark Aurels erst 176/77 stattgefunden haben kann, während die von Galen zunächst nur kurz erwähnte und später ausführlich dargestellte Krankheit des Commodus in die Jahre 173-175 zu datieren ist[25].

---

eminentium Caesaris nostri (CIL VI, 8981) die Sportübungen des jungen Mark Aurels und Lucius Verus beaufsichtigte. Doch hat Epaphroditus seine Schützlinge vermutlich sehr viel häufiger gesehen als Galen den Commodus.

24 De libr. propr. 2 (GSM II, 99f.; K. XIX, 19f.): καὶ χρονίσαντός γε κατὰ τὴν ἀποδημίαν παρὰ πᾶσαν ἐλπίδα τοῦ 'Αντωνίνου σύμπας ἐκεῖνος ὁ χρόνος ἀξιολογωτάτην τὴν ἄσκησίν μοι παρέσχεν ...

25 Vgl. Nutton, Galen. On prognosis, CMG V, 8, 1, 1979, S. 217f., der alternative Datierungsmöglichkeiten anführt. M.E. hat Galen an der chronologischen Abfolge festgehalten, dabei jedoch prominente Fälle in seiner Darstellung vorgezogen. So erwähnt er in de praecogn. 10, 22 (CMG V, 8, 1, S. 126; K. XIV, 657) die Behandlung des Commodus, um dann zunächst die des Kaisers zu schildern: 11, 1-8 (CMG V, 8, 1, S. 126f.; K. XIV, 657ff.). Dann wird der Bericht zu Commodus nachgeliefert: 12 (S. 130ff.; K. XIV, 661ff.). Das Ordnungsprinzip, das mit der chronologischen Abfolge verbunden ist, besteht in der Besonderheit des jeweiligen Falles (vgl. 11, 1 [S. 126; K. XIV, 657]: Θαυμαστὴ δ' ὄντως ἡ νῦν ἐπ' αὐτοῦ τοῦ βασιλέως συμβᾶσα ...).

Um die Gesundheit des Sextus sorgten sich Claudius Severus (cos. ord. des Jahre 173) und der *cubicularius* Peitholaos, während sich der Vater des Sextus offensichtlich nicht in Rom befunden hat. Mit Claudius Severus war Galen seit seinem ersten Romaufenthalt bekannt. Severus hatte jenem Vortrag beigewohnt, der auf Wunsch des Boethus veranstaltet wurde und bei dem Galen mit Alexander von Damaskos aneinandergeraten war. Galen mußte nicht nur Peitholaos Auskunft über den zu erwartenden Verlauf der Krankheit des Sextus geben[26], sondern auch Severus informieren und auf seinen 'Befehl' hin die Behandlung des widerspenstigen Patienten weiterführen[27]. Das Interesse des Severus sowie des Prinzenbetreuers an dem Schicksal des Sextus belegt die Zugehörigkeit des jungen Mannes zur Reichsaristokratie. Auch Mark Aurel ließ sich von Peitholaos über die Behandlung unterrichten[28]. Sextus ist wahrscheinlich mit Sextus Quin-

---

26 De praecogn. 10, 2 (CMG, V, 8, 1, S. 120; K. XIV, 652): ... ὡς προεῖπον ἐρομένῳ Πειθολάῳ τῷ κοιτωνίτῃ ὅ τι θεσπίζοιμι περὶ τῶν μελλόντων. Vgl. auch Swain, Hellenism and Empire, 1996, 376; die Behandlung des Sextus erwähnt auch Marasco, Medici alla corte dei Cesari, 1997, 284.

27 De praecogn. 10, 6 (CMG, V, 8, 1, S. 122; K. XIV, 653): ... Κλαύδιος Σεβῆρος ... κελεύσας παρακαλεῖν <μ'> εἰς τὴν ἐπίσκεψιν τοῦ Ἕξστου [sic] καὶ μετὰ ταῦτα πρὸς αὐτὸν ἀφικέσθαι ... Zur Rekonstruktion des verderbten Galentextes vgl. Nutton, Galen. On prognosis, CMG V, 8, 1, 1979, 213f.

28 Nutton, Galen. On prognosis, CMG V, 8, 1, 1979, S. 216, geht davon aus, daß sich Mark Aurel zum Zeitpunkt der Behandlung des Sextus in Rom befunden hat, und dies scheinen auch die von Galen an Severus gerichteten Worte zu bestätigen (de praecogn. 10, 15 [CMG, V, 8, 1, S. 124; K. XIV, 655]: «ἴσως», ἔφην, «οὗτος (Peitholaos) ἔφη ... »); unmittelbar zuvor ist von einem Bericht an den Kaiser die Rede (πάντως οὖν ἔφη καὶ τῷ αὐτοκράτορι δεδηλωκέναι τὸν Π<ε>ιθόλαον). Auch Nutton zieht in Erwägung, daß es sich dabei um eine schriftlichen Mitteilung gehandelt haben könnte (Galen. On prognosis, CMG V, 8, 1, 1979, S. 216), bevorzugt aber die Annahme einer mündlichen Mitteilung und schließt daraus auf eine Datierung der Behandlung in das Jahr 169, als sich Mark Aurel noch in Rom befand. Dies widerspricht jedoch Galens Darstellung in de libr. propr., derzufolge er sich damals nicht gleichzeitig mit dem Kaiser in Rom aufgehalten hat. Aufgrund der längeren Abwesenheit des Sextus Quintilius Maximus könnte die Behandlung auch in das Jahr 173 gefallen sein; in diesem Jahr bekleidete Severus das Konsulat, wozu auch sein Eintreten für den jungen Sextus (stellvertretend für den Kaiser) gut passen würde. Für Galen wäre dann anzunehmen, daß er sich in den ersten Jahren seines zweiten Romaufenthalts, etwa bis 173, als die Patientenberichte in de praecogn. wieder einsetzen, neben gelegentlichen Besuchen im Kaiserpalast auf seine eigene Arbeit konzentrieren konnte, seit diesem Jahr jedoch in der Stellung eines ἀρχιατρός nicht mehr für Commodus allein zuständig war. Die Berufung in die Stellung eines ἀρχιατρός wäre dann nicht schon 169, sondern erst einige Jahre

tilius Condianus iun. zu identifizieren, dem Sohn des Konsuls von 151 Sextus Quintilius Maximus, der während der Jahre 168/169 oder 169/170 als Proconsul in der Provinz Asia weilte und von ungefähr 170/171 bis 174/175 gemeinsam mit seinem Bruder Sextus Quintilius Condianus sen. als *corrector* der Provinz Achaia vorstand[29].

Galen beschreibt Sextus als einen „streitsüchtigen" Patienten[30], der sich alle Mühe gab, Galens prognostische Fähigkeiten in Verruf zu bringen; mit diätetischen Maßnahmen soll er versucht haben, den von Galen vorhergesagten Krankheitsverlauf zu verhindern[31]. Vermutlich wurde Sextus von anderen Ärzten, vielleicht von solchen des Kaiserpalastes, betreut, und diese könnten ihn instruiert haben, dem erfolgreichen Pergamener entgegenzuwirken. Die Behandlung des Sextus könnte sich aufgrund der besonderen Aufmerksamkeit des Kaisers für ein solches Konkurrenzverhalten angeboten haben. In seinem Gespräch mit Severus, das in 'de praecognitione' referiert wird, betont Galen, sich für die Reaktion der ihm feindlich gesinnten Kollegen nicht zu interessieren: Eine weitreichende δόξα erscheint nicht mehr als sein Ziel[32]. Während die feindlichen Kollegen auf einen Mißerfolg bei der Behandlung des Sextus hofften, ihn im Falle eines Erfolgs jedoch als Wahrsager und Magier verleumden würden[33], will Galen seine aristokratischen 'Freunde'[34] dazu bringen, die durch un-

später erfolgt, als Mark Aurel einen fähigen Nachfolger für den bislang mit der Zubereitung des Theriak beauftragten Demetrius gesucht hat (s.u., S. 189).

29 Zur Identifizierung der von Galen genannten Person mit Sextus Quintilius Condianus vgl. Nutton, Galen. On prognosis, CMG V, 8, 1, 1979, 213f., der die Forschungsgeschichte zu dieser Galen-Stelle zusammenfaßt; auf S. 216 berücksichtigt Nutton allerdings nur die Statthalterschaft des Vaters in Asia; vgl. dagegen Alföldy, Konsulat und Senatorenstand unter den Antoninen, 1977, 216f.; 260ff. Der junge Sextus Quintilius Condianus hat seinerseits das Konsulat im Jahr 180 bekleidet. Zur Identifizierung des Sextus mit dieser Person paßt, daß Galens Patient zum Zeitpunkt seiner Krankheit kein Kind mehr war, verzichtete er doch während seiner Krankheit auf den Genuß von Wein (de praecogn. 10, 4 [S. 122; K. XIV, 652]: ... οὔτε δ' οἶνον ἔπινεν ...); auch der Versuch, Galens Behandlung zu unterlaufen, erweist Sextus als einen erwachsenen Patienten.

30 De praecogn. 10, 4 (CMG V, 8, 1, S. 120; K. XIV, 652): ... φιλόνεικος ὢν ἐσχάτως ὁ Ἕξστος ...

31 10, 4 (S. 120f.): ... ὅπως ἐλέγξῃ ἐμὲ μὴ γενομένης ὑποστροφῆς ...

32 10, 15 (S. 124; K. XIV, 655): «... ἐμοὶ δ' οὐ μέλ[λ]ει τῆς ἐπὶ τοῖς τοιούτοις δόξης ... ».

33 10, 15: ... γόητά τε καὶ μάντιν ἕτερά τε κατ' ἐμοῦ τοιαῦτα θρυλοῦντες ... Vgl. zum Vorwurf der Magie auch Philostratos, Vita Apoll. 9, 22: In seiner Verteidigungsrede vor Vespasian soll Apollonios, dem die Rettung der Stadt Ephesos vor einer Seuche zugeschrieben wurde, u.a. ausgeführt haben: ... καί φησιν, οὐκ

fähige Ärzte in Mißkredit geratene Medizin wieder als Wissenschaft wertzuschätzen[35]. Galen zeigt sich als ein Mitglied dieser führenden Kreise, das für seine Anerkennung nicht mehr streiten muß.

In der Öffentlichkeit wurde dann die erfolgreiche Behandlung des Commodus als ein besonderer Beweis für Galens Können gewertet, obwohl er selbst betont, daß es sich um den wenig spektakulären Fall einer einfachen Mandelentzündung gehandelt habe[36]. Eines Abends kehrt Commodus mit Fieber aus der Palästra zurück, und Galen, der (zufällig?) anwesend ist und den Puls des Jungen prüft, stellt eine Entzündung fest. Es ist dann Peitholaos, der den Hals des Commodus öffnet und Galen auffordert, hineinzuschauen. Es zeigt sich, daß Peitholaos, der für die Hygiene des Prinzen zuständig ist, ein zu scharfes Mittel für die Mundreinigung angewendet hat, woraufhin Galen ihm Anweisungen zur Herstellung eines milderen, aus Honig und Rosenwasser zusammengesetzten Mittels gibt. Drei Tage nach Beginn der Krankheit ist Commodus beinahe fieberfrei, so daß Galen eine der Säftelehre entsprechende Behandlung mit Wasser anordnen kann: Durch Waschungen soll die Hitze und Trockenheit des Körpers ausgeglichen werden[37].

Erst an diesem dritten Tag des Krankheitsverlaufs erscheint eine nahe Verwandte des Kaisers namens Annia Faustina, um nach dem Jungen zu schauen. Bei dieser Frau kann es sich weder um die Kaiserin Faustina noch um die älteste Tochter Mark Aurels, Annia Galeria Aurelia Faustina, handeln, denn Galen bezeichnet sie als συγγενὴς οὖσα τῷ αὐτοκράτορι ἔγγιστα[38]. Vielmehr ist der von Ilberg vorgeschlagenen Identifizierung mit Mark Aurels Cousine Annia Fundania Faustina zuzustimmen[39]. Sie ist in Galens Bericht die einzige Angehörige der kaiserlichen Familie, die sich nach dem Befinden des Commodus erkundigt.

ἐπειδὴ σωτηρίας αἴτιος Ἐφεσίοις ἐγενόμην, γράφεσθαί με, ἀλλ' ἐπειδὴ προεῖπον ἐμπεσεῖσθαί σφισι τὴν νόσον, τουτὶ γὰρ ὑπὲρ σοφίαν εἶναι καὶ τερατῶδες ...

34 De praecogn. 10, 16 (S. 124; K. XIV, 656): ὑμῖν δὲ τοῖς φίλοις ...

35 10, 16(S. 124; K. XIV, 656): ... ἐπιδείκνυμι τὴν μὲν τέχνην ἀξίαν Ἀπόλλωνός τε καὶ Ἀσκληπίου ...

36 de praecogn. 12, 1 (S. 130; K. XIV, 661): Τὸ μέντοι κατὰ Κόμ<μ>οδον ἔχειν μέν φασί <τι> μέγιστον, τῇ δ' ἀληθείᾳ πάμπολυ λείπεται τοῦδε. Vgl. zur Behandlung des Commodus kurz auch Marasco, Medici alla corte dei Cesari, 1997, 285; Hekster, Commodus, 2002, 33.

37 12, 1-4 (S. 130; K. XIV, 661f.).

38 12, 5 (S. 130; K. XIV, 663).

39 Ilberg, Aus Galens Praxis, (1905) 1971, 296; vgl. Nutton, Galen. On prognosis, CMG V, 8, 1, 1979, 222f.

Daß dies erst nach einigen Tagen geschieht[40], ist einer von mehreren Hinweisen darauf, daß Faustina nicht im Kaiserpalast gewohnt hat[41]. Faustina erscheint in Begleitung mehrerer Ärzte, welche der methodischen Schule angehören[42], und einem dieser Ärzte gegenüber formuliert sie eine ironische Anerkennung der ärztlichen Leistungen Galens, der seinen Wettstreit mit den Methodikern durch praktisches Können gewonnen habe[43]. Offensichtlich handelt es sich bei Faustinas Ausführungen um ein Kompliment wider Willen, denn in ihrem einleitenden Gespräch mit Peitholaos geht sie selbst von den Voraussetzungen der methodischen Medizin aus. Faustinas Auftritt bildet den Höhepunkt in der Krankengeschichte des Commodus: Auf das Lob, das ihm von Seiten dieser Angehörigen des Kaiserhauses zukommt, antwortet Galen mit dem Hinweis, Faustina hätte ihn mit ihrem Urteil bei den verfeindeten Kollegen in Rom nur noch verhaßter gemacht[44]. Betont Galen somit erneut, daß ihm in jenen Jahren an öffentlicher Anerkennung nicht mehr gelegen gewesen sei, bezeugt seine nachfolgende Darstellung der Behandlung Mark Aurels doch wieder das Gegenteil: Wenn Galen sie als 'staunenswert' (θαυμαστή) bezeichnet, so war sie dies nicht, weil sie ihn vor besondere Schwierigkeiten gestellt hätte; vielmehr bot sich Galen die Gelegenheit, seine überlegene Puls-Diagnostik anzuwenden und vor dem Kaiser die ärztliche Konkurrenz auszustechen[45].

Nur dieses eine Mal, als der Kaiser nach seiner Rückkehr aus dem Orient im Herbst 176 erkrankt war, scheint Mark Aurel Galen konsultiert zu haben. In 'de

---

40 12, 5 (S. 130, K. XIV, 663): ... παραιτουμένη διότι δευτεραῖον αὐτὸ<ν> οὐκ εἶδε.

41 Faustina und ihre Ärzte haben erst am Vortag ihres Besuchs von der Krankheit des Commodus erfahren (12, 5; 9 [S. 130, 132; K. XIV, 663f.]: χθὲς γὰρ ἔφη[ν] μετ' ἄριστον ἐγνωκέναι περὶ τοῦ γενομένου πυρετοῦ ...; «... ὡς καὶ ὑμεῖς χθὲς ἠκούσατε ...»); nach ihrem Besuch verläßt Faustina den Palast mit ihrer Kutsche (12, 10 [S. 132; K. XIV, 664]: Ἡ μὲν τοιαῦτ' ἔλεγε διαβαδίζουσα μέχρι τοῦ ὀχήματος ...).

42 12, 7 (S. 132; K. XIV, 663): ... ἡ Φαυστίνα, λαβομένη τῆς χειρὸς ἑαυτῇ συνεξήγαγεν ἰατρόν τινα τῶν συνηκολουθηκότων αὐτῇ μεθοδικῶν ... Auch für Faustina ist also festzustellen, daß mehrere Ärzte (die nicht den Palastärzten zuzurechnen sind) zu ihrem Gefolge gehörten.

43 12, 7ff. (S. 132; K. XIV, 663f.): ... παίζουσα, «Γαληνὸν», ἔφη, «τοῦτον ἴσθι μὴ λόγοις ἀλλ' ἔργοις ὑμῖν τοῖς μεθοδικοῖς πολεμεῖν ... καὶ νῦν οὖν», ἔφη, «τὸ τῆς ἐπιστήμης βέβαιον ἐπιδείκνυται ...».

44 12, 10 (S. 132; K. XIV, 664): ... «ἐποίησάς με πολὺ μᾶλλον ἢ πρόσθεν ὑπὸ τῶν ἰατρῶν μισεῖσθαι» ...

45 De praecogn. 11, 1 (CMG V, 8, 1, S. 126; K. XIV, 657f.): s.o., S. 179, Anm. 25; vgl. 11, 9 (S. 128; K. XIV, 660): ... ταύτης τῆς ἐπισκέψεως οὐδεμίαν ἄλλην ἡγοῦμαί μοι γεγονέναι θαυμαστοτέραν.

praecognitione' bietet Galen einen genauen Bericht vom Verlauf der Krankheit[46]. Zunächst wurde Mark Aurel von den Ärzten, die ihn auf dem Feldzug begleitet hatten, betreut[47]. Zur Behandlung seines Fiebers nimmt der Kaiser Aloe ein, außerdem seiner täglichen Gewohnheit folgend den Theriak. Er beendet den ersten Tag mit einem Bad und einer leichten Mahlzeit, leidet jedoch während der Nacht an Koliken, Durchfall und zunehmendem Fieber. Daraufhin ordnen die Ärzte am folgenden Tag Bettruhe und eine leichte Kost an. Galen, der nicht im Palast wohnt, erhält (vom Kaiser selbst oder von Peitholaos?) die Anweisung, hier zu übernachten, und am Abend läßt ihn der Kaiser zu sich rufen[48]. Am Krankenbett befinden sich drei Ärzte, die den Puls des Kaisers prüfen, während sich Galen im Hintergrund hält[49]. Als der Kaiser wissen will, warum Galen sich zurückhält, erklärt dieser, daß die drei Leibärzte zu einer besseren Diagnostik befähigt seien, da sie den Kaiser auf seinen Reisen begleitet und die Besonderheiten seines Pulsschlags gewiß genau kennengelernt hätten. Jetzt erteilt Mark Aurel Galen den Befehl, seinen Puls zu fühlen[50]. Als Fachmann für Pulsdiagnostik muß Galen daraufhin den Leibärzten widersprechen: Der Kaiser hat seinen Magen überladen und leidet an Verdauungsstörungen. Sofort ist sich Mark Aurel sicher, daß dieser Befund zutrifft[51].

Nach der richtigen Therapie befragt, antwortet Galen mit einer interessanten Unterscheidung zwischen der Behandlung gewöhnlicher Patienten und derjeni-

---

46 11 (S. 126ff.; K. XIV, 658ff.). Zum Zeitpunkt der Krankheit vgl. Nutton, Galen. On prognosis, CMG V, 8, 1, 1979, 217; zur Behandlung selbst Marasco, Medici alla corte dei Cesari, 1997, 284.

47 11, 1 (S. 126; K. XIV, 658): ... καὶ τῶν ἀμφ' αὐτὸν ἰατρῶν ὅσοι συναπεδήμησαν αὐτῷ ...

48 11, 2 (S. 126; K. XIV, 658): ... ἐμοῦ δὲ μετὰ ταῦτα κληθέντος ὅπως καὶ αὐτὸς ἐν τῷ Παλατίῳ κοιμηθείην, ἧκέ τις καλῶν ἡμᾶς ἄρτι λύχνων ἡμμένων ὑπὸ τοῦ αὐτοκράτορος στελλόμενος.

49 Vgl. Marasco, Medici alla corte dei Cesari, 1997, 296.

50 11, 5 (S. 128; K. XIV, 659): ... καὶ αὐτοῦ με κελεύσαντος ἅψασθαι ...

51 11, 5: ... ἔπαινόν τινα τῆς διαγνώσεως αὐτῇ λέξει τῇδε τρὶς ἐφεξῆς εἰπών, «αὐτό ἐστιν, αὐτὸ τοῦτο ὃ εἶπές ἐστιν· αἰσθάνομαι γὰρ ὑπὸ ψυχροτέρας τῆς τροφῆς βαρυνόμενος» ... Vgl. E. Woelfflin, Praxis, 1944, 95, der die kaiserlichen Magen- und Darmstörungen als „Folge der lukullischen Lebensweise" bezeichnet, „welche damals die Fürstenhöfe in hohem Grade kennzeichnete, so daß es wohl nicht als ein reiner Zufall angesehen werden darf, daß Galen gerade zum ersten Male, als er zum Kaiser gerufen wurde, eine schwere Darmerkrankung bei ihm konstatierte ..." Allerdings ist gerade Mark Aurel für seine Neigung auch zu asketischer Ernährung bekannt; die Erkrankung dürfte eher aus der regelmäßigen Opiumeinnahme des Kaisers resultiert haben (vgl. Kap. VII, 4).

gen von Kaisern, für die der Arzt die sichersten Mittel anzuwenden habe[52]: Im vorliegenden Fall könne normalerweise Wein mit Pfeffer verabreicht werden, doch für Mark Aurel empfiehlt Galen eine gewärmte Narden-Salbe. Daraufhin läßt der Kaiser dieses Heilmittel, das er schon häufiger verwendet hat, von Peitholaos zubereiten, der hier als Betreuer nicht nur des Commodus, sondern auch des Kaisers erscheint und offensichtlich über gewisse pharmakologische Kenntnisse verfügt[53]. Galen wird vom Krankenlager entlassen; später wird ihm, vielleicht von Peitholaos, zugetragen, daß ihn der Kaiser als „seinen einzigen Arzt von freiem Geist" gelobt habe[54]. Auch später soll Mark Aurel Galen als den „ersten der Ärzte und einzigartig unter den Philosophen" bezeichnet haben[55], ein Urteil, so ergänzt Galen, zu dem der Kaiser auch deshalb gelangt sei, weil er zuvor viele schlechte Erfahrungen mit geldgierigen, hochmütigen, neidischen und bösartigen Ärzten gemacht habe[56]. Für Galen muß es, worauf schon Nutton hingewiesen hat, eine besondere Genugtuung gewesen sein, von dem schon von den Zeitgenossen für seine Rechtschaffenheit gepriesenen Mark Aurel als Arzt und Philosoph anerkannt zu werden. Zwar hat Galens 'Philosophie' nur in seinem verhältnismäßig freimütigen Auftreten vor dem Kaiser bestanden, doch konnte zu einer solchen ἐλευθερία dem Kaiser gegenüber eben nur derjenige gelangen, der in hohem Maß Selbstvertrauen und wissenschaftliche Autorität besaß[57].

Faßt man die in 'de praecognitione' geschilderten Behandlungen zusammen, so zeigt sich, daß Galen nur mit einem kleinen Teil der kaiserlichen Familie in Berührung gekommen ist. Er erwähnt weder die Kaiserin noch Mark Aurels Töchter Cornificia und Vibia, sondern einzig die außerhalb des Palastes lebende

---

52 11, 6 (S. 128; K. XIV, 659f.): ἐφ' ὑμῶν δὲ τῶν βασιλέων, ἀσφαλεστάτοις βοηθήμασιν εἰωθότων χρῆσθαι τῶν ἰατρῶν ... Vgl. Marasco, Medici alla corte dei Cesari, 1997, 295 (allgemein zur besonderen Vorsicht der Ärzte in der Behandlung der Herrscher); Edelstein, Antike Diätetik, 1966, 163f. (allgemein zum sozialen Aspekt bereits in der griechischen Diätetik).

53 11, 7 (S. 128; K. XIV, 660): ... κελεύσας τε Πειθολάῳ πρᾶξαι τοῦτο καὶ ἡμᾶς ἀπολῦσαι ... Vgl. auch 12, 9 (S. 132; K. XIV, 664), wo Faustina Peitholaos als Experten für diätetische Therapien bezeichnet: « ... ὅ τε τροφεὺς αὐτῷ Πειθόλαος, ἀκριβέστατος ὢν περὶ τὰ τοιαῦτα ... ».

54 11, 8 (S. 128; K. XIV, 660): ... ὡς ἰατρὸν ἔχομεν ἕνα καὶ τοῦτον ἐλεύθερον πάνυ ...

55 11, 8: ... διετέλει [τε] περὶ ἐμοῦ λέγων ἀεὶ ... τῶν μὲν ἰατρῶν πρῶτον εἶναι, τῶν δὲ φιλοσόφων μόνον ... Vgl. Nutton, The Medical Meeting Place, 1995, 3; Swain, Hellenism and Empire, 1996, 376.

56 11, 8: ... ἐπεπείρατο γὰρ ἤδη πολλῶν οὐ μόνον φιλοχρημάτων ἀλλὰ καὶ φιλονείκων καὶ φιλοδόξων καὶ φθονερῶν καὶ κακοήθων.

57 Vgl. Nutton, Galen. On prognosis, CMG V, 8, 1, 1979, S. 219.

Cousine Annia Faustina. Es ist anzunehmen, daß die Frauen des Kaiserhofes ihr eigenes medizinisches Personal beschäftigt haben, und in diesem Bereich des Palastes scheint man an Galens Kenntnissen nicht interessiert gewesen zu sein. Für die Behandlung von Commodus und Mark Aurel ist Galen nur in wenigen Fällen herbeigerufen worden. Zugleich finden sich bei Galen Hinweise darauf, daß sich weitere Ärzte im Palast bzw. beim Kaiser aufgehalten haben; für Mark Aurel war Galen nur ein Kandidat unter anderen für die Begleitung an die Markomannenfront. Deshalb ist noch einmal zu betonen, daß Galen nicht als 'Leibarzt' von Commodus oder Mark Aurel bezeichnet werden kann, woran auch seine Zuständigkeit für die Theriak-Herstellung nichts ändert (s.u., S. 187ff.)[58]. Wenn man Galens Stellung, wie es schon häufiger geschehen ist, durch den Vergleich mit Ärzten wie Antonius Musa bei Augustus oder Stertinius Xenophon bei Claudius verdeutlichen will[59], so muß man vor allem zwei Unterschiede betonen: Die Genannten standen durch die alltägliche Betreuung ihren Kaisern sehr viel näher als dies bei Galen gegenüber Mark Aurel der Fall gewesen ist. Auch konnten die kaiserlichen Leibärzte aus ihrer Tätigkeit wirtschaftliche und politische Vorteile ziehen, wie sie für Galen in keiner Weise zu erkennen sind. Der *libertus* Antonius Musa wurde, nachdem er Augustus von einer schweren Krankheit befreit hatte, mit großen Begünstigungen belohnt und in den Ritterstand erhoben. Diese Standeserhöhung erlebte auch der von einem *peregrinus* abstammende Gaius Stertinius Xenophon, der unter Claudius mit der *praefectura fabrum* und der Stellung eines *ab epistulis Graecis* ausgezeichnet wurde und von seinem Gönner sogar eine Steuerfreiheit für seine Geburtsinsel Kos erlangen konnte. Und Titus Statilius Criton, der aus Heraclea in Karien stammte und als φίλος den Kaiser Trajan nach Dakien begleitete, wurde für seine Dienste immerhin mit dem Titel eines Prokurators belohnt[60].

---

58 Dill, Roman Society, 1904, 506, entfernt sich zu weit von den Quellen, wenn er folgende Vermutungen anstellt: „The philosophic Emperor and his philosophic physician must have often met in those dreadful years. And we may be sure, from the detachment of M. Aurelius, that their conversations would take a wider range than the sanitary arrangements of the camp. With death in the air, how could two such men ... fail to question one another as to the sequel of death."

59 Vgl. Bowersock, Greek Sophists, 1969, 65f.; zu Xenophon Scarborough, Roman Medicine, 1969, 96; Nutton, Healers in the medical market place, 1995, 46.

60 Vgl. zu den genannten Ärzten Kudlien, Stellung des Arztes, 1986, 136f.; 57ff.; 63 (Prokuratorentitel für Criton „wohl ehrenhalber"); Korpela, Medizinpersonal, 1987, 165 (Nr. 55), 175 (Nr. 114); 194 (Nr. 221).

VII. 3. Theriak: Galen als ἀρχιατρός unter Mark Aurel

Galens Schrift 'de antidotis' enthält eine Sammlung von Exzerpten aus früheren Ärzteschriften und informiert sowohl über die Herstellung verschiedener Gegengifte als auch über die Kaiser, welche diese Mittel eingenommen haben. Als Indikation für die Anwendung von Antidoten, zu denen das Heil- und Schutzmittel Theriak (ἡ θηριακή) gerechnet wurde, nennt Galen Vergiftungen, Verletzungen durch giftige Tiere und zahlreiche innere Krankheiten, darunter Verdauungsstörungen und Fiebererkrankungen[61]. Galen, den Winkler in diesem Zusammenhang treffend als 'Wissenschaftshistoriker' bezeichnet[62], berichtet u.a. über die Experimente, die Mithridates und Attalos mit zum Tode verurteilten Verbrechern durchgeführt haben; diese seien vergiftet worden, um an ihnen die Wirksamkeit der Gegengifte feststellen zu können[63]. Mithridates soll auf diese Weise ein so wirksames Mittel gefunden haben, daß er schließlich immun gegen alle bekannten Gifte geworden sei. Von den Römern gefangen genommen, so referiert Galen eine auch bei Appian (14, 111) faßbare Tradition, soll es Mithridates unmöglich gewesen sein, sich das Leben durch Gift zu nehmen; allein das Schwert sei ihm noch geblieben[64]. Von der Einnahme des aus zahlreichen Wirkstoffen zusammengesetzten Theriaks versprachen sich in der Nachfolge hellenistischer Herrscher dann auch römische Kaiser wie Nero, Traian oder

---

61 De antidot. 1, 1 (K. XIV, 1). In seinem an Nero gerichteten Lehrgedicht, das Galen zitiert, hatte Andromachos d. Ä. dem Theriak Wirksamkeit u.a. auch gegen Seuchen (... καὶ λοιμὸν ἀηδέα ...) zugesprochen: de antidot. 1, 6 (K. XIV, 35; vgl. Winkler, 1980, 133ff.; Marasco, Medici alla corte dei Cesari, 1997, 293.

Zu Galens Definition der Begriffe 'Antidot' als dem übergeordneten und 'Theriak' als dem untergeordneten Begriff (für ein Antidot, zu dessen Bestandteilen Vipernfleisch gehörte: 1, 1 [K. XIV, 2]) vgl. Watson, Theriac, 1966, 4f.; Winkler, Galens Schrift 'De Antidotis', 1980, 50f. In dieser Arbeit werden die beiden Begriffe alternativ verwendet.

62 Galens Schrift 'De Antidotis', 1980, 16.

63 De antidot. 1, 1 (XIV, 2): ὁ γάρ τοι Μιθριδάτης οὗτος, ὥσπερ καὶ ὁ καθ' ἡμᾶς Ἄτταλος, ἔσπευσεν ἐμπειρίαν ἔχειν ἁπάντων σχεδὸν τῶν ἁπλῶν φαρμάκων, ὅσα τοῖς ὀλεθρίοις ἀντιτέτακται, πειράζων αὐτῶν τὰς δυνάμεις ἐπὶ πονηρῶν ἀνθρώπων, ὧν θάνατος κατέγνωστο. Vgl. Watson, Theriac, 1966, 33ff.

64 De antidot. 1, 1; (K. XIV, 3); 2, 9 (K. XIV, 154); die Nachricht über Mithridates auch im Rezept-Gedicht des Damokrates: 1, 15 (K. XIV, 95). Vgl. Africa, The Opium Addiction, (1961) 1979, 140 Anm. 16; Watson, Theriac, 1966, 35.

Hadrian eine Stärkung ihrer Gesundheit und eine Prophylaxe gegenüber eventuellen Giftanschlägen[65].

Man sollte vermuten, daß für Mark Aurel, der nach dem Zeugnis Galens den Theriak täglich eingenommen hat[66], die Abwehr von Krankheiten im Vordergrund gestanden hätte. In seinen 'Selbstbetrachtungen' (1, 17: Blutspucken und Schwindelanfälle) sowie bei Cassius Dio (71, 6, 1) finden sich Hinweise darauf, daß der Kaiser mit gesundheitlichen Problemen zu kämpfen hatte. Doch bemerkt Galen, der Theriak, den er für den Kaiser zubereitet habe, sei speziell gegen „Todbringendes" gerichtet gewesen[67]. Auch der Philosophenkaiser hielt es also für nötig, sich vor eventuellen Anschlägen zu schützen. In diesem Zusam-

---

65 In den Theriak-Rezepten, die Galen in de antidot. zitiert, werden Augustus (2, 3 [K. XIV, 120]: ... τὸν Σεβαστὸν ...), Tiberius (2, 5 [K. XIV, 132]: ... Τιβέριον τὸν Σεβαστὸν ...) und Nero (1, 6 [K. XIV, 32]: Κλῦθι Νέρων ...) genannt, die sich des Heilmittels bedient haben. Neros ἀρχιατρός Andromachos d. Ä. hat das Rezept des Mithridates weiterentwickelt (de antidot. 1, 1 [K. XIV, 2]). Traian, Hadrian und Antoninus Pius haben in den Vorratskammern des Palastes den für die Theriak-Herstellung notwendigen Zimt lagern lassen, sich also vermutlich auch selbst des Mittels bedient (de antidot. 1, 13 [K. XIV, 64f.]); vgl. Watson, Theriac, 1966, 45ff.; Winkler, Galens Schrift 'De Antidotis', 1980, 20ff.; Nutton, The Drug Trade in Antiquity, 1985, 142. – Obwohl von den Mächtigen zum Schutz vor Anschlägen verwendet, unterlagen die Theriakmittel keiner Geheimhaltung. Plinius notiert, daß ein Theriakrezept des Antiochos im Asklepios-Tempel auf Kos ausgestellt war, wobei es sich allerdings um ein Mittel für leichtere Fälle gehandelt hat: nat. hist. 20, 264: ... *ex his clarissimam subteximus adversus venenata animalia incisam in lapide versibus Coi in aede Aesculapi: ... hac theriace Magnus Antiochus rex adversus omnia venenata usus traditur aspide excepta.* Vgl. R. König u. G. Winkler, C. Plinius Secundus, Naturkunde, XX, München 1979, S. 297f. (Plinius verwechselt Antiochos III. mit Antiochos VIII. Epiphanes Philometor); vgl. auch de antidot. 2, 24 (K. XIV, 183). Galen hat de antidot. nicht nur für die Ärzte im Kaiserpalast, sondern für alle interessierten Kollegen geschrieben; vgl. 1, 4 (K. XIV, 26): ἐπεὶ δ' οὐ μόνοις τοῖς βασιλικὴν ἀφθονίαν ἔχουσι τῆς τοιαύτης παρασκευῆς, ἀλλὰ καὶ τοῖς ἄλλοις ἅπασιν ἰατροῖς ὠφέλιμον εἶναι χρὴ τὴν γραφὴν ... In de antidot. fordert Galen ein Publikationsverbot für die zusammengesetzten Gifte, um Verbrechen vorzubeugen. Auch sei für die Behandlung von Vergiftungen die Kenntnis von zusammengesetzten, tödlichen Giften nicht erforderlich, da aus den Symptomen des Krankheitsbildes auf die rechte Behandlungsweise geschlossen werden könne (2, 7 [K. XIV, 144ff.]); vgl. dazu Winkler, 1980, 80ff.

66 De antidot. 1, 1 (K. XIV, 5): ... ἑκάστης ἡμέρας λαμβάνων ὁ Ἀντωνῖνος ἅμα πολλῷ μέλιτι τοῦ φαρμάκου ...

67 De antidot. 2, 9 (K. XIV, 155): Ἀντίδοτος ἑκατονταμίγματος, ᾗ χρῶμαι, ἣν ἐσκεύασα Καίσαρι πρὸς πάντα, ἰδίως δὲ πρὸς τὰ θανάσιμα; anders dagegen Cassius Dio: s.u., S. 201 mit Anm. 75f.

menhang kann die Nachricht in der Historia Augusta, Mark Aurel sei nachgesagt worden, Lucius Verus durch Gift aus dem Weg geräumt zu haben (15, 5f.), als weiteres Indiz für die verbreitete Furcht vor Attentaten dieser Art gewertet werden[68].

Der Kaiser hat sich den Theriak zunächst von Demetrius, den Galen als ἀρχιατρός bezeichnet[69], zubereiten lassen. Dieser 'Hofarzt'[70] war offensichtlich ebenso wie Galen von der Teilnahme am Feldzug gegen die Markomannen freigestellt worden, denn Demetrius hat, während sich Mark Aurel an der Donaugrenze aufhielt, in Rom für die Herstellung des Theriaks gesorgt und diesen zum Kaiser gesandt[71]. Als Demetrius verstarb, veranlaßte der Kaiser seinen καθολικός (also den *procurator a rationibus*) Euphrates, einen Nachfolger aus der Gruppe derjenigen Ärzte zu bestimmen, die ein kaiserliches Gehalt bezogen und von Demetrius in der Zubereitung des Antidots unterwiesen worden waren[72]. Euphrates teilte dem Kaiser daraufhin mit, daß Galen bei der Theriak-Herstellung des Demetrius stets zugegen gewesen sei[73].

---

68 Vgl. in diesem Zusammenhang auch die Annahme des Cass. Dio, Mark Aurel selbst sei durch Gift ums Leben gekommen (71, 33, 4); diese Version wurde dann von Herodian auf den Tod des Septimius Severus übertragen (dazu Alföldy, Der Sturz des Kaisers Geta und die antike Geschichtsschreibung, 1989 (1972), 184f.; ders., Herodian über den Tod Mark Aurels, 1989 (1973), 16 mit Anm. 12). Galen, der den Tod Mark Aurels nicht miterlebte, äußert sich zu den Vorgängen nicht.

69 De antidot. 1, 1 (K. XIV, 4).

70 So die Übersetzung von Winkler, 1980, S. 162.

71 De antidot. 1, 1 (K. XIV, 4): ἦν δὲ τηνικαῦτα διὰ τὸν Γερμανικὸν πόλεμον ἐν τοῖς περὶ τὸν Ἴστρον χωρίοις ... ἐπεὶ δὲ τὴν ὑπὸ Δημητρίου τοῦ ἀρχιατροῦ σκευαζομένην ἀντίδοτον ἐπῄνει. Vgl. Hommel, Euripides in Ostia, 1957, 131. Ob mit dem von Mark Aurel in einem Brief an Fronto (Abfassungszeit vermutlich 162) erwähnten *medicus*, der in Lorium eine Tochter des Kaisers behandelte, Demetrius gemeint ist, muß offen bleiben (de fer. Als. 1).

72 De antidot. 1, 1 (K. XIV, 4): ... μετὰ θάνατον αὐτοῦ γράψας Εὐφράτει τῷ καθολικῷ, παρ' οὗ τὰ πρὸς τὴν σύνθεσιν ἐλάμβανεν ἁπλᾶ φάρμακα, δηλῶσαι τίς αὐτῷ παρῆν τῶν λαμβανόντων σύνταξιν αὐτοκρατορικὴν ...

73 De antidot. 1, 1 (K. XIV, 4f.): ... ἐμὲ διὰ παντὸς αὐτῷ κατὰ πάσας τὰς συνθέσεις παραγεγονέναι ... Vgl. auch Marasco, Medici alla corte dei Cesari, 1997, 294. Eine eingehende Interpretation der Abschnitte aus de antidot., in denen sich Galen zur Theriak-Herstellung für Mark Aurel äußert, bei Hommel, Euripides in Ostia, 1957, der den inschriftlich bezeugten Bauherrn ΔΗ[μήτριος] einer Grabanlage auf der Isola Sacra bei Ostia mit dem um 170 gestorbenen ἀρχιατρός Mark Aurels identifiziert hat (S. 110; 123ff.). Hommels Argumentation stützt sich auf einige Vermutungen, die den Widerspruch der Forschung hervorgerufen haben, so vor allem die Annahme, daß die auf dem Grabgelände gefundene Frauenstatue aus traianischer oder hadrianischer Zeit von Demetrius wiederverwendet worden sei (S.

Nur an dieser Stelle gibt Galen indirekt zu verstehen, daß er vom Kaiser für seine ärztliche (bzw. pharmakologische) Tätigkeit bezahlt worden ist. Mark Aurels Aufforderung, einen Nachfolger für Demetrius aus der Gruppe derjenigen Ärzte auszuwählen, die in kaiserlichen Diensten standen, und das nachfolgende Votum des Euphrates belegen, daß Galen gemeinsam mit einigen Kollegen für die Befehle des Kaisers und die Bedürfnisse des Palastes zur Verfügung zu stehen hatte. Aufschlußreich ist zudem, daß Galen in diesem Zusammenhang zunächst den Begriff ἀρχιατρός und wenig später die Formulierung τοῖς κατὰ τὴν αὐλὴν ἰατροῖς verwendet[74]: Die Nachfrage Mark Aurels bei seinem *procurator a rationibus* hat sich offenkundig auf einen größeren Kreis von Ärzten erstreckt. Galen hatte sich von nun an um Commodus und um die Theriakherstellung zu kümmern[75]. Allerdings kann es nicht mit seiner Stellung als

---

116f.), sowie die Erläuterung, daß C. Marcius Demetrius zu seinem Namen gekommen ist, weil er „von seinem kaiserlichen Herrn ... sei es freigelassen sei es adoptiert war" (115). Vgl. gegen Hommel Meiggs, Roman Ostia, 1960, 563f. (2. Aufl. 1973, 233f.; 562ff.); H. Bloch, Gnomon 37, 1965, 201f.; weiter die erneute, m.E. insgesamt plausible Stellungnahme Hommels (Das Datum der Munatier-Grabstätte, 1970, 293ff.) und zuletzt ausführlich Nutton, Archiatri and the medical profession, 1977, 203f. („He could indeed be Galen's Demetrius ..."); kurz auch Römer, Ehrung für den Arzt Themison, 1990, 86, Anm. 40. Unabhängig von der Entscheidung über die vorgeschlagene Identifikation ist festzuhalten, daß Hommel zu Recht deutlich gemacht hat, daß Galen als Nachfolger seinerseits zum ἀρχιατρός des Kaisers geworden ist (131f.). Vgl. bereits Ilberg, Galens Praxis, (1905) 1971, 394, der Galen als Nachfolger des Archiatros Demetrius bezeichnet, ohne sich jedoch weiter über diese ‘Amtsstellung’ zu äußern.

74 1, 1 (K. XIV, 5). Vgl. im Hinblick auf die Theriak-Zubereitung auch de antidot. 1, 8 (K. XIV, 47): ... ὡς οἱ πρὸ ἐμοῦ σκευάζοντες τῷ Καίσαρι συνετίθεσαν ...

75 Galens Stellung als ἀρχιατρός unter Mark Aurel und seinen Nachfolgern setzt das römische Bürgerrecht nicht voraus. Zwar hat Cäsar alle in Rom lebenden Ärzte mit dem Bürgerrecht ausgestattet (Suet., Caes. 42) und Augustus diese Bestimmung nach der erfolgreichen Behandlung, die er durch Antonius Musa erhalten hat, wiederholt (Cass. Dio 53, 30; vgl. jedoch den Vorbehalt bei Nutton, Archiatri and the medical profession, 1977, 207); Privilegierungen hat es dann auch unter Vespasian und Hadrian gegeben, doch unter Antoninus Pius traten Höchstzahlen in Kraft, die sich an der Größe der Stadt orientierten: Fünf, sieben oder zehn Ärzte konnten von den *munera* entbunden werden, wenn der jeweilige Stadtrat ein positives Urteil über die fachlichen und moralischen Qualitäten der Bewerber gefällt hatte (vgl. Nutton, 1977, 200f.; Fischer, Zur Entwicklung des ärztlichen Standes, 1979, 166f.; Hahn, Der Philosoph und die Gesellschaft, 1989, 100ff.; Vittinghoff, Gesellschaft, 1990, 247f.; Michler, Principis medicus, 1993, 783; Jackson, Roman Medicine, 1993, 81f.; Kobayashi, Medici nelle epigrafi, 1999 [ohne Seitenzahl]). Erst in der Spätantike wurde durch Konstantin erneut allen Ärzten die Befreiung zugesprochen (vgl. Nut-

'Oberarzt' erklärt werden, daß Galen auch außerhalb des Palastes Patienten unterschiedlicher sozialer Stellung behandelt hat (s.u., S. 206f.)[76]. Eine gleichzeitige

---

ton, 1977, 197f.). Die Einschränkung der Ärzte-Privilegierung im 2. Jhd. führt dazu, daß zwei Gruppen von 'Oberärzten' unterschieden werden müssen: Es gibt einerseits die Ärzte, die zu den städtischen *numeri* der Privilegierten gehörten, und andererseits die kaiserlichen Ärzte, die über ein Gehalt und gewiß ebenfalls über die Privilegien ihrer städtischen Kollegen verfügt haben (vgl. in diesem Zusammenhang Nutton, Two notes on immunities, 1971, 52ff. zur Befreiung der ἄγαν ἐπιστήμονες [Dig. 27, 1, 6, 10] von den Kurialenpflichten). Beide Personengruppen werden zeitgenössisch als ἀρχιατροί bezeichnet, womit ein älterer, aus der hellenistischen Welt stammender Terminus aufgegriffen wurde, der bereits während des ersten Jahrhunderts für Palastärzte wie Stertinius Xenophon und den älteren Andromachos Anwendung gefunden hat (vgl. Nutton, 1977, 193ff.; 201ff.; Römer, Ehrung für den Arzt Themison, 1990, 85ff.). Für die beiden genannten Gruppen der ἀρχιατροί gilt, daß sie nach Ausweis der Inschriften zumeist, jedoch nicht immer über das römische Bürgerrecht verfügt haben, dieses mit ihrer Stellung also nicht unbedingt zu verbinden ist. Vgl. z.B. bei Nutton, 1977, S. 221, Nr. 43 den ἀρχιατρός Pappias aus Heraclea Ulpia (2. Jhd.), sowie S. 200 u. 223, Nr. 59 den ἀρχιατρός Bresus aus Lesbos; vgl. auch S. 207: „... very few doctors can be shown to have gained citizenship by coming to Rome ..."; dazu Kudlien, Die Stellung des Arztes in der römischen Gesellschaft, 1986, 88; hier auch zum älteren Andromachos, der vermutlich ein *peregrinus* gewesen ist. Das Bürgerrecht der kaiserlichen 'Oberärzte' dürfte zudem in etlichen Fällen auf ihre Freilassung zurückzuführen sein; vgl. Nutton, 1977, 195 zu Ti. Claudius Aug. lib. Tyrannus; Hommel, Euripides in Ostia, 1957, 115, mit der entsprechenden Hypothese zum ἀρχιατρός Mark Aurels Demetrius; Kudlien, Jüdische Ärzte im Römischen Reich, 1985, 42f.; Nutton, Healers in the medical market place, 1995, 38f. zur Häufigkeit des Bürgerrechts überhaupt bei den Ärzten des 1. bis 3. Jhds.; dazu eine statistische Auswertung des epigraphischen Materials für den Westen des Römischen Reiches: Festzustellen ist eine beträchtliche Zunahme der Ärzte mit Bürgerrecht vom 1. zum 2. Jhd., gleichzeitig eine leichte Abnahme der Zahl der freigelassenen Ärzte; unter den Ärzten mit Bürgerrecht ist etwa die Hälfte griechischer Herkunft, unter den freigelassenen die überwiegende Mehrheit. Ob der Arzt des Augustus, Antonius Musa, tatsächlich, wie es aus einer Bemerkung bei Cass. Dio hervorzugehen scheint (53, 30) ein Freigelassener war, ist fraglich; die Nachricht akzeptiert bei Scarborough, Roman Medicine to Galen, 1993, 32; kritisch dagegen Kudlien, Stellung des Arztes, 1986, 135ff.; Michler, Principis medicus, 1993, 757ff.; bsd. 760; 784.

76 Zur sozialen Schichtung der Patienten Galens vgl. Horstmanshoff, Galen and his patients, 1995, der die von Galen erwähnten (nach Horstmanshoffs Zählung insgesamt 174) Krankenberichte jedoch nicht einzeln anführt, so daß eine Unterscheidung zwischen den Behandlungen, die Galen in Rom durchgeführt hat, und Behandlungen außerhalb von Rom auf dieser Grundlage nicht möglich ist. Horstmanshoff kann einen Teil der 174 Fälle, über die Galen berichtet, den sozialen Schichten

Zuständigkeit für Palast und Stadt kann für die ἀρχιατροί des zweiten Jahrhunderts nicht nachgewiesen werden[77]. Dafür macht die Bezahlung durch den Kaiser

---

zuordnen: 15 (= 8,6%) stammen aus der Senatorenschicht, 26 (= 14,9%) aus der (bei Horstmanshoff allerdings nicht ausreichend differenzierten) Gruppe der 'Sophisten' („... the class to which Galen himself belonged"), und 23 (= 13,2%) aus den 'lower classes'. Allerdings bleibt der überwiegende Teil, d.h. 110 von 174 Personen, anonym (= 63,3%), so daß die sozialhistorische Aussagekraft einer prosopographischen Untersuchung der Patienten Galens fragwürdig erscheint, hängt es doch in erster Linie von der Intention der jeweiligen Schrift Galens ab, ob z.B. aristokratische Patienten als solche gekennzeichnet werden oder nicht. – Es ist nicht zu erwarten, daß Galen exakte Angaben zur Anzahl der Patienten macht, die er im Laufe seines Lebens behandelt hat. Doch einige Hinweise zeigen Galen als praktischen Arzt mit großer Erfahrung. Vgl. z.B. de temper. 2, 2 (Helmreich, S. 55 [K. I, 597]): Οὕτως οὖν ἔμοιγε μυριάκις ἐπισκεψαμένῳ καὶ παῖδας καὶ νεανίσκους πολλοὺς καὶ μειράκια καὶ τὸν αὐτὸν παῖδα καὶ βρέφος καὶ μειράκιον γενόμενον, οὐδὲν μᾶλλον ἐφάνη θερμότερος οὔτε παιδὸς ἀκμάζων οὔτ' ἀκμάζοντος παῖς. Vor dem Hintergrund solcher Aussagen erscheint die Vermutung von Horstmanshoff, 1995, 93, Galen habe aufgrund seines Dienstes im Kaiserpalast und seiner Forschungsarbeit nur eine kleine Anzahl von Patienten behandelt, als wenig begründet. Festzuhalten ist allerdings, daß sich Galens Tätigkeit in Rom nicht auf alle Gebiete der praktischen Medizin erstreckt hat; für eine Reihe von medizinischen Disziplinen gab es in Rom (und ähnlich auch in Alexandria) während der Kaiserzeit, wie Galen selbst bezeugt, spezialisierte Ärzte, etwa für die Behandlung von Augen- oder Zahnleiden. Zu Galens Ausführungen im Thrasyb. und in de part. art. med. sowie zur Kritik am Spezialistentum bei Scribonius Largus und Galen vgl. Baader, Spezialärzte in der Spätantike, 1967, 233ff.; von Staden, Division, Dissection, and Specialization, 2002, 40ff. Bemerkenswert ist, daß Galen im Zusammenhang der Spezialisierung auf die dafür notwendigen ökonomischen Bedingungen verweist, welche nur in den Großstädten gegeben sind (de part. art. med. 2, 3; CMG, suppl. orient. 2, S. 26, Übs. Lyons): „For, in a small town someone who [only] couches eyes or cuts hernias will not be sustained at all, whereas in Rome and Alexandria, thanks to the great multitude of inhabitants, there are enough people to ensure a livelihood for those who practice any single [specialized] branch of medicine whatsoever, let alone for those who have more competence than that." Vgl. dazu von Staden, 45 („According to Galen ... the multiplicity of specialists ... is within certain limits a viable practical consequence of massive urbanization ...").

77 Die notwendige Unterscheidung zwischen den städtischen und den kaiserlichen 'Oberärzten', die sich erst in der Spätantike auch in der Terminologie zeigt (vgl. Nutton, Archiatri and the medical profession, 1977, 198), verbietet es, Galen zu dem stadtrömischen Ärztekollegium zu zählen, da er selbst kein Wort über seine Zugehörigkeit verliert. Über die Organisation der römischen *schola medicorum* im 2. Jhd. ist nur wenig bekannt; inschriftlich bezeugt ist, daß sie über einen eigenen Schreiber verfügte; vgl. Nutton, The Medical Meeting Place, 1995, 7 mit Anm. 20

das Fehlen von Hinweisen auf die Bezahlung der einzelnen ärztlichen Leistung verständlich. Mit Ausnahme der einen, großzügigen Entlohnung, die er von Boethus erhalten hat, ist bei Galen von Honoraren nie die Rede. Dies hängt gewiß auch mit Galens Berufsethos und seinem Wunsch zusammen, sein eigenes, vorbildhaftes Verhalten von dem Fehlverhalten angeblich geldgieriger Kollegen abzuheben. Doch sollte man zugleich berücksichtigen, daß für einen ἀρχιατρός aufgrund seines regelmäßigen Gehalts die Frage nach der zusätzlichen, fallbezogenen Bezahlung nur mehr eine untergeordnete Bedeutung hatte.

Galen hat erst nach seinem Zusammentreffen mit Mark Aurel und nach der Anweisung des Kaisers, sich in Rom um Commodus zu kümmern, zu den Palastärzten Roms gehört. Folglich ist das Todesjahr des Demetrius nicht vor 169 anzusetzen. Da außerdem aus 'de antidotis' hervorgeht, daß die Theriakherstellung in Rom erfolgte, gibt es keinen Grund, einen Aufenthalt des Demetrius bei Mark Aurel und an der Donau anzunehmen[78]. Im Gegenteil: Die (allerdings recht ungenauen) Angaben bei Galen stützen die Vermutung von Hommel, daß es sich bei Demetrius um den auf der Isola Sacra in Ostia beigesetzten Arzt Q. Marcius De[metrius] gehandelt hat, der in der Stifterinschrift der Grabanlage als ἀρχιατρός angesprochen wird[79].

Da sich die Anweisung Mark Aurels an seinen *procurator a rationibus* Euphrates, einen Fachmann für die Herstellung des Theriaks auszuwählen, auf eine größere Anzahl von Palastärzten erstreckte, muß man die Bedeutung, die diesem kaiserlichen 'Vertrauensbeweis' gegenüber Galen in der Forschung zugesprochen

---

sowie 5f. zu den ärztlichen Kollegien allgemein; zur Stellung der ἀρχιατροί in Rom ders., 1977, 191ff.; Sartori, Le epigrafi dei medici, 1999, Anm. 41f. [ohne Seitenzahl]; vgl. auch von Staden, Herophilus, 1989, 23f. zur Organisation der medizinischen Versorgung im hellenistischen Ägypten unter der Leitung eines ἀρχιατρός. Vgl. weiter Fischer, Zur Entwicklung des ärztlichen Standes, 1979, 167 mit Anm. 20, der die Auffassung vertritt, öffentlich angestellte Ärzte in Rom seien erst unter Severus Alexander nachweisbar, wobei sich Fischer auf HA, Alex. Sev. 42, 3 stützt; von öffentlichen Ärzten ist an der genannten Stelle jedoch nicht ausdrücklich die Rede; vgl. auch die kritischen Bemerkungen von Nutton, 1977, 216f. Es ist also für Rom bis in die Spätantike nicht klar, ob es neben den Palastärzten auch städtische ἀρχιατροί gegeben hat. Vgl. Jackson, Roman Medicine, 1993, 82 (allein in Rom alle Ärzte privilegiert bis zur Bestellung der öffentlichen ἀρχιατροί im 4. Jhd.). Vgl. schließlich Kudlien, „Krankensicherung" in der griechisch-römischen Antike, 1988, 82f. zur Beschäftigung öffentlicher Ärzte als sozialpolitischer Maßnahme.

78 So jedoch Korpela, Medizinpersonal im antiken Rom, 1987, 194 [Nr. 222]; vgl. dazu Hommel, Euripides in Ostia, 1957, 123ff. sowie 131, Anm. 2 gegen Stein, PIR, 2. Aufl., III, 10, der vermutete, Demetrius sei mit dem Kaiser an die Front gegangen und dort verstorben.

79 Euripides in Ostia, 1957, 110f. (s. o., S. 89f., Anm. 73).

worden ist, etwas relativieren. Winkler leitete aus Galens Theriakherstellung für Mark Aurel ein „engeres Vertrauensverhältnis" des Arztes zum Kaiser ab, „wobei sich Galen ja sogar eine Art 'Wehrdienstverweigerung' leisten durfte"[80]. Hier ist nicht nur die zeitliche Abfolge vertauscht, sondern auch eine Nähe Galens zum Kaiser vorausgesetzt, die im Widerspruch zu den insgesamt nur drei persönlichen Begegnungen steht, die sich nachweisen lassen: Erst etliche Jahre nach der Audienz, die in den Winter 168/169 zu datieren ist, konnte Galen den Kaiser, als dieser nach Rom zurückgekehrt war, ein einziges Mal erfolgreich behandeln (s.o., S. 183ff.), und zu diesem Zeitpunkt hat vielleicht auch das Gespräch stattgefunden, in dem Galen dem Kaiser die Herstellung des Theriaks erläuterte. Galen bemerkt ausdrücklich, daß sich Mark Aurel, der in 'de antidotis' als ein Kenner der verschiedenen Theriak-Zubereitungen erscheint[81], nach seiner Rückkehr nach Rom erkundigt habe, in welchen Mischungsverhältnissen Galen die Grundstoffe des Antidots zusammengefügt hat[82]. Auch Jutta Kollesch hat in der Übertragung der Theriak-Zubereitung einen „Beweis für das unbedingte Vertrauen" gesehen, das Mark Aurel und spätere Kaiser Galen entgegengebracht hätten[83]. Abgesehen davon, daß sich Commodus für den Theriak kaum interessiert hat (anders dann wieder Septimius Severus), scheint Mark Aurel über ausreichende Sachkenntnis verfügt zu haben, um seine Ärzte einem pharmakologischen Examen zu unterziehen. Galens Bericht in 'de antidotis' legt es nahe, daß sich der Kaiser nach dem Tod des Demetrius Theriak-Proben auch von anderen Ärzten hat vorlegen lassen[84]. Mark Aurel war also daran interessiert, einen

80 Galens Schrift 'De Antidotis', 1980, 21.

81 1, 1 (K. XIV, 5): ... ἀκριβέστατα διεγίνωσκε τήν τε κακίαν αὐτοῦ [des Theriaks] καὶ τὴν ἀρετήν.

82 1, 1: ... παραγενόμενος εἰς Ῥώμην, ἐπυνθάνετο κατὰ τίνα συμμετρίαν τῶν ἁπλῶν φαρμάκων σκευάζοιμι ...

83 Kollesch, Sophistik, 1981, 7; ähnlich auch Marasco, Medici alla corte dei Cesari, 1997, 294.

84 1, 1 (K. XIV, 4f.): ... σκευάζεσθαι μὲν ἐκέλευσεν ὑπὸ ἐμοῦ τὴν ἀντίδοτον. ἀρεσθεὶς δὲ αὐτῇ μόνῃ ... Vgl. in diesem Zusammenhang die lobende Äußerung Galens in de san. tuend. 6, 5, 12 (CMG V, 4, 2, S. 178; K. VI, 406), Mark Aurel habe sich von allen Kaisern, die er kennengelernt habe, am meisten um die eigene Gesundheit bemüht, wovon auch seine Umgebung ihren Nutzen gehabt habe (ὁ γοῦν ὧν ἴσμεν αὐτοκρατόρων ἑτοιμότατα πρὸς τὴν τοῦ σώματος ἐπιμέλειαν ἀφικόμενος Ἀντωνῖνος ἐν μὲν ταῖς μικραῖς ἡμέραις ἡλίου δύνοντος εἰς τὴν παλαίστραν παρεγίνετο, κατὰ δὲ τὰς μεγίστας ἐνάτης ὥρας ἢ τὸ πλεῖστον δεκάτης, ὡς ἐξεῖναι τοῖς παραμένουσιν αὐτῷ κατὰ τὰς ἡμερησίας πράξεις ἀπαλλαγεῖσι προνοήσασθαι τοῦ σώματος ἐν τῷ λοιπῷ μέρει τῆς ἡμέρας, ὡς ἅμα τῷ δῦναι τὸν ἥλιον εἰς ὕπνον τρέπεσθαι); vgl. auch Gaillard-Seux, La santé du prince, 2001, 29f.

kundigen Nachfolger für Demetrius zu finden, ohne daß sich für Galen aus dieser Aufgabe besondere Ehren ergeben hätten. Wie auf Galen hätte die Wahl auch auf jeden anderen Palastarzt fallen können. Dies muß berücksichtigt werden, wenn man die Theriak-Herstellung als Beleg dafür anführen will, daß es Galen „in seinem Beruf gelungen war, die höchsten Stufen der Erfolgsleiter zu erklimmen“[85].

Bereits zu Beginn seines Medizinstudiums hatte Galen von der Theriak-Zubereitung gehört, als er in Pergamon den Unterricht des Satyros besuchte[86]. Offensichtlich gehörte dieses Mittel zum 'Standardrepertoire' der Ärzte, denn auch Quintos, der Lehrer des Satyros, und Pelops, bei dem Galen in Smyrna studierte, hatten sich mit seiner Herstellung beschäftigt[87]. Galen hat eine Vielzahl von Theriak-Rezepten gesammelt und sich in Rom schließlich auch von Demetrius unterweisen lassen. So konnte er Mark Aurel gegenüber erklären, den Theriak genau nach der Art der früheren Palastärzte herzustellen[88]. Doch hat Galen die überlieferten Rezepturen auch weiterentwickelt. So hat Galen z.B. Entenblut und Galle von Stieren und Bären in die Theriak-Zubereitung eingeführt. Bestand der Theriak des jüngeren Andromachos noch aus 66 verschiedenen Stoffen und der des Nikostratos aus 78, so verwendete Galen für den Theriak, den der Kaiser einnahm, einhundert unterschiedliche Substanzen[89].

---

85 Kollesch, Sophistik, 1981, 7. – Weder die Theriak-Herstellung für Mark Aurel noch die Verantwortung für Commodus berechtigen dazu, Galen zu dem Kreis der 'Freunde' des Kaisers zu zählen, wie es bei Mratschek-Halfmann, Divites et praepotentes, 1993, 35, geschieht: „Wie der Arzt des Marcus gehörten zahlreiche Autoren der Prinzipatszeit zum Freundeskreis der Kaiser.“ Mratschek-Halfmanns Charakterisierung dieser 'Freunde' („Sie teilten seine Lebensgewohnheiten und Interessen, wurden mit diplomatischen Missionen und heiklen Sonderaufträgen betraut, übten als *magistri imperatorum* auf junge und künftige Herrscher Einfluß aus und wurden dafür vom Kaiser bereichert ...“) gibt die politische Dimension der *amicitia* unzureichend wieder und trifft für Galen nur in dem einen Punkt des gemeinsamen Interesses für die Philosophie zu. Und Galen selbst, der seine aristokratischen Gönner in Rom mehrfach als 'Freunde' bezeichnet, gebraucht diesen Ausdruck zur Beschreibung seines Verhältnisses zum Kaiser nicht. Vgl. weiter Kap. IV, Anm. 28.

86 De antidot. 1, 14 (K. XIV, 69).

87 De antidot. 1, 14; 2, 11 (K. XIV, 71; 172).

88 De antidot. 1, 1 (K. XIV, 5): ... ὡς οὐδὲν οὐδὲ τοὐλάχιστον οὔτ' ἐνέλιπον οὔτε προσέθηκα τῶν ἐμβαλλομένων ἐξ ἔθους παλαιοῦ τοῖς κατὰ τὴν αὐλὴν ἰατροῖς ...

89 Theriak des jüngeren Andromachos: de antidot. 1, 7 (K. XI, 42f.); Theriak des Nikostratos: de antidot. 2, 1 (K. XIV, 112ff.); Galens Theriak: ... ἣν ἐσκεύασα Καίσαρι ...: 2, 9 (K. XIV, 155ff.); vgl. Walsh, Galens second sojourn, 1930, 491ff.

Da die Herstellung des Theriaks gründliche pharmakologische Kenntnisse verlangte, äußert sich Galen in 'de antidotis' ausführlich zu einzelnen Inhaltsstoffen. Seine Bemerkungen enthalten auch kulturhistorische Informationen. Galen beschreibt in dieser Schrift z.B. das Landhaus und die landwirtschaftliche Tätigkeit seines Vaters (vgl. Kap. III, 2, S. 42, Anm. 34). 'De antidotis' enthält auch eine kleine Weinlehre, in der die besten Reben aus Kleinasien und von der Insel Lesbos mit dem italienischen Falerner verglichen werden[90]. An anderer Stelle werden die Versuche der Händler erwähnt, ihre Weine zu fälschen[91]. Nicht nur attischer Honig und Falerner Wein waren Güter des Fernhandels, sondern auch die makedonische, eigentlich aus Epirus stammende Petersilie[92]. Alle für die Herstellung von Medikamenten benötigten Güter gelangten nach Rom, wobei die Kaiser eigene βοτανικοὶ ἄνδρες auf Kreta beschäftigten[93]. Überhaupt wurden für die Kaiser aus allen Gegenden des Reiches die besten Waren nach Rom geschafft[94], doch lieferten die genannten Kräutersammler aus Kreta auch auf eigene Rechnung[95]. Da sie mitunter darauf aus waren, die Kundschaft zu täuschen, waren Galen zufolge genaue Kenntnisse der Heilkräuter für die Salbenhändler in Rom (οἱ ἐν Ῥώμῃ μυροπῶλαι), die u.a. die Theriak-Nachfrage breiterer Kreise zu bedienen suchten[96], von großem Wert[97]. Die Giftschlangen, die für die Herstellung des Theriaks gebraucht wurden, sollten zwischen Frühlingsbeginn und Hochsommer gefangen werden, da ihr Fleisch nur dann über die richtige Beschaffenheit verfügte. Galen bestimmt diesen Zeitpunkt noch näher, indem er darauf hinweist, in diesen Wochen pflegten die Bacchanten des Dionysos „die Schlangen zu zerreißen“[98]. Obgleich die in den Bergen der weiteren östlichen Umgebung Roms lebenden Marser die Ärzte und Apotheker der Stadt mit Schlangen beliefert haben[99], ist 'de locis affectis' zu entnehmen, daß auch

90 1, 5 (K. XIV, 27ff.).

91 1, 14 (K. XIV, 77).

92 1, 14 (K. XIV, 77).

93 1, 2 (K. XIV, 9). Vgl. auch Pausanias, X, 32, 1; Scarborough, Roman Medicine, 1969, 97.

94 1, 4 (K. XIV, 25): κομιζομένων γὰρ τοῖς βασιλεῦσι τῶν ἀρίστων ἁπανταχόθεν ...

95 Kräutersammler des Kaisers fehlen bei Korpela, Aromatarii, pharmacopolae, thurarii, 1995, 101ff., bsd. 103.

96 1, 4 (K. XIV, 24).

97 1, 2 (K. XIV, 10).

98 1, 8 (K. XIV, 45): ... ἡνίκα καὶ οἱ τῷ Διονύσῳ βακχεύοντες εἰώθασι διασπᾶν τὰς ἐχίδνας ...

99 De simpl. med. temp. et fac. 11, 1, 1 (K. XII, 316). Vgl. auch R. W. Davies, Service in the Roman Army, 1989, 187ff. zu den *Marsi*, die in den in Afrika stationierten Le-

Sklaven des Kaisers damit beauftragt waren, die Vipern, deren Gift für die Zubereitung des Theriak benötigt wurde, einzufangen. Einer dieser Sklaven wurde seinerseits, nachdem er auf der Jagd gebissen worden war, mit dem Theriak behandelt[100]. Galen hat sich mit der Zubereitung der Schlangen beschäftigt[101], zudem ist er selbst auf die Jagd gegangen. In 'ad Glauconem de methodo medendi' berichtet er von einem Ausflug, den er zu diesem Zweck gemeinsam mit dem Adressaten der Schrift in das Gebiet der Marser unternommen hat[102].

Der Theriak erfreute sich aufgrund der Vorbildwirkung des Kaisers einer weiten Beliebtheit. Viele der Wohlhabenden in Rom ließen sich das Heilmittel anfertigen, und die Nachfrage war so groß, daß es schwerfiel, die benötigten Zutaten zu erhalten[103]. Galen hat das Auf und Ab der 'Theriak-Mode' miterlebt, und führt das Interesse am Theriak unter Mark Aurel ausdrücklich auf den Wunsch der Aristokraten zurück, die Lebensweise des Kaisers nachzuahmen[104]. Zu Lebzeiten Mark Aurels wurde der Theriak von Ärzten und Myropolen angefertigt[105], doch nach dem Tod des Kaisers ging der Umsatz stark zurück; nun wurde der Theriak nur noch in geringen Mengen produziert[106]. Auch Galens Bemerkung, er habe den Theriak für seine „kaiserlichen Freunde" und andere „Mächtige" hergestellt[107], bezieht sich auf die Herrschaftszeit Mark Aurels. Damals war der Zusatzstoff Zimt noch in ausreichender Menge in den kaiserlichen Vorratskammern vorhanden, so daß die genannten Personen „keine Schwierigkeiten hatten, ihn entweder vom Kaiser zu erbitten oder ihn von irgendjeman-

---

gionen als Fachleute für die Behandlung von Schlangen- und Skorpionbissen eingesetzt waren.

100 5, 8 (K. VIII, 355): δηχθεὶς γοῦν τις τῶν αὐτοκρατορικῶν οἰκετῶν, οἷς ἔργον ἐστὶν ἐχίδνας θηρεύειν ... πίνων τῆς θηριακῆς ἀντιδότου τάχιστα τὴν κατὰ φύσιν ἀνεκτήσατο χροιάν.

101 De antidot. 1, 8 (K. XIV, 45f.).

102 2, 12 (K. XI, 143); vgl. Walsh, Galens second sojourn, 1930, 497.

103 De antidot. 1, 4 (K. XIV, 24): Ἀντωνίνου μὲν οὖν βασιλεύοντος τῶν πλουσίων ἡ θηριακὴ ἐσκευάζετο πολλοῖς, καὶ διὰ τοῦτο ἐνίοτε τῶν δυσπορίστων ἀπέλιπέ τινα ...

104 1, 4: ... θαυμαστὸν γὰρ ὅπως οἱ πλούσιοι τὰ τῶν αὐτοκρατόρων ζηλοῦσιν, ἢ βούλονταί γε φαίνεσθαι ζηλοῦντες. Vgl. Hadot, Marc Aurèle était-il opiomane? 1984, 37; Swain, Hellenism and Empire, 1996, 370f.

105 1, 4 (K. XIV, 24). Vgl. Nutton, The Drug Trade in Antiquity, 1985, 143.

106 1, 4 (K. XIV, 25).

107 De antidot. 1, 14 (K. XIV, 71): πᾶσι γὰρ οἷς ἐσκεύασα τὸ φάρμακον, ἢ φίλοις αὐτοκράτορσιν, ἢ πλουσίοις ...

dem sonst zu erstehen"[108]. Es fehlt jeder Hinweis darauf, daß Commodus den Theriak eingenommen hätte. Nach ihm hat dann Septimius Severus Galen den Befehl erteilt, das Heilmittel auf die gleiche Art anzufertigen, wie einst für den Philosophenkaiser[109]. Diese Mitteilung in 'de antidotis' zeigt, daß Galen sich offenkundig noch immer in der Stellung befand, die er unter Mark Aurel eingenommen hatte. Da unter Commodus die Vorratshaltung vernachlässigt wurde[110], mußte Galen nun auf jahrzehntealten Zimt zurückgreifen, der noch aus der Zeit von Traian und Hadrian stammte und im Palast aufbewahrt worden war[111]. Ob Septimius Severus ebenso häufig wie Mark Aurel zum Theriak gegriffen hat, überliefert Galen nicht.

VII. 4. Mark Aurel – ein 'Roman Opium-Eater'?

In einem kurzen Aufsatz im 'Journal of the History of Ideas' hat Thomas W. Africa 1961 die Auffassung vertreten, Mark Aurel sei in Folge seiner täglichen Einnahme des Theriaks opiumsüchtig geworden[112]. Africas Ausführungen sind in dem von R. Klein 1979 herausgegebenen Sammelband zu Mark Aurel ein weiteres Mal publiziert worden; sie haben jedoch in der jüngeren Forschung wenig Aufmerksamkeit gefunden. Africas These erscheint schon deshalb als wenig plausibel, da dem Theriak offenkundig nur eine geringe Menge Opium beigemischt wurde. Diesen Einwand hat auch E. Ch. Witke akzeptiert (1965), der jedoch zugleich die von Africa angeführten Belege aus Galen und Cassius Dio durch einige Lukian-Stellen ergänzt hat[113]. Eine detaillierte Widerlegung der von Africa ausgeführten und von Witke unterstützten These stammt aus der Feder

---

108 1, 14 (K. XIV, 71): ... οὐ χαλεπὸν ἦν τοῖς μὲν αἰτῆσαι παρὰ τοῦ βασιλέως, τοῖς δὲ καὶ πρίασθαι παρά τινος. Zu den Vorratskammern im Palast vgl. Korpela, Aromatarii, pharmacopolae, thurarii, 1995, 103.

109 De antidot. 1, 13 (K. XIV, 65): ... ὥστε τοῦ νῦν ὄντος ἡμῶν αὐτὸκράτορος Σεβήρου, κελεύσαντος αὐτῷ κατὰ τὸν αὐτὸν τρόπον ὃν ἐσκεύαζον Ἀντωνίνῳ συνθεῖναι τὴν ἀντίδοτον ...

110 1, 13 (K. XIV, 65): διαδεξαμένου δ' αὐτὸν Κομμόδου, μήτε τῆς θηριακῆς ἀντιδότου μήτε τοῦ κινναμώμου πεφροντικότος ...

111 1, 13: ... ἠναγκάσθην ἐκ τῶν ἐπὶ Τραϊανοῦ καὶ Ἀδριανοῦ κατατεθειμένων ἐκλέγειν ...

112 Mark Aurels Opiumsucht, (1961) 1979.

113 Marcus Aurelius and Mandragora, 1965; Bannert, Tod des Kaisers Marcus, (1977) 1979, 459, erwähnt „die These einer Vergiftung des Kaisers durch jahrelangen Genuß von Aufputsch- bzw. Schlafmitteln oder von Rauschgift (Opium)" und verweist dafür auf Africa und Witke, obgleich beide keinen Zusammenhang zwischen der Theriak-Einnahme des Kaisers und seinem Tod herstellen.

von Pierre Hadot[114]. Tatsächlich ist nur für einen begrenzten Zeitraum während des Aufenthalts von Mark Aurel an der Markomannenfront von einer physischen Wirkung des opiumhaltigen Theriaks auf den Kaiser auszugehen.

Africa hat eine Reihe von Argumenten angeführt, die in ihrer Beweiskraft divergieren. So sei Mark Aurels „häusliche Kurzsichtigkeit" gegenüber den „Extravaganzen seines Kollegen Verus" und der „Untreue seiner Frau Faustina" dadurch zu erklären, daß „eine Mauer von Narkotika den Kaiser ... abschirmte"[115]. Inwieweit hier 'praktische' Philosophie, Besonderheiten der Persönlichkeit des Kaisers oder tatsächlich medizinische Aspekte zum Tragen kamen, wird sich indes kaum entscheiden lassen. Zudem ist die Überlieferung in den genannten Punkten wenig vertrauenswürdig[116].

In die Irre führt auch Africas Deutung der 'Selbstbekenntnisse' Mark Aurels. In ihnen will Africa eine allumfassende und geradezu nihilistische Verurteilung des Seins erkennen, die sich auch auf die eigene Person erstreckt habe. Vor dem für ihn überall sichtbaren Verfall habe Mark Aurel Zuflucht nur in seinen Träumen gefunden, die aufgrund der Opiumsucht „bizarre Formen angenommen" hätten: „Gegen alle menschliche Natur sah der Kaiser Schönheit in Gift und Dornen ..." (136f.). Mark Aurels Aussagen über die Zeit als einem reißenden Strom sollten Africa zufolge nicht als Ausdruck der stoischen Philosophie interpretiert werden, sondern als „Versuch, die erweiterten Wahrnehmungen von Zeit und Raum in Worte zu fassen, die ihm das Opium eröffnet hatte" (137). Das Rauschmittel habe die Fähigkeit des Kaisers „zu philosophischer Einsicht beflügelt, bis zur schwindelnden Höhe der Vision aufzusteigen" (138), die 'Selbstbekenntnisse' spiegelten Grenzüberschreitungen, wie sie später Mark Aurels „Suchtgenosse" Thomas de Quincey erfahren und in seinen 'Confessions of an English Opium-Eater' (1821) beschrieben hat. Dagegen ist einzuwenden, daß Mark Aurel in seinen 'Selbstbekenntnissen' durchgängig philosophische bzw. literarische Vorgaben aufgreift. So lassen sich z.B. für die Ewigkeit als „reißender Strom" (4, 43) und das „nahe unendliche Gähnen der Vergangenheit und der Zukunft, in dem alles verschwindet" (5, 23), Heraklit, Ovid und Seneca als Vorläufer benennen. Wenn Mark Aurel ausruft, alles Störende sei leicht wegzusto-

---

114 Marc Aurèle était-il opiomane? 1984.

115 Mark Aurels Opiumsucht, (1961) 1979, 133; 143 Anm. 78.

116 Zum Charakter des Verus vgl. Stein, RE, III, 2, 1899, 1855ff. (s.v. Ceionius, Nr. 8); zu Faustina und den Vorwürfen, die gegen sie in den Quellen erhoben werden, vgl. P. von Rohden, RE, I, 2, 1894 (s.v. Annius, Nr. 121), 2313ff. (2314: „Klatschgeschichten"); W. Eck, DNP, Bd. IV, 1998, 443 („Gerüchte"); vgl. auch Hadot, Marc Aurèle était-il opiomane? 1984, 40 („... s'il y a eu erreur de jugement de la part de Marc Aurèle, on ne voit vraiment pas pourquoi il faudrait en rendre l'opium responsable").

ßen, um volle Seelenruhe zu gewinnen (5, 2), so hat dieser Aufruf, das stoische Gebot der ἀταραξία zu befolgen, sicher nichts mit der Einnahme eines opiumhaltigen Theriaks zu tun. Marc Aurels 'Selbstbekenntnisse' sind, wie Hadot noch einmal deutlich gemacht hat, als stoische Exerzitien zu werten, die sich in der Niederschrift zugespitzter und rhetorisch ausgefeilter Gedanken realisieren, deren Sinn darin besteht, das Vermögen der menschlichen Vernunft zur Distanzierung gegenüber weltlichen Dingen und damit zur Selbstbefreiung aufscheinen zu lassen[117]. Deshalb verlangt Mark Aurel z.B., daß der Einsichtige neben dem Ansehnlichen auch das Widerwärtige in den natürlichen Vorgängen akzeptiert, folgt doch auf jedes Werden notwendigerweise der Verfall, wie auch der kraftvolle Ausdruck eines Ebers von dem aus seinem Maul fließenden Geifer begleitet wird (3, 2). Diese Forderung und auch der zur Illustration gewählte, starke bildliche Ausdruck stehen ganz in der Tradition der Stoa und können folglich nicht als Beweis für die Wirkung von Opium akzeptiert werden[118].

Gleichwohl ist damit die These von der Opiumsucht Mark Aurels noch nicht völlig entkräftet[119]. Mit Galen und Cassius Dio können zwei voneinander unabhängige Zeugnisse angeführt werden, die wenig Zweifel daran lassen, daß der Kaiser zeitweise den körperlichen Folgen einer regelmäßigen Opiumeinnahme unterworfen war[120].

---

117 Hadot, Marc Aurèle était-il opiomane? 1984, 41ff. (vgl. bsd. S. 43: „Il s'agit de trouver les formules les plus frappantes, les plus étranges mêmes, pour obtenir le maximum d'efficacité").

118 Hadot, Marc Aurèle était-il opiomane? 1984, 43ff. zeigt für jeden einzelnen der von Africa herangezogenen Gedanken Marc Aurels, daß es sich um den Ausdruck einer bewußten, aktiven und traditionsgemäßen philosophischen Selbstschulung und nicht um das passive Erleben „bizarrer Visionen" (S. 41) handelt.

119 Vgl. auch Birley, Mark Aurel, 1966, 327f.

120 Witke, Marcus Aurelius and Mandragora, 1965, 23f. hat in Ergänzung zu den Ausführungen Africas auf Lukian hingewiesen, dessen Schrift 'adversus indoctum' zwischen 165 und 180 entstanden ist (vgl. Helm, Art. 'Lukianos', RE, XIII, 2, 1927, Sp. 1729f.). Der ungebildete Büchernarr, den Lukian in dieser Satire vorführt, glaubt, vom Kaiser (d.h. von Mark Aurel) zu sich gerufen zu werden, wenn er nur erst als leidenschaftlicher Literat bekannt würde (adv. indoct. 23: εἰ δὲ ταῦτα ὑπὲρ σοῦ ἐκεῖνος ἀκούσειεν, ὡς ὠνῇ βιβλία καὶ συνάγεις πολλά, πάντα ἐν βραχεῖ παρ' αὐτοῦ ἔσεσθαί σοι νομίζεις). Doch hält Lukian seinem Protagonisten vor, daß der Kaiser wohl kaum so narkotisiert sei (genauer: „soviel Mandragora [= Alraun] in sich hineingegossen" habe: τοσοῦτον μανδραγόραν κατακεχύσθαι αὐτοῦ), daß ihm das tatsächliche Treiben des Büchernarrs entgehen könne. Witke kann zwar mit zwei weiteren Stellen aus Lukian belegen, daß hier nicht die aphrodisische, sondern die narkotisierende Wirkung der Mandragora gemeint ist (Tim. 2; verae hist. 2, 33), doch übersieht er, wie Hadot ausgeführt hat (Marc Aurèle

In 'de antidotis' bezeugt Galen nicht nur die tägliche Einnahme des Theriaks durch Mark Aurel, sondern auch eine spezifische Wirkung des Mittels, die sich eindeutig auf das beigesetzte Opium bezieht. Da sich Mark Aurel bei Tag der Müdigkeit nicht erwehren konnte und in einen tiefen Schlaf verfiel, nahm er versuchsweise einen Theriak ein, der ohne Mohnsaft zubereitet worden war[121]. Daraufhin kam der Kaiser auch nachts nicht mehr zur Ruhe[122]. Aus Galens Bericht ergibt sich, daß sich der Kaiser diesen offenkundigen Entzugserscheinungen nur eine kurze Zeit lang aussetzte, denn schon bald nahm er wieder einen opiumhaltigen Theriak ein, der nun jedoch aufgrund einer längeren Lagerungs- und Reifezeit von geringerer und verträglicher Stärke gewesen sein soll[123]. Galen beschreibt also eine zeitlich begrenzte körperliche Reaktion des Kaisers, die sich während Mark Aurels Aufenthalts an der Donaufront ereignete[124]; Galen selbst hat in dieser Zeit in Rom auf die Rückkehr des Kaisers gewartet. Als Palastarzt und Assistent des Demetrius bei der Theriak-Herstellung scheint Galen über den Gesundheitszustand des Kaisers recht gut informiert gewesen zu sein.

Eine Bestätigung dafür, daß Mark Aurel während des Kriegszugs den Theriak eingenommen hat, bietet auch Cassius Dio, dessen Darstellung von der Galens in den Einzelheiten so weit differiert, daß sie als unabhängig von 'de antidotis' gelten muß. Cassius Dio zufolge war der Kaiser an der Front dermaßen geschwächt, daß er kaum die Kälte auszuhalten und zu den Truppen zu sprechen vermochte[125]. Mark Aurel habe nur wenig gegessen, dafür aber den Theriak eingenommen, und dies nicht etwa aus Sorge vor Anschlägen, sondern weil er an Beschwerden im Magen- und Brustbereich litt. Der Theriak soll Mark Aurel in die Lage versetzt haben, körperliche Beschwerden dieser Art auszuhalten[126].

était-il opiomane? 1984, 40f.) den sprichwörtlichen und deshalb wenig aussagekräftigen Charakter der von Lukian verwendeten Formulierungen. Zur Mandragora vgl. C. B. Randolph, The Mandragora of the Ancients in Folklore and Medicine, Proc. Amer. Acad. Arts and Sci. 40, 1905, 487ff.

121 1, 1 (K. XIV, 4): ἐπεὶ δὲ συνέβαινεν αὐτῷ νυστάζειν καρωδῶς ἐν ταῖς δσημέραι πράξεσιν, ἀφεῖλε τὸν ὀπὸν τῆς μήκωνος.

122 1, 1 (K. XIV, 4): ... τό γε πλεῖστον μέρος τῆς νυκτὸς ἄγρυπνον διατελεῖν.

123 1, 1 (K. XIV, 4): ... καὶ διὰ τοῦτο ἠναγκάσθη προσφέρεσθαι, καὶ τοῦ τὸν ὀπὸν ἔχοντος ἤδη πως κεχρονικότος. Vgl. Hadot, Marc Aurèle était-il opiomane? 1984, 34f.; 37.

124 1, 1 (K. XIV, 4): ἦν δὲ τηνικαῦτα διὰ τὸν Γερμανικὸν πόλεμον ἐν τοῖς περὶ τὸν Ἴστρον χωρίοις ...

125 72, 6, 3f.: καίτοι οὕτως ἀσθενὴς τῷ σώματι ἐγένετο ὥστε μήτε τὸ ψῦχος τήν γε πρώτην ὑπομεῖναι, ἀλλὰ καὶ πρὶν διαλεχθῆναι τοῖς στρατιώταις συνεληλυθόσιν ἤδη κατὰ τὸ παρηγγελμένον ἀναχωρῆσαι ...

126 οὐ γὰρ ἔστιν ὅ τι μεθ' ἡμέραν πλὴν τοῦ φαρμάκου τοῦ θηριακοῦ καλουμένου ἐσιτεῖτο. ἐλάμβανε δὲ τοῦ φαρμάκου οὐχ οὕτως ὅτι ἐδεδίει τι, ὡς

Während Galens Darstellung den Eindruck erweckt, daß das Opium im Theriak nur über kurze Zeit eine körperliche Abhängigkeit des Kaisers und folglich auch Entzugserscheinungen provoziert habe, legt der Bericht bei Cassius Dio den Schluß nahe, daß der Theriak Mark Aurel dauerhaft Erleichterung verschafft und ihn überhaupt erst in die Lage versetzt habe, den Anforderungen an der Front zu genügen. Möglicherweise resultierten die von Galen und Cassius Dio beschriebenen und unterschiedlichen Wirkungen des Theriaks aus einer nicht konstanten, gewöhnlicherweise aber sehr geringen Menge des im Theriak verarbeiteten Opiums.

Es geht aus 'de antidotis' übrigens nicht eindeutig hervor, nach welchem Rezept Galen dann seinerseits den Theriak für Mark Aurel hergestellt hat. Er vermerkt jedoch, genau dem Verfahren der früheren 'Palastärzte' gefolgt zu sein[127], wobei es offen bleibt, ob er sich dabei auf den älteren oder den jüngeren Andromachos bezieht. Da sich die Rezepte dieser beiden Ärzte für den als Γαλήνη bezeichneten und offensichtlich von Mark Aurel eingenommenen Theriak im Hinblick auf die Menge des verwendeten Opiums nicht unterscheiden, kommt dieser Frage hier wenig Bedeutung zu. Den Rezepten des älteren und des jüngeren Andromachos gemäß wurden dem Theriak 24 Drachmen beigefügt[128], während das von Damokrates niedergeschriebene Rezept, dessen sich Tiberius bedient haben soll, 16 Drachmen Opium (ὄπιον) und 16 Drachmen Mohn (μηκώνειον) vorsah[129]. Da die Gesamtmenge der verwendeten Stoffe variiert, ist auch der relative Anteil des Opiums zu berücksichtigen: er beträgt beim älteren und jüngeren Andromachos 3,4% und bei Damokrates 15,4%.

Galen schreibt, Mark Aurel habe sich zunächst mit der täglichen Einnahme von nur einer 'ägyptischen Bohne' begnügt[130]. Diese Maßeinheit bedeutet, daß der Kaiser durch die entsprechende Einnahme von etwa 0,033 g Opium kaum in eine körperliche Abhängigkeit hätte hineingeraten können[131]. Galen spricht allerdings ausdrücklich von einer Anfangsdosis. Dies könnte bedeuten, daß Mark Aurel den Theriak später mehr als einmal oder in einem anderen als dem von

---

ὅτι τοῦ τε στομάχου καὶ τοῦ θώρακος φαύλως εἶχε· καί φασιν ὅτι δι' ἐκεῖνα αὐταρκεῖν πρός τε τἆλλα καὶ πρὸς τοῦτο ἐδύνατο.

127 De antidot. 1, 1 (K. XIV, 5); s.o., S. 195, Anm. 88.

128 1, 6f. (K. XIV, 39; 42); vgl. Hadot, Marc Aurèle était-il opiomane? 1984, 40, Anm. 61.

129 2, 5 (K. XIV, 129).

130 1, 1 (K. XIV, 3f.): ... ὃς τὸ μὲν πρῶτον εἰς ἀσφάλειαν ἑαυτοῦ κατασκευάζων ἑκάστης ἡμέρας, ὅσον Αἰγυπτίου κυάμου μέγεθος ἐλάμβανεν ...

131 Vgl. Africa, Mark Aurels Opiumsucht, (1961) 1979, 142f. Anm. 78; Witke, Marcus Aurelius and Mandragora, 1965, 23; Hadot, Marc Aurèle était-il opiomane? 1984, 38ff.

Galen angegebenen Maß zu sich genommen hat; von körperlichen Wirkungen einer verstärkten Einnahme ist bei Galen jedoch weiterhin nicht mehr die Rede. Allein die in 'de praecognitione' beschriebene und von Galen behandelte Obstipation des Kaisers (s.o., S. 183f.) könnte auf eine Wirkung des Opiums zurückzuführen sein. Einen Zusammenhang mit der Einnahme des Theriaks haben die Zeitgenossen hier jedoch nicht vermutet.

Generell waren Bewußtseinstrübungen und Vergiftungen durch die Zufuhr von Opium oder Mandragora zwar bekannt, und 'de antidotis' beinhaltet Rezepte für die Behandlung solcher Fälle[132]. Doch war es weder Mark Aurel noch seinen Zeitgenossen bewußt, daß Opium eine körperliche wie psychische Abhängigkeit bewirken kann. Obgleich auch Theriak-Rezepte im Umlauf waren (und von Galen überliefert werden), welche auf die Verwendung von Opium verzichteten, kam Galen trotz der von ihm beschriebenen Symptome nicht zu dem naheliegenden Schluß, dem Kaiser ein solches Mittel zu empfehlen[133]. Aus seiner Perspektive war mit der Verwendung eines ausgereiften Theriaks das Problem des Kaisers bereits gelöst.

Africas These einer dauerhaften Opiumabhängigkeit des Kaisers muß also zurückgewiesen werden. Weder das Verhalten des Kaisers noch sein philosophisches Denken kann in einem Zusammenhang mit seiner Theriak-Einnahme gestellt werden. Sicher ist nur, daß ein verhältnismäßig starker Theriak zeitweise zu erheblichen Nebenwirkungen geführt hat, so daß Mark Aurel bei dem Versuch, auf das Mittel zu verzichten, körperliche Schwäche, Schlaflosigkeit und Konzentrationsmangel, mithin typische Entzugserscheinungen, erlitt[134]. Die von Galen geschilderte Beeinträchtigung des Wachzustandes durch die Einnahme des Theriaks, die Schlaflosigkeit in Folge des Verzichts und die baldige Rückkehr zum Theriak führen zu dem Schluß, daß sich der Kaiser an der Markomannenfront an ein suchterzeugendes Quantum von Opium gewöhnt hatte. Aufgrund

132 2, 7 (K. XIV, 138).

133 Vgl. de antidot. 2, 1 (K. XIV, 111): Das Antidot, das Galen für sich selbst verwendet hat ('Αντίδοτος πανάκεια δι' αἱμάτων, ᾗ χρῶμαι ...), wurde ohne Opium oder Mohnsaft zubereitet, ebenso das Antidot, mit dem Augustus sich stärkte (2, 3 [K. XIV, 119ff.]), eines der Antidote des Charmes (2, 4 [K. XIV, 126f.]) sowie einige Rezepte des Aelius Gallus (2, 10 [K. XIV, 161]) oder auch der Theriak des Zenon von Laodikeia (2, 10 [K. XIV, 163]). Galen hat allerdings auch den opiumhaltigen Theriak des Aelius Gallus eingenommen (2, 10 [K. XIV, 161]) Die meisten Theriak-Rezepte in de antidot. enthalten Opium, z.T. allerdings in wesentlich geringerer Menge als die Rezepte der Andromachoi und des Damokrates (vgl. den Theriak des Antipatros: 2, 10 [K. XIV, 160]).

134 Galen erklärt die Schlaflosigkeit Mark Aurels aus einem Überwiegen des 'trockenen Körpersaftes' (de antidot. 1, 1 [K. XIV, 4]); vgl. Africa, Mark Aurels Opiumssucht, (1961) 1979, 135.

der Quellenlage kann jedoch nur von einer vorübergehenden körperlichen Abhängigkeit Mark Aurels gesprochen werden.

VII. 5. Galens ärztliche Tätigkeit außerhalb des Kaiserpalastes

Ob Galen seinen ersten Aufenthalt in Rom aufgrund der gegen ihn im Umlauf gesetzten Verdächtigungen beendet hat, oder ob andere Gründe für seine Abreise bedeutsamer waren, seine Rückkehr nach Rom erfolgte einige Jahre später jedenfalls nicht aus eigenem Wunsch, sondern auf Anweisung des Kaisers. In Rom hatte Galen dann die Stellung eines ‘Oberarztes’ inne, wobei ihm zusätzlich die ärztliche Betreuung des Commodus oblag. Doch scheint damit kein Schutz vor den Angriffen der ärztlichen Konkurrenz bestanden zu haben. Zunächst hat es Galen vermieden, durch Vorträge oder Demonstrationen die Aufmerksamkeit auf sich zu ziehen. Doch nach einigem Drängen von Seiten seiner ‘Freunde’ hat sich Galen entschlossen, erneut an einer öffentlichen Diskussion teilzunehmen[135]. Diesen Auftritt schildert er in ‘de libris propriis’, wobei mit dem *templum Pacis* auch der Veranstaltungsort genannt wird, an dem möglicherweise schon früher die von Boethus gewünschten Demonstrationen stattgefunden hatten[136]. Täglich, so schreibt Galen, hätten sich seine Gegner bei diesem Tempel getrof-

135 Vgl. Nutton, CMG V, 8, 1, 1979, 187 Anm. 2; Debru, Les démonstrations médicales à Rome, 1995, 70.

136 Vgl. Debru, Les démonstrations médicales à Rome, 1995, 75f. mit Anm. 29f. zu den (nicht-anatomischen) Diskussionen, die im Tempel der Pax unter der Ärzteschaft Roms und unter Teilnahme des gebildeten Publikums stattgefunden haben. Debru verweist dabei auch auf de libr. prop. 1 (GSM II, S. 95; K. XIX, 14; vgl. Kap. IV, Anm. 108) und identifiziert den hier erwähnten Vortrag, den Galen *ex tempore* gehalten hat, mit jenem Vortrag, den Galen nach de venae sect. adv. Erasistr. Rom. deg. 1 (K. XI, 193f.) während seines ersten Romaufenthalts vor Ärzten und Philosophen über den Nutzen der Venensektion gehalten hat. Zunächst hatte Galens Landsmann, Kollege und Freund Teuthras (der Adressat von de puls. ad tir. [K. VIII, 453] und ling. ex. Hipp. expl. [K. XIX, 62]) eine Diskussion über die Schriften des Erasistratos angekündigt, doch verweigerten die Ärzte, welche die Venensektion ablehnten, die Teilnahme (... προσκαλούμενος τοὺς πρεσβύτας ἰατροὺς εἰς διάλογον. ἐκεῖνοι μὲν οὖν οὐκ ἀφικνοῦντο, μικρότερον ἑαυτῶν εἶναι νομίζοντες ἁμιλλᾶσθαι νεανίσκῳ [K. XI, 194]). Dann antwortete Galen auf die von einem Zuhörer gestellte Frage, εἰ δεόντως Ἐρασίστρατος οὐ κέχρηται φλεβοτομίᾳ. διῆλθον δ', ὡς ἔδοξε τοῖς τότε ἀκούσασιν, ὠφελιμώτατον πρόβλημα. An welchem Ort die öffentlichen Diskussionen stattfanden, bleibt an dieser Stelle offen; Galen bemerkt nur: συνέβη γάρ πως ἐν ἐκείνῳ τῷ χρόνῳ καθ' ἑκάστην ἡμέραν εἰς τὰ προβαλλόμενα λέγειν ἐν πλήθει.

fen, um seine medizinischen Anschauungen in Frage zu stellen[137], und schließlich habe er eingewilligt, selbst in einem Auditorium des Tempels eine mehrtägige Vorlesung abzuhalten[138]. Wie sich aus dem Zusammenhang ergibt, waren es diesmal Galens aristotelisch-teleologische Ausführungen in 'de usu partium', die Widerspruch erregt hatten[139]. Galens Schriftstellerei wurde also auch während seines zweiten Aufenthalts in Rom zumindest gelegentlich zum Inhalt des Tagesgesprächs unter den Gebildeten der Hauptstadt. Es liegt nahe, in den 'Freunden', die nach einer öffentlichen Verteidigung verlangten, wieder Anhänger der peripatetischen Philosophie zu vermuten, wie z.B. Sergius Paullus, mit dem Galen bei seinem ersten Romaufenthalt zusammengekommen war. Boethus allerdings hatte Rom bereits im Jahr 165 verlassen, um als Prokonsul der Provinz Syria Palaestina vorzustehen. Während seiner Amtszeit, vermutlich im Jahr 168, ist er verstorben[140].

Im Zusammenhang mit der Behandlung Mark Aurels, von der Galen in 'de praecognitione' berichtet, erwähnt er den an ihn ergangenen Befehl, im Palast zu übernachten (s.o., S. 184). Seinen eigentlichen Wohnsitz hatte Galen folglich in der Stadt, und auch zur Betreuung des Commodus ist er jeweils nur vorübergehend auf dem Palatin (oder in den kaiserlichen Villen außerhalb Roms) erschienen. Galen war während des verhältnismäßig kurzen ersten Aufenthalts in Rom im Besitz eines eigenen Hauses, das er bei seiner Abreise von einem seiner Sklaven verkaufen ließ[141]. Im Hinblick auf die Jahre nach 169 hat Walsh vermutet, Galen habe seinen Aufenthalt bei seinem Freund Epigenes genommen[142], doch steht diese Annahme im Widerspruch zu einem Abschnitt aus 'de curandi ratione per venae sectionem'. Galen erzählt hier von einem reichen Mann, der vor den Toren der Stadt wohnte[143] und ihn aufgefordert hatte, sich um einen seiner

137 2 (GSM II, 101; K. XIX, 21): ... καθ' ἑκάστην ἡμέραν εἰς τὸ τῆς Εἰρήνης τέμενος ἀφικνούμενοι ...

138 2 (GSM II, 101; K. XIX, 21f.): ... ἀγανακτοῦντες δ' οἱ φίλοι παρεκάλουν με δημοσίᾳ δεῖξαι κατά τι τῶν μεγάλων ἀκουστηρίων ... ἀναγκασθεὶς οὖν ὑπὸ τῶν φίλων [καὶ] δείξας δημοσίᾳ πολλαῖς ἡμέραις ἐμαυτὸν μὲν οὐδὲν ἐψευσμένον ... Vgl. auch Temkin, Galenism, 1973, 30f.

139 Vgl. de libr. propr. 2 (GSM II, 100; K. XIX, 20f.).

140 Vgl. Alföldy, Konsulat und Senatorenstand unter den Antoninen, 1977, 195; 241.

141 De praecogn. 9, 2 (CMG V, 8, 1, S. 116f.; K. XIV, 648): ... ἕνα καταλιπὼν οἰκέτην φυλάττοντα τὰ κατὰ τὴν οἴκησιν ... ἡμέρᾳ μιᾷ τῶν ἐκ τῆς Σιβούρας κερκώπων παραλαβόντα τινὰ πωλῆσαί τε τὰ κατὰ τὴν οἰκίαν ...

142 Galen's second sojourn, 1930, 477f.

143 De rat. cur. per ven. sect. 17 (K. XI, 299): ... παρακληθεὶς ὑπό τινος οἰκοῦντος ἐν προαστείῳ τῆς Ῥωμαίων πόλεως ἀνδρὸς πλουσίου ...

Sklaven zu kümmern, der erkrankt war[144]. Der 'Hausarzt' des reichen Mannes war ein Anhänger der erasistrateischen Schule[145] und nicht bereit, die von Galen als notwendig erachtete Venensektion durchzuführen. Um den Sklaven nach seiner eigenen Vorstellung behandeln zu können, gab Galen vor, zu regelmäßigen Besuchen in der Vorstadt nicht in der Lage zu sein. Daraufhin willigte der Sklavenbesitzer ein, den Patienten für mehrere Tage in Galens Haus zu überstellen[146]. Da 'de curandi ratione per venae sectionem' zu den späten Schriften Galens gehört und wahrscheinlich erst unter Septimius Severus entstanden ist[147], kann der geschilderte Fall in die Jahre nach 169 datiert werden. Galen bewohnte also erneut ein eigenes Haus (bzw. eine eigene Wohnung), und er hatte offensichtlich ausreichend Platz, um Patienten beherbergen und behandeln zu können[148].

In Galens Schriften finden sich nur wenige Stellen, die im Kontext der ärztlichen Arbeit Auskunft über die Lebensbedingungen der *plebs urbana* geben[149]. Da die medizinischen Eingriffe in der Regel in der Wohnung des Patienten durchgeführt wurden, mußte Galen seine Arbeit bisweilen in zugigen, dunklen Räumen verrichten, die im Sommer zu heiß und im Winter zu kalt waren[150]. In 'de diebus decretoriis', einer Schrift, die unter Mark Aurel entstanden ist[151], beschreibt Galen, wie sich die Situation eines Patienten dadurch verschlechtern konnte, daß er sein Lager aufgrund von Feuer, Dieben oder Überschwemmungen verlassen mußte, oder weil eine Mauer oder das Dach einstürzten[152]. Arme Patienten

144 De rat. cur. per ven. sect. 17 (K. XI, 299): ... θεάσασθαι τινὰ τῶν διοικούντων αὐτοῦ τὰ πράγματα ...

145 17 (K. XI, 299): ἦν δ' ὁ τῆς οἰκίας τοῦ πλουσίου προϊστάμενος ἰατρὸς Ἐρασιστράτειος (vgl. K. XI, 301: ... πρὸς τὸν οἰκεῖον ἰατρὸν αὐτοῦ ...).

146 17 (K. XI, 300): δὸς οὖν αὐτόν, εἶπον, τὰς τρεῖς ταύτας ἡμέρας ἐμοί. καὶ μήν, ἔφη, παρακαλῶ τοῦτο καὶ χάριν εἴσομαι καὶ ἤδη πρὸς τὴν σὴν οἰκίαν ἄπαγε τὸν ἄνθρωπον ...; vgl. Ilberg, Galens Praxis, (1905) 1971, 399.

147 Vgl. Ilberg, Schriftstellerei, (1896) 1974, 76f.

148 Vgl. auch Horstmanshoff, Galen and his patients, 1995, 92.

149 Vgl. auch Riddle, High Medicine and Low Medicine, 1993, 117 zu den Spuren der Volksmedizin bei Galen.

150 In Hipp. de off. med. 1, 11 (K. XVIII/2, 683): ... ἐν τῇ τοῦ χειριζομένου καταγωγῇ ...; 1, 13 (K. XVIII/2, 686) : ... τούς γε τῶν χειριζομένων οἰκείους ...

151 Vgl. Ilberg, Schriftstellerei, (1896) 1974, 65f.

152 De dieb. decret. 1, 11 (K. IX, 824): εἰ δή τις ἐμπρησμοῦ κατὰ τὴν οἰκίαν, ἢ λῃστῶν ἐπελθόντων, ἢ ποταμοῦ κατακλύσαντος, ἐξαίφνης ἀναγκασθείη φυγεῖν ... εἰ καταπίπτοντος ὀρόφου τινὸς ἢ τοίχου γνοὺς ἐξαιφνίδιον ἐκπλαγῇ τε ἅμα καὶ φεύγειν ἐπιχειρήσειεν.

waren unter undichten Dächern dem Regen ausgesetzt[153]. Es ist zu vermuten, daß Galen in 'de diebus decretoriis' aus eigener, in der Hauptstadt gewonnener Anschauung berichtet, doch war mit solchen Zuständen gewiß nicht nur in den *insulae* Roms zu rechnen[154].

---

153 De dieb. decret. 1, 11 (K. IX, 824): εἰ δὲ καὶ διὰ τοῦ κεράμου τι καταῤῥυῇ, ἢ πλείονος ὑετοῦ γενομένου, κἄπειτα τοῦτ' ἐπιχυθῇ τῇ κεφαλῇ τοῦ κάμνοντος, ἢ εἰ καὶ ἄλλος αὐτὸν ὁπωσοῦν βρέξειεν ...; vgl. Eichholz, Galen and his environment, 1951, 68f.; zu den Wohnbedingungen der Armen in Rom Whittaker, Der Arme, 1991, 316ff., Prell, Armut in Rom, 1993, 116ff.; zur Überbevölkerung in der Stadt, der großen Anzahl von *domus* und dem begrenzten Raum für private Bauten Homo, Topographie et démographie dans la Rome impériale, 1933, 294ff. Vgl. auch Lampe, Die stadtrömischen Christen, 1988, 38ff. (zur Bevölkerungsdichte in der regio XIV *trans Tiberim* [Trastevere]); Kolb, Rom, 2002, 431ff.

154 An anderer Stelle bezeugt Galen, daß die ländliche Bevölkerung in Teilen des Römischen Reiches immer wieder Versorgungsmängel zu erleiden hatte. Viele der betroffenen Menschen kamen ums Leben, weil sie sich notdürftig mit unverdaulichen Speisen zu ernähren suchten (de diff. febr. 1, 4 [K. VII, 285]). Auch in de bon. mal. suc. kommt Galen auf die Hungersnöte zu sprechen, durch welche die Bevölkerung gezwungen wurde, sich mit Eicheln, „einer mehr für Schweine als für Menschen geeigneten Nahrung", zu versorgen: 4, 35 (CMG V, 4, 2, S. 406; K. VI, 778: ... ἔδεσμα δ' ὑσὶ μᾶλλον ἢ ἀνθρώποις οἰκεῖον, ἄχρις ἂν μή τις ἀνάγκη μεγάλη καταλάβῃ τῆς ἐδωδῆς αὐτῶν· ἐν γὰρ τοῖς μεγάλοις λιμοῖς καὶ τοῦτο συμβαίνει); es handelte sich um eine lang anhaltende Hungersnot in weiten Teilen des Reiches (1, 1 [CMG V, 4, 2, S. 390; K. VI, 749]: Οἱ συνεχῶς ἐτῶν οὐκ ὀλίγων ἐφεξῆς γενόμενοι λιμοὶ κατὰ πολλὰ τῶν Ῥωμαίοις ὑπακουόντων ἐθνῶν ...); vgl. Swain, Hellenism and Empire, 1996, 367. Möglicherweise meint Galen die gleiche Hungernot in de alim. fac. 2, 38, 2 (CMG V, 4, 2, S. 305; K VI, 620: während der Hungersnot in Kleinasien lagerten die Bauern Eicheln und Mispeln, um daraus später Brot zu backen) und 3, 14, 10 (CMG V, 4, 2, S. 347f.; K. VI, 686: während der Hungersnot ernährte sich eine Amme nur von Kräutern; daraufhin erkrankte das von ihr versorgte Kind an einem Ausschlag). Vgl. in diesem Zusammenhang Kohns, Hungersnot und Hungerbewältigung in der Antike, 1988, 104ff. zu unterschiedlichen Formen von Nahrungsmittelkrisen (Versorgungskrise – Brotmangel – Hungersnot). Während es sich bei dem oben aus Galen entnommenen Fall tatsächlich um eine Hungersnot im Sinne des Wortes gehandelt hat, ist seine Bemerkung in K. VI, 749 aufschlußreich für Versorgungskrisen, die aus dem speziellen Verhältnis von Stadt und Land resultieren konnten: die Städte ziehen Galen zufolge rechtzeitig ausreichendes Getreide an sich, so daß die Landbevölkerung sich schließlich von Baumzweigen und Sträuchern ernähren muß (Galen bei Kohns nicht aufgenommen). Vgl. dazu auch HA, Marc. 11, 3 (Mark Aurel unterstützt während einer Hungersnot die italischen Gemeinden aus den Beständen der Hauptstadt). Vgl. auch Galens Schrift de vict., die einen Eindruck von dem Luxus bietet, den die

Grundsätzlich meint Galen, daß sich jeder Mensch um seine Gesundheit kümmern kann, ob reich oder arm, frei oder unfrei. Doch Galen übersieht nicht, welche Folgen sich aus der sozialen Stellung für die Gesundheitspflege ergeben. In 'de sanitate tuenda' führt er aus, daß die Art der Körperpflege von den jeweiligen Lebensbedingungen abhängig gemacht werden muß. Zu berücksichtigen sei, daß das Leben vieler Menschen mit Tätigkeiten verbunden ist, die zwangsläufig zu körperlichen Beeinträchtigungen führten[155]. Galen denkt hier an Personen, die in Armut oder Sklaverei leben[156]. Auch seine Definition von Reichtum reflektiert die Lebensbedingungen der ärmeren Schichten. Wohlstand bedeutet, so folgt Galen der Lehre seines Vaters, über die ausreichenden Mittel zu verfügen, um sich vor Hunger, Durst und Kälte zu schützen[157]. Will man sich um seine Gesundheit kümmern, darf man sich jedoch nicht durch 'Ehrsucht' oder Begierde ablenken lassen[158]. Sind alle diese Bedingungen erfüllt, ist man also „durch Schicksal und eigene Entscheidung tatsächlich frei“[159], so kann man gesund bleiben und ein hohes Alter erreichen, wenn man die vom Arzt gegebenen Ratschläge befolgt.

Für den Arzt ergibt sich die Schlußfolgerung, daß die Patienten je nach ihrer sozialen Position und den damit verbundenen Lebensgewohnheiten unterschied-

---

Wohlhabenden auf ihren Tischen entfalteten: Bestimmte Speisen müssen den Patienten, die ein bequemes Leben führen, untersagt werden, andere können empfohlen werden. So soll an die Stelle einer Ernährung mit dem Fleisch von Haus- oder Wildschweinen eine solche mit Geflügel und Fisch treten. Galen nennt die einzelnen Fischsorten: Es sind Regenbogen-, Tang- und Papageienfische, Meeramseln und Meerdrosseln, die alle „ein weiches und lockeres Fleisch haben“ (de vict. 8, 59 [CMG V, 4, 2, S. 442; K. VI, 58f.]). Vgl. auch Whittaker, Der Arme, 1991, 320f.; Prell, Armut in Rom, 1993, 86f. (Ernährung in Notzeiten, ohne Berücksichtigung von Galen). Mit den wenigen Äußerungen zur Landbevölkerung bei Galen ist die nach Alföldy, Sklaverei, 1988, 24 „niedrigste soziale Gruppe“, die noch unter den Sklaven steht, angesprochen: „... die ganz auf sich selbst gestellten, nicht von einem Herrn versorgten armen Freien.“

155 2, 1, 6 (CMG V, 4, 2, S. 38; K. VI, 82): πολλοῖς γὰρ τῶν ἀνθρώπων μετὰ περιστάσεως πραγμάτων ὁ βίος ἐστί. καὶ βλάπτεσθαι μὲν ἀναγκαῖόν ἐστιν αὐτοῖς ἐξ ὧν πράττουιν, ἀποστῆναι δ' ἀδύνατον.

156 2, 1, 7 (CMG V, 4, 2, S. 38; K. VI, 82): ἔνιοι μὲν γὰρ ὑπὸ πτωχείας εἰς τοὺς τοιούτους ἐμπίπτουσι βίους, ἔνιοι δ' ὑπὸ δουλείας ...

157 De an. aff. dign. et cur. 8, 10 (CMG V, 4, 1, 1, S. 30; K. V, 44): ... ὡς μὴ πεινῆν, μὴ ῥιγοῦν, μὴ διψῆν; vgl. Kap. III, 2, S. 44.

158 De san. tuend. 2, 1, 8 (CMG V, 4, 2, S. 38; K. VI, 82): ... διὰ φιλοτιμίαν ἢ δι' ἐπιθυμίαν ...

159 2, 1, 9 (CMG V, 4, 2, S. 38; K. VI, 83): ... ὅστις δὲ ἀκριβῶς ἐλεύθερος ὑπάρχει καὶ τύχῃ καὶ προαιρέσει ...

lich behandelt werden müssen[160]. So unterscheidet Galen in seiner an Glaukon gerichteten Abhandlung über die Heilkunst im Zusammenhang des Dreitage-Fiebers zwei Patientengruppen: Die Kranken, die im Wohlstand leben, können sich verschiedene, die Genesung fördernde Nahrungsmittel leisten, während den armen Kranken empfohlen werden muß, sich unter Befolgung der Vorgaben des Hippokrates mit der Ptisane, jener sättigenden Grundnahrung der Gladiatoren, zu ernähren[161]. An einer anderen Stelle dieser Schrift empfiehlt Galen, die Medikamente je nach dem Erscheinungsbild des Patienten auszuwählen. Ein Landmann, der einen gestärkten Körper hat, muß mit starken, eine zarte Frau hingegen mit den mildesten Medikamenten behandelt werden, während jene Patienten mit heller Haut, die häufig baden und keine körperlichen Übungen durchführen, wieder andere (nämlich „aufweichende") Medikamente erhalten sollen[162].

Galen bezieht die ärmeren Bevölkerungsteile der römischen Gesellschaft auch dort noch in seine Überlegungen ein, wo er mit seiner medizinischen Schriftstellerei der Nachfrage der aristokratischen Kreise entgegenkam. Fragen der Gesundheits- und Ernährungslehre gehörten zu den vieldiskutierten Themen der bessergestellten Schichten. Galen hat auf dieses Interesse mit der Abfassung einer kleinen, an Epigenes gerichteten Schrift über das Ballspiel geantwortet, das er als ausgezeichnetes Mittel der Gesundheitspflege darstellt[163]. Bei dem in 'de parvae pilae exercitio' beschriebenen Ballsport handelte es sich nicht um eine auf die Aristokratie beschränkte Beschäftigung. Galen betont ausdrücklich, daß im Unterschied zur Jagd, die Reichtum voraussetze, der Ballsport auch den Armen möglich sei. Galen schreibt für die höhere Gesellschaft, doch entwickelt er gleichwohl eine schichtenübergreifende Gesundheitslehre. Jedermann, vom

160 Allerdings gehen mit einer besseren sozialen Stellung nicht unbedingt auch bessere Chancen auf eine erfolgreiche Behandlung einher; vgl. Kap. IX, 2, S. 269f.

161 Ad Glauc. 1, 10 (K. XI, 35).

162 2, 11 (K. XI, 137): ἀγροίκου μὲν γὰρ ὄντος αὐτοῦ καὶ σκληροῦ φύσει, τῶν ἰσχυροτάτων δεῖται φαρμάκων τὸ σῶμα· γυναίου δὲ ἁπαλοσάρκου, τῶν ἀσθενεστέρων ...; vgl. Byl, L'enfant chez Galien, 1991, 110f.

163 Vgl. Balsdon, Life and Leisure in Ancient Rome, 1969, 163; Thuillier, Sport im antiken Rom, 1999, 91. Das Ballspiel als gesundheitsfördernde Beschäftigung ist keine Neuerung Galens bzw. der Römischen Kaiserzeit. Vgl. Eustathios, Comm. ad Hom. Odyss. 1601, 39ff. über Herophilos: Ὅτι δὲ τὸ σφαιρίζειν οὐκ ὀλίγη μοῖρα ἐνομίζετό φασι γυμναστικῆς, ἔστι συμβάλλειν καὶ ἐκ τῆς Ἡροφίλου τοῦ ἰατροῦ εἰκόνος. παράκειται γάρ φασιν αὐτῇ σὺν ἑτέροις τισὶ γυμναστικοῖς ὀργάνοις καὶ σφαῖρα; vgl. von Staden, Herophilus, 1989, S. 407, Nr. 229. Übs. der kleinen Schrift Galens von Schütze (Galen. Die Übungen mit dem kleinen Ball, Berlin o.J.); wieder abgedruckt bei Fetz, Gymnastik bei Philostratos und Galen, 1969, 101ff. Vgl. auch Michler, Principis medicus, 1993, 766.

Senator über den Gelehrten bis zum Handwerker, kann sich mit Hilfe des Ballspiels, bei dem weder Vorbereitung noch Durchführung besondere Ansprüche an Zeit oder Geld stellen, um seine Gesundheit kümmern. Galen bezeichnet das Ballspiel als so „menschenfreundlich", daß sogar der Ärmste nicht in die Verlegenheit kommt, darauf verzichten zu müssen[164].

Galen verwendet für den von ihm beschriebenen Ballsport keinen speziellen Namen[165]. Das 'Spiel mit dem kleinen Ball' kann Galen zufolge in unterschiedlicher Art und entsprechend mit größerem oder kleinerem Kraftaufwand durchgeführt werden. Der Unterschied besteht darin, ob die beiden Parteien jeweils in das gegenerische Feld eindringen oder nicht. Die vorlaufenden Spieler haben die Aufgabe, den von der gegnerischen Mannschaft geworfenen Ball abzufangen und ihrerseits Punkte dadurch zu machen, daß sie den Ball auf eine unbewachte Stelle im Feld der anderen Mannschaft oder über deren Grundlinie hinaus werfen. Im Kampf um den Ball kommt es zu heftigem Gerangel, das diese Variante des Ballspiels nur für die gesunden und stärkeren Spieler empfehlenswert macht. Galen beschreibt diese Spielform als „gewaltig und heftig"[166]; Kopf, Hals und Brust werden in Mitleidenschaft gezogen, man umschlingt den Gegner mit den Armen, alle Griffe des Ringkampfes finden Verwendung[167]. Deshalb ist die andere Spielvariante für ältere oder rekonvaleszente Personen besser geeignet. Man verzichtet auf die Aufstellung von Spielern an der Mittellinie, die in das gegnerische Feld eindringen sollen, und betreibt den Sport gleichmäßig und ruhig[168]. An welches Publikum Galen bei der Abfassung seiner Schrift vor allem gedacht hat, ergibt sich aus seiner Empfehlung, das Ballspiel von einem Sportlehrer beaufsichtigen zu lassen. Er sollte entscheiden, wie lange und mit welchem Kraftaufwand gespielt werden durfte[169]. Die ärmere Bevölkerung war wohl kaum in der Lage, sich von einem Sportlehrer betreuen zu lassen.

---

164 2 (GSM I, 94f.; K. V, 901): τοῦτο δὲ μόνον οὕτω μὲν φιλάνθρωπον, ὡς μηδὲ τὸν πενέστατον ἀπορεῖν τῆς ἐπ' αὐτὸ παρασκευῆς ... τούτου δ' ἡ τῶν ὀργάνων παρασκευὴ καὶ τοῖς πενεστάτοις εὔπορος ...

165 Wenkebach (Galenos von Pergamon: Allgemeine Ertüchtigung durch Ballspiel, 1938, 275f.) hat das Spiel im Anschluß an Marindin als 'Raffball' oder 'Foppball' bezeichnet, wobei diese Begriffe den antiken Ausdrücken ἁρπαστόν (Lexikon des Pollux 9, 32) und φαινίνδα (Athenaios 1, 26 [14 f - 15 a]) entsprechen. Vgl. G. E. Marindin, The game of 'harpastum' or 'pheninda', The Classical Review 4, 1890, 145ff. (147: „The most characteristic feature was the player who intercepted [ἥρπαζε] the ball and who feigned a throw [ἐφενάκιζε]").

166 2 (GSM I, 96.; K. V, 902): ... μέγιστον αὐτὸ καὶ σφοδρότατον ...

167 2 (GSM I, 96.; K. V, 902f.): ... πολλαῖς δ' ἀντιλήψεσι παλαιστικαῖς ... καὶ ταῖς ἄλλαις παλαιστικαῖς λαβαῖς.

168 4 (GSM I, 99f.; K. V, 907f.).

169 4 (GSM I, 101; K. V, 909).

In 'de parvae pilae exercitio' nennt Galen weitere Freizeitbeschäftigungen der Aristokraten, um das Ballspiel als die für die Gesundheit beste Übung herauszustellen. So könnten nicht nur schnelle Läufe, sondern auch die Stimmübungen zu körperlichen Schäden führen, während bei Reitausflügen mit Nierenrissen und Verletzungen des Brustkorbs zu rechnen sei. Auch könnten die Pferde ihre Reiter abwerfen, was häufig den Tod zur Folge habe. Gliederverrenkungen wären die Folge von Diskuswurf, Hochsprung und Weitsprung, wobei für letzteren eine Sprunggrube verwendet wurde. Wer dagegen die Ringerschule besuchte, müßte damit rechnen, später auszusehen wie die von Homer beschriebenen *Litai*, die Töchter des Zeus, „welche lahm und runzlig und scheelen Blickes einhergehn"[170]. Gegen den Ringersport argumentiert Galen auch mit dem Hinweis darauf, daß diejenigen, die in Folge ihres Sports an Übergewicht und Atemnot litten, für höhere Stellungen im Staat nicht mehr geeignet seien. Galen denkt an Schwerathleten, die (ähnlich wie die Gladiatoren) ihr Körpergewicht steigern und dann als Heerführer bzw. als Amtsträger im kaiserlichen Dienst oder in der städtischen Verwaltung nicht mehr zu gebrauchen seien: Aufgaben dieser Art könnte man „eher Schweinen als solchen Leuten" anvertrauen[171].

VII. 6. Galen unter Commodus und Septimius Severus

Während Galen für seinen Aufenthalt in Rom nach 169 zahlreiche autobiographische Informationen liefert, die sich vor allem auf die Behandlung aristokratischer Patienten sowie auf seine Theriak-Herstellung für den Kaiser beziehen, ist er im Hinblick auf sein Leben unter Commodus und den Severern weniger mitteilsam. Auch spätere Schriften Galens künden von der hohen philosophischen und medizinischen Selbsteinschätzung Galens, sie enthalten einige Behandlungs-

---

170 5 (GSM I, 101f.; K. V, 910); Galen zitiert Homer, Il. 9, 503.

171 3 (GSM I, 98; K. V, 905): ἀγαθοί γ' οὐδ' ἂν οἱ τοιοῦτοι πολέμου γένοιντο στρατηγοὶ ἢ βασιλικῶν ἢ πολιτικῶν πραγμάτων ἐπίτροποι· θᾶττον ἂν τοῖς ὑσὶν ἢ τούτοις τις ὁτιοῦν ἐπιτρέψειεν; vgl. Temkin, Galenism, 1973, 39: „A healthy life is a moral obligation"; vgl. weiter S. 46. – Galen befürwortet in der Gesundheitspflege einen mittleren Weg, der alle Extreme vermeidet. Genauso schlecht wie der Ringersport, der zur Fettleibigkeit führt, ist der Laufsport, der den Verlust von Körpergewicht bewirkt. Gegen diese ebenfalls von den Aristokraten geübte Disziplin führt Galen das Vorbild der Spartaner an. Im Krieg komme es nicht darauf an, schnell davonzulaufen, sondern standzuhalten und im Kampf Mann gegen Mann zu bestehen. Und so seien auch die Spartaner nicht mächtig gewesen, weil sie am schnellsten laufen konnten, sondern aufgrund ihrer Standhaftigkeit (de parv. pil. 3: GSM I, 98f.; K. V, 906).

berichte, sie sind bisweilen an einflußreiche 'Freunde' gerichtet und belegen auf diese Weise, daß sich Galen weiterhin in einem senatorischen Umfeld bewegt hat. Doch fällt es schwer, Galens Lebenssituation nach 180 oder gar nach 192 genauer darzustellen. Galen hat mit der Berufung durch Mark Aurel und der anschließenden Verpflichtung, den jungen Commodus zu betreuen, eine Position erreicht, die es ihm erlaubte, sich von dem ärztlichen Konkurrenzkampf zu distanzieren. Insofern entfällt für ihn die Notwendigkeit, mit ausgesprochenen Werbeschriften wie 'de praecognitione' vor das römische Publikum zu treten. Einiges deutet allerdings darauf hin, daß Galen sich unter und nach Commodus auch aus politischen Gründen aus der Öffentlichkeit zurückgezogen hat. Berücksichtigt man die von Galen immer wieder beschriebene Konkurrenzsituation, die unter den Ärzten Roms bestand, und stellt man zudem in Rechnung, daß Galen als Arzt sowohl der römischen Aristokratie wie auch des Commodus gewirkt hat, so ist leicht vorstellbar, daß ihn diese Nähe zu den führenden Kreisen sowohl beim Herrscherwechsel des Jahres 192 als auch bei den Verfolgungen, denen die Senatsaristokratie unter Commodus und Severus ausgesetzt war, in Bedrängnis gebracht hat.

Zwar fehlt ein eindeutiger Beleg dafür, daß Galen Commodus auch als Kaiser ärztlich betreut hat. Aus Galens Bericht in 'de antidotis', demzufolge er nach Mark Aurel später auch für Septimius Severus den Theriak angefertigt hat (s.o., S. 197f.), ergibt sich gleichwohl, daß er seine Stellung als ἀρχιατρός auch unter Commodus und Septimius Severus, vielleicht gar bis zur Herrschaft Caracallas, und somit vermutlich bis zu seinem Tode bekleidet hat[172]. Wie nah Galen den Untergang des Commodus, die kurze Herrschaft des Pertinax und die Machtkämpfe, aus denen Severus als neuer Kaiser hervorging, miterlebt hat, bleibt unklar. In seinem Bücherverzeichnis 'de libris propriis' führt Galen eine von ihm verfaßte Schrift 'Über das unter Pertinax Vorgetragene' auf. Das Werk, von dem nicht mehr als der Titel überliefert ist[173], muß nach der kurzen Regentschaft des Pertinax abgefaßt sein. Welchen Anlaß hatte Galen, sich über den kurzen Zeitraum von Januar bis März 193 bzw. über Vorträge, die er in dieser Zeit gehalten hatte, zu äußern? Hat er öffentlich Stellung zu Vorwürfen genommen, die nach dem Ende des Commodus gegen ihn hätten erhoben werden können, etwa dem,

[172] Korpela, Medizinpersonal, 1987, 112, bezeichnet Galen als 'Leibarzt' des Commodus, was trotz Galens Stellung als ἀρχιατρός fragwürdig ist (vgl. dazu oben: Kap. V, 2). Auch sind die von Korpela angeführten Belege aus Paulus von Ägina in diesem Zusammenhang unbrauchbar, da sich Paulus kein einziges Mal über das von Galen bekleidete Amt äußert (ed. I. L. Heiberg, CMG IX, 1, 1921; IX, 2, 1924). Vgl. gegen Korpela Marasco, Medici alla corte dei Cesari, 1997, 286, Anm. 34.

[173] 12 (GSM II, 122; K. XIX, 46): <περὶ> τῶν ἐπὶ Περτίνακος δημοσίᾳ ῥηθέντων ἔν ... Vgl. Swain, Hellenism and Empire, 1996, 371 mit Anm. 47.

als 'Leibarzt' einem Tyrannen gedient zu haben? Oder hat Galen seine Stellung unter Severus durch Hinweise auf seine Verbindung zu Pertinax sichern wollen?[174] Jedenfalls scheint Galen den Dynastienwechsel im Jahr 192/193 unbeschadet überstanden zu haben. Daß er seine Tätigkeit als ἀρχιατρός auch unter Severus fortsetzte, könnte als Beleg dafür dienen, daß der neue Herrscher das Personal des Kaiserpalastes, zu dem man Galen im weiteren Sinne zählen kann, übernommen und auch auf diese Weise die Kontinuität zu Commodus gewahrt hat.

Herodian zufolge hat sich Commodus nach der Verschwörung des Maternus, die in das Jahr 185/186 zu datieren ist[175], nur noch selten in Rom aufgehalten[176]. Da Galen schon unter Mark Aurel Rom gelegentlich verlassen hat, um Commodus auf das Land zu folgen, muß Herodians Nachricht nicht bedeuten, daß Galen in den späteren Jahren des Commodus nicht mehr mit ihm zusammengetroffen wäre. Um seine Erzählung vom Sturz des Cleander im Jahr 190[177] einzuleiten, berichtet Herodian von einer angeblich durch Cleander ausgelösten

174 Möglicherweise handelte es sich nur um einen öffentlichen Fachvortrag (so E. Klebs, PIR, Bd. I, 1897, S. 378: „Sub Pertinace publice demonstravit ..."), doch zeigt die in de libr. propr. enthaltene Aufstellung der zumeist verlorenen Werke Galens zur Moralphilosophie, daß er gelegentlich Stellung zu 'politischen' Fragen genommen hat. Leider bleibt ganz unklar, ob z.B. Galens Vortragsthema 'Über die Eintracht', das an entsprechende Reden zeitgenössischer Sophisten denken läßt (vgl. Kap. III, 6 mit Anm. 149f.), als Stellungnahme zur Stasis in Pergamon oder zu Vorgängen in Rom gedacht war. Themen wie 'Gegen die Schmeichler' oder 'Über die Verleumdung' (de libr. propr. 12 [GSM II, 122; K. XIX, 46]: περὶ τῶν δημοσίᾳ ῥηθέντων κατὰ κολάκων δύο· περὶ τῆς διαβολῆς, ἐν ᾧ καὶ περὶ τοῦ ἰδίου βίου) belegen, daß sich Galen während seines zweiten Aufenthalts in Rom zeitweise in einer recht exponierten Lage befunden hat.

175 Vgl. Alföldy, Bellum desertorum, 1989 (1971) 72ff.

176 1, 11, 5: ... καὶ σπανίως τοῖς δήμοις ἐπεφαίνετο τὰ πλεῖστα ἐν προαστείοις καὶ τοῖς ἀπωτέρω τῆς πόλεως βασιλικοῖς κτήμασιν διατρίβων καὶ ἑαυτὸν δικαστηρίων ἀπείργων καὶ βασιλικῶν πράξεων. Vgl. zu Herodian Alföldy, Herodians Person, 1989 (1971), 240ff.; zu seiner literarischen Gestaltung, seinem begrenzten Quellenwert und seiner Abhängigkeit von Cass. Dio ders., Der Friedensschluß des Kaisers Commodus, 1989 (1971), 29; Bellum desertorum, 1989 (1971), 69f.; Herodian über den Tod Mark Aurels, 1989 (1973), 18ff. Die von Herodian behauptete dauerhafte Abwesenheit des Commodus aus Rom kann historisch sein, doch hat sich der Kaiser zeitweise unmittelbar vor den Toren der Stadt aufgehalten. Vgl. dazu die Angabe bei Cass. Dio im Zusammenhang des Sturzes des Cleander: Commodus ... ἐν τῷ Κυιντιλίῳ προαστείῳ ὄντα ... (73, 13, 4); gemeint ist das „Landgut der Quintilii etwa 6 km von Rom an der Via Appia" (Alföldy, Cleanders Sturz, 1989, 107).

177 Vgl. Alföldy, Cleanders Sturz, 1989, 120f.

Hungersnot in der Hauptstadt sowie von einem Seuchenausbruch, der diesmal aus medizinischen Gründen den Aufbruch des Commodus aus Rom veranlaßt habe[178]. Herodians Darstellung, in der, wie Alföldy gezeigt hat, der historische Bericht literarischen Absichten untergeordnet ist, erlaubt keine sichere Datierung des Seuchenausbruchs, zumal sie den Angaben bei Cassius Dio widerspricht[179]. Allerdings ist mit mehrfachen Ausbrüchen der Seuche zu rechnen, die Galens Zeugnis zufolge das Römische Reich über Jahrzehnte heimsuchte[180].

Herodian erzählt, daß Commodus auf ärztlichen Rat hin die Stadt verlassen habe, um sich in dem gesünderen Klima von Laurentum vor einer Ansteckung zu schützen, während sich die Bevölkerung Roms auf Anweisung der Ärzte mit Myrrhe zu schützen suchte[181]. Trotzdem gab es in Rom zahlreiche Opfer[182]. Vielleicht ist Galen einer der Ärzte gewesen, welche diese Anweisungen erteilt haben, vielleicht war er es, der Commodus beraten oder sogar nach Laurentum begleitet hat[183]. Die ärztlichen Anweisungen, von denen Herodian berichtet, entsprechen immerhin den Ausführungen Galens in 'de differentiis febrium'[184]. Ein näheres Verhältnis zwischen Galen und Commodus nach dessen Herrschaftsantritt läßt sich aufgrund dieser Übereinstimmung jedoch nur vermuten.

Eine Nachricht über die Zeit der Herrschaft des Commodus, die sich nicht auf seine eigene Stellung, sondern auf das Schicksal der Senatoren bezieht, bietet Galen im Zusammenhang seiner moralphilosophischen Überlegungen in 'de moribus'. Auch der ungebildete Mensch verfüge, so erklärt Galen in dem arabi-

---

178 1, 12, 1: συνέβη δὲ κατ' ἐκεῖνο καιροῦ λοιμώδη νόσον κατασχεῖν τὴν Ἰτα-λίαν· μάλιστα δὲ τὸ πάθος <ἐν> τῇ Ῥωμαίων πόλει ἤκμασεν ...

179 Vgl. Cass. Dio, Seuche: 72, 14, 3f.; vgl. Alföldy, Cleanders Sturz, 1989, 81ff., bsd. 93ff. (95: Ringkomposition bei Herodian), 102f. zu den falschen Amtsangaben für Cleander bei Herodian.

180 Vgl. Kap. VI, 1, S. 145f., Anm. 33.

181 1, 12, 2: τότε ὁ Κόμοδος συμβουλευσάντων αὐτῷ τινῶν ἰατρῶν ἐς τὴν Λαύ-ρεντον ἀνεχώρησεν· εὐψυχέστερον γὰρ ὂν τὸ χωρίον ... ἀλλὰ καὶ οἱ κατὰ τὴν πόλιν κελευόντων τῶν ἰατρῶν μύρου εὐωδεστάτου τάς τε ὀσφρήσεις καὶ τὰ ὦτα ἐνεπίμπλασαν, θυμιάμασί τε καὶ ἀρώμασι συνεχῶς ἐχρῶντο ...

182 1, 12, 1: ... ἅτε πυλυανθρώπῳ τε οὔσῃ φύσει (= Rom) καὶ τοὺς πανταχόθεν ὑποδεχομένῃ πολλή τέ τις φθορὰ ἐγένετο ὑποζυγίων ἅμα καὶ ἀνθρώπων; 1, 12, 2: πλὴν οὐδὲν ἧττον ἡ νόσος ἐπὶ πλεῖστον ἤκμασε πολλῆς ἀνθρώπων φθορᾶς γενομένης πάντων τε ζῴων <τῶν> τοῖς ἀνθρώπων συνοίκων.

183 Daß Galen Commodus in dieser Weise beraten haben könnte, vermutet auch Marasco, Medici alla corte dei Cesari, 1997, 286.

184 1, 3 (K. VII, 279): καὶ μὲν δὴ καὶ ὅτι λοιμώδους ἀέρος κατάστασις ἤνεγκε πυρετὸν, οὐδὲ τοῦτο ἀγνοοῦσιν, οἷς μέτεστι συνέσεως, ὥσπερ γε καὶ ὅτι συνδιατρίβειν τοῖς λοιμώττουσιν ἐπισφαλές· ἀπολαῦσαι γὰρ κίνδυνος ὥσ-περ ψώρας τινὸς ἢ ὀφθαλμίας.

schen Fragment dieser Schrift, über eine natürliche Abwehr gegenüber dem Schlechten und Häßlichen. Der Mut, Schlechtes zurückzuweisen, resultiere aus der Leidenschaft zum Schönen, und diese finde man bei Menschen von ganz unterschiedlicher Herkunft. Um dieses Argument zu belegen, verweist Galen auf eine zeitgenössische Erfahrung, die seine römischen Leser mit ihm geteilt haben: „Ein Beispiel für die Tapferkeit bei der Abwehr des Häßlichen ist der Mann, der im Kampf den Tod der Flucht vorzieht, oder jemand, der sich lieber foltern läßt, als daß er über seinen Freund eine falsche Aussage macht. Selbst Sklaven haben sich derart gegenüber ihren Herren benommen, obwohl sie nicht dazu erzogen worden waren“[185]. Daß Galen dabei die Verfolgungen im Sinn hat, die Commodus nach dem Sturz des Prätorianerpräfekten Tigidius Perennis im Jahr 185 durchführen ließ, zeigt die längere Fassung dieses Abschnitts, die Walzer aus dem Arabischen übersetzt hat[186]: „We have actually seen in our times slaves who acted thus, quite different from freeborn people, because they were free by nature; for when Perennis died – and his death took place in the ninth year of Commodus, under the consulate of <Marcus Curiatius> Maternus and <Titus> Bradua <Atticus> – many people were persectuted and their slaves were tortured to reveal the activities of their masters. This indicates that the love of the noble exists in some people by nature, even when they have not been educated“[187].

Galens Bemerkung über die standhaften Sklaven trägt zur historischen Kenntnis über die Vorgänge im Jahr 185 nur wenig bei, belegt aber, daß es nach dem Tod des Perennis zu gerichtlichen Untersuchungen gegen eine größere Anzahl von Senatoren gekommen ist, deren Sklaven der Folter zugeführt wurden[188]. Galens Aussage darf als eine Kritik an der Herrschaft des Commodus gewertet werden, die allerdings zurückhaltend und indirekt formuliert ist. Dabei kann der Hinweis auf die eigene Zeit („we have actually seen in our times“) nicht bedeuten, daß Galen seine Schrift ‘de moribus’ noch vor 192 verfaßt hätte. Mit

---

185 Übs. Rosenthal, Fortleben der Antike, 1965, 131.

186 Galen on Jews and Christians, 1949, 67.

187 Vgl. auch die Übersetzung von Müller sowie seine Bemerkungen zur Lesung der Namen und zur Überlieferungsgeschichte dieses Abschnitts aus de moribus: Zur Geschichte des Commodus, 1883, 623ff.

188 Zu Perennis vgl. Stein, RE, VI A,1, 1936, Sp. 952ff. (s.v. Tigidius Perennis), der die verfügbaren Quellen auswertet und zur Datierung auch auf das Galen-Frg. verweist, das erstmals von Müller (Zur Geschichte des Commodus, 1883) mit Unterstützung von Mommsen (Zu Perennis, 1883) bekannt gemacht und interpretiert wurde. Vgl. auch Heer, Der historische Wert der Vita Commodi, 1901, 73f. Zu Perennis und der fehlerhaften Darstellung bei Herodian vgl. Alföldy, Bellum desertorum, 1989 (1971), 78 (mit weiterer Lit. in Anm. 51).

einer solchen Aussage noch zu Lebzeiten des Commodus hätte sich Galen in Gefahr gebracht, während sie unter Pertinax oder nach dem Machtgewinn des Septimius Severus durchaus denkbar ist. Aus der historischen Überlieferung geht nicht hervor, welche Ausmaße die Verfolgung des Jahres 185 hatte und wer von den Senatoren ihr zum Opfer fiel. Auch Galen schweigt sich diesbezüglich aus. Doch muß man vermuten, daß er zumindest mit einigen Personen, die von der Verfolgung des Jahres 185 betroffen waren, in Kontakt gestanden hat. Seine Widmungen eigener, nach 180 entstandener Schriften an Mitglieder des Senats zeigen, daß Galen auch nach Mark Aurel mit philosophisch und medizinisch interessierten Aristokraten zusammengetroffen ist.

Ein prominentes Beispiel dafür ist Gaius Aufidius Victorinus, der Konsul des Jahres 155, der unter Mark Aurel dem kaiserlichen *consilium* angehörte, 183 das Konsulat zum zweiten Mal bekleidet hat und unter Commodus, allerdings zu einem unbekannten Zeitpunkt, auch die Stadtpräfektur inne hatte. In seinem Kommentar 'in Hippocratis de victu acutorum' erwähnt Galen einen Victor als Empfänger einer medizinischen Abhandlung, die Galen seiner Kritik unterwirft; dabei bezeichnet er Victor als Stadtpräfekten von Rom[189]. Ohne überlieferungsbedingte Verfälschung des Namens begegnet Victorinus dann als Adressat von 'de diaeta in morbis acutis secundum Hippocratem', einer kürzeren Schrift Galens zum gleichen Thema[190]. Hier berichtet Galen, daß die Entstehung der kurzen Abhandlung dem wiederholten Wunsch des Victorinus zu verdanken sei, der Galen mehrfach gebeten habe, ihn schriftlich über die Behandlung akuter Krankheiten zu belehren. Obwohl Galen der Meinung gewesen sei, daß eine persönliche Unterrichtung besser gewesen wäre, hat er den Bitten schließlich nachgegeben[191]. Aus all dem ergibt sich, daß Galen eine recht enge Bekanntschaft mit Victorinus gepflegt haben muß.

---

189 3, 59 (CMG V, 9, 1, S. 265 [K. XV, 722f.]): Καὶ ταύτην τὴν ῥ ῆιν ὁ δοὺς ἰατρὸς Βίκτωρι τῷ Ῥώμης ἐπάρχῳ τὸ Περὶ τῆς καθ' Ἱπποκράτην διαίτης καὶ ἄλλας τινὰς ἐξ ἡμισείας ἐνέγραψε τῷ βιβλίῳ ... Vgl. zu Victorinus Groag u. Stein, PIR, 2. Aufl. 1933, Bd. I, S. 278ff., A 1393; Lyons, Galen. On the Parts of Medicine, CMG, suppl. orient. II, 1969, 13; Alföldy, Konsulat und Senatorenstand unter den Antoninen, 1977, 361ff.; Champlin, Fronto and Antonine Rome, 1980, 27f.; Swain, Hellenism and Empire, 1996, 368 mit Anm. 32.

190 Swain, Hellenism and Empire, 1996, 368.

191 De diaet. in morb. acut. 1, 1f. (CMG, suppl. orient. II, S. 77): „If no one before me had understood how Hippocrates really treated acute diseases, my brave Victorinus, I would have been quick to write about it, as you ordered me. However, ... I thought that the best thing for me to do would be to explain his views on the subject verbally, when you asked me about this. For I considered that viva voce explanation would be more effective in making you understand what you wanted to know than an account that you would begin by reading in a book ... I saw, however, that you

Daß sich Galens aristokratische Patienten zur Zeit des Commodus in einer besonderen, unter Mark Aurel nicht gekannten Unruhe befanden, kann man einem Abschnitt aus Galens Kommentar zum 6. Buch der hippokratischen Epidemien entnehmen. In dem arabisch überlieferten 8. Buch der Erklärungen Galens, die unter Commodus entstanden sind, erläutert er u.a. den Ratschlag des Hippokrates, nicht alles, was man weiß, auch öffentlich bekannt zu machen. Hat Hippokrates, so fragt Galen, dabei an die Ärzte oder an die Patienten gedacht? Von den Patienten haben ja „manche Angst vor Widrigkeiten von Seiten des Herrschers; andere ahnen für sich einen Anschlag durch Gift ... Wenn sie nun ihre Geheimnisse anderen mitteilen, geraten sie infolge davon in große Unannehmlichkeiten“[192]. Galen berichtet weiter, Patienten, die an seelischen Schmerzen gelitten hatten, erfolgreich behandelt zu haben, doch bezieht er sich dabei nur auf Fälle wie den der Frau des Iustus, die sich in einen Pantomimen verliebt hatte. Dann kommt er noch ein weiteres Mal auf die politischen Gefahren zu sprechen, wobei er wieder allgemein formuliert und auf Beispiele verzichtet: „Bei anderen, die sich Sorge um ihr Geld machen oder eine Intrige beim Herrscher fürchten oder Angst vor einem Anschlag durch Gift haben oder sich um irgend etwas derartiges sorgen, muß man auf Ablenkung auf andere Dinge bedacht sein“[193]. Bedenkt man, daß Severus nach der Niederlage des Clodius Albinus in Rom eine größere Anzahl von Senatoren hat hinrichten lassen, so wird man Galens Ausführungen auch über die Zeit des Commodus hinaus für gültig halten[194].

Ein ähnlicher Befund wie für die Jahre unter Commodus ergibt sich für Galen auch unter Septimius Severus und Caracalla. Einiges Licht fällt auf seine ärztliche Tätigkeit am Kaiserhof, wenig nur ist über sein sonstiges Leben zu erfahren. Daß Galen auch nach 192 nicht darauf verzichtet hat, der Öffentlichkeit sein schriftstellerisches bzw. wissenschaftliches Werk zu präsentieren, geht schon aus der Abfassung seiner Bücherverzeichnisse hervor, die darauf ausgerichtet sind, dem Leser den Umfang des eigenen Werkes zu erläutern und Kriterien für die

---

persisted in demanding that my account of that treatment should be written and not oral ...“. – Zur engl. Übs. 'My brave Victorinus' vgl. die Anm. von Lyons, S. 77, der die griechische Anrede κράτιστε vermutet; vgl. auch Swain, Hellenism and Empire, 1996, 368 Anm. 33: „'brave' presumably represents an original κράτιστε or ἄριστε.“

192 In Hipp. epid. libr. sextum comm. 8 (CMG V, 10, 2, 2, S. 494; Übs. Pfaff).

193 In Hipp. epid. libr. sextum comm. 8 (CMG V, 10, 2, 2, S. 494; Übs. Pfaff). Vgl. Nutton, Healers in the medical market place, 1995, 47; Swain, Hellenism and Empire, 1996, 372, Anm. 50.

194 Zu den unter Severus getöteten Senatoren vgl. Alföldy, Eine Proskriptionsliste in der Historia Augusta, 1989 (1970), 164ff. Bei Galen wird kein einziger der Betroffenen erwähnt.

Frage der Authentizität an die Hand zu geben. Zudem hat Galen 'de libris propriis' einer Person namens Bassus gewidmet, wobei es sich vermutlich um den gleichnamigen Gefolgsmann des Septimius Severus handelt, der im Jahr 193 die Stadtpräfektur von Rom bekleidete[195]. Nach C. Aufidius Victorinus ist damit innerhalb weniger Jahre ein zweiter Stadtpräfekt Roms unter den Adressaten der Schriften Galens zu finden, ein ausreichender Beweis dafür, daß Galen nach wie vor über enge Kontakte zur Reichsaristokratie verfügt hat. Angesichts seiner weiterhin führenden Stellung unter der Ärzteschaft der Hauptstadt, die sich in der Beschäftigung am Kaiserhof manifestierte, hätte ein anderer Befund überraschen müssen.

Während die Theriak-Herstellung zu Galens selbstverständlichen Arbeitsgebieten als ἀρχιατρός unter Severus zählte, wurde er von den Mitgliedern der kaiserlichen Familie dazu genötigt, sich auch mit Kosmetik und Haarpflege zu beschäftigen, wollten doch vor allem die Frauen von den entsprechenden Kenntnissen des erfahrenen und belesenen Arztes profitieren. Nicht ohne kritischen Unterton berichtet Galen in 'de compositione medicamentorum secundum locos', daß er „von den kaiserlichen Frauen und den Kaisern selbst" wiederholt dazu aufgefordert worden sei, über die „Putzkunde" (ἡ κομμωτική) zu schreiben; es sei ihm unmöglich gewesen, dieses Ansinnen abzulehnen und deutlich zu machen, daß zwischen der kosmetischen Medizin und der 'Putzsucht' ein Unterschied bestehe[196]. So enthält Galens pharmakologische Schrift denn auch eine Reihe von Mitteln, die aus früheren Schriften zur Kosmetik, z.B. einer auf Kleopatra zurückgeführten Rezeptsammlung, entnommen sind. Ob die Frauen der kaiserlichen Familie über die Kosmetik hinaus auch an Galens philosophischen Kenntnissen interessiert waren, läßt sich nicht feststellen. Es gibt keinen Hinweis darauf, daß Galen in irgendeiner Weise an den Diskussionen im philosophischen Zirkel der Julia Domna beteiligt war[197].

---

195 Vgl. PIR² B 76; Swain, Hellenism and Empire, 1996, 371, Anm. 47; 375, Anm. 67.

196 1, 2 (K. XII, 435): διὰ δὲ τὴν κοινωνίαν τούτων ἐνίοτε καὶ βασιλικαὶ γυναῖκες ἢ οἱ βασιλεῖς αὐτοὶ προστάττουσιν ἡμῖν καὶ τὰ τῆς κομμωτικῆς, οἷς οὐκ ἔνεστιν ἀρνεῖσθαι διδάσκοντας διαφέρειν τὴν κομμωτικὴν τοῦ κοσμητικοῦ μέρους τῆς ἰατρικῆς. Vgl. Swain, Hellenism and Empire, 1996, 371; zur Abfassungszeit von de comp. med. sec. loc. vgl. Ilberg, Schriftstellerei, (1889) 1974, 226ff.; vgl. weiter ders., Galens Praxis, (1905) 1971, 395ff.; vgl. bsd. S. 397 zur Identifizierung der „kaiserlichen Frauen" mit Julia Domna und ihrer Schwester Julia Maesa.

197 Cass. Dio 76, 15, 7. Vgl. Bowersock, Greek Sophists, 1969, 101ff.; Birley, Septimius Severus, 1971, 241; Kettenhofen, Die syrischen Augustae, 1979, 13ff. – Eutrop (8, 19), Aur. Vict. (de Caes. 20, 22; epit. 20, 8), die HA (Sept. Sev. 1, 4; 18, 5) und Cass. Dio (77, 16, 1) sprechen Septimius Severus ein Interesse an der Philosophie zu, doch auch hier ist der Befund im Hinblick auf Galen negativ. Vgl. weiter Alex.

Im Gegensatz zu seinem früheren Streben nach Ruhm verleiht Galen unter den Severern seinem Bedauern Ausdruck, als erfolgreicher Arzt eine zwar angesehene, ihn jedoch in starkem Maße verpflichtende Stellung einzunehmen. In diesem Sinne äußert er sich zu Beginn des 7. Buches der 'methodus medendi'. Die letzten Bücher dieser Schrift hat Galen erst nach einer längeren Unterbrechung vollendet; ihre Abfassung fällt in die Jahre unter Severus, ohne daß sich ein genauerer Zeitpunkt angeben ließe[198]. In seinem Proömium zum zweiten Teil des Werkes, der mit dem 7. Buch einsetzt, bewertet Galen den Ruhm, den er erlangt hat, als negativ. In seiner Anrede an einen sonst nicht näher bekannten Eugenianus, dem Galen die zwischenzeitliche Verzögerung der Niederschrift erläutert, formuliert Galen den Wunsch nach einem von der Öffentlichkeit abgekehrten, nur der Wissenschaft gewidmeten Leben. Nicht nur, daß sich Galen als alten Mann bezeichnet, der der eigenen Schriften als Erinnerungsstütze bedarf[199]. Auch der erlangte Ruhm, so führt Galen aus, erweise sich ihm als hinderlich. Grundsätzlich kann Ruhm zwar von Nutzen sein[200], doch für ihn persönlich stellt er nur noch ein Hindernis dar, das ihn von einem „autarken" und der Philosophie gewidmeten Leben abhält[201]. So behauptet Galen dann auch, seine Schriften niemals mit seinem Namen versehen zu haben und immer nur an der Philosophie, niemals aber an der δόξα interessiert gewesen zu sein[202]. Diese Ablehnung des Ruhms und auch die Besinnung auf die Autarkie entsprechen den Vorgaben, die Galen von seinem Vater übernommen und auch an anderer Stelle formuliert hat. Doch die ausdrückliche Bitte an Eugenianus, den Ruhm Galens nicht weiter zu verbreiten und die anonym erschienenen Schriften Galens nicht mit dem Namen ihres Verfassers zu versehen, stellt als eine Flucht

Aphrod., de fato 1: Aufforderung an die Kaiser, mit dem Verfasser in einen philosophischen Briefwechsel einzutreten.

198 Vgl. Hankinson, Galen. On the Therapeutic Method, 1991, S. XXXIV.

199 Meth. med. 7, 1 (K. X, 456); vgl. Kap. II, S. 30, Anm. 41.

200 Meth. med. 7, 1 (K. X, 457): ὁ γάρ τοι τῶν πολλῶν ἀνθρώπων ἔπαινος εἰς μὲν χρείας τινὰς ἐπιτήδειον ὄργανον ἐνίοτε γίγνεται τοῖς ζῶσιν, ἀποθανόντας δὲ οὐδὲν ὀνίνησιν, ὥσπερ οὐδὲ τῶν ζώντων ἐνίους.

201 7, 1: ὅσοι γὰρ ἥσυχον εἵλοντο βίον, ὠφελημένοι μὲν ἐκ τῆς φιλοσοφίας, αὐτάρκη δ' ἔχοντες τὰ πρὸς τὴν τοῦ σώματος θεραπείαν, τούτοις ἐμπόδιον οὐ σμικρόν ἐστιν ἡ παρὰ τοῖς πολλοῖς δόξα, περαιτέρω τοῦ προσήκοντος ἀπάγουσα τῶν καλλίστων αὐτούς.

202 7, 1: ἐγὼ δὲ οὐκ οἶδ' ὅπως εὐθὺς ἐκ μειρακίου θαυμαστῶς, ἢ ἐνθέως, ἢ μανικῶς, ἢ ὅπως ἄν τις ὀνομάζειν ἐθέλῃ, κατεφρόνησα μὲν τῶν πολλῶν ἀνθρώπων δόξης, ἐπεθύμησα δὲ ἀληθείας καὶ ἐπιστήμης, οὐδὲν εἶναι νομίσας οὔτε κάλλιον ἀνθρώποις οὔτε θειότερον κτῆμα.

in die Anonymität eine neue Qualität in den Selbstäußerungen Galens dar[203]. Es bleibt indes unklar, inwieweit diese Bewertung dem Alter des Autors, der für ihn wissenschaftlich unerfreulichen Tätigkeit für den Kaiserpalast oder vielleicht auch der seit Mark Aurel veränderten innenpolitischen Situation geschuldet ist, die ähnlich wie schon unter Commodus einen Rückzug in das Private als ratsam hat erscheinen lassen können[204]. Einen Fortgang aus Rom hat Galen in diesen

---

203 7, 1 (K. X, 457f.): διὰ ταῦτ' οὖν οὐδ' ἐπέγραψά ποτε τὸ ἐμὸν ὄνομα τῶν ὑπ' ἐμοῦ γεγραμμένων βιβλίων οὐδενί· παρεκάλουν δ', ὡς οἶσθα, καὶ ὑμᾶς μήτ' ἐπαινεῖν με παρὰ τοῖς ἀνθρώποις ἀμετρότερον, ὥσπερ εἰώθατε, μήτ' ἐπιγράφειν τὰ συγγράμματα. Vgl. zum ganzen Abschnitt auch Swain, Hellenism and Empire, 1996, 366.

204 Vgl. Swain, Hellenism and Empire, 1996, 372: Galen lebt in den neunziger Jahren „in an increasingly monarchical regime and under emperors with a different style of government from that of the good Marcus. On Theriac To Piso may be taken as a reflection of these less certain times." Swain hat nachdrücklich für die Echtheit von de theriaca ad Pisonem votiert (Hellenism and Empire, 1996, 430ff.). Eine Echtheit vorausgesetzt, würde die Schrift belegen, daß das Interesse am Theriak, das unter Commodus nachgelassen hatte, aufgrund der Nachfrage des Kaiserpalastes allgemein wieder stark zugenommen hat. Allerdings sind die Zweifel nicht allein deshalb ausgeräumt, weil Galens Lebenszeit inzwischen bis ca. 215 zu datieren ist (vgl. Winkler, Galens Schrift 'De Antidotis', 1980, 9ff.: Da Galen in dieser Schrift Septimius Severus erwähnt, kann sie erst nach 193 n. Chr. verfaßt worden sein. Winkler ging noch davon aus, daß Galen im Jahr 200 verstorben sei; vgl. dagegen Kap. IV, 1, S. 148). Gegen die Echtheit ist geltend zu machen, daß der Verfasser sich dazu veranlaßt sieht, Septimius Severus und Caracalla mit offenkundiger Schmeichelei entgegenzutreten; Septimius Severus und sein Sohn erscheinen als wohltätige Ärzte, die sich über die Gesundung der Kranken freuen (K. XIV, 217) und auch selbst Personen ihrer Umgebung mit dem Theriak behandeln (K. XIV, 218ff.). Galen, der doch sonst an den Ärzten seiner Zeit kaum etwas Lobenswertes finden kann, soll nun 'Kollegen' begegnet sein, wie er sie sich nicht besser vorstellen kann? Vgl. dazu auch Swain, 1996, 370: „This elaborately written passage contains a good deal of flattery. No other emperor is spoken of by Galen as megistos, 'greatest'. Above all Galen could hardly have praised amateur doctoring genuinely." Zudem gibt es einen inhaltlichen Widerspruch zu de antidot.: Während Galen hier von einer verbreiteten Anwendung des Theriaks unter Mark Aurel berichtet (s.o., S. 197 mit Anm. 104), sollen der späteren Theriak-Schrift zufolge unter Mark Aurel nur wenige Personen über die Kenntnis der Herstellung verfügt haben; erst unter den nun regierenden Kaisern sei das Heilmittel für jedermann verfügbar geworden (1 [K. XIV, 217]: ἀλλ' ἐπὶ μὲν ἐκείνου τοῦ βασιλέως μόνον αὐτῆς τὸ ἔργον εἰς τὴν γνῶσιν τῶν εἰδότων κοινὸν ἦν, ἐπὶ δὲ τῶν νῦν μεγίστων αὐτοκρατόρων ἡ χρῆσις εἰς τὸ κοινὸν ἔφθασε).

Jahren wahrscheinlich nicht mehr realisieren können oder wollen[205]. Man kann vermuten, daß er in Rom verstorben ist und auch beigesetzt wurde, und vielleicht wird eines Tages ein entsprechendes epigraphisches Zeugnis genaueren Aufschluß gewähren. Den späteren Überlieferungen, die Galens Grab in Pelusium oder bei Palermo lokalisieren, muß jedenfalls mit Vorsicht begegnet werden[206].

---

205 Eine Übersiedlung nach Pergamon hätte allenfalls in den letzten Lebensjahren Galens erfolgen können, stand er doch mindestens bis in das Jahr 204/205 im Dienste des Herrscherhauses. Vgl. auch Swain, Hellenism and Empire, 1996, 377: „... his own success and his own propaganda no doubt made it impossible to go or be elsewhere."

206 Der arabischen Überlieferung zufolge soll Galen bei einem zweiten Besuch in Ägypten verstorben und an der Mündung des Nils, in Pelusium, beigesetzt worden sein. Al-Mubassir berichtet von dieser Reise, die Galen nach Jerusalem oder nach Pergamon habe fortsetzen wollen, und von dem Grab, das später in Pelusium gezeigt wurde (Muhtar al-hikam; übs. bei Rosenthal, Das Fortleben der Antike im Islam, 1965, 54). Gegen diese Tradition, für die es keine antiken Quellen gibt, hat Nutton auf die Ähnlichkeit zwischen dem koptischen Namen von Pelusium, Peremoun, und Galens Heimatstadt Pergamon hingewiesen (Galen and Egypt, 1993, 11), und es ist auch nicht zu entscheiden, ob die eventuelle Verwechslung mit Pergamon ein Indiz für den tatsächlichen Todesort Galens darstellt. Die Überlieferung, derzufolge Galen eine Pilgerreise nach Jerusalem beabsichtigt habe (vgl. auch Gero, Galen on the Christians, 1990, 388 mit Anm. 58), hat auch Sizilien zu dem Anspruch verholfen, die Grabstätte Galens zu beherbergen (Nutton, Galen and Egypt, 1993, 11 mit Anm. 2).

VIII. Galen über Asklepios, Juden und Christen

Galens persönlicher Glauben ist vielförmig und ein interessantes Beispiel für die Religion der Intellektuellen im 2. Jahrhundert. Galen verstand sich als Nachfolger des Hippokrates und als Jünger des Asklepios. Der wissenschaftlichen Ausrichtung seiner Schriften entsprechend treten traditionelle religiöse Aspekte selten hervor, zumal sich Galens persönliche Religion nicht nur in diesem Rahmen bewegt hat. Für ihn steht neben der Verehrung des Asklepios eine philosophische Religion, die sich auf Platon beruft und in der göttlichen Potenz 'Physis' ihren Zentralbegriff hat. Die für Galen grundlegende Begegnung mit Asklepios ist in seine Jugendzeit in Pergamon zu datieren, doch handelt es sich dabei nicht um einen später überwundenen Kindheitsglauben. Asklepios war für Galen zeit seines Lebens ein wichtiger Bezugspunkt, und über seinen persönlichen Glauben hinaus finden sich bei ihm Belege für die auch sonst bezeugte Bedeutung, die dem Heilgott im Jahrhundert der Adoptivkaiser zukam.

VIII. 1. Galens Asklepios

Asklepios, so bemerkt Galen in 'de compositione medicamentorum secundum locos', ist der Gott Pergamons, so wie Artemis mit Ephesos und Apollon mit Delphi verbunden sind[1]. Die führende Stellung von Pergamon unter den Kultstätten des Asklepios steht im 2. Jahrhundert außer Zweifel[2], doch bemerkt Galen in seinem arabisch überlieferten Traktat 'de optimo medico cognoscendo', daß überall im Römischen Reich den Heilgöttern Asklepios und Apollon gewidmete Kultstätten zu finden seien: „We never find any country, or any city, without places where recovery is sought through divine medicine, some named after Asclepius, others after Apollo“[3]. Tatsächlich deuten die bislang erfaßten

---

1 9, 4 (K. XIII, 271f.): ... ὡς εἰώθασι πολλοὶ καὶ χωρὶς ποιητικῆς ἐν τῷ βίῳ λέγειν, μὰ τὸν ἐν Περγάμῳ Ἀσκληπιόν, μὰ τὴν ἐν Ἐφέσῳ Ἄρτεμιν, μὰ τὸν ἐν Δελφοῖς Ἀπόλλωνα, μὰ τὸ ἐν Ἐλευσῖνι πῦρ. Vgl. Edelstein, Asclepius, Bd. I, (1945) 1975, S. 341, Nr. 620.

2 Vgl. Aelios Arist., or. 23, 15: Ἑστία γὰρ Ἀσκληπιοῦ τῆς Ἀσίας ἐνταῦθα ἱδρύθη ... Vgl. Edelstein, Asclepius, Bd. I, (1945) 1975, S. 202, Nr. 402.

3 1, 4 (CMG, suppl. orient. IV, S. 43; Übs. Iskandar).

archäologischen und numismatischen Zeugnisse darauf hin, daß sich in Galens Lebenszeit ein Aufschwung des heidnischen Kultwesens ereignet hat. Zahlreiche Tempel wurden gegründet, restauriert oder erweitert, und nicht selten stand dabei der Kult des Asklepios im Vordergrund[4]. Dafür ist nicht nur die unter Hadrian einsetzende Religionspolitik (vgl. Kap. IV, 2, S. 75ff.) verantwortlich zu machen, die von seinen Nachfolgern fortgesetzt und von der finanzstarken Aristokratie des Ostens akzeptiert und unterstützt wurde. Für die zweite Hälfte des Jahrhunderts muß auch die zunehmende und erschreckende Erfahrung weiter Teile der Bevölkerung, einer immer wieder aufflackernden und mitunter verheerenden Seuche schutzlos ausgeliefert zu sein, berücksichtigt werden. Für Galen stellt die Ausweitung des Asklepioskults allerdings eine zwiespältige Angelegenheit dar, meint er doch, neben der Popularität des Heilkults eine grundsätzliche Mißachtung der rationalen Medizin erkennen zu müssen: „At present, its status [gemeint ist: the art of Apollo and Asclepius] has declined; it is suitable (only) for slaves and despicable men. ... None of the rich men of our time thinks it worth-while to be instructed in the art: they all look upon it with disdain"[5]. Galens Einwand gegen die Kultgläubigkeit fügt sich seiner Gesellschaftskritik ein, da sie als Aspekt der Vernachlässigung von Bildung erscheint[6]. Es ist das bekannte Schema, mit dem Galen ansonsten seine ärztlichen Kollegen angreift: So wie eine unüberlegte Gefolgschaft, mit der Ärzte oder medizinische Laien einzelnen 'Sekten' anhängen, nicht als Heilkunde gelten kann, geht eine Asklepiosfrömmigkeit fehl, wenn sie mit einer Vernachlässigung der wissenschaftlichen Medizin verbunden ist. Galen betont allerdings eine Differenz zwischen Kult und Wissenschaft, die er für sich selbst nicht gelten läßt, sieht er doch in seinem wiederholt bezeugten Vertrauen auf gottgesandte Träume keinen Widerspruch zu seinen wissenschaftlichen Ansprüchen[7]. Vielmehr ist bei Galen eine deutliche Tendenz zu erkennen, die Inhalte der religiösen Medizin mit denen der

---

4 Vgl. die bei Edelstein gesammelten literarischen Zeugnisse für Asklepios-Heiligtümer: Bd. I, (1945) 1975, S. 370-452 (Nr. 707-861), sowie die Interpretation: Bd. II, S. 254f.; Auflistung der Kultstätten mit literar., epigr. und numismat. Belegen bei K. Thraemer, RE, II, 1869, Sp. 1662-1677 (s.v. Asklepios). Vgl. auch Nutton, The Patient's Choice, 1990, 255f.

5 De opt. med. cogn. 1, 3f. (CMG, suppl. orient. IV, S. 43; Übs. Iskandar).

6 Zur Stelle und ihrem Zusammenhang mit Galens Gesellschaftskritik vgl. den Kommentar von Iskandar, CMG, suppl. orient. IV, S. 144f.

7 In der Bewertung der Träume unterscheidet sich Galen, wie vor ihm bereits Herophilos und Poseidonios, von der Auffassung des Aristoteles, für den Träume nicht gottgesandt sind, sondern allein eine natürliche Ursache haben (de divinatione 2 [462 b 12 - 464 b 18]); vgl. Achté, Ancient Greeks and Romans and their Dreams, 1989, 43-69, bsd. 54f.; von Staden, Herophilus, 1989, 306ff.

wissenschaftlichen zusammenzuführen. Und der Vorwurf, die gebildeten Schichten seien an der Medizin nicht interessiert, wird durch Galens eigene Ausführungen z.B. in 'de praecognitione' ausreichend widerlegt (vgl. Kap. VI, 2, S. 156ff.). Galens Aussage in 'de optimo medico cognoscendo' kann somit als Zeugnis für die religiöse Entwicklung der Gesellschaft nur eingeschränkt übernommen werden; von einer Abkehr von der Wissenschaft kann generell nicht die Rede sein[8].

Galen gibt etliche Beispiele für den Inhalt bzw. die Wirksamkeit der von Asklepios gesandten Träume, um auf diese Weise besondere Momente seiner Biographie zu beleuchten und seine Verbundenheit mit dem Heilgott herauszustellen. Galen führt nicht alle Träume ausdrücklich auf Asklepios zurück. Welchen Inhalts die Träume waren, die Galens Vater veranlaßten, seinen Sohn Medizin studieren zu lassen, geht aus Galens Darstellung nicht hervor, und selbst ihr Urheber wird nicht genannt (vgl. Kap. IV, 2, S. 71ff.). Gleiches gilt für einen Abschnitt aus 'de usu partium', in dem Galen seinen Entschluß, den Schwierigkeiten bei der Darstellung der Anatomie und Physiologie des Auges nicht auszuweichen, auf einen Traum zurückführt. Auch hier ist nur von dem Traum selbst die Rede, nicht aber von Asklepios oder Apollon[9]. Dagegen benennt Galen in 'de libris propriis' Asklepios als den Urheber jenes Traums, in welchem er den 'Befehl' erhielt, am Markomannenfeldzug Mark Aurels nicht teilzunehmen[10]. In diesem Zusammenhang erinnert sich Galen an die Heilung von einem gefährlichen

8 Strohmaier (Der Arzt in der römischen Gesellschaft, 1968, 72) hat vermutet, daß sich Galens Kritik unausgesprochen gegen Aristides gerichtet habe, der während seiner Krankheit seiner eigenen Aussage zufolge „keine unwürdigen Hilferufe an die Ärzte gerichtet“, sondern trotz seiner Freundschaft mit den „besten Ärzten“ auf Asklepios vertraut habe (or. 28, 132). Strohmaier verweist dafür auf die ersten Sätze von de opt. med. cogn., in denen Rhetoren angesprochen werden, welche Gedichte „in praise and invocation to God“ verfaßt haben. „(Orators) have not been blamed for so doing, people praise them and accept their poems which they recite in temples: and our predecessors conducted their recitals in the temple of Asclepius. I am therefore extremely amazed that, although (health) is (highly) valued, men are so remiss as to neglect it: they refrain from seeking instruction in an art by which they will regain (health) ...“ (1, 1f. [CMG, suppl. orient. IV, S. 41; Übs. Iskandar]). Vgl. auch Iskandar, Galeni in optimo medico cognoscendo, CMG, suppl. orient. IV, 1988, 142 („Galen's statement ... refers to Aelius Aristides“) sowie Kudlien, Galen's Religious Belief, 1981, 126 zur Asklepiosfrömmigkeit des Aristides („a total, 'slavish' dependence on the god“).

9 De usu part. 10, 12 (Helmreich II, 93 [K. III, 812]): ἐνύπνιον δέ τι μεταξὺ μεμψάμενον, ὡς εἰς μὲν τὸ θειότατον ὄργανον ἀδικοῖμι ... ; vgl. Kudlien, Galen's Religious Belief, 1981, 120.

10 2 (GSM II, 99; K. XIX, 18f.); vgl. Kap. VII, 1, S. 176 mit Anm. 12.

Abszeß, an dem er in seiner Jugend erkrankt war. Damals habe ihn Asklepios in Träumen aufgefordert, einen Aderlaß an sich selbst vorzunehmen[11]. Seit dieser erfolgreichen Selbstbehandlung, so erklärt Galen, habe er sich als Diener des Gottes betrachtet: ... οὗ (= Asklepios) καὶ θεραπευτὴν ἀπέφαινον ἐμαυτόν, ἐξ ὅτου με θανατικὴν διάθεσιν ἀποστήματος ἔχοντα διέσωσε ...[12]. Der Begriff θεραπευτής muß durchaus religiös verstanden werden[13], doch besteht zwischen der gläubigen und der wissenschaftlichen Anhängerschaft an Asklepios kein Unterschied: Asklepios führt Galen dazu, mit dem Arterienschnitt eine neue Variante des Aderlasses zu erproben, mithin die wissenschaftliche Medizin fortzuentwickeln[14]. Und Asklepios läßt nicht nur Galen selbst die entsprechende Erfahrung machen, sondern 'beweist' die Wirksamkeit der neuen Therapie durch einen weiteren Fall 'göttlicher Medizin': Im Asklepiosheiligtum von Pergamon sieht sich noch ein weiterer 'Gläubiger' durch einen Traum zum Aderlaß durch Arterienschnitt veranlaßt[15].

Auch bei den ausführlicheren Berichten, die Galen über die Träume von Patienten gibt, fällt auf, daß zwischen den Anweisungen des Heilgotts und dem medizinischen Konzept Galens eine weitgehende Übereinstimmung besteht. In 'de simplicium medicamentorum temperamentis et facultatibus' berichtet Galen von einem reichen Mann aus Thrakien[16], der an Elephantiasis erkrankt war. Ihn veranlaßte ein Traum zur Reise nach Pergamon[17]. Als er die Nacht im Heiligtum zubrachte, gab ihm Asklepios Anweisungen für die Behandlung durch ein aus Schlangenfleisch zubereitetes Heilmittel. Seine Krankheit verwandelte sich daraufhin zunächst in eine Lepra, bevor dann die weitere Behandlung zur Gesun-

---

11 De rat. cur. per ven. sec. 23 (K. XI, 314f.): προτραπεὶς ὑπό τινων ὀνειράτων δυοῖν ἐναργῶς μοι γενομένων ἧκον ἐπὶ τὴν ἐν τῷ μεταξὺ λιχανοῦ τε καὶ μεγάλου δακτύλου τῆς δεξιᾶς χειρὸς ἀρτηρίαν, ἐπέτρεψά τε ῥεῖν ἄχρις ἂν αὐτομάτως παύσηται τὸ αἷμα, κελεύσαντος οὕτω τοῦ ὀνείρατος ... ἐμοὶ μὲν οὖν τοῦτο συνέβη νέῳ τὴν ἡλικίαν ὄντι. Strohmaier, Galen als Vertreter der Gebildetenreligion seiner Zeit, 1965, 375. Dieses Zeugnis, das durch die Kombination mit de libr. propr. eindeutig auf Asklepios zu beziehen ist, fehlt in der Sammlung von Edelstein.

12 De libr. propr. 2 (GSM II, 99; K. XIX, 19). Vgl. Edelstein, Asclepius, Bd. I, (1945) 1975, S. 263, Nr. 458; von Staden, Herophilus, 1989, 8 mit Anm. 21; Kudlien, Galen's Religious Belief, 1981, 127 (Vergleich mit Aelius Aristides).

13 Zur Interpretation der Stelle vgl. Kap. IV, 2, S. 78f.

14 De rat. cur. per ven. sec. 23 (K. XI, 314): ... ὁρμηθεὶς ἐπὶ τὸ διαιρεῖν ἀρτηρίας ...

15 De rat. cur. per ven. sec. 23 (K. XI, 315): θεραπευτὴς δὲ τοῦ θεοῦ ἐν Περγάμῳ χρονίου πλευρᾶς ἀλγήματος ἀπηλλάγη δι' ἀρτηριοτομίας ἐν ἄκρᾳ τῇ χειρὶ γενομένης, ἐξ ὀνείρατος ἐπὶ τοῦτο ἐλθὼν καὶ αὐτός.

16 De rat. cur. per ven. sec. 23 (K. XI, 315): ... ἀνὴρ πλούσιος ... ἐκ μέσης Θρᾴκης.

17 23: ... ὀνείρατος προτρέψαντος αὐτὸν εἰς τὴν Πέργαμον.

dung des Patienten führte[18]. Asklepios zeigt sich auch hier wieder als Arzt: Eine schrittweise Behandlung, in der die Ursprungskrankheit beseitigt wird, indem sie zunächst in eine andere und ihrerseits therapierbare Krankheit überführt wird, ist Galen zufolge die richtige Therapie der Elephantiasis. Galen berichtet in 'de simplicium medicamentorum temperamentis et facultatibus' von weiteren Elephantiasis-Patienten, von denen der eine durch eine ganz zufällige Verwendung des genannten Heilmittels und ohne das Eingreifen des Asklepios geheilt wurde, der andere sich dagegen erst nach Einholung eines Orakels der von Galen vorgeschlagenen Behandlung unterzogen hat, um dann den gleichen Heilungsprozeß zu erleben[19].

In 'de sanitate tuenda' beruft sich Galen auf seinen πάτριος θεὸς Asklepios, um die Sinnhaftigkeit einer psychologischen Medizin zu begründen. Emotionale Erregungen führen Galen zufolge zu Krankheiten, während die Ordnung des Seelischen die Gesundheit wiederherstellen kann. So hat auch Asklepios, den Galen hier als 'Kronzeugen' anführt, einigen seiner 'Patienten' zur Beruhigung verordnet, Gedichte, Lieder oder Mimenstücke zu verfassen: Dies entspricht, so erläutert Galen, der Säftelehre, da die Leidenschaften den Kranken wärmer gemacht haben, als seiner Gesundheit zuträglich war[20]. Anderen dagegen empfahl Asklepios körperliche Betätigungen wie die Jagd, Wagenrennen oder Waffenübungen, um ihnen auf diese Weise wieder zu Lebensmut zu verhelfen. Ähnlich

---

18 Vgl. Edelstein, Asclepius, Bd. I, (1945) 1975, S. 250, Nr. 436.

19 De simpl. med. temp. et fac. 11, 1, 1 (K. XII, 313ff.): ἕτερον τοιοῦτον ἐξ ὁμοίας περιπτώσεως ἐγένετο κατὰ τὴν ἐν Ἀσίᾳ Μυσίαν, οὐ πόῤῥω τῆς ἡμετέρας πόλεως. ἄνθρωπος ἐλέφαντι κάμνων ... τῷ κατὰ τὴν καλύβην ὡσαύτως ὑγιάσθη. δύο μὲν ἤδη σοι ταῦτα διδάγματα τῆς κατὰ τὴν περίπτωσιν πείρας, ἕτερον δ' ἐπ' αὐτοῖς τρίτον ἐξ ἡμετέρας μιμήσεως. ἐπειδὴ γάρ τις νοσῶν τοῦτο τὸ νόσημα φιλοσοφώτερος ἢ κατὰ τοὺς πολλοὺς ἐδυσχέραινέ τε δεινῶς καὶ τεθνάναι βέλτιον ἢ ζῆν ἔφασκεν εἶναι, διακειμένῳ οὕτως ἀθλίως ἐδήλωσα τὰς προειρημένας δύο περιπτώσεις αὐτῶν. ὁ δ', αὐτός τε γὰρ ἦν ἔμπειρος οἰωνῶν ἐχρήσατό τε φίλῳ θαυμαστῶς κατορθοῦντι τὸ μάθημα, καθίσας ἐπ' ὄρνισιν ἅμ' ἐκείνῳ προὐτράπη τε μιμήσασθαι τὰ διὰ τῆς πείρας ἐγνωσμένα καὶ πίνων οἶνον οὕτω φαρμαχθέντα λεπρώδης ἐγένετο. χρόνῳ δ' ὕστερον ἰασάμεθα καὶ τὴν λέπραν αὐτοῦ τοῖς συνήθεσι φαρμάκοις. Zur Elephantiasis und Lepra vgl. auch Walsh, Galen's writings, 1937, 55.

20 De san. tuend. 1, 8, 20 (CMH V, 4, 2,S. 20; K. VI, 41): ... οὐ σμικρὸς δὲ τοῦ λόγου μάρτυς καὶ ὁ πάτριος ἡμῶν θεὸς Ἀσκληπιός, οὐκ ὀλίγας μὲν ᾠδάς τε γράφεσθαι καὶ μίμους γελοίων καὶ μέλη τινὰ ποιεῖν ἐπιτάξας, οἷς αἱ τοῦ θυμοειδοῦς κινήσεις σφοδρότεραι γενόμεναι θερμοτέραν τοῦ δέοντος ἀπειργάζοντο τὴν κρᾶσιν τοῦ σώματος ... Vgl. Edelstein, Asclepius, Bd. I, (1945) 1975, S. 208, Nr. 413.

wie ein Gymnastiktrainer hat Asklepios dabei jeweils für den Einzelfall das Ausmaß der Bewegung (d.h. die Art der Jagd oder die Waffengattung) bestimmt[21].

Dieses Einverständnis mit den Anweisungen des Asklepios hat in der älteren Forschung zu der Auffassung geführt, daß Galen an die Heilkraft der Kuren in den Asklepiosheiligtümern geglaubt und auf jede Kritik an der religiösen Medizin verzichtet habe[22]. Dagegen hat Kudlien Einspruch erhoben, indem er zwischen einer grundsätzlichen Akzeptanz der auf Asklepios zurückgeführten Träume und Heilkuren, insoweit sie den wissenschaftlichen Kriterien Galens entsprachen, und einer Kritik im Einzelfall unterschieden hat. Kudlien zufolge erscheint Asklepios als „a 'confirmer' of all what scientific medicine meant to Galen", doch könne von einer „total obedience to or total dependence upon divine dream-commands" bei Galen nicht die Rede sein[23]. Kudlien beruft sich auf den Kommentar zu den Epidemien des Hippokrates, in dem Galen eine indirekte Kritik an den Kuren im Asklepiosheiligtum von Pergamon geübt habe. Galen führt aus, daß die Gläubigen aufgrund ihres Vertrauens zum Heilgott äußerste Strapazen auf sich nähmen, während sie den Anordnungen des Arztes kaum Folge leisten würden: „Wir sehen, daß diejenigen, die sich vom Gott behandeln lassen, seiner Anweisung folgen, fünfzehn Tage lang nicht zu trinken, während sie doch keinem Arzt Gehorsam leisten"[24].

---

21 De san. tuend. 1, 8, 20f. (CMG V, 4, 2, S. 20; K. VI, 42): ... ἑτέροις δέ τισιν ... κυνηγετεῖν καὶ ἱππάζεσθαι καὶ ὁπλομαχεῖν. εὐθὺς δὲ τούτοις διώρισε τό τε τῶν κυνηγεσίων εἶδος, οἷς τοῦτο προσέταξε, τό τε τῆς ὁπλίσεως, οἷς δι' ὅπλων ἐκέλευσε τὰ γυμνάσια ποιεῖσθαι. οὐ γὰρ μόνον ἐπεγείρειν αὐτῶν τὸ θυμοειδὲς ἐβουλήθη, ἄρρωστον ὑπάρχον, ἀλλὰ καὶ μέτρον ὡρίσατο τῇ τῶν γυμνασίων ἰδέᾳ. Vgl. Kudlien, Galen's Religious Belief, 1981, 124; vgl. weiter Ael. Arist., or. 47, 65 (Edelstein, Asclepius, Bd. I, (1945) 1975, S. 206, Nr. 408), dem von Asklepios als Therapie (in Träumen?) πολλὰ παράδοξα, darunter auch δραμεῖν ἀνυπόδητον χειμῶνος ὥρᾳ, καὶ πάλιν ἱππασία, vorgeschrieben wurden, sowie Mark Aurel V, 8 (Edelstein, S. 205, Nr. 407).

22 Vgl. Ilberg, Aus Galens Praxis, (1905) 1971, 365; Walsh, Galen's writings, 1934, 2; Edelstein, Asclepius, Bd. II, (1945) 1975, 118; Walzer, Galen on Jews and Christians, 1949, 69; Deichgräber, Medicus gratiosus, 1970, 19, Anm. 2 („Kritik ... an Inkubationsmedizin übt er nicht").

23 Galen's Religious Belief, 1981, 127; 120f.

24 In Hipp. epid. libr. sextum comm. 4, 8 (CMG V, 10, 2, 2, S. 199; K. XVII/2, 137]: οὕτω γέ τοι καὶ παρ' ἡμῖν ἐν Περγάμῳ τοὺς θεραπευομένους ὑπὸ τοῦ θεοῦ πειθομένους ὁρῶμεν αὐτῷ πεντεκαίδεκα πολλάκις ἡμέραις προστάξαντι μηδ' ὅλως πιεῖν, οἳ τῶν ἰατρῶν μηδενὶ προστάττοντι πείθονται. Vgl. Edelstein, Asclepius, Bd. I, (1945) 1975, S. 202, Nr. 401; Kudlien, Galen's Religious Belief, 1981, 124f. zur Übersetzung von Edelstein und Deichgräber (Medicus gratiosus, 1970, 19). Eine ähnliche, aber nicht so extreme Anweisung des pergamenischen

Kudlien ist der Meinung, daß Galen nicht bereit gewesen sei, solche Anweisungen des Asklepios zu akzeptieren, die im Widerspruch zur wissenschaftlichen Medizin gestanden hätten; ein Verzicht auf Flüssigkeit über zwei Wochen sei für alle sich im Rahmen der Säftelehre bewegenden Ärzte undenkbar gewesen[25]. So zutreffend diese Feststellung ist, muß doch berücksichtigt werden, daß es Galen nicht um eine Kritik an Asklepios, sondern an seinen Kollegen geht, denen aus eigenem Verschulden die Autorität im Umgang mit den Patienten verloren geht. Jeder Arzt sieht sich Galen zufolge mit Wünschen seiner Patienten konfrontiert, denen er aus medizinischen Gründen nicht entsprechen darf. Doch wird der Arzt den Kranken nur mit Mühe dazu bewegen, die verlangte Mahlzeit oder das Getränk auch nur um einen einzigen Tag zu verschieben[26]. Grundsätzlich besteht ein Zusammenhang zwischen der Autorität desjenigen, der eine Anweisung formuliert, und der Zuneigung des Angesprochenen zu ihm: ... οὓς γὰρ ἂν ἡδέως ὁρῶσι, τούτοις μᾶλλον πείθονται[27]. Dies gilt im Rahmen der Familie ebenso wie zwischen Freunden. So werden die Eltern ihr Kind zum Fasten veranlassen können, während dies sonst niemand vermag. Dagegen wird man den Ratschlägen derjenigen, deren Anblick man nur widerwillig erträgt, nicht Folge leisten wollen. Deshalb, so erklärt Galen, habe Hippokrates es für wichtig gehalten, daß die Kranken ihre Ärzte bewunderten, und um das Ausmaß der Gläubigkeit zu belegen, das auf Seiten der Patienten möglich (und für die Therapie hilfreich) ist, erwähnt Galen dann das Gebot des Asklepios, fünfzehn Tage auf jegliches Getränk zu verzichten. Man hat es hier mit einem Argument zu tun, das nicht darauf angelegt ist, einen wissenschaftlichen Zweifel an der Medizin des Asklepios hervorzurufen, sondern vielmehr das Ausmaß der göttlichen Autorität verdeutli-

Asklepios bei Philostratos, Vitae Soph. 1, 25 (p. 535): ... ἐπιστάντος δὲ αὐτῷ τοῦ Ἀσκληπιοῦ καὶ προειπόντος ἀπέχεσθαι ψυχροῦ ποτοῦ ...

25 Kudlien, Galen's Religious Belief, 1981, 124f. Vgl. jedoch auch Oberhelman, Dreams in Graeco-Roman Medicine, 1993, 152, allgemein zur Problematik der Anwendung moderner Kriterien von Wissenschaftlichkeit auf die antike Medizin.

26 Galen verbindet diese Feststellung mit dem Vorwurf, die Ärzte würden den ungesunden Wünschen der Patienten im eigenen, finanziellen Interesse Genüge tun: in Hipp. epid. libr. sextum comm. 4, 8 (CMG V, 10, 2, 2, S. 198; K. XVII/2, 136): ... ὥσπερ ὅταν ἐπιτρέψῃ πρὸ τοῦ καιροῦ λούσασθαι καὶ πιεῖν καὶ φαγεῖν ὀπώρας τινὰς ἢ ψυχρὸν ὕδωρ πιεῖν. ἐνίοτε μὲν γὰρ ὠφέλιμος καιρὸς ἑκάστου τῶν εἰρημένων ἐπὶ τῆς ὑστεραίας ἐστί. καταναγκάζουσι δὲ τοὺς ἰατροὺς οἱ κάμνοντες, ὥστε προλαβεῖν ἡμέρᾳ μιᾷ συγχωροῦσί τε πολλάκις ἔνιοι τοῖς νοσοῦσιν ἑτοίμως αὐτὰ ταῖς ἐπιθυμίαις αὐτῶν ὑπηρετοῦντες ἕνεκα τοῦ πλείονα λαβεῖν μισθόν.

27 In Hipp. epid. libr. sextum comm. 4, 8 (CMG V, 10, 2, 2, S. 198; K. XVII/2, 136).

chen soll[28]. Dies erklärt auch, warum sich Galen nicht im einzelnen mit der Ernährung dieser Patienten auseinandersetzt[29].

Galen erweist sich nicht nur in diesem Zusammenhang als Psychologe. Mit Hippokrates vertritt er die Auffassung, daß der Erfolg einer Behandlung maßgeblich von dem Verhältnis zwischen Arzt und Patient beeinflußt wird. Nur wenn der Kranke davon überzeugt ist, daß ihm die Behandlung helfen wird, befolgt er die Anweisungen des Arztes[30]. Das Vertrauen, das dem Heilgott selbstverständlich entgegengebracht wird, muß der Arzt erst gewinnen, weshalb es wichtig ist, auf das eigene Erscheinungsbild zu achten[31]. Im Verlauf seiner Hippokrates-Erläuterung äußert sich Galen auch zur rechten Gesprächsführung

---

28 Vgl. in diesem Zusammenhang Müller, Ein Heilungsbericht, 1987, sowie Channiotis, Illness and Cures, 1995, 335 zur im Asklepieion von Pergamon gefundenen Inschrift des P. Aelius Theon aus Rhodos, der auf Anweisung des Gottes 120 Tage lang nur früh morgens ein Getränk zu sich nahm.

29 Vgl. auch Horstmanshoff, Galen and his patients, 1995, 95: „In fact, this (= 14 Tage nicht zu trinken) must have been impossible, but what is at stake is Galen's point: the firm belief that the deity will bring salvation gives the patients the strength to stand up to trials." – Nicht zu trinken bedeutet nicht, keine Flüssigkeit zu sich zu nehmen. Diesen Einwand berücksichtigt auch Kudlien, Galen's Religious Belief, 1981, 124, jedoch ohne auf einen Abschnitt aus der meth. med. Bezug zu nehmen, in dem Galen verlangt, drei Tage lang kein Wasser zu trinken: 12, 3 (K. X, 823): καὶ χρὴ μήτε σιτίον αὐτοῖς μήτε ῥόφημα μήθ' ὕδωρ διδόναι μήτ' ἐπιτρέπειν ὅλως πίνειν δαψιλῶς, ἀλλὰ τῷ μελικράτῳ μόνῳ χρῆσθαι κατὰ τὰς τρεῖς τὰς πρώτας ἡμέρας ... (μελίκρατον: ein z.B. in de san. tuend. oftmals empfohlener Honigtrank).

30 In Hipp. epid. libr. sextum comm. 4, 8 (CMG V, 10, 2, 2, S. 199; K. XVII/2, 137): μεγάλην γὰρ ἔχει ῥοπὴν εἰς τὸ πάντα ποιῆσαι τὰ προσταττόμενα τὸ πεπεῖσθαι τὸν κάμνοντα βεβαίως ἀκολουθήσειν ὠφέλειαν ἀξιόλογον αὐτῷ.

31 Im Anschluß an die Bemerkung über die Autorität des Asklepios entwickelt Galen eine ärztliche Verhaltenslehre, welche sich auf die Reinheit der Gefäße, mit denen der Arzt arbeitet, und die Sauberkeit von Händen, Gesicht und Haar sowie der Kleidung erstreckt. Unausgesprochen denkt Galen hier an wohlhabende Patienten: Sie sollen während ihrer Krankheit nichts Unangenehmes zu sehen bekommen. Auch von den Sklaven dürfen nur diejenigen vor dem kranken Herren erscheinen, die er gerne um sich sieht (in Hipp. epid. libr. sextum comm. 4, 8 [CMG V, 10, 2, 2, S. 199f.; K. XVII/2, 138f.]: ... καὶ τοὺς ἐπισκοπουμένους καὶ τὰ κατὰ τὸν οἶκον, ἐν ᾧ νοσεῖ, τούτων τε οὖν οὐδὲν αὐτὸν ἀηδῶς ὁρᾶν χρὴ καὶ τῶν ὑπηρετουμένων ἐκείνους παρεῖναι διὰ παντός, οἷς μάλισθ' ἥδεται, καὶ τῶν ἐπισκοπουμένων τοὺς μὲν φιλτάτους χρονίζειν παρ' αὐτῷ, τοὺς δ' ἄλλους δυοῖν θάτερον, ἢ μηδ' ὅλως εἰσιέναι πρὸς αὐτὸν ἢ μὴ μέχρι πλείονος δρᾶσθαι). Vgl. Jouanna, La lecture de l'éthique hippocratique chez Galien, 1997, 221ff.

mit dem Patienten, dem weder sein drohendes Ende unverblümt vor Augen gehalten noch leichtfertig baldige Besserung versprochen werden darf. Wird der Arzt von seinem Patienten nicht wie ein Gott verehrt, so muß er zumindest darauf achten, nicht als Schmeichler oder im Gegenteil durch besondere Roheit die Achtung seines Patienten zu verlieren[32]. Weder dieser noch der vorangegangene Vergleich zwischen dem Arzt und dem Heilgott enthält eine Kritik an Asklepios, der vielmehr als unerreichbares Vorbild erscheint. Unterscheidet sich also diese Interpretation im Detail (soweit sie sich auf Galens Bericht über das fünfzehntägige Fastengebot bezieht) von den Ausführungen Kudliens, so ist ihm grundsätzlich darin zuzustimmen, daß Galen Asklepios nicht mit „uncritical, blind belief" entgegentritt. Auch Asklepios wird einer philosophischen Betrachtungsweise unterworfen, ähnlich wie die mosaische Theologie, die Galen zufolge fälschlich von einer unbegrenzten Macht des Schöpfungsgottes ausgeht (s.u., S. 238ff.). Weder ein platonischer Demiurg noch der Gott des Judentums kann die Vorgaben der Physis überwinden; vielmehr bringt die Physis selbst das hervor, was im Zusammenspiel von Stoff und Funktion als die beste Lösung erscheint. Sofern jedoch die physiologischen Vorgaben im Einzelfall nicht optimal sind, ist die Funktionsfähigkeit gestört, und hier sind nicht nur dem Arzt, sondern auch dem Heilgott (wie jeder anderen göttlichen Kraft) Grenzen gesetzt. Gegen den Arzt Philippos, der „in einem ganz wunderbaren Buch" behauptete, den Menschen zur Unsterblichkeit führen zu können, stellt Galen in 'de sanitate tuenda' klar, daß man einen Körper wohl stärken kann. Doch gebe es auch solche Kranke, um die es von vornherein so schlecht steht, daß sie selbst dann, wenn sie von Asklepios beaufsichtigt würden, nicht bis zum sechzigsten Lebensjahr gelangen könnten[33].

---

32 In Hipp. epid. libr. sextum comm. 4, 10 (CMG V, 10, 2, 2, S. 204; K. XVII/2, 146): εἰ μὴ γὰρ ὥσπερ θεὸν αὐτὸν ὁ κάμνων θαυμάσειεν, οὐκ ἂν <εὐπειθὴς γένοιτο, εἰ δὲ μὴ> ἑκὼν εὐπειθὴς γένοιτο, βέλτιόν [οὖν] ἐστι μήτε κολακεύειν εἰς τοσοῦτον ὥστε καταφρονεῖσθαι μήτ' ἄγροικόν τε καὶ τραχὺν ὁμοίως <εἶναι τῷ> Καλλιάνακτι. γενήσεται δὲ τοῦτο φυλάττοντος μὲν ἔν τε τῷ βλέμματι καὶ τῷ φθέγματι καὶ τῷ παντὶ τοῦ σώματος σχήματι τὸ σεμνὸν τοῦ ἰατροῦ, ἐκδιδάσκοντος δὲ τὸν κάμνοντα πείθεσθαι τοῖς πρ<οστ>αττομένοις ὑφ' ἑαυτοῦ. Vgl. Kudlien, Galen's Religious Belief, 1981, 125; Amundsen, Tatian's 'rejection' of medicine, 1995, 389. Zu dem hier erwähnten Kallianax vgl. Gossen, RE, X, 2, 1919, Sp. 1613.

33 De san. tued. 1, 12, 15 (CMG V, 4, 2, S. 29; K. VI, 63): ἔνια γὰρ οὕτως εὐθὺς ἐξ ἀρχῆς κατεσκεύασται κακῶς, ὡς μηδ' εἰς ἑξηκοστὸν ἔτος ἀφικέσθαι δύνασθαι, κἂν αὐτὸν ἐπιστήσῃς αὐτοῖς τὸν Ἀσκληπιόν; Übs. auch bei Beintker, Werke des Galenos, I, 1939, 48. Vgl. Edelstein, Asclepius, Bd. I, (1945) 1975, S. 269, Nr. 473; Temkin, Galenism, 1973, 24; Kudlien, Galen's Religious Belief, 1981, 125.

Aus der aristotelischen Unterscheidung von bewegender Kraft und Bewegtem folgt, daß die Physis jeder göttlichen Potenz gleichwertig gegenüber steht. Von diesem Grundsatz aus wird die Physis in der Philosophie der Stoa zu der eigentlich entscheidenden Instanz, die das Werden aus einer ihr innewohnenden Teleologie heraus bestimmt[34]. Sie läßt aus der Materie einen geordneten Kosmos entstehen. Wenn schon der Mensch, dieses aus den einfachsten Stoffen bestehende Wesen, zu Erkenntnissen fähig ist, wie sie Platon, Aristoteles, Hipparch und Archimedes formuliert haben, über welches geistige Vermögen, so fragt Galen in 'de usu partium', müssen dann erst die Himmelskörper verfügen?[35] Galen entwickelt aus der Physislehre eine Theologie kosmologischen Zuschnitts, als dessen Verkünder der wissenschaftlich denkende Arzt auftreten muß, da es unfromm wäre, das eigene Wissen um die Weisheit, Macht und Göttlichkeit des Demiurgen den Mitmenschen nicht mitzuteilen[36]. So bewertet Galen dann auch die eigene Schrift über den 'Nutzen der Körperteile' als Grundlegung der echten Theologie (θεολογίας ἀκριβοῦς ἀρχή), mithin als ein Werk weniger

34 Zur Teleologie Galens vgl. Heinrichs, Die Überwindung der Autorität Galens durch Denker der Renaissancezeit, 1914, 3; Moraux, Der Aristotelismus bei den Griechen, Bd. II, 1984, 762f.; Hankinson, Galen's Anatomical Procedures, 1994, 1847ff.; Pigeaud, Les fondements philosophiques de l'éthique médicale, 1997, 285f.

35 De usu part. 17, 1 (Helmreich II, 446f. [K. IV, 359f.]): ... τί χρὴ νομίζειν ἐπὶ τῶν ἄνω σωμάτων; ἰδεῖν δ' ἔστι νοῦ φύσιν καὶ κατ' αὐτοὺς τοὺς ἀνθρώπους ἐννοήσαντα Πλάτωνα καὶ Ἀριστοτέλη καὶ Ἵππαρχον καὶ Ἀρχιμήδην καὶ πολλοὺς ἄλλους τοιούτους. ὁπότ' οὖν ἐν βορβόρῳ τοσούτῳ – τί γὰρ ἂν ἄλλο τις εἴποι τὸ συγκείμενον ἐκ σαρκῶν αἵματός τε καὶ φλέγματος καὶ χολῆς ξανθῆς καὶ μελαίνης – ἐπιγίγνεται νοῦς περιττός, πόσην τινὰ χρὴ νομίζειν αὐτοῦ τὴν ὑπεροχὴν εἶναι καθ' ἥλιον ἢ σελήνην ἤ τινα τῶν ἀστέρων; ἐμοὶ μὲν γὰρ ταῦτα ἐννοοῦντι καὶ δι' αὐτοῦ τοῦ περιέχοντος ἡμᾶς ἀέρος οὐκ ὀλίγος τις ἐκτετάσθαι δοκεῖ νοῦς. Vgl. in diesem Zusammenhang und unter Berücksichtigung von Galens Auseinandersetzung mit der jüdischen Theologie (s.u., S. 235ff.) den Bericht bei Diodor (40, 3, 4 = Hekataios), daß den Juden der ganze Himmel als göttlich gegolten habe (Stern, Greek and Latin Authors, Bd. I, 1974, S. 26f., Nr. 11); vgl. Noethlichs, Das Judentum und der römische Staat, 1996, 52; 54: Himmelsverehrung der Juden auch im ἀληθὴς λόγος des Celsus.

36 De usu part. 3, 10 (Helmreich I, 174 [K. III, 237]): ... οἱ σωφρονοῦντες ὀρθῶς ἄν μοι μέμφοιντο καὶ μιαίνειν φαῖεν ἱερὸν λόγον, ὃν ἐγὼ τοῦ δημιουργήσαντος ἡμᾶς ὕμνον ἀληθινὸν συντίθημι, καὶ νομίζω τοῦτ' εἶναι τὴν ὄντως εὐσέβειαν, οὐκ εἰ ταύρων ἑκατόμβας αὐτῷ παμπόλλας καταθύσαιμι καὶ τάλαντα μυρία θυμιάσαιμι κασίας, ἀλλ' εἰ γνοίην μὲν αὐτὸς πρῶτος, ἔπειτα δὲ καὶ τοῖς ἄλλοις ἐξηγησαίμην, οἷος μέν ἐστι τὴν σοφίαν, οἷος δὲ τὴν δύναμιν, ὁποῖος δὲ τὴν χρηστότητα. Vgl. Deichgräber, Galen als Erforscher des menschlichen Pulses, 1957, 35.

medizinischer als philosophischer Relevanz[37]. Für alle Menschen, die an die Kraft des Göttlichen glauben, soll 'de usu partium' als Einführung in das eigentliche Mysterium dienen. Denn im Unterschied zu den Mysterien von Eleusis und Samothrake, deren Lehren die Verständlichkeit fehlte, beweise die Physis ihre Kraft in allen Lebewesen[38]. Galen vertritt die Auffassung, daß das göttliche Werk zumindest dort, wo es dem Blick des Menschen zugänglich ist, auch erkennbar ist. Durch seinen Vernunftsgebrauch kann sich der Mensch dem Göttlichen annähern bzw. zur 'Homoiosis', d.h. zur Angleichung mit dem alleserkennenden Nous gelangen[39].

In seiner philosophisch-religiösen Auseinandersetzung mit der göttlichen Potenz der Physis verzichtet Galen zwar auf einen einheitlichen Begriffsgebrauch, seine Ausführungen lassen jedoch deutlich eine monotheistische Tendenz erkennen[40]. Spricht man für Galen von Monotheismus, so darf dabei je-

---

37 De usu part. 17, 1 (Helmreich II, 447f. [K. IV, 360f.]: οὔκουν ἰατρῷ μόνον ἡ περὶ χρείας μορίων ἐστὶ πραγματεία χρησίμη, πολὺ δὲ μᾶλλον ἰατροῦ φιλοσόφῳ τῆς ὅλης φύσεως ἐπιστήμην κτήσασθαι σπεύδοντι ... Zur Göttlichkeit und Zielgerichtetheit der Physis ließen sich zahlreiche weitere Stellen anführen, z.B. de usu puls. 2, 3 (Furley u. Wilkie, 1984, S. 200 [K. V, 155]).

38 De usu part. 17, 1 (Helmreich II, 448 [K. IV, 361]: ... καὶ κατ' αὐτὴν χρὴ τελεῖσθαι τὴν τελετὴν ἅπαντας [γάρ], ὡς οἶμαι, καὶ κατ' ἔθνος καὶ κατ' ἀριθμὸν ἀνθρώπους, ὅσοι τιμῶσι θεούς, οὐδὲν ὅμοιον ἔχουσαν Ἐλευσινίοις τε καὶ Σαμοθρᾳκίοις ὀργίοις. ἀμυδρὰ μὲν γὰρ ἐκεῖνα πρὸς ἔνδειξιν ὧν σπεύδει διδάσκειν· ἐναργῆ δὲ τὰ τῆς φύσεώς ἐστι κατὰ πάντα τὰ ζῷα. Vgl. Deichgräber, Galen als Erforscher des menschlichen Pulses, 1957, 35: „Die Mysterienerkenntnis tritt hinter der wissenschaftlichen zurück"; Strohmaier, Galen als Vertreter der Gebildetenreligion, 1965, 377.

39 Vgl. Maróth, Galen als Seelenheiler, 1991, 152: Die Zielsetzung, Gott ähnlich zu werden, ist „eine der sechs berühmten Definitionen der Philosophie in der Spätantike, die – der Tradition nach – aus Platons Phaidon stammt". Vgl. in diesem Zusammenhang auch die Ausführungen von Larrain, Galens Kommentar zu Platons Timaios, 1992, 50ff. zu Galens Verständnis der platonischen Weltseele, sowie S. 89ff. zu seiner Interpretation der Kreisbewegung des Himmels.

40 Galen bezeichnet die höchste Potenz, soweit es um die Schöpfungskraft derselben geht, mit unterschiedlichen Ausdrücken: Anstelle von 'Demiurg' oder 'Nous' gebraucht er einfach auch den Ausdruck θεός. Doch wird zugleich der Demiurg bzw. θεός der Physis untergeordnet, da er keine ἀδύνατα φύσει bewirken kann (vgl. de usu part. 1, 14 [Helmreich II, 158; K. III, 905]); insofern macht auch die Verbindung νοῦ φύσις Sinn. Vgl. Dill, Roman Society, 1904, 505 („... Galen represents the religious spirit of the Antonine age in his firm belief in a spiritual Power and Providence"); Strohmaier, Galen als Vertreter der Gebildetenreligion seiner Zeit, 1965, 377 (Differenz zur Stoa, die dem Demiurgen Allmacht zuschreibt); Moraux, Der Aristotelismus bei den Griechen, Bd. II, 1984, 764ff. Zu Galens Physis-Kon-

doch nicht übersehen werden, daß diese religiöse Ausrichtung durch einen Agnostizismus begleitet, wenn nicht sogar begründet wird. So ordnet Galen in der gerade erwähnten Schrift 'de propriis placitis', seinem vermutlich letzten, um 210 n. Chr. entstandenen Werk, in dem er einen Rückblick auf seine eigenen Lehren vornimmt, seine philosophischen und medizinischen Anschauungen in ein epistemologisches Konzept ein, das ihm die Kritik seines Zeitgenossen Alexander von Aphrodisias wie auch die späterer arabischer Denker eingebracht hat[41]. Galen unterscheidet zwischen Fragen, die sichere Antworten zulassen, und solchen, die nur plausible Aussagen gestatten, und stellt fest, daß weder über die Entstehung der Welt oder den Schöpfergott noch über die Substanz und Unsterblichkeit der Seele Gewißheit erlangt werden könne[42].

---

zept vgl. auch Schipperges, Galenos, 1985, 200ff. Den Beispielen, die Conzelmann nennt (Heiden – Juden – Christen, 1981, 89 Anm. 140), um Celsus in eine „verbreitete philosophisch-monotheistische Anschauung griechisch-römischen Stils" einzuordnen, wäre Galen hinzuzufügen.

41 Vgl. Nutton, Galen in the Eyes of his Contemporaries, 1984, 319ff.

42 De propr. plac. 2, 1f. (CMG V, 3, 2, S. 56f.): ... quod non habeam scientiam de creatore omnium istarum rerum que [sic] sunt in mundo, utrum sit corporeum aut incorporeum et in quo loco sit locatum scilicet deitas, id est virtus deitatis. et illa est virtutes quarum operationes reperiuntur in hoc mundo operationibus que non possunt esse nisi a creatore: ergo ipse [sic] deum significant. ... sed ego dico quod nulla scientia est in me de substantia earum; sed quod ipse sunt, scio per operationes earum quoniam ab ipsis est regimen animalium et inveniuntur in divinationibus et in sompniis [sic]; vgl. dazu Kudlien, Galen's Religious Belief, 1981, 118f.; Nutton, Galen. On My Own Opinions, CMG V, 3, 2, 1999, S. 134f. Galens in de propr. plac. bekundeter Agnostizismus findet einen früheren Ausdruck bereits in seiner Unentschlossenheit, ob Asklepios ursprünglich Mensch oder Gott war: protrept. 9, 6 (Boudon, S. 116f.; CMG V, 1, 1, S. 132; K. I, 22): 'Ασκληπιός γέ τοι καὶ Διόνυσος, εἴτ' ἄνθρωποι πρότερον ἤστην, εἴτ' ἀρχῆθεν θεοί, τιμῶν ἀξιοῦνται μεγίστων, δ μὲν διὰ τὴν ἰατρικήν ... (Vgl. Edelstein, Asclepius, Bd. I, (1945) 1975, S. 113, Nr. 245). Vgl. weiter Larrain, Galens Kommentar zu Platons Timaios, 1992, 187; 190ff. (Auszüge aus Al Biruni, die auf Galens Timaios-Kommentar zurückgehen). Zu Galens Agnostizismus auch Moraux, Der Aristotelismus bei den Griechen, Bd. II, 1984, 785ff.

Galens Agnostizismus geht mit einem wissenschaftlich begründeten Materialismus einher: zwar hält Galen die Frage nach der Unsterblichkeit der Seele für unbeantwortbar, doch solange der Körper existiert, ist die Seele an ihn gebunden und damit in Abhängigkeit von den Mischungsverhältnissen der Körpersäfte (vgl. Dill, Roman Society, 1904, 505; Nutton, Galen's Philosophical Testament, 1987, 45). Dieser Materialismus ist vom epikureischen Atomismus zu unterscheiden, den Galen zurückweist, weil die (z.B. von Asklepiades vertretene) angebliche Zufälligkeit des Werdens der sich bis in die Ausformung der Organe des menschlichen Körpers er-

Angesichts dieser Vorbehalte, die Galen im Hinblick auf theologisches Wissen formuliert, verbietet es sich, aus den einzelnen Aspekten im religiösen Denken Galens ein geschlossenes Glaubenbekenntnis zu konstruieren. Der in 'de propriis placitis' erkennbare Agnostizismus mag es Galen erleichtert haben, neben dem philosophischen Glauben an Physis und Demiurg auch einem traditionellen religiösen Ausdruck in Gestalt der Verehrung des Asklepios zu folgen. Will man mit Strohmaier von der 'Gebildetenreligion' Galens sprechen, so darf diese nicht mit einer einheitlichen, allgemeingültigen Bewertung der herkömmlichen sowie der philosophisch ausgerichteten Glaubensformen gleichgesetzt werden, die etwa Angehörige der pergamenischen Aristokratie[43] mit den Mitgliedern des 'Boethus-Kreises' in Rom geteilt hätten. Wenn Galen mit seinen Äußerungen das ganze Spektrum von Agnostizismus über die aristotelische Teleologie bis hin zu einer persönlich gefaßten Verehrung des Asklepios umschließt, die wiederum in Relation zu Galens Einschätzung der Wissenschaft zu setzen ist, so ist etwas ähnliches, doch gleichwohl in sich wieder spezifisch anderes auch für die Adressaten und Leser seiner Schriften zu erwarten[44].

VIII. 2. Galens Kritik an der mosaischen Kosmologie

Während Galens persönliche Religion zumindest in den Grundzügen rekonstruiert werden kann, enthält das Corpus Galenicum nur wenige Hinweise auf das allgemeine religiöse Leben des 2. Jahrhunderts, und dies gilt sowohl im Hinblick auf das Heidentum als auch für Juden und Christen. Nur ein einziges Mal äußert sich Galen zum religiösen Diskurs in den neupythagoreischen Kreisen seiner Zeit[45]. Es sind seine philosophischen Überlegungen bzw. Angriffe auf die un-

streckenden Zielgerichtetheit der Natur widerspricht; vgl. Strohmaier, Galen als Vertreter der Gebildetenreligion, 1965, 376 zur aristotelischen und galenischen Homöomerien-Lehre.

43 Z.B. Aelius Nicon als Verfasser eines Hymnus für Helios: vgl. Kap. III, 3, S. 47f.

44 Vgl. auch Kudlien, Galen's Religious Belief, 1981, 117 zur 'persönlichen' Religion griechischer Intellektueller: „One should not look at Greek personal religion, particularly that of intellectuals such as Galen through Christian eyes, and judge accordingly. If a Greek intellectual could face his personal god in a rather self-conscious way, 'making a picture' of him that might fit personal desires or ambitions, this must not be taken as pseudo-religiosity. Among the Greeks, such kind of personal attitude, too, belonged to the various legitimate forms of religious belief."

45 Walzer deutet die Kritik Galens an Moses und der jüdischen Kosmologie als gegen „the resurgence of mysticism in his own day" und indirekt auch gegen den Neupythagoreer und Platoniker Numenios gerichtet (Galen on Jews and Christians, 1949, 22). Eine direkte Bekanntschaft Galens mit Numenios läßt sich nicht nach-

belehrbaren Anhänger anderer medizinischer 'Sekten', die Galen zu einigen aufschlußreichen Bemerkungen über Juden und Christen veranlaßt haben. Sie werden mit moralischen Kriterien bewertet, wobei Galen bei seinen Lesern eine Bekanntschaft mit diesen Glaubensrichtungen voraussetzt. Eine zusammenhängende Darstellung von Lehre oder Kult bietet er nicht. Galens Äußerungen sind auf verschiedene Werke verteilt, die während des ersten oder zweiten Aufenthalts in Rom entstanden sind. So liegt die Vermutung nahe, daß Galen in der Hauptstadt, vielleicht auch im Kaiserpalast, mit Juden oder Christen zusammengetroffen ist, doch könnte Galen seine Eindrücke bereits in früheren Jahren gewonnen haben, wobei vor allem an sein Studium in Alexandria zu denken ist[46]. Dabei deutet manches Detail in Galens Äußerungen darauf hin, daß er eine nähere Bekanntschaft mit der jüdischen Theologie gemacht hat, wie sie im Umfeld der Synagogen diskutiert und vorgetragen wurde[47], doch bezieht sich Galen ausdrücklich auch auf die mosaischen Bücher.

---

weisen, und fraglich ist auch, ob sich für Galen die neupythagoreische Tendenz in den sechziger Jahren des 2. Jahrhunderts so deutlich gezeigt hat, wie es Walzer voraussetzt. Die einzige Äußerung Galens zur Gedankenwelt der Neupythagoreer und später der Neuplatoniker findet sich erst in seiner vermutlich letzten Schrift de propr. plac. 15, 2 (CMG V, 3, 2, S. 118): Unkenntnis der sog. Empsychosis und Metempsychosis ist ohne Relevanz für die ärztliche Kunst; vgl. dazu Nutton, Galen. On my own opinions, CMG V, 3, 2, 1999, 213: „ ... a term favoured by the (neo-) Pythagoreans and later the neo-Platonists. Whether Galen knew of it directly through links with Pythagoreans in Rome is impossible to say ...").

46 Zum Judentum in Alexandria zur Zeit vor und nach Philon sowie zu den (z.T. jüdischen) Ärzten in dieser Stadt, wobei die Situation nach dem Bar-Kochba-Aufstand aufgrund der Quellenlage nicht genau zu erfassen ist, vgl. Sly, Philo's Alexandria, 1996, 155ff.; Ch. Haas, Alexandria in Late Antiquity, 1997, 94ff.; 155f. Kontakte zum Judentum sind für Galen überall denkbar, in Pergamon ebenso wie vor allem in Rom, zudem auch auf seinen Reisen, die ihn bis nach Palästina geführt haben. In diesem Zusammenhang ist auch auf das Interesse am Judentum zu verweisen, das für Claudius Charax aus Pergamon, den Konsul des Jahres 147, überliefert ist: Eine durch Stephanos von Byzanz überlieferte Notiz belegt, daß Charax über die Juden geschrieben hat (Stern, Greek and Latin Authors, Bd. II, 1980, S. 160f., Nr. 335). – Vielleicht könnte Galen sogar an Stelle von Oinomaos von Gadara oder Numenios mit jenem heidnischen Philosophen identifiziert werden, der über Kenntnisse in der jüdischen Theologie verfügte und Gespräche mit dem Rabbi Meir führte, der zeitweise in Tiberias, dann aber auch in Damaskos und zuletzt in Kleinasien, woher er stammte, gelebt hat. Zu Meir vgl. Graetz, Geschichte der Juden, 1908, 175ff.; 188; 433; Stemberger, Einführung in Talmud und Midrasch, 1992, 84.

47 Diese Vermutung auch bei Alexander, Paul and the Hellenistic Schools, 1994, 78 (vgl. auch zu Galens Kenntnissen über die zeitgenössischen Christen: „... to conclude that, for Christians as for Jews, it was his knowledge of local congregations

In seiner 1949 publizierten Abhandlung hat Walzer Galens Bemerkungen über das Judentum und Christentum als „quite remarkable for a pagan writer of the second century" bewertet. Walzer betont, daß Galens „judgements are unbiased and reveal a degree of understanding by no means common among the educated classes of his day" (S. 2). Tatsächlich gelangt Galen zu einer eigenen Bewertung von Judentum und Christentum, die sich von dem eher abschätzigen (und mit Desinteresse verbundenen) Urteil seiner Zeitgenossen Fronto, Mark Aurel und Lukian unterscheidet[48]. Obwohl sich Galen auf wenige und zumeist sehr kurze Bemerkungen über Juden und Christen beschränkt, sind diese für die Sozialgeschichte der Römischen Kaiserzeit von Belang, weil sie eine breitere Bekanntheit mit jüdischen und christlichen Ansichten und Lebensgewohnheiten auf heidnischer Seite dokumentieren[49].

Während seines ersten Aufenthalts in Rom hat Galen ein Werk über die Anatomie des Hippokrates verfaßt (Περὶ τῆς Ἱπποκράτους ἀνατομῆς), das er 'de libris propriis' zufolge Flavius Boethus gewidmet hat[50]. Sowohl das griechische Original als auch die arabische Übersetzung sind verloren. Überliefert ist nur ein einziges Zitat, das, vermittelt durch Ibn al-Matran (gest. 1191), Eingang in die 'Geschichte der Ärzte' gefunden hat, die Ibn abi Usaibia in der ersten Hälfte des 12. Jahrhunderts zusammengestellt hat[51]. Ibn al-Matran unterrichtete

---

with their 'apostles, prophets, and teachers' ..., which prompted Galen's description of the 'followers of Christ' and their students"; vgl. weiter S. 80f.). Zum jüdischen Schulwesen (im Umfeld der Synagogen) vgl. Stemberger, Einführung in Talmud und Midrasch, 1992, 18ff. (nach Sanh 32b unter den Lehrzentren des Judentums vor 200 auch Rom, doch diese zumeist wohl keine 'Akademien', sondern „kleine Jüngerkreise, die sich am Wohnsitz eines bekannten Lehrers bildeten ..."). Zur Präsenz der Juden im Rom der frühen und hohen Kaiserzeit vgl. Lampe, Die stadtrömischen Christen, 1987, 26ff. (die jüdischen Viertel am Rande der Stadt); 367f. (vierzehn jüdische Gemeinden in Rom). – Zum begrenzten Aussagewert von HA, Carac. 1, 6 (berichtet von einem jüdischen Spielgefährten des siebenjährigen Caracalla) vgl. Graetz, Geschichte der Juden, 1908, 211; Noethlichs, Das Judentum und der römische Staat, 1996, 23.

48 Zu Fronto vgl. Stern, Greek and Latin Authors, Bd. II, 1980, S. 176, Nr. 341 (ep. 2, 9 ed. van den Hout : *superstitiosi*), zu Mark Aurel (bei Amm. Marc. 22, 5, 5) S. 605ff., Nr. 506, zu Lukian S. 221ff., Nr. 372ff. 35; zu Mark Aurel vgl. zuletzt auch Motschmann, Die Religionspolitik Marc Aurels, 2002, 205ff.

49 Zur ungenügenden Quellenlage zum Judentum im Römischen Reich nach dem Bar-Kochba-Krieg sowie zum Eingreifen des Stadtpräfekten von Rom, Fuscianus, gegen Callistus wegen Störung des jüdischen Gottesdienstes vgl. Noethlichs, Das Judentum und der römische Staat, 1996, 23.

50 1 (GSM II, 94; K. XIX, 13).

51 Vgl. Walzer, Galen on Jews and Christians, 1949, 10; 87.

Medizin an der Universität von Damaskus; er war Palastarzt Saladins. Wie sich aus dem Zitat bei Ibn Abi Usaibia ergibt, hat Ibn al-Matran eigens die Abschnitte gesammelt, „where Galen mentions Moses and the Saviour“[52]. Ibn al-Matran zitiert aus Galens Schrift über die Anatomie des Hippokrates sowie aus 'de differentiis pulsuum' und aus Galens ebenfalls verlorener Abhandlung εἰς τὸ 'πρῶτον κινοῦν ἀκίνητον'[53]. Offensichtlich hat Ibn Abi Usaibia den Text des Ibn al-Matran gekürzt: Galens Ausführungen über Moses in 'de usu partium' werden erwähnt, doch nicht in ihrem Wortlaut aufgenommen, und der abschließende Hinweis auf weitere Galen-Stellen zu Moses und Christus nennt nicht einmal die Titel der einzelnen Schriften. Walzer konnte einen zweiten, von Ibn al-Matran nicht angeführten Abschnitt aus 'de differentiis pulsuum' nachweisen, in dem Galen von der „Schule des Moses und des Christus“ spricht, doch muß vermutet werden, daß sich Galen zu diesem Thema häufiger geäußert hat, als heute noch festzustellen ist.

Galens Schrift über die Anatomie des Hippokrates ist aus dem Streit hervorgegangen, den er mit dem in Rom angesehenen Martianus ausgetragen hat (vgl. Kap. VI, 2, S. 162f.). Hunain ibn Ishaq, der die Schrift in das Syrische übersetzt hat (auch diese Version ist nicht erhalten), bezeugt, daß Galen den Ärzten Hippokrates als Vorbild vorgehalten hat, um mit dessen Autorität die Bedeutung wissenschaftlicher Beweisverfahren für die Medizin zu begründen[54]. Die Lehren des Hippokrates beruhen Galen zufolge auf einem sicheren, für jedermann nachvollziehbaren Fundament; damit unterscheiden sie sich von einer nur religiös begründeten Gesetzgebung. Wer jedoch Medizin ohne eine wissenschaftliche Grundlage betreibt, kann mit Moses verglichen werden, „who framed laws for the tribe of the Jews, since it is his method in his books to write without offering proofs, saying 'God commanded, God spake'“[55]. Galen kritisiert die jüdische Theologie bzw. Moses mit einem Argument, das sich ähnlich bereits bei Hekataios von Abdera (vermittelt durch Diodor) und bei Strabon findet, der es seinerseits vermutlich von Poseidonios übernommen hat. Bei Hekataios handelt es sich jedoch um eine Beschreibung ohne negative Bewertung. Er hat neben dem ersten ägyptischen Pharao (Menas oder Mneves), neben Minos und Lykurg, Zarathustra und Zalmoxis auch Moses unter die Gesetzgeber eingereiht, die sich zur Begründung und Absicherung ihrer Gesetzeswerke auf eine göttliche Autorität

52 Übs. Walzer, Galen on Jews and Christians, 1949, 87.

53 Vgl. de lib. prop. 14 (GSM II, 123; K. XIX, 47).

54 Vgl. Walzer, Galen on Jews and Christians, 1949, 18.

55 Übs. Walzer, Galen on Jews and Christians, 1949, 11.

berufen haben[56]; hier wird die „politische Theologie der Gesetzgebung" (J. Assmann) erläutert, folglich ein ganz anderer Zusammenhang hergestellt als bei Galen[57]. Poseidonios (Strabon) dagegen unterscheidet zwischen früheren Zeiten, in denen die Menschen ihre gesellschaftliche Ordnung auf den Willen der Götter zurückgeführt hätten, und seiner eigenen Gegenwart, in der die Vernunft herrsche und Philosophen an die Stelle von göttlich inspirierten Propheten und Gesetzgebern wie Moses getreten seien[58]. Genau auf diese Unterscheidung zwischen Vernunft und unbegründeter bzw. mit den Mitteln der Vernunft unbegründbarer Autorität, wie sie 'Sekten' oder Religionen beanspruchen, zielt Galen in dem von Ibn Abi Usaibia überlieferten Zitat. Da eine Auseinandersetzung mit Poseidonios bei Galen mehrfach nachgewiesen werden kann[59], ist eine Abhängigkeit auch an dieser Stelle zu vermuten. Zugleich darf man aus Galens Formulierung mit Walzer den Schluß ziehen, „that references to the 'Law of Moses' were more common in educated circles of that day than scholars are generally inclined to assume"[60].

Ein Beispiel für die Glaubenssätze des Judentums, die einer vernunftgemäßen bzw. philosophischen Prüfung nicht standhalten, ist die mosaische Kosmologie, mit der sich Galen im 11. Buch von 'de usu partium' auseinandersetzt. Dieser Abschnitt des Werks ist während der ersten Jahre von Galens zweitem Romaufenthalt entstanden, und zwar in der Zeit zwischen dem Tod des Verus und Mark Aurels Rückkehr vom Germanenkrieg, d.h. zwischen 169 und 176[61]. Im Anschluß an die aristotelische Teleologie will Galen nachweisen, daß die Bestandteile des menschlichen Körpers genau die Beschaffenheit besitzen, die ihren

56 Diodor 1, 94, 2: ... παρὰ δὲ τοῖς Ἰουδαίοις Μωυσῆν τὸν Ἰαὼ ἐπικαλούμενον θεόν, εἴτε θαυμαστὴν καὶ θείαν ὅλως ἔννοιαν εἶναι κρίναντας τὴν μέλλουσαν ὠφελήσειν ἀνθρώπων πλῆθος ...

57 Zur politischen Theologie bei Hekataios bzw. Diodor vgl. J. Assmann, Herrschaft und Heil. Politische Theologie in Altägypten, Israel und Europa, München 2000, 254ff.; ders. Weisheit und Mysterium. Das Bild der Griechen von Ägypten, München 2000, 34.

58 Strab. 16, 2, 28f.

59 Vgl. K. Reinhardt, Poseidonios, München 1921, 263ff.; 327ff.; vgl. auch die Sammlung der Poseidonios-Fragmente u.a. aus Galen in der Ausgabe von L. Edelstein u. J. G. Kidd, Cambridge 1972 u. 1988.

60 1949, 20. Vgl. zur Moses-Rezeption im gebildeten Heidentum Conzelmann, Heiden – Juden – Christen, 1981, 43; 53 („Insgesamt ist bei griechischen Schriftstellern über die Juden keine Kenntnis der Bibel nachzuweisen"). Zur Kritik Galens an der jüdischen Kosmologie vgl. auch Kahn, Discovering the will, 1988, 237; ausführlich auch Alexander, Paul and the Hellenistic Schools, 1994, 64ff.

61 De libr. propr. 2 (GSM II, 99f.; K. XIX, 19f.); vgl. May, Galen, On the usefulness of the parts of the body, 1968, 3f. mit Anm. 3.

Aufgaben entsprechen. Jede denkbare Variante erweist sich bei genauerer Überlegung als Verschlechterung. Galens Glauben an eine allumfassende Sinnhaftigkeit dessen, was die Physis hervorbringt, macht es verständlich, daß er in nebensächlichen Zusammenhängen auf theologische bzw. teleologische Fragen zu sprechen kommt. So stehen Galens Einwände gegen die mosaische Kosmologie im Zusammenhang mit seiner Beschreibung der menschlichen Augenwimpern.

Galen zufolge kommt der Physis nicht nur eine funktionale, sondern auch eine ästhetische[62] und eine soziale Potenz zu. Das 11. Buch von 'de usu partium' behandelt alle Aspekte des menschlichen Gesichts. Hier erläutert Galen zunächst u.a., daß der männlichen Bartwuchs nicht nur den Hals vor Kälte schützt, sondern den Mann auch schmückt und ihm damit das für ein zivilisiertes, soziales Wesen angemessene Aussehen verschafft. Frauen dagegen verbringen den größten Teil ihres Lebens im Haus; für sie genügt langes Haupthaar zum Schmuck und zum Schutz[63]. Auch im Hinblick auf die Augenwimpern und Augenbrauen ist die Natur nicht planlos verfahren. Anders als die sonstigen Haare des Menschen bleibt ihre Länge immer gleich. Nur so können sie ihre Aufgabe erfüllen, die Augen zu schützen[64]. Die Funktionalität dieses kleinen Details des menschlichen Körpers zeigt, wie zielgerichtet die Physis wirkt: Zu dem, was sie hervorgebracht hat, gibt es keine überzeugende Alternative. Ihrer Macht, welche die Materie teleologisch determiniert, ist selbst der Demiurg (oder eine entsprechende göttliche Kraft) unterworfen. Ist es denn, so fragt Galen, auf einen Befehl des Demiurgen zurückzuführen, daß diese Haare ihre immer gleiche Länge behalten?[65] Verehren die Haare Gott, indem sie seinen Befehlen folgen, oder fürchten sie seinen Zorn?[66] Dies anzunehmen würde bedeuten, die Natur dem

---

62 De usu part. 11, 14 (Helmreich II, 153f. [K. III, 899]: εὐμορφία. Zur göttlichen Macht der Physis bei Galen vgl. Temkin, Galenism, 1973, 25f.

63 De usu part. 11, 14 (Helmreich II, 154f. [K. III, 899ff.]: καὶ γὰρ οὖν καὶ αἱ κατὰ τὰ γένεια τρίχες οὐ μόνον σκέπουσι τὰς γένυας, ἀλλὰ καὶ πρὸς κόσμον συντελοῦσι. σεμνότερον γὰρ τὸ ἄρρεν φαίνεται καὶ μάλιστα ἐν τῷ προϊέναι κατὰ τὴν ἡλικίαν, εἰ πανταχόθεν αὐτῷ καλῶς αὗται περικέοιντο. καὶ διὰ τοῦτο τά τε μῆλα καλούμενα καὶ τὴν ῥῖνα ψιλὰ καὶ γυμνὰ τριχῶν ἡ φύσις ἀπέλιπεν. ἄγριον γὰρ ἂν οὕτως ἐγένετο καὶ θηριῶδες ὅλον τὸ πρόσωπον, οὐδαμῶς οἰκεῖον ἡμέρῳ καὶ πολιτικῷ ζῴῳ. ... ἀλλ' οὐδὲ σκέπης μέντοι τινὸς ἐδεῖτο περιττῆς τὸ θῆλυ γένος ἀλεξητηρίου πρὸς κρύος οἰκουροῦν τὰ πολλά, κεφαλῆς μέντοι κομώσης ἐδεῖτο καὶ σκέπης ἕνεκα καὶ κόσμου, καὶ τοῦτ' αὐταῖς ἤδη κοινὸν πρὸς τοὺς ἄνδρας.

64 11, 14 (Helmreich II, 157f. [K. III, 904f.]).

65 11, 14 (Helmreich II, 158 [K. III, 905]): ἆρ' οὖν προσέταξε ταύταις μόναις ταῖς θριξὶν ὁ δημιουργὸς ἡμῶν ἴσον ἀεὶ φυλάττειν τὸ μέγεθος ...

66 11, 14: ... αἱ δ' ἤτοι δεδοικυῖαι τὴν ἐπίταξιν τοῦ δεσπότου ἢ αἰδούμεναι τὸν προστάξαντα θεὸν ...

Willen und der unbegrenzten Macht eines Gottes unterzuordnen, wie es Moses getan hat[67]. In aristotelischer Terminologie gesprochen lautet Galens Kritik also, daß Moses mit der göttlichen Kraft (bzw. dem Demiurgen) zwar die *causa motrix* benannt, aber die *causa materialis* nicht berücksichtigt und folglich eine *creatio ex nihilo* postuliert hat, die für den Peripatos unannehmbar ist[68].

Galen läßt keinen Zweifel daran, daß das mosaische Prinzip zurückgewiesen werden muß, doch erklärt er die jüdische Lehre nicht einfach für sinnlos. Galen kommt den Anhängern des jüdischen Glaubens auf zweifache Weise entgegen. Die Erklärung, die Moses für die Entstehung der Welt anbietet, ist besser als die Epikurs, der allein mit dem Zufall operiert[69]. Der personalisierte Gottesbegriff der jüdischen Religion hat in der epikureischen Philosophie keine Entsprechung. Der in seiner Macht eingeschränkte Demiurg ist dem absoluten Gott des Judentums näher als dem Zufall Epikurs, der sich dem teleologischen Denken vollständig verweigert. Es ist für Galen ein Schritt zur Philosophie, in die empirischen Befunde die Annahme einer ordnenden Kraft hineinzutragen, und um diesen Schritt ist Moses Epikur voraus. Und man kann, so führt Galen weiter aus, mit Moses das Prinzip der Schöpfung aus dem Demiurgen ableiten, wenn man zusätzlich das Prinzip der Materie anerkennt[70]. Diese erste aristotelische Ursache kann Galen nicht aufgeben. Ein längerer Abschnitt in 'de usu partium' ist somit dem Versuch gewidmet, die philosophische Welterklärung gegen eine theologische Letztbegründung durchzusetzen. Es hat den Anschein, als ob Galen unter seinen Lesern auch mit Anhängern des jüdischen Glaubens rechnet, die durch Argumente zur Einsicht in das teleologische Prinzip geführt werden könnten. „Unser Demiurg", so führt Galen aus, hat die Augenwimpern aus „Einsicht in das Notwendige" so geschaffen wie sie sind[71]. Der Demiurg ist gewissermaßen ein schöpferischer Philosoph, der über Einsicht in die Zielgerichtetheit des Materiellen verfügt. Die Vorrangigkeit des materiellen Prinzips begrenzt die Möglichkeiten der Schöpfung. So vermag es der Demiurg auch

---

67 11, 14: ... ἢ Μωσῆς μὲν οὕτως ἐφυσιολόγει ...

68 Vgl. Walzer, Galen on Jews and Christians, 1949, 26; Baltrusch, Bewunderung, Duldung, Ablehnung, 1998, 412 mit Anm. 50.

69 11, 14 (Helmreich II, 158 [K. III, 905]): ... βέλτιον οὕτως ἢ ὡς Ἐπίκουρος ...

70 11, 14 (Helmreich II, 158 [K. III, 905]): ἄριστον μέντοι μηδετέρως, ἀλλὰ τὴν ἐκ τοῦ δημιουργοῦ φυλάττοντας ἀρχὴν γενέσεως ἐν ἅπασι τοῖς γεννητοῖς ὁμοίως Μωσεῖ τὴν ἐκ τῆς ὕλης αὐτῇ προστιθέναι.

71 11, 14 (Helmreich II, 158 [K. III, 905]): ἀεὶ φυλάττειν αὐτὰς δεομένας τὸ μέγεθος ὁ δημιουργὸς ἡμῶν ἀπειργάσατο, διότι τοῦτ' ἦν τὸ βέλτιον.

nicht, aus einem Stein einen Menschen zu schaffen[72]. Galen wiederholt seine Argumentation, indem er noch ein zweites Mal den Unterschied zwischen der griechischen Philosophie, „welche die Prinzipien der Natur richtig darstellt", und der Lehre des Moses erläutert[73]: Moses halte den Willen Gottes für hinreichend, aus der Materie entstehen zu lassen, was immer er wolle, so auch „ein Pferd oder ein Rind aus Asche"[74]. Dagegen ist einzuwenden, daß Gott nicht alles vermag; vielmehr wählt er aus dem Möglichen das Beste[75]. Dies bedeutet zugleich, daß Gott die geeignete materielle Grundlage für das, was entstehen soll, finden muß[76]. Die Augenwimpern können nur deshalb aufrecht stehen, weil sie in einem knorpeligen Untergrund eingesetzt sind. Hätte Gott sie stattdessen in weichem Material befestigt, befände er sich in einem noch größeren Irrtum als Moses „oder ein General, der einen Wall oder ein Lager auf sumpfigem Boden errichtet"[77].

Galen zufolge vertreten die Juden die Meinung, daß Gott den Menschen aus einem Stein und Pferde oder Rinder aus Asche erschaffen könnte. Diese Bilder entsprechen dem Wortlaut der Genesis bzw. dem anderer biblischer Bücher nur ungefähr. Gott formt den Menschen nicht aus einem Stein, sondern aus Erde[78]. Im Buch Hiob wird der aus Lehm geschaffene Mensch wieder zu Erde[79], in den

---

72 11, 14 (Helmreich II, 158 [K. III, 905]): οὐ γὰρ δὴ τὸ βουληθῆναι τοιαύτας γενέσθαι μόνον ἦν αὔταρκες οὐδὲ γάρ, εἰ τὴν πέτραν ἐξαίφνης ἐθελήσειεν ἄνθρωπον ποιῆσαι, δυνατὸν αὐτῷ.

73 11, 14 (Helmreich II, 158 [K. III, 905f.]): καὶ τοῦτ' ἔστι, καθ' ὃ τῆς Μωσοῦ δόξης ἥ θ' ἡμετέρα καὶ ἡ Πλάτωνος καὶ ἡ τῶν ἄλλων τῶν παρ' Ἕλλησιν ὀρθῶς μεταχειρισαμένων τοὺς περὶ φύσεως λόγους διαφέρει.

74 11, 14 (Helmreich II, 158 [K. III, 906]): πάντα γὰρ εἶναι νομίζει τῷ θεῷ δυνατά, κἂν εἰ τὴν τέφραν ἵππον ἢ βοῦν ἐθέλοι ποιεῖν.

75 11, 14 (Helmreich II, 159 [K. III, 906]): ... τούτοις μηδ' ἐπιχειρεῖν ὅλως τὸν θεόν, ἀλλ' ἐκ τῶν δυνατῶν γενέσθαι τὸ βέλτιστον αἱρεῖσθαι. Vgl. auch Moraux, Der Aristotelismus bei den Griechen, Bd. II, 1984, 766.

76 11, 14 (Helmreich II, 159 [K. III, 906f.]): ἀμφοτέρων οὖν τὸν θεὸν αἴτιον εἶναί φαμεν, τῆς τε τοῦ βελτίονος ἐν αὐτοῖς τοῖς δημιουργουμένοις αἱρέσεως καὶ τῆς περὶ τὴν ὕλην ἐκλέξεως.

77 11, 14 (Helmreich II, 159 [K. III, 907]): ... φαυλότερος ἂν ἦν οὐ Μωσοῦ μόνον, ἀλλὰ καὶ στρατηγοῦ μοχθηροῦ κατὰ τέλματος τεῖχος ἢ χάρακα πηγνυμένου.

78 Gen. 2, 7: καὶ ἔπλασεν ὁ θεὸς τὸν ἄνθρωπον χοῦν ἀπὸ τῆς γῆς ...; vgl. 3, 19: ... ἕως τοῦ ἀποστρέψαι σε εἰς τὴν γῆν, ἐξ ἧς ἐλήμφθης· ὅτι γῆ εἶ καὶ εἰς γῆν ἀπελεύσῃ

79 10, 9: μνήσθητι ὅτι πηλόν με ἔπλασας, εἰς δὲ γῆν με πάλιν ἀποστρέφεις.

Psalmen dagegen sowie beim Prediger zu Staub[80]. Der Formulierung Galens am nächsten kommt eine Stelle beim Propheten Jesaia: „Hört mich an, die ihr nach Gerechtigkeit strebt und den Herrn sucht: Blickt auf den harten Fels, aus dem ihr gehauen seid ...“[81]. Von Jesaia könnte Johannes der Täufer abhängen, der in seiner bei Matthäus und Lukas überlieferten Rede verkündete, Gott habe die Macht, „aus Steinen Kinder zu erwecken“[82]. Angesichts der Überlieferungssituation kann man mit Walzer vermuten, daß Galen von einer auf Jesaia und Johannes zurückgehenden Tradition abhängt, ohne daß sich feststellen läßt, auf welche Weise das Motiv vom Gott, der Menschen aus Steinen schafft, zu ihm gelangt ist[83].

An vielen Stellen des Alten Testaments wird die Asche erwähnt, die sich der Klagende auf das Haupt streut, um seine Trauer zu verdeutlichen[84]. In der Weisheit Salomos wird die Meinung der Ungläubigen zitiert, daß der Körper zu Asche zerfallen wird[85]. Dagegen lassen sich aus Asche geschaffene Pferde oder Rinder weder in den alt- oder neutestamentlichen Schriften noch im Talmud finden. Wie der Mensch, so werden auch die Tiere aus Erde gebildet[86]. Strohmaier bringt die Galen-Stelle mit jenem Kapitel von Numeri in Zusammenhang, in dem von Gottes Befehl an Moses und Aaron berichtet wird, eine rote Kuh zu opfern und die Asche des Opfers für spätere Reinigungsriten aufzubewahren[87]. Doch ist, wie

---

80 Ps. 104, 29: καὶ εἰς τὸν χοῦν αὐτῶν ἐπιστρέψουσιν; Pr. 12, 7: καὶ ἐπιστρέψῃ ὁ χοῦς ἐπὶ τὴν γῆν ...

81 Jes. 51, 1: Ἀκούσατέ μου, οἱ διώκοντες τὸ δίκαιον καὶ ζητοῦντες τὸν κύριον, ἐμβλέψατε εἰς τὴν στερεὰν πέτραν, ἣν ἐλατομήσατε ...

82 Mth. 3, 9: ὅτι δύναται ὁ θεὸς ἐκ τῶν λίθων τούτων ἐγεῖραι τέκνα τῷ Ἀβραάμ; vgl. Luk. 3, 8. Vgl. auch Walzer, Galen on Jews and Christians, 1949, 27 Anm. 4.

83 Walzer, Galen on Jews and Christians, 1949, 27 Anm. 4: „If we are right to refer to the Jewish tradition quoted by John the Baptist, we might be tempted on the strength of this observation alone that Galen – or the author on whom he depends – had come into contact with an otherwise unknown Jewish conception.“ Strohmaier hat sich zu dem Zusammenhang zwischen Jesaia und Johannes nicht geäußert; gegen Walzer hält er es für „naheliegender ..., daß Galen von den Einzelheiten der jüdischen und christlichen Tradition nur eine zufällige und ungenaue Kenntnis hatte und daß er deshalb das in den Evangelien überlieferte Wort der jüdischen Überlieferung zuschreibt“ (Galen als Vertreter der Gebildetenreligion seiner Zeit, 1965, 378).

84 Vgl. z.B. Ester, 4; Judit, 4; 9; 1. Makk. 3, 37; Jes. 58, 5.

85 2, 3: καὶ ὁ λόγος σπινθὴρ ἐν κινήσει καρδίας ἡμῶν, οὗ σβεσθέντος τέφρα ἀποβήσεται τὸ σῶμα ...

86 Gen. 2, 19: ... ἐκ τῆς γῆς πάντα τὰ θηρία ... Vgl. Walzer, Galen on Jews and Christians, 27f.

87 Num. 19, 2ff.; bsd. 9: καὶ συνάξει ἄνθρωπος καθαρὸς τὴν σποδὸν τῆς δαμάλεως ...

Strohmaier selbst feststellt, hier „nicht von einer wunderbaren Erschaffung, sondern nur von einem Opfer- und Reinigungsritus die Rede. Galen hat eben, wie wir auch schon im vorigen Beispiel annehmen konnten, nur von fern etwas läuten hören"[88]. Strohmaier erinnert an den Mischnatraktat 'Para', der zeigt, daß die „Geschichte von der Asche der roten Kuh zu seiner [Galens] Zeit ein vielbehandeltes Thema der jüdischen Schriftgelehrsamkeit gewesen" ist, und meint, Galen habe für seine Argumentation keinen „exakten Beleg" benötigt: „es handelte sich für ihn ja auch nur darum, irgendwelche Beispiele für solche göttlichen Wunder zu bringen." Diese Erklärung kann m.E. nicht überzeugen. Galen setzt sich in dem hier interpretierten Abschnitt von 'de usu partium' nicht auf eine polemische, sondern auf eine vermittelnde Weise mit der 'Philosophie' des Judentums auseinander; wollte er aber überzeugen, so konnte er kaum beliebige, nur annäherungsweise zutreffende Argumente verwenden[89].

Indem sich Galen zum Problem der *creatio ex nihilo* äußerte, beteiligte er sich an einer alten Diskussion, die sich nicht allein auf den jüdischen Glauben erstreckte. Schon in Ciceros 'de natura deorum' argumentiert Cotta gegen die stoische Lehre einer unbegrenzt wandlungsfähigen Materie[90]. Wie umstritten die Frage, ob Gott Unmögliches vermöge, noch im 2. bzw. im 3. Jahrhundert n. Chr. war, zeigt sich an den gegensätzlichen Positionen, die u.a. Celsus, Origenes und Alexander von Aphrodisias einnahmen. Celsus hat den Auferstehungsglauben der Christen mit dem Hinweis darauf kritisiert, daß „Gott nichts Naturwidriges tun will"[91], während für Origenes Gottes Allmacht über die Natur hinausreicht und allein durch sein Unvermögen, nicht Gott zu sein, begrenzt wird[92]. Galen

---

88 Galen als Vertreter der Gebildetenreligion seiner Zeit, 1965, 378. Vgl. auch Baltrusch, Bewunderung, Duldung, Ablehnung, 1998, 405: „Es gibt bis in das zweite nachchristliche Jahrhundert hinein keinen einzigen sicher bezeugten Hinweis darauf, daß sie [die Thora] von den Heiden zur Kenntnis genommen, geschweige denn studiert worden wäre".

89 Vgl. in diesem Zusammenhang auch die Beobachtung von Walzer zur exakten Begriffsverwendung bei Galen (Galen on Jews and Christians, 1949, 25), der für den jüdischen Gott nicht von προαιρεῖσθαι, sondern von βουληθῆναι spricht. Dabei steht προαιρεῖσθαι für die willentliche, zielgerichtete Ausführung, die dem Demiurgen zuzusprechen ist (vgl. de usu part. 3, 10 [Helmreich I, 174; K. III, 238], während βουληθῆναι den Willen allein ohne Betrachtung der Realisierungsmöglichkeit meint.

90 3, 92: ... *ut nihil sit quod non ex ea quamvis subito fingi convertique possit*; vgl. Walzer, Galen on Jews and Christians, 1949, 28.

91 Orig., contra Celsum 5, 14: ... καταφεύγουσιν εἰς ἀτοπωτάτην ἀναχώρησιν, ὅτι πᾶν δυνατὸν τῷ θεῷ. 'Αλλ' οὔτι γε τὰ αἰσχρὰ ὁ θεὸς δύναται οὐδὲ τὰ παρὰ φύσιν βούλεται ...

92 Contra Celsum 5, 23.

hätte gegen Origenes gewiß den Einwand erhoben, daß seine Argumentation einen theologischen Begriff mit falscher Syllogistik zu begründen versuchte, der logischen Beweisführung dagegen zugestimmt, mit der Alexander von Aphrodisias auf das Problem geantwortet hat. In seinem den Kaisern Septimius Severus und Caracalla gewidmeten Traktat 'de fato'[93] hat Alexander mathematische Begriffe angeführt, um die Grenzen der göttlichen Macht zu verdeutlichen[94]. In diesem Zusammenhang ist daran zu erinnern, daß Galen in seiner Jugend in der unabweisbaren Eindeutigkeit der mathematischen Beweise die einzig sichere Grundlage für menschliche Erkenntnis und das Vorbild für jede Wissenschaft gefunden hatte (vgl. Kap. IV, 2, S. 70).

Obwohl sich die in 'de usu partium' angeführten 'Glaubenssätze' der Juden in genau dieser Gestalt ansonsten nicht nachweisen lassen, sollten sie m.E. nicht als polemische Erfindungen Galens oder auf Desinteresse beruhende Verfälschungen gewertet werden, sondern vielmehr als Beleg dafür, daß man um 170 in Rom die mosaische Theologie und Kosmologie eingehend diskutiert hat. Da sich Mark Aurel während der Jahre, in denen Galen dieses Werk verfaßte, nicht in Rom aufgehalten hat, erlauben Galens Ausführungen über die mosaische Kosmologie keinerlei Rückschlüsse auf ein eventuelles Interesse des Kaisers an entsprechenden Fragen, doch darf ein solches für (den aus Syrien stammenden) Boethus und weitere Aristokraten aus seinem Kreis angenommen werden, auch ohne daß sich etwas über ihren Kontakt zu den Synagogen Roms bzw. über entsprechende Verbindungen Galens sagen ließe[95]. Nachdem die gegen die Juden gerichteten

93 de fato 1: ... μέγιστοι αὐτοκράτορες Σεβῆρε καὶ Ἀντωνῖνε ...; vgl. auch Hahn, Der Philosoph und die Gesellschaft, 1989, 185.

94 Das von Natur aus Unmögliche begrenzt die Macht der Götter: Τὰ γὰρ ἀδύνατα τῇ αὐτῶν φύσει καὶ παρὰ τοῖς θεοῖς τὴν αὐτὴν φυλάττει φύσιν. Ἀδύνατον γὰρ καὶ τοῖς θεοῖς ἢ τὸ τὴν διάμετρον ποιῆσαι τῇ πλευρᾷ σύμμετρον ἢ τὰ δὶς δύο πέντε εἶναι ἢ τῶν γεγονότων τι μὴ γεγονέναι. Οὐδὲ γὰρ τὴν ἀρχὴν βούλονται ἐπὶ τῶν ἀδυνάτων οὕτως. <Αὐτοῖς> γὰρ ἦν ἐν τοῖς λεγομένοις δυσχωρία (de fato 30). Zu Celsus und Alexander von Aphrodisias vgl. auch Walzer, Galen on Jews and Christians, 1949, 29ff. Zur Unterscheidung von Alexander von Damaskos und Alexander von Aphrodisias, die beide den Lehrstuhl für aristotelische Philosophie in Athen bekleidet haben, vgl. Singer, Galen. On Anatomical Procedures, 1956, 239, Anm. 17; Hahn, Der Philosoph und die Gesellschaft, 1989, 21, Anm. 15; Nutton, Galen in the Eyes of his Contemporaries, 1984, 316f.; Swain, Hellenism and Empire, 1996, 373, Anm. 54.

95 Eine interessante, den Kaiser einschließende, in ihrem Gehalt jedoch apokryphe Parallele liegt in den 'Antoninus-Rabbi'-Aggadot vor, für die zwischen den 'Antoninus-Rabbi'-Erzählungen, die möglicherweise auf Caracalla zu beziehen sind, und den auf Mark Aurel zielenden 'Antoninus-Rabbi'-Gesprächen zu unterscheiden ist; vgl. Stemberger, Das klassische Judentum, 1979, 369; Motschmann, Religionspolitik

Maßnahmen Hadrians, die eine Reaktion auf den Bar Kochba-Aufstand darstellten, unter Antoninus Pius abgemildert worden waren und sich von Seiten des Judentums eine zunehmende Bereitschaft zum Ausgleich mit dem römischen Staat zeigte, war man in den führenden Kreisen Roms offensichtlich bereit, sich mit den Inhalten der jüdischen Religion bzw. mit den philosophischen Aspekten derselben auseinanderzusetzen[96]. Inwieweit dabei die kritische Distanz, die sich im Urteil Galens ausdrückt, nicht nur seine persönliche Einschätzung, sondern auch die der hauptstädtischen Aristokratie zum Ausdruck bringt, läßt sich allerdings nicht feststellen[97].

Mark Aurels, 2002, 214ff. Sofern man einen historischen Anlaß für die Überlieferung benennen will, ist an Mark Aurels Aufenthalt in Palästina nach der Niederwerfung des Aufstands des Avidius Cassius zu denken, der auch von jüdischer Seite unterstützt worden war (vgl. Motschmann, 213). Für das Jahr 175 ist ein Zusammentreffen des Kaisers mit dem Rabbi Jehuda ha-Nasi nicht auszuschließen, aber doch sehr zweifelhaft (vgl. Smallwood, The Jews under Roman Rule, 1976, 486; Birley, Mark Aurel, 1993, 193; Motschmann, 216; zu Jehuda vgl. A. Guttmann, The Patriarch Judah I, 1954, 239ff.). In den nach dem Muster des Alexanderromans gestalteten Gesprächen des 'Antoninus' mit dem Rabbi (zu den sieben in Frage kommenden Herrschern vgl. Jacobs, 125ff.) werden neben ethischen und religiösen Fragen auch kosmologische Themen erörtert (z. B. bSanhed. 91 a/b; Midr. Rabba 1, 34; 3, 4).

96 Vgl. Baltrusch, Bewunderung, Duldung, Ablehnung, 1998, 412. Zu Hadrians Politik in Palästina vgl. zuletzt Kuhlmann, Religion und Erinnerung, 2002, 60ff.

97 Auf die Frage nach persönlichen Kontakten Galens zum Judentum in Kleinasien oder in Rom läßt sich nur mit Vermutungen antworten. Vielleicht hat Galen auch Juden oder Christen behandelt, doch fehlt jeder Beleg dafür. Wissenschaftlich wurde Galen von seinem Zeitgenossen Rufos von Samaria beeinflußt, der als Arzt ebenfalls in Rom lebte und eine Sammlung früherer Hippokrates-Erklärungen herausgab. „We do not know whether Galen was personally acquainted with him, but there can be no doubt that the publication of his work effected a radical change in Galen's exposition of Hippocrates" (Walzer, Galen on Jews and Christians, 1949, 9). Vgl. Pfaff, Rufus aus Samaria, 1932, 356ff.; ders., Die Überlieferung des Corpus Hippocraticum in der nachalexandrinischen Zeit, 1932, 67ff. Zu Rufus außerdem Kudlien, Jüdische Ärzte im Römischen Reich, 1985, 52ff. (Rufus mit römischem Bürgerrecht); ders., Stellung des Arztes, 1986, 50f.; Korpela, Medizinpersonal, 1987, 101; 199 (Nr. 248). Galen behauptet, daß Rufus die griechische Sprache nicht beherrscht habe (in Hipp. epid. libr. sextum comm. 5, 15 [CMG V, 10, 2 , 2, S. 293; Übs. Pfaff); überhaupt besitze „das Volk dieses Mannes nicht die Fähigkeit, Bücher der Alten zu erklären" (comm. 7; S. 413). Diese Bemerkung hat Kudlien zu der Vermutung veranlaßt, Galen habe das Argment der antijüdischen Polemik der frühen Christen, die Juden seien nicht in der Lage, ihre eigenen religiösen Schriften zu erklären, aufgegriffen (S. 54: „Dies wäre dann eine spezielle Variante von griechischem 'Anti-

VIII. 3. „Unbewiesene Gesetze" bei Juden und Christen

Im Gegensatz zu dem längeren Abschnitt in 'de usu partium' kommt Galen in zwei weiteren Schriften nur mehr kurz auf die jüdische Religion bzw. den Religionsstifter Moses zu sprechen. Sowohl in 'de differentiis pulsuum', einer Schrift, die zwischen 176 und 192 entstanden ist[98], als auch in einem Fragment zur Philosophie des Aristoteles, das nicht datiert werden kann, wirft Galen den Anhängern der jüdischen Religion die Unwissenschaftlichkeit ihres Glaubens vor. Dabei gilt seine Kritik jenen Ärzten, die sich den Lehren ihrer eigenen 'Sekte' bedingungslos und folglich auf unwissenschaftliche Art unterordnen; sie sind das eigentliche Ziel von Galens Angriffen. Die Unbelehrbarkeit ist das *tertium comparationis*, zu dem nun nicht nur die Juden, sondern auch die Christen in Beziehung gesetzt werden.

Im 3. Buch von 'de differentiis pulsuum' wendet sich Galen gegen den pneumatischen Arzt Archigenes, der zur Zeit Traians eine Puls-Lehre verfaßt hatte. Galen beklagt die mangelnde Deutlichkeit in den Ausführungen des Archigenes, der zudem das eigentliche Thema, die Erforschung des Pulses, vernachlässigt, stattdessen terminologische Spitzfindigkeiten niedergeschrieben und zudem seine Aussagen nicht durch nachvollziehbare Beweise abgesichert, sondern sich mit dem Hinweis auf die Autorität prominenter Vorgänger begnügt habe[99]. Archigenes ist für Galen das schlechte Beispiel eines Dogmatikers, der den Fortschritt der Wissenschaft behindert. Es sei nicht hinzunehmen, so führt Galen aus, daß der Leser medizinischer Schriften gleich zu Beginn, so als ob er in die 'Schule' von Moses und Christus kommen würde, mit unbewiesenen Gesetzen konfrontiert wird[100]. Auch Christen und Juden sind nicht bereit, ihre Auffassungen wissenschaftlich zu hinterfragen, doch die in ihre 'Häresien' verstrickten

---

semitismus'"; vgl. auch ders., 1986, 51: „Galen macht ... Äußerungen über die Juden als solche, die man als in bestimmtem Grade 'antisemitisch' bezeichnen kann"). Tatsächlich wird hier der Vorwurf der unkritischen Dogmengläubigkeit, den Galen den „Schülern des Mose" in religiösem bzw. kosmologischen Zusammenhang macht, zu einem das ganze „Volk" betreffenden Vorwurf ausgeweitet. Zur Präsenz der Juden in den kleinasistischen Städten vgl. Ameling, Die jüdische Diaspora, 1998, S. 37ff.; Herz, Juden im Maiandros-Tal, 1998, 13ff., 20ff.

98 Vgl. Walzer, Galen on Jews and Romans, 1949, 14. Eine andere Datierung bei Ilberg, Schriftstellerei (1889), 1974, 219-221, 229 (nicht lange nach 169 n. Chr.); ihm folgt von Staden, Science as Text, 1995, 500.

99 De diff. puls. 3, 1 (K. VIII, 636ff.). Vgl. Walzer, Galen on Jews and Romans, 1949, 37f. mit Anm. 3; zu Archigenes vgl. Wellmann, Die pneumatische Schule, 1895, 19-22 (Nr. 6); Korpela, Medizinpersonal, 1987, 101; 192 (Nr. 211).

100 De diff. puls. 2, 4 (K. VIII, 579): ... ἵνα μή τις εὐθὺς κατ' ἀρχὰς, ὡς εἰς Μωϋσοῦ καὶ Χριστοῦ διατριβὴν ἀφιγμένος, νόμων ἀναποδείκτων ἀκούῃ ...

Ärzte und Philosophen sind noch dogmatischer und unbelehrbarer: „Eher wird es gelingen, einen Anhänger des Moses oder Christus durch Unterricht umzustimmen, als Ärzte oder Philosophen, die ihren Häresien anhängen“[101].

Als Vergleichsgröße für seine Kritik an den unwissenschaftlichen Ärzten und Philosophen verweist Galen somit auf zwei Religionsgruppen, deren strikte Befolgung von Glaubensregeln seinen Lesern geläufig gewesen sein muß. Vorausgesetzt wird auch eine ungefähre Vorstellung von der Vermittlung des jeweiligen Glaubens durch einen religiösen Unterricht. Daß die Juden und Christen die Ärzte und Philosophen an Einsicht übertreffen sollen, ist, wie Strohmaier ausgeführt hat, „ein wenig schmeichelhafter Vergleich ... Von einer ernsthaften Auseinandersetzung mit Juden und Christen ist an diesen Stellen nicht die Rede“[102]. Vielmehr handelt es sich um ein polemisches Argument, das Galen ohne nähere Erläuterung einsetzen konnte. Beinahe unverändert findet es sich ein weiteres Mal in einem nur in arabischer Sprache überlieferten Abschnitt aus Galens Abhandlung über die Theologie des Aristoteles (εἰς τὸ ‘πρῶτον κινοῦν ἀκίνητον’). Galen erwähnt diese Schrift in ‘de libris propriis’[103], so daß von einer Abfassung vor 192 auszugehen ist. Die philosophische Ausrichtung der Schrift läßt vermuten, daß sich Galen in diesem Fall nicht gegen die Ärzte, sondern allein gegen die Philosophen gewandt hat, die von ihren Schülern Gehorsam verlangten, statt ihnen Einsicht zu vermitteln. Damit verhielten sie sich nicht anders als die Nachfolger von Moses und Christus, die ihren Schülern befehlen „to accept everything on faith“[104]. Wieder geht es Galen darum, die wissenschaftliche Philosophie, die über ein nachvollziehbares Definitions- und Beweisverfahren verfügt, gegen Lehren abzugrenzen, die eine Glaubensbereitschaft voraussetzen[105]. Daß Galen die Christen in ‘de pulsuum differentiis’ sowie in

---

101 De diff. puls. 3, 3 (K. VIII, 657): θᾶττον γὰρ ἄν τις τοὺς ἀπὸ Μωϋσοῦ καὶ Χριστοῦ μεταδιδάξειεν ἢ τοὺς ταῖς αἱρέσεσι προστετηκότας ἰατρούς τε καὶ φιλοσόφους.

102 Galen als Vertreter der Gebildetenreligion seiner Zeit, 1965, 379.

103 14 (GSM II, 123; K. XIX, 47).

104 Übs. Walzer, Galen on Jews and Romans, 1949, 15.

105 Kritik an einer sich auf πίστις gründenden philosophischen Gefolgschaft hat auch Lukian in seinem Dialog Hermotimus geübt, in dem der Protagonist als ‘gläubiger’ Anhänger der Stoa erscheint. Vgl. Walzer, Galen on Jews and Romans, 1949, 50; vgl. ders., 49ff. zur Ausrichtung der jüdischen und christlichen Religion auf πίστις als der höchsten Tugend (πίστις als τελειοτάτη ἀρετή bei Philo, quis rer. div. heres 91) sowie zu der langen Auseinandersetzung zwischen Juden und Christen auf der einen sowie ‘Hellenen’ (bis hin zu Julian im 4. Jhd.) auf der anderen Seite um die Differenz oder Identität zwischen λόγος und πίστις. Bei den Autoren, die sich bald nach Galen direkt gegen die Christen wenden, fallen die Angriffe schärfer aus. So wirft Celsus den Christen mehrfach vor, den Gebrauch der Vernunft abzulehnen

seiner Schrift zu Aristoteles erwähnt, in 'de usu partium' dagegen übergangen hat, sollte nicht zu der Annahme führen, daß sie ihm erst spät als eigenständige Religionsgruppe aufgefallen sind[106]. Man gewinnt vielmehr den Eindruck, daß Galen genau unterscheidet: Im Zusammenhang kosmologischer Fragen ist es die mosaische Lehre und damit das Judentum allein, das in den Blick genommen wird, während sich die Ablehnung einer unphilosophischen, dogmatischen Lehrweise auf beide Religionen erstrecken muß. Und während die jüdische Religion die Schaffenskraft des Demiurgen (d.h. die *causa motrix*) reflektiert und damit in theoretischer Hinsicht Ansätze zu einer ernsthaften Philosophie zeigt, befolgen die Christen strenge Lebensregeln, wodurch sie ihrerseits Erfolge in der praktischen Philosophie verzeichnen, die Galen zufolge Anerkennung verdienen. Dieses positive Urteil, das sich auf die Christen allein bezieht, hat Galen in einem weiteren, nur arabisch überlieferten Fragment formuliert, von dem unsicher ist, ob es aus seiner Zusammenfassung von Platons 'Politeia' oder des 'Phaidon' stammt[107].

VIII. 4. Galens Urteil über die Christen

Ibn al-Matran hat den Titel der Schrift nicht genannt, aus der er Galens Urteil über die Christen zitiert. Er hat jedoch vermerkt, daß Galen bei seiner Aussage, die meisten Menschen seien nicht in der Lage, einer logischen Argumentation zu folgen, so daß sie stattdessen der Belehrung in Form von Parabeln benötigten, an „tales of rewards and punishments in a future life" gedacht habe[108]. Galens Urteil besteht aus einem negativen und einem positiven Teil. Zunächst sind die Christen denjenigen zuzuordnen, die außerstand sind, „to follow any demonstrative argument consecutively". Wenn die Christen den theoretischen Ansprüchen

(Orig., contra Celsum 3, 75: ... οὐδὲ λέγομεν· ὁρᾶτε μή ποτε τὶς ὑμῶν ἐπιστήμης ἐπιλάβηται ...; weitere Stellen bei Walzer, S. 53), während Porphyrios die Christen bezichtigt, aufgrund eines „unsinnigen und ungeprüften Glaubens" (... ἀλόγῳ δὲ καὶ ἀνεξετάστῳ πίστει ...) die herkömmliche Religion zugunsten einer neuen aufgegeben zu haben (Euseb, praep. evang. 1, 2; vgl. Walzer, S. 54). Glaubensbereitschaft als philosophische 'Tugend' findet sich, wie Walzer angeführt hat (S. 55f.), schließlich auch bei Pythagoreern und Neuplatonikern.

106 So Walzer, Galen on Jews and Romans, 1949, 16.

107 Vgl. Walzer, Galen on Jews and Romans, 1949, 17. Zu den unterschiedlichen Herkunftsangaben (die arab. Tradition führt das Fragment auf eine Zusammenfassung der Politeia zurück, Bar Hebraeus dagegen auf eine Zusammenfassung des Phaidon) und Überlieferungslinien vgl. Gero, Galen on the Christians, 1990, 371ff., der sich für den Phaidon als Bezugspunkt ausspricht (400f.).

108 Übs. Walzer, Galen on Jews and Romans, 1949, 15.

der Philosophie auch nicht genügen und Mythen als pädagogisches Mittel einsetzen müssen, zeigen sie gleichwohl eine in ihrer Konsequenz beeindruckende Lebensführung. Allgemein zeichnen sich die Christen durch Todesverachtung und sexuelle Enthaltsamkeit aus; unter ihnen gibt es Männer und Frauen, die während ihres ganzen Lebens auf die Ehe verzichten. Einige der Christen bringen es durch Selbstkontrolle, Mäßigkeit in der Ernährung sowie ihr nachdrückliches Eintreten für Gerechtigkeit so weit, daß man sie tatsächlich als Philosophen bezeichnen muß[109]. Wenn man bedenkt, daß Galen der sexuellen Enthaltsamkeit aus medizinischen Gründen skeptisch gegenübersteht, so wird man mit Gero gerade bei diesem Aspekt spätere Eingriffe in Galens Charakterisierung der christlichen Lebensweise vermuten können[110].

Wenn Galen weiterhin von einer tagtäglich bewiesenen Todesverachtung der Christen spricht, so kann nicht nur eine Unerschütterlichkeit allen Schicksalsschlägen gegenüber im Sinne der stoischen ἀταραξία gemeint sein. Walzer vermutet, daß Galen auf die Tapferkeit der Christen angesichts der Folter anspielt[111], und man muß in diesem Zusammenhang auch an die Verurteilung von

---

109 „... just as now we see the people called Christians drawing their faith from parables [and miracles], and yet sometimes acting in the same way [as those who philosophize]. For their contempt of death [and of its sequel] is patent to us every day, and likewise their restraint in cohabitation. For they include not only men but also women who refrain from cohabiting all through their lives; and they also number individuals who, in self-discipline and self-control in matters of food and drink, and in their keen pursuit of justice, have attained a pitch not inferior to that of genuine philosophers"; Übs. Walzer, Galen on Jews and Christians, 1949, 15. – Nach Justin befanden sich unter den Christen auch Gelehrte und Philosophen (Apol. 2, 108), außerdem ehemalige Anhänger u.a. des Asklepios (1, 25); die Gemeinden hätten Zulauf erhalten, weil die Christen durch ihren Lebenswandel die heidnischen Nachbarn überzeugen konnten (1, 16; 2, 1); vgl. Lampe, Die stadtrömischen Christen, 1988, 80f. Zu berücksichtigen ist auch, daß Justin selbst im Philosophenmantel aufgetreten ist; zu seinem Anspruch, ein christlicher Philosoph zu sein, sowie zur Reaktion seiner heidnischen Umgebung, welche diese Rolle akzeptierte, vgl. Lampe, 1988, 221; 233ff. (S. 235, Anm. 425, u. S. 300 zu Galen; S. 237 zu den Acta Justini: Justin vom Stadtpräfekten Iunius Rusticus als philosophischer Gesprächspartner behandelt).

110 Galen on the Christians, 1990, 407ff.; bsd. 410f. Gero hält es für möglich, daß Galens positives Votum über die Christen eine Redaktion von Seiten der Adoptionisten (s.u.) erfahren hat. Vgl. in diesem Zusammenhang auch Athenagoras, der in seinem an Mark Aurel und Commodus gerichteten 'Bittgesuch für die Christen' diese u.a. gegen den Vorwurf eines „schrankenlosen Sexualverkehrs" verteidigt; vgl. dazu Noethlichs, Judentum im römischen Staat, 1996, 93.

111 Galen on Jews and Christians, 1949, 68.

Christen zu Gladiatorenkämpfen bzw. an ihre Hinrichtung in den zahlreichen Arenen des Römischen Reiches denken. In Rom wurde Justin zwischen 163 und 165 und d.h. noch vor Galens Ankunft der Prozeß gemacht[112]. Das Martyrium des Polykarpos in Smyrna fällt vermutlich in das Jahr 166[113]. Kurz darauf sind in Galens Heimatstadt Pergamon Karpos, Papylos und Agathonike für ihren Glauben gestorben[114]. Es ist nicht auszuschließen, daß Galen, der sich zwischen 166 und 168 vorübergehend wieder in seiner Heimatstadt aufgehalten hat, diese Martyrien miterlebt hat. Inschriften aus Pergamon bezeugen darüber hinaus weitere Hinrichtungen von Christen[115]. Galens Urteil über die Todesverachtung der Christen könnte auch im Zusammenhang mit den größeren Verfolgungen stehen, die nach 176 zunächst in Kleinasien und dann in Gallien durchgeführt wurden[116]. Wahrscheinlicher ist jedoch ein Bezug auf Rom: Hier scheint es unter Mark Aurel eine ganze Reihe von Christenprozessen gegeben zu haben[117]. Ga-

---

112 Zu dem in Justins Apologie dargestellten Christen-Prozeß unter dem Stadtpräfekten Q. Lollius Urbicus, der mit der Hinrichtung des christlichen Lehrers Ptolemaios sowie zwei weiterer Christen endete (vor 160 n. Chr.), vgl. Lampe, Die stadtrömischen Christen, 1987, 200ff.

113 Zur Datierung vgl. jüngst Motschmann, Religionspolitik Mark Aurels, 2002, 224ff. Zu Galen vgl. Burr, Galen, 1931, 210: „... whether Galen heard of the incident [Martyrium des Polycarp] we do not know. He would have paid little attention to it, ... but it illustrates the nature of the time in which he lived." Das Fragment aus der Schrift zu Platon belegt, daß Burrs Aussage zu Galen so nicht zutrifft.

114 Melito bei Euseb, hist. eccl. 4, 26.

115 Altertümer von Pergamon, XI, 3, 101 = VIII (Habicht, Die Inschriften des Asklepieions, 1969), 3, 19, Anm. 5.

116 Zu den Christenverfolgungen unter Mark Aurel vgl. z.B. Beaujeu, La religion romaine, 1955, 353ff.; Keresztes, Das Christenmassaker von Lugdunum im Jahre 177, 1979, 261ff.; ders., War Marc Aurel ein Christenverfolger? 1979, 279ff.; zuletzt ausführlich Motschmann, Religionspolitik Mark Aurels, 2002, 220ff., dabei S. 221f. zur Diskussion um die rechtlichen Grundlagen (dazu auch Lampe, Die stadtrömischen Christen, 1987, 281).

117 In diesem Zusammenhang ist auch der Bericht des Hippolytos über die Verurteilung des Karkophoros zur Bergwerksarbeit auf Sardinien sowie über die von dem römischen Presbyter Hyacinthus, dem römischen Bischof Victor und der Konkubine des Commodus, Marcia, betriebene Amnestie der römischen Christen zu beachten, welche ebenfalls zu dieser Strafe verurteilt worden waren; dabei scheint es sich um eine größere Anzahl Betroffener gehandelt zu haben (refutatio 9, 12, 9f. ed. Wendland [GCS 26, 1916, S.247]: ... μαστιγώσας αὐτὸν ἔδωκεν εἰς μέταλλον Σαρδονίας. μετὰ χρόνον δὲ ἑτέρων ἐκεῖ ὄντων μαρτύρων ...). Vgl. Lampe, Die stadtrömischen Christen, 1987, 283f. Vgl. auch Vittinghoff, „Christianus sum", (1984) 1994, 345 zum oftmals freiwilligen Martyrium der Christen sowie zu den Christenprozessen um 184 vor dem Statthalter der Provinz Asia (zu Tertullian, ad Scap. 5, 1).

lens Aussage ist noch in einer anderen Hinsicht bemerkenswert, beinhaltet sie doch eine positive Bewertung des christlichen Gerechtigkeitsstrebens, die einer immanenten Kritik an dem staatlichen Vorgehen gleichkommt[118]. Und während Mark Aurel im Verhalten der Christen nur einen (letztlich bestrafenswerten) Widerstand gegen die staatliche Autorität erkennen konnte[119], bot Galen seinen Lesern eine treffendere Erklärung, indem er die Standhaftigkeit der Christen mit den Jenseitshoffnungen ihres Glaubens verband[120].

VIII. 5. Galen in der Rezeption der Adoptionisten

Zwischen Galen und den Christen in Rom scheint ein wechselseitiges Interesse bestanden zu haben. Indem Galen das christliche Glaubensgebot als unphilosophisch ablehnt, die praktische 'Philosophie' der Christen dagegen positiv bewertet, beweist er mit seinem differenzierten Urteil eine mehr als oberflächliche

118 Die ungefähre Datierung des Fragments hat Walzer veranlaßt, Galens positives Urteil über die Christen mit den ersten Jahren der Herrschaft des Commodus zu verbinden. Für diese Zeit bezeugt Euseb, daß das Christentum Anhänger in den höheren Kreisen gefunden hat (hist. eccl. 5, 21), und mit Marcia, der Konkubine des Kaiser, hat eine einflußreiche Person, wenn sie vielleicht auch nicht selbst dem Christentum angehörte, so doch den Christen zumindest wohlwollend gegenübergestanden (vgl. Dessau, PIR, Bd. II, 1887, S. 341, M. 187). Walzer geht von der Möglichkeit aus, daß Galen mit Marcia oder anderen Christen am Kaiserhof zusammengetroffen sein könnte (Galen on Jews and Christians, 1949, 10). Allerdings fehlt ein Beleg für diese Annahme (zu den Adoptionisten in Rom s.u.). Zu bedenken ist auch, daß Galen von der täglichen Erfahrung christlicher Standhaftigkeit spricht: Die Verfolgungen sind noch nicht vorüber oder haben vielleicht erneut eingesetzt (vgl. das nur wenig spätere Martyrium des Apollonius zwischen 183 und 185: Euseb, hist. eccl. 5, 21, 2; dazu Lampe, Die stadtrömischen Christen, 1987, 270ff. [hier auch zur Forschungsgeschichte]; bemerkenswert ist vor allem die Aussage der Acta Apollonii, am Prozeß hätten auch Philosophen teilgenommen [Kap. 11: ... ἦν δὲ πολὺ πλῆθος συγκλητικῶν καὶ βουλευτικῶν καὶ σοφῶν μεγάλων]; vgl. dazu Lampe, 1987, 272). – Nach Euseb (hist. eccl. 5, 21, 1) sollen unter Commodus einige wohlhabende Römer mitsamt ihren Familien zum Christentum übergetreten sein. Zu dieser Aussage (im Zusammenhang mit dem Apollonius-Prozeß) sowie zu den Christen im Kaiserpalast unter Commodus und Severus vgl. Lampe, 1987, 94ff., der auch die Acta Petri einer sozialhist. Interpretation unterzieht (S. 99ff.; vgl. bsd. S. 100 mit Bezug auf das stadtrömische Christentum: „... der Gesamteindruck einer vom Sklaven bis zum Senator geschichteten Gesellschaft ...").

119 11, 3: ... μὴ κατὰ ψιλὴν παράταξιν ὡς οἱ Χριστιανοί ...

120 Vgl. auch Strohmaier, Galen als Vertreter der Gebildetenreligion seiner Zeit, 1965, 379.

Kenntnis dieser neuen monotheistischen Religion. Harnack und Walzer haben darauf hingewiesen, daß Galens Kritik an der Unwissenschaftlichkeit der christlichen Lehre eine zeitgenössische Reaktion auf Seiten der römischen Christen ausgelöst hat. Euseb bezeugt, daß in den achtziger Jahren des 2. Jahrhunderts eine christliche Gruppe, die unter der Führung des Theodotos von Byzanz stand, ausgelöst hat. Euseb bezeugt, daß in den achtziger Jahren des 2. Jahrhunderts eine christliche Gruppe, die unter der Führung des Theodotos von Byzanz stand, ihren Glauben wissenschaftlich auszurichten suchte. Aufgrund ihrer 'adoptionistischen' Interpretation der Natur Christi wurde die Gemeinschaft des Theodotus von der römischen Kirche als häretisch betrachtet und vom Bischof Victor, dessen Amtszeit auf die Jahre von 187 bis 198 datiert wird, exkommuniziert[121]. Die Verurteilung zielte in erster Linie auf die von den Adoptionisten vertretene Christologie, doch überliefert Euseb eine Aufstellung von weiteren Vorwürfen, die möglicherweise aus einer verlorenen Schrift des Hippolytos stammt ('Kleines Labyrinth')[122]. Danach sollen die Adoptionisten den ursprünglichen christlichen Glauben aufgegeben und mit den Heiligen Schriften ganz nach ihrem Belieben verfahren sein[123]. Das Ziel ihrer Bibel-Exegese soll darin bestanden haben, zur Begründung ihrer Christologie geeignete Syllogismen zu entwickeln[124]. Weiterhin wurden die Adoptionisten beschuldigt, das Studium der Heiligen Schriften durch das Studium der Geometrie ersetzt zu haben. Einzelne unter ihnen sollen sich intensiv um die Lehren des Euklid, Aristoteles und Theophrast bemüht haben[125]. Die Vorwürfe kulminieren in der Behauptung, die Adoptionisten hätten Galen verehrt[126]. Im Anschluß an Harnack, der diese Nachrichten als „einzigartig und kostbar" bewertete[127], hat auch Walzer ver-

121 Zu den 'monarchianischen' Theodotianern und den Vorgängen in Rom vgl. ausführlich zuletzt Lampe, Die stadtrömischen Christen, 1987, 289ff.; zu Viktors 'Religionspolitik' auch S. 334.

122 Harnack, Geschichte der altchristlichen Litteratur, I, 1893, 623f.

123 Hist. eccl. 5, 28, 13: ... γραφὰς μὲν θείας ἀφόβως ῥερᾳδιουργήκασιν, πίστεώς τε ἀρχαίας κανόνα ἠθετήκασιν ...

124 ... ἀλλ' ὁποῖον σχῆμα συλλογισμοῦ εἰς τὴν τῆς ἀθεότητος σύστασιν εὑρεθῇ, φιλοπόνως ἀσκοῦντες.

125 5, 28, 14: Εὐκλείδης γοῦν παρά τισιν αὐτῶν φιλοπόνως γεωμετρεῖται, Ἀριστοτέλης δὲ καὶ Θεόφραστος θαυμάζονται ...

126 ... Γαληνὸς γὰρ ἴσως ὑπό τινων καὶ προσκυνεῖται. Lampe, Die stadtrömischen Christen, 1987, 293, vermutet, die Adoptionisten hätten „ihre aristotelisch-theophrastischen Logikkenntnisse aus Galens Vorträge oder aus seinem 15-bändigen Werk vom wissenschaftlichen Beweis" bezogen.

127 Harnack, Art. 'Monarchianismus' in: Realencyclopädie für protestantische Theologie und Kirche, Bd. 13, 1903, S. 313f.; ders., Lehrbuch der Dogmengeschichte, Bd. I, 5. Aufl. Tübingen 1931, 711f.; vgl. weiter Walzer, Galen on Jews and Christians, 1949,

mutet, daß die unter der Leitung des Theodotos stehenden und griechisch sprechenden Christen mit ihren mathematischen und logischen Studien auf die von Galen formulierte Kritik an der unzulänglichen Philosophie ihrer Glaubensgemeinschaft reagiert hätten. Mit ihrem Studienprogramm, das bei Euseb skizziert wird, entsprechen die Adoptionisten den Kriterien, deren Anwendung für Galen Wissenschaft an die Stelle von Glauben treten läßt, und die Tatsache, daß Galen ausdrücklich als Bezugspunkt der Adoptionisten benannt wird, macht eine Abhängigkeit dieser christlichen Gruppe von Galen wahrscheinlich[128]. Insofern ist Walzers Annahme zuzustimmen, „that this group of Christians depended on the logical teaching of Galen". Unabhängig von Clemens, der ungefähr zeitgleich in Alexandria für eine Vermittlung zwischen christlichem Glauben und griechischer Wissenschaft eintrat, wurde also auch in Rom an einer philosophischen Grundlegung des Christentums gearbeitet. Die von den Adoptionisten verfolgte Annäherung der christlichen Lehre an die wissenschaftlichen Methoden der späthellenistischen Philosophie ist am Einspruch der römischen Kirchenführung gescheitert, doch stellt sie ein bemerkenswertes Kapitel der Wirkungsgeschichte des Philosophen Galen dar.

76; Nutton, Galen in the Eyes of his Contemporaries, 1984, 318f; ders., From Galen to Alexander, 1984, 6.

128 Walzer verweist schließlich noch auf die von Galen bzw. den Adoptionisten betriebene Textkritik: „Galen and the Adoptionists both represent a stage of Greek thought anterior to Plotinus and Porphyry on the pagan side and to Origen on the Christian. Greek scholarship had developed definite methods for establishing correct texts of the standard authors of a remote past, and Galen knew these methods well ... The Adoptionists applied the same methods to Scripture" (1949, 80). Galens textkritische Arbeit zeigt sich in seinen Kommentaren zum platonischen Timaios und zu den Werken des Hippokrates. Euseb belegt, daß die Adoptionisten (Theodotos, Asklepiades, Hermophilos und Apolloniades) revidierte Fassungen der Bücher der Bibel vorlegten; für die Textverbesserung haben die Adoptionisten nicht nur kollationiert, sondern auch Konjekturen formuliert (hist. eccl. 5, 28, 15ff.; Walzer, 81f.). Vgl. auch Lampe, Die stadtrömischen Christen, 1987, 292f. zu den Berührungspunkten zwischen Galen und den Adoptionisten (S. 292: es „... liegt nicht allzu fern, zwischen dem stadtrömischen Arzt und der stadtrömischen Christengruppe um Theodotus einen Kontakt anzunehmen ... Ein zumindest flüchtiger persönlicher Kontakt zwischen ihm und dem Theodotuskreis ist so weder zeitlich noch räumlich auszuschliessen").

IX. Galen über die Sklaven

In der Einleitung ist bereits darauf hingewiesen worden, daß eine chronologische Anordnung des sozialhistorischen Materials, das sich aus Galen gewinnen läßt, für das Thema der Sklaverei nicht möglich ist. Galens Aussagen über Gladiatoren, Senatoren oder Angehörige des Kaiserhauses, z.T. auch noch über Juden und Christen lassen sich mit einzelnen Abschnitten seines Lebens zusammenführen, so daß diese Arbeit weitgehend biographisch ausgerichtet werden konnte. Dagegen gehörten Sklaven zur ständigen Umgebung Galens, mit ihnen hatte er zeitlebens zu tun. Sklaven gab es im Haus seiner Eltern, und Galen war später selbst Besitzer von Sklaven[1]. Einigen oblag die Aufsicht über seinen Besitz in Pergamon, andere begleiteten ihn auf seinen Reisen bzw. nach Rom. Galen zufolge gehörten Sklaven nicht nur zum Besitz der Reichen oder der Senatoren, sondern auch zur üblichen Ausstattung eines Haushalts mit einem 'Durchschnittseinkommen'. Galen traf bei seinen Patientenbesuchen auf Sklaven, und er sah sie in den Kupferminen von Zypern, die er vermutlich vor seiner zweiten Reise nach Rom um das Jahr 167 besuchte (s.u., S. 283ff.). Insgesamt finden sich in Galens Werken mehr als einhundert Stellen, an denen Sklaven erwähnt werden[2]. Oft beschränkt sich Galen auf kurze Bemerkungen, nur selten widmet er

---

1 Von Sklaven, die auf dem Landgut seines Vaters gearbeitet haben, berichtet Galen nicht. Doch ist angesichts der vielseitigen Ausrichtung des landwirtschaftlichen Betriebs, der u.a. Wein- und Getreideanbau umfaßte (vgl. Kap. I, 2), von dem Einsatz zahlreicher Sklaven auszugehen. Vgl. Columella 1, 9 zu den verschiedenen Arbeitsbereichen auf dem Landgut und den Voraussetzungen, welche die Sklaven dafür jeweils erfüllen sollten (z.B. 1, 9, 4: *vineae non sic altos quem ad modum latos et lacertosos viros exigunt* ... ; vgl. Eck u. Heinrichs, Sklaven und Freigelassene, 1993, S. 93, Nr. 122); Prell, Armut in Rom, 1993, 209f. zum Einsatz freier Lohnarbeiter auf den Landgütern.

2 Neben den historisch relevanten Äußerungen Galens über die Sklaven stehen traditionelle, literarische Sklaven-Motive, deren polemische Verwendung darauf hinweist, daß Galen nicht nur die Sklaverei als gesellschaftliche Selbstverständlichkeit betrachtete, sondern auch an den Vorurteilen, die den Sklaven eine moralische Minderwertigkeit zuwiesen, partizipierte. So findet der Typ des schlauen, verschlagenen oder betrügerischen Sklaven bei Galen Verwendung, um das unwissenschaftliche Verhalten von konkurrierenden Ärzten anzuklagen. In de nat. fac. 1, 16 (GSM III, 149; K. II, 66) bezeichnet Galen anläßlich der Diskussion der Funktionen von Ma-

den Sklaven bzw. der Sklaverei längere Ausführungen. Die folgenden, dem Corpus Galenicum entnommenen Aussagen über die Sklaverei im 2. Jahrhundert n. Chr. bestätigen den modernen Kenntnisstand, der dabei um einige Aspekte erweitert werden kann.

IX. 1. Sklavenbesitz

Im Rahmen der moralphilosophischen Anweisungen für die richtige Lebensführung, die Galen in 'de affectuum dignotione et curatione' formuliert, verlangt er, daß die Zahl der Sklaven den Notwendigkeiten der Haushaltsführung, nicht aber den möglicherweise weiterreichenden finanziellen Möglichkeiten entsprechen sollte. Für sich selbst und seinen Adressaten hält Galen zwei 'Sätze' an Sklaven für ausreichend[3]. Da Galen nicht ausführt, für welche Aufgaben jeweils ein Sklave beschäftigt werden soll, bleibt auch die Gesamtzahl an Sklaven un-

---

gen und Niere Erasistratos und Asklepiades als „geschwätzige Sklaven", die drohenden Bestrafungen immer wieder entgehen konnten, dann aber des Diebstahls überführt werden (... παραπλησίως οἰκέταις λάλοις μὲν τὰ πρόσθεν τοῦ βίου καὶ πολλὰ πολλάκις ἐγκλήματα διαλυσαμένοις ὑπὸ περιττῆς πανουργίας, ἐπ' αὐτοφώρῳ δέ ποτε κατειλημμένοις, εἶτ' οὐδὲν ἐξευρίσκουσι σόφισμα ...). Die Ärzte, die sich Erasistrateer oder Asklepiadeer nennen, gleichen Galen zufolge τοῖς ὑπὸ τοῦ βελτίστου Μενάνδρου κατὰ τὰς κωμῳδίας εἰσαγομένοις οἰκέταις, Δάοις τέ τισι καὶ Γέταις, οὐδὲν ἡγουμένοις σφίσι πεπρᾶχθαι γενναῖον, εἰ μὴ τρὶς ἐξαπατήσειαν τὸν δεσπότην ... (K. II, 67). In de an. pecc. dign. et cur. 5, 31 werden den gut ausgebildeten Ärzten und Gelehrten jene entgegengestellt, die ihren 'Sekten' sklavisch anhängen (CMG V, 4, 1, 1, S. 62; K. V, 93: ... οὔτε δουλευόντων αἱρέσει τινὶ τῶν κατὰ φιλοσοφίαν). Galen attackiert die Anhänger einer medizinischen 'Sekte', die keine andere Meinung als die ihre gelten lassen wollen, indem er sie nicht nur als 'Sklaven', sondern auch als 'Freigelassene' anspricht. Dabei spiegelt Galens Bemerkung in seinem Kommentar zum sechsten Buch der Epidemien des Hippokrates die Gefolgschaftstreue, die man von Seiten eines Freigelassenen seinem früheren Besitzer gegenüber erwartete (in Hipp. epid. libr. sextum comm. 2, 27 [CMG V, 10, 2, 2, S. 91; K. XVII/1, 952]: ὅσοι δ' ἂν πρὸς ἑνὸς ἑαυτοὺς ἤτοι δούλους ἢ ἐξελευθέρους ἀποφήνωνται ...). Es ist dies eine der wenigen (insgesamt nur drei) Stellen, an denen Galen über Freigelassene spricht. In de an. aff. dign. et cur. 9, 13 erwähnt Galen Sklaven und Freigelassene, die zu großen Reichtum kommen (CMG V, 4, 1, 1, S. 33 [K. V, 50]; s.u., Anm. 8). Der Vergleich von unkundigen Ärzten mit Sklaven findet sich schon bei Platon; vgl. dazu Kudlien, Medical Ethics, 1970, 115.

3 9, 6 (CMG V, 4, 1, 1, S. 32; K. V, 47): τί δ' οὐ δυοῖν ἅμα παρόντων πάντως αὐτάρκης ἡ χρεία; οὕτω δὲ καὶ τὴν ἐσθῆτα διπλῆν ἔχειν αὔταρκες, οἰκέτας τε καὶ σκεύη <κατ'> ἴσον.

gewiß, die der philosophisch gebildete Hausherr, dem es nicht um die Demonstration von Reichtum, sondern um die Begrenzung auf Grundbedürfnisse geht, beschäftigen soll. Daß der Sklavenbesitz weit verbreitet war und auch die weniger Wohlhabenden Anteil an ihm hatten, ist aus zahlreichen Quellen zur Römischen Kaiserzeit bekannt[4]. Bestätigt wird dies auch durch einen Krankenbericht in 'de locis affectis', in dem Galen zu erkennen gibt, daß sich ein Elementarlehrer in Pergamon zwei Sklaven leisten konnte[5]. Während der γραμματικός unter Begleitung des einen Sklaven täglich das öffentliche Bad aufsuchte, sperrte er seinen zweiten Sklaven zu Hause ein. Dieser sollte nicht nur das Haus bewachen, sondern auch die Mahlzeit vorbereiten[6]. Eines Tages betrank sich der zurückgelassene Sklave, der im Haus kein Wasser, sondern nur Wein vorfand, dermaßen, daß er keinen Schlaf mehr finden konnte und in ein Delirium fiel, an dem er schließlich verstarb[7]. Galen geht es nur darum, ein Beispiel für die Wirkung von unvermischtem Wein zu geben, doch wirft seine Fallbeschreibung ein Licht auf die Lebensbedingungen von Sklaven in bescheideneren Haushalten.

Eine der wenigen sozialhistorisch relevanten Zahlenangaben in Galens Schriften bezieht sich auf den Sklavenstand. Schon im Kapitel über Galens Familie ist auf diesen Abschnitt aus 'de affectuum dignotione et curatione' eingegangen worden. Nur durch Selbstgenügsamkeit, so führt Galen aus, kann man Schicksalsschläge überstehen, die den eigenen Reichtum zerstören. Um das Wechselspiel des Schicksals zu veranschaulichen, erinnert Galen an Sklaven und Freigelassene, die Fortuna habe reicher werden lassen als ihn selbst oder den Adressaten seiner Schrift[8]. Der Wunsch nach immer größerem Reichtum, den

---

4 Vgl. z.B. Thébert, Der Sklave, 1991, 163f.

5 Vgl. die *lex Fufia Caninia* aus dem Jahr 2. n. Chr., in der Höchstgrenzen für die testamentarische Freilassung festgesetzt werden, die nach der Größe des Sklavenbesitzes variieren; der untersten Gruppe, d.h. denjenigen Sklavenbesitzern, die über zwei bis zehn Sklaven verfügen, ist die Freilassung von bis zu fünf Sklaven gestattet (Gaius, inst. 1, 42f.; vgl. Eck u. Heinrich, Sklaven und Freigelassene, 1993, S. 180, Nr. 271). Vgl. auch Christ, Römische Kaiserzeit, 1992, 353, zu Rom: „Eine einfache Bürgerfamilie dürfte ... lediglich einen oder zwei Sklaven in ihrem Haushalt besessen haben."

6 De loc. aff. 2, 5 (K. VIII, 132): ... κατέλειπεν ἔνδον ἐγκλείων αὐτὸ, χάριν τοῦ φυλάττεσθαί τε τὰ κατὰ τὴν οἰκίαν καὶ εὐτρεπίζεσθαι τὰ πρὸς τὴν ἐδωδήν.

7 De loc. aff. 2, 5 (K. VIII, 132): ... ὑπὸ τῆς ἐπιγενομένης ἐν αὐτῷ παραφροσύνης διεφθάρη.

8 9, 13 (CMG V, 4, 1, 1, S. 33; K. V, 50): τὸ δ' ἐν πλούτῳ πρωτεύειν οὐκ ἀρετῆς ἀλλὰ τύχης ἔργον, ἥτις καὶ δούλους καὶ ἀπελευθέρους ἐργάζεται πλουσιωτέρους ἡμῶν τῶν ὀνομαζομένων εὐγενῶν. Reiche Freigelassene wie Pallas oder Narcissus unter Claudius, über die sich Plinius erregt (nat. hist. 33, 134; vgl.

Galen an seinem Adressaten kritisiert, passe nicht zu dessen herausgehobener Stellung, denn in Pergamon gäbe es nur wenige Personen, die als noch wohlhabender einzustufen seien. Gerade dreißig Menschen in Pergamon verfügten über ein größeres Vermögen als der angesprochene, anonyme Empfänger der Schrift, während dieser nicht nur mehr besitze als alle anderen Bürger, sondern auch als deren Frauen und Sklaven[9]. Nun nennt Galen die ungefähre Gesamtzahl der Einwohner Pergamons: Sein Adressat sei reicher als die 40.000 übrigen Bürger, übertreffe also unter Hinzuzählung der Frauen und Sklaven insgesamt 120.000 Menschen[10]. Als Durchschnittswert erscheint es Galen also plausibel, für jeden erwachsenen männlichen Einwohner der Stadt mit einem Sklaven zu rechnen bzw. ein Drittel der erwachsenen Bevölkerung Pergamons als Sklaven anzusprechen. Eine ähnliche Situation, wie sie Galen für Pergamon voraussetzt, darf auch für die übrigen, wohlhabenden Städte Kleinasiens angenommen werden, doch läßt sich nicht mit Sicherheit sagen, ob Galens Zahlen auch für andere Provinzen oder gar für Italien bzw. Rom zutreffen. Gleichwohl ist Galens Angabe für alle Berechnungen des Verhältnisses von Freien zu Unfreien in der römischen Kaiserzeit herangezogen worden. Von ihr ausgehend hat P. A. Brunt den Anteil der Sklaven an der Gesamtbevölkerung Italiens in der späten Republik auf 40% geschätzt[11]. Doch gab es vom 1. vorchristlichen zum 2. nachchristlichen Jahrhundert eine ungefähr gleichbleibende Anzahl von Sklaven?[12] Daß der 'Handelsge-

---

Eck u. Heinrichs, Sklaven und Freigelassene, 1993, S. 225, Nr. 342), waren die Ausnahme, doch vgl. auch die Inschriften bei Eck u. Heinrichs, S. 225ff. (z.B. CIL XIV, 3015 aus Praeneste [S. 226, Nr. 344]: Der *libertus* Lucius Urvineius Philomusus, der testamentarisch dem Volk für drei Jahre den Eintritt in die Bäder bezahlte und u.a. 10 Gladiatorenpaare finanzierte). Vgl. weiter Andreau, Der Freigelassene, 1991, 222.

9 9, 12 (CMG V, 4, 1, 1, S. 33; K. V, 49): ... ἐὰν σκοπῇς ἅπαντας ἡμῶν τοὺς πολίτας, εὑρήσεις οὐδὲ τριάκοντα πλουσιωτέρους αὐτοῦ, ὥστε τῶν ὑπολοίπων ἁπάντων εἶ πλουσιώτερος, εὔδηλον ὅτι καὶ τῶν δούλων αὐτῶν καὶ προσέτι καὶ γυναικῶν τοσούτων.

10 9, 13 (CMG V, 4, 1, 1, S. 33; K. V, 49): εἴπερ οὖν ἡμῖν οἱ πολῖται πρὸς τοὺς τετρακισμυρίους εἰσὶν ὁμοῦ, ἐὰν προσθῇς αὐτοῖς τὰς γυναῖκας καὶ τοὺς δούλους, εὑρήσεις σαυτὸν δώδεκα μυριάδων ἀνθρώπων οὐκ ἀρκούμενον εἶναι πλουσιώτερον ...; vgl. auch Kap. I, 1.

11 Italian Manpower, 1971, S. 124 („Pergamum was a rich city, but the proportion of slaves in Italy of the first century B.C. might easily have been far higher"). Vgl. weiter Klein, Die Romrede des Aelius Aristides, 1981, 32; Duncan-Jones, The Economy of the Roman Empire, 1982, 260f. mit Anm. 4; Alföldy, Römische Sozialgeschichte, 1984, 88; 117; Prell, Armut in Rom, 1997, 35f. mit Anm. 34.

12 Anders als Alföldy, der von einer deutlichen Abnahme der Sklaverei im 2. Jahrhundert („besonders seit der zweiten Hälfte dieses Jahrhunderts") ausgeht (Freilassung von Sklaven, [1971] 1981, 367), hält Christ den „Rückgang der Gesamtzahl von

genstand' Sklave jedenfalls auf allen Marktplätzen zu finden war, kann man aus einem Abschnitt von 'de usu partium' herauslesen, in dem Galen den Unterschied zwischen richtigen und falschen Argumentationsformen erläutert. Galen referiert den Lehrsatz Platons, daß die Frage nach einer Ursache nur dann sinnvoll beantwortet werden kann, wenn der kausale Zusammenhang beachtet wird. Es sei unsinnig, auf die Frage, warum man einen Marktplatz besuche, zu sagen, daß dies geschehe, weil man zwei Füße habe, mit denen man dorthin gelangen könne. Korrekt dagegen wäre die Auskunft, man sei unterwegs, um einen Freund zu treffen oder um einen Sklaven zu kaufen[13].

In 'de affectuum dignotione et curatione' vergleicht Galen die der platonischen Tradition zufolge wünschenswerte Herrschaft der Vernunft über den begehrenden Teil der Seele mit der Herrschaft der Höherstehenden über die Untertanen. Auch in der menschlichen Gesellschaft sei zu beobachten, daß der Geringere dem Höheren folgt, wobei dies im Hinblick auf die Kinder und Sklaven gezwungenermaßen, bei denjenigen jedoch, die über die notwendige Einsicht verfügten, freiwillig geschehe[14]. Diese Aussage bezeugt nicht nur Galens Einverständnis mit den Herrschaftsformen seiner Zeit, sondern zeigt auch, daß die Sklaverei mit der vermeintlichen Uneinsichtigkeit der Sklaven, die hier den 'Guten' entgegengesetzt werden, gerechtfertigt werden konnte[15]. Allerdings ist sich

---

Sklaven innerhalb des Imperiums unter dem Prinzipat" für „keineswegs dramatisch" (Römische Kaiserzeit, 1992, 352). Vgl. auch Kloft, Die Wirtschaft der griechisch-römischen Welt, 1992, 210.

13 De usu part. 6, 12 (Helmreich I, 338f. [K. III, 464]): ... γελοῖος γὰρ ἂν εἴη, εἴ τις ἀντὶ τοῦ φάναι τόδε τι τὸ σκεῦος ἢ ἀνδράποδον ὠνησόμενος ἥκειν ἢ φίλῳ τῷδε συντυχεῖν ἢ ἀποδόσθαι τόδε τι, ταυτὶ μὲν παραλίποι, διότι δ' εἶεν αὐτῷ δύο πόδες οἷοι κινεῖσθαί τε ῥᾳδίως κατά τε τῆς γῆς ἀσφαλῶς στηρίζεσθαι ...

14 De an. aff. dign. et cur. 6, 5 (CMG V, 4, 1, 1, S. 20; K. V, 28): οὕτως γοῦν καὶ αὐτῶν τῶν ἀνθρώπων ὁρῶμεν ἑπομένους τοῖς βελτίοσι τοὺς χείρους, ἢ ἄκοντας βιαζομένους ὥσπερ τὰ παιδία καὶ τοὺς οἰκέτας ἢ πεισθέντας ἑκόντας ὥσπερ τοὺς ἀγαθοὺς φύσει.

15 Mit diesem Argument liegt Galen ungefähr auf der Linie von Aristoteles und Cicero: Die Sklaverei erscheint als gerechtfertigt, weil sie für die Betroffenen selbst von Vorteil ist. Vgl. auch Mark Aurel, der eine hierarchisch geordnete Gesellschaft, in der der Höhere den Geringeren leitet, befürwortet, ohne allerdings die Sklaverei anzusprechen (Arist., Politik 1, 6 [1255b10-12]; Cicero, de re publ. 3, 35ff.; Mark Aurel 5, 30; vgl. Garnsey, Ideas of slavery, 1996, 38ff.; 124; 146).
Übrigens findet sich bei Galen auch das Modell des Poseidonios, demzufolge sich Schwächere freiwillig der Herrschaft eines Stärkeren unterwerfen, um durch ihre neuen Patrone versorgt zu werden (Athen. 6, 84 [263c]; vgl. Garnsey, 146f.), in veränderter Gestalt wieder: In de an. aff. dign. et cur. 5, 6 wird demjenigen, der

Galen im Klaren, daß Sklaverei unverschuldet entstehen kann. Auch gesteht er den Sklaven an anderer Stelle zu, ein hohes Maß an moralischer Integrität erlangen zu können (vgl. Kap. VII, 6, S. 214f.). Insofern illustriert das Zitat aus 'de affectuum dignotione et curatione' vor allem die Selbstverständlichkeit des Sklavenbesitzes in der Zeit Galens. Sie kommt auch in der philologischen Erklärung zum Ausdruck, mit der Galen in einem Abschnitt seines Kommentars zum sechsten Buch der hippokratischen Epidemien auf die Bedeutung des Artikels eingeht. Der dem Namen des Antigenes vorangestellte männliche Artikel könne sich auf einen Sklaven oder auf einen Freund dieses Mannes beziehen, der weibliche Artikel entsprechend auf eine Sklavin oder die Ehefrau selbst[16].

Während den zitierten Stellen, mögen sie auch die Allgegenwart der Sklaverei in der Zeit Galens und ihre Präsenz im Denken des Gelehrten belegen, die Konkretheit einer historischen Situation fehlt, ergibt sich aus einer autobiographischen Äußerung Galens, daß die Sklaven im Hinblick auf ihren finanziellen Wert auf eine Stufe mit dem Vieh gestellt wurden. In 'de affectuum dignotione et curatione' stellt sich Galen als bislang durch Vermögensverluste unerschüttert dar, weil er Besitz immer nur soweit für wichtig gehalten habe, wie er für die Aufrechterhaltung der eigenen Gesundheit notwendig sei (vgl. Kap. III, 1, S. 32f.). Deshalb habe er sich über erlittene Verluste an Ochsen, Pferden oder Sklaven nicht aufgeregt[17].

Nur ein einziges Mal äußert sich Galen über die lokale Herkunft der Sklaven. Es handelt sich um die 'methodus medendi', in der Galen mit Phrygern, Thrakern, Geten und Tibiern inner- und außerrömische Nationalitäten unter den Sklaven erwähnt, die zum Verkauf angeboten werden. Die 'methodus medendi' ist gegen Ende des 2. Jahrhunderts in Rom entstanden, so daß sich Galen mög-

---

seine Seelenkraft stärken will, empfohlen, sich der Aufsicht eines Besseren zu unterstellen (CMG V, 4, 1, 1, S. 17; K. V, 24f.): ... δεύτερον δ', ὅτι τῷ βουλομένῳ γίγνεσθαι καλῷ κἀγαθῷ παρακλητέον [δ'] ἐστὶ τὸν δηλώσοντα τῶν ὑφ' ἑαυτοῦ πραττομένων οὐκ ὀρθῶς ἕκαστον· εἶθ' ὅτι <χρὴ> καθ' ἑκάστην ἡμέραν τε καὶ ὥραν ἔχειν ἐν προχείρῳ τὴν δόξαν ταύτην, ὡς ἄμεινον μέν ἐστιν ἑαυτὸν τιμῆσαι τῶν καλῶν κἀγαθῶν, τοῦτο δ' ἄνευ τοῦ σχεῖν τὸν δηλώσαντα τῶν ἁμαρτανομένων ἕκαστον ἀδύνατόν ἐστιν ἡμῖν περιγενέσθαι, καὶ μέντοι καὶ [τὸν] σωτῆρα ἐκεῖνον καὶ φίλον μέγιστον ἡγεῖσθαι τὸν μηνύσαντα τῶν πλημμελουμένων ἕκαστα ...

16 In Hipp. epid. libr. sextum comm. 4, 2 (CMG V, 10, 2, 2, S. 191; K. XVII/2, 123): Εἰ μὲν τῷ τοῦ Ἀντιγένεος εἴη γεγραμμένον, ὑπακούσομεν ἤτοι οἰκέτῃ ἢ φίλῳ ἢ οἰκείῳ· ἐὰν δὲ «τῇ τοῦ Ἀντιγένεος», ἤτοι δούλῃ ἢ γυναικὶ ἢ καθ' ὅντινα τρόπον οἰκείᾳ.

17 8, 10 (CMG V, 4, 1, 1, S. 30; K. V, 44): εἰ δὲ βοῦς ἢ ἵππος ἢ οἰκέτης ἀπέθανεν, οὐχ ἱκανὸν τοῦτο λυπῆσαί <με> ... Zur Gleichsetzung von Sklave und Tier vgl. Bradley, Animalizing the Slave, 2000, 110ff., bsd. 120f.

licherweise auf das Angebot auf dem römischen Sklavenmarkt bezogen hat[18]. Doch steht wie oft nicht die Sachinformation im Vordergrund. Vielmehr zeigt dieser Abschnitt der Schrift beispielhaft, wie die sozialhistorischen Informationen, die aus Galen zu gewinnen sind, in medizinischen oder moralphilosophischen Ausführungen versteckt sind. Galens eigentliches Thema ist die Uneinsichtigkeit der Patienten, die solche Ärzte auswählen, die ihnen schmeicheln und ihre Wünsche erfüllen, statt den Geboten der Heilkunst zu folgen. Die Sklaven dienen in diesem Zusammenhang als Vergleichsgröße, an der das für eine erfolgreiche Behandlung notwendige Ausmaß der ärztlichen Autorität veranschaulicht wird: So wie ein Sklavenbesitzer über Geten, Tibier, Phryger und Thraker herrscht, sollte auch der Arzt dem Patienten Befehle erteilen[19]. Galens Aufzählung verschiedener Volksstämme deutet auf eine hauptsächlich innerrömische Herkunft der Sklaven seiner Zeit. Nur die an der Donaugrenze der Provinz Moesia beheimateten Geten könnten von außerhalb des Römischen Reiches auf den Sklavenmarkt gelangt sein[20]. Mit Thrakern, Phrygern und Tibiern nennt Galen ansonsten Bewohner aus dem Osten des Römischen Reiches, wobei er mit

18 Dieses Zeugnis Galens haben Eck und Heinrichs in ihre Zusammenstellung der antiken Zeugnisse zur römischen Sklaverei nicht aufgenommen. Daß Galen das tatsächliche Angebot auf dem Sklavenmarkt überliefert, kann nur eine Vermutung sein; allerdings entspricht seine Aussage der Feststellung der Forschung, daß „die Anzahl von Sklaven aus den Gebieten jenseits der Reichsgrenze zurückging" (Christ, Römische Kaiserzeit, 1992, 352). Grundlegend dazu Bang, Die Herkunft der roemischen Sklaven, 1910; 1912; dabei 1910, S. 234ff. zu Sklaven aus Phrygien, Moesien und Thrakien, sowie S. 246ff. zur Herkunft der Sklaven der Römischen Kaiserzeit aus dem Inneren des Reiches. Aus Bangs nach heutigem Stand unvollständiger Aufstellung der epigraphischen Zeugnisse ergibt sich ein „numerisches Verhältnis von Auslandsklaven und Inlandsklaven" von „annähernd 1:8" (246). Zur Nennung der Heimat der Sklaven vgl. Dig. 21, 1, 31, 21 (Ulpian: *Qui mancipia vendunt, nationem cuiusque in venditione pronuntiare debent: plerumque enim natio servi aut provocet aut deterret emptorem* ...) und 50, 15, 4, 5: *In servis deferendis observandum est, ut nationes eorum et aetates et officia et artificia specialiter deferantur* (vgl. Eck u. Heinrichs, Sklaven und Freigelassene, 1993, S. 29, Nr. 44; S. 46, Nr. 64); Bradley, Slaves and Masters, 1984, 115. – Die jüdischen Sklaven, die noch in der Mitte des 2. Jahrhunderts in großer Anzahl auf den Märkten angeboten wurden, finden bei Galen keine Erwähnung.

19 1, 1 (K. X, 4): ... οὐκ ἄρχεσθαι καὶ δεσπόζεσθαι, καθάπερ Γέται καὶ Τίβιοι καὶ Φρύγες καὶ Θρᾷκες ἀργυρώνητοι.

20 Vgl. jedoch auch S. 255f., Anm. 2: In de nat. fac. erscheinen die Geten als eine von alters her typische Nationalität unter den Sklaven im Römischen Reich.

Phrygern und Tibiern zwei im Inneren Kleinasiens nahe nebeneinanderlebende Stämme anführt[21].

Galen zufolge gibt es unterschiedliche Wege, die einen Menschen in die Sklaverei führen können. Zu Beginn des zweiten Buchs von 'de santitate tuenda' betont Galen, daß die Gesundheitslehre Rücksicht auf die Unterschiede in den Lebensbedingungen der Menschen nehmen muß: Ein von Erwerbssorgen freier Mann kann sich besser um seinen Körper kümmern, als derjenige, der einer Arbeit nachgehen muß. Für viele ist das Leben mit einer Beschäftigung verbunden, von der sie geschädigt werden, ohne sie aufgeben zu können[22]. In eine solche Situation gerät man durch Armut oder aufgrund von Sklaverei, und diese wiederum entsteht auf dreierlei Art: Sie geht vom Vater auf das Kind über, sie resultiert aus Kriegsgefangenschaft oder aus bloßem Menschenraub, und Galen ergänzt, daß gemeinhin nur diese Formen von Abhängigkeit als Sklaverei betrachtet würden[23]. Dabei zeigt sich der philosophischen Betrachtung noch eine weitere Form: Für Galen leben auch die Menschen, die sich aufgrund von Ehrliebe oder sonst einer Leidenschaft mit mühsamen Beschäftigungen quälen, ohne sich um Körper und Geist kümmern zu können, in Unfreiheit.

---

21 Diese Unterscheidung könnte auch als Reminiszenz Galens an das Angebot auf den Sklavenmärkten seiner kleinasiatischen Heimat gedeutet werden. Vgl. auch Bang, Die Herkunft der roemischen Sklaven, 1910, 247f. zu der römischen Bewertung der Einwohnerschaft Kleinasiens als *natio nata servituti* (Cic., de prov. cons. 5, 10; Livius 36, 17, 5), sowie 1912, 206 zum in Phrygien üblichen Brauch, die eigenen Kinder zu verkaufen (Philostr., Vita Apoll. 8, 7) und zum „exportmäßig betriebenen Kinderhandel" in Kleinasien, wo „aus den grossen Hafenstädten ganze Schiffsladungen von jugendlichen Sklaven nach dem Westen abgingen und die Massentransporte solcher asiatischer *venales* eine alltägliche Erscheinung waren" (nach Paulus, Dig. 18, 6, 8, 1).

22 2, 1, 6 (CMG V, 4, 2, S. 38; K. VI, 82): πολλοῖς γὰρ τῶν ἀνθρώπων μετὰ περιστάσεως πραγμάτων ὁ βίος ἐστί. καὶ βλάπτεσθαι μὲν ἀναγκαῖόν ἐστιν αὐτοῖς ἐξ ὧν πράττουσιν, ἀποστῆναι δ' ἀδύνατον.

23 2, 1, 7 (CMG V, 4, 2, S. 38; K. VI, 82): ἔνιοι μὲν γὰρ ὑπὸ πτωχείας εἰς τοὺς τοιούτους ἐμπίπτουσι βίους, ἔνιοι δ' ὑπὸ δουλείας, ἤτοι πατρόθεν εἰς αὐτοὺς καθηκούσης ἢ αἰχμαλώτοις ληφθεῖσιν ἢ ἁρπαχθεῖσιν, ἅσπερ καὶ μόνας δουλείας ὀνομάζουσιν οἱ πολλοὶ τῶν ἀνθρώπων. Die von Aristoteles ausgehende Diskussion, ob die Sklaverei als Aspekt des Natur- oder aber des Völkerrechts zu betrachten sei, greift Galen nicht auf. Galen steht in der stoischen Tradition, der es bei einer Unterscheidung zwischen äußerer und innerer Unfreiheit vor allem auf die Behebung letzterer ankommt. Vgl. zur antiken Theorie um Entstehung und Rechtmäßigkeit der Sklaverei Garnsey, Ideas of Slavery, 1996, 11ff. (ohne Berücksichtigung Galens), zur stoischen Auffassung 64ff.; 128ff.

Die kaiserzeitlichen Quellen geben wenig Auskunft über die Sklavenhändler und ihre Art und Weise, die 'Ware' zu präsentieren. Eck und Heinrichs haben in ihre Textsammlung nur einen Abschnitt aus der 'naturalis historia' des älteren Plinius aufgenommen, in dem für die betrügerischen *mangones* notiert wird, daß sie mit in Wein aufgelösten Hyazinthen die Pubertät ihrer jungen Sklaven zu verzögern suchen[24]. Galen kommt zweimal auf die Sklavenhändler zu sprechen, die er ἀνδραποδοκάπηλοι nennt. In 'de usu partium' unterscheidet er zwischen der ärztlichen Betrachtung des menschlichen Körpers und dem Urteil der Sklavenhändler. Gemäß der Lehre des Hippokrates sei die Schönheit des menschlichen Körpers nach der Angemessenheit, der Funktionsbezogenheit der Körperteile zu bewerten. Dagegen würden sich die Sklavenhändler an anderen Kriterien, d.h. an einer falschen und 'dirnenhaften' Schönheit, orientieren und vor allem an der Weichheit und Weißheit ihrer Sklaven interessiert sein[25]. In Ergänzung zu Plinius ist auf 'de alimentorum facultatibus' zu verweisen: Galen zufolge verwendeten die Sklavenhändler ein aus Bohnen hergestelltes Mehl, um die Haut ihrer Sklaven zu reinigen, ein Mittel, das sonst von Frauen aus kosmetischen Gründen gebraucht wurde[26].

IX. 2. Sklaven in den Häusern der Reichen

In den vorangegangenen Kapiteln ist bereits mehrmals von Sklaven die Rede gewesen, denen Galen anläßlich seiner Besuche in den Häusern der römischen Aristokratie begegnet ist. An die beiden in 'de praecognitione' geschilderten Krankenberichte, in denen Sklaven als Bediener und Vertraute ihrer Besitzer in Erscheinung treten, soll deshalb nur kurz erinnert werden. Zum einen handelt es sich um die Erzählung von jener Frau aus den höheren Kreisen Roms, die sich in

---

24 1993, 42 (Nr. 57): nat. hist. 21, 170: *Radix est bulbacea, mangonicis venaliciis pulchre nota, quae e vino dulci inlita pubertatem coercet et non patitur erumpere.* Vgl. auch Dioscurides, de mat. med. 4, 63; R. König u. G. Winkler, C. Plinius Secundus, Naturkunde, XXI, München 1985, S. 302.

25 1, 9 (Helmreich I, 17f. [K. III, 24f.]): οὐδὲ γὰρ ἄλλο τι τὸ ἀληθινὸν κάλλος ἐστὶ πλὴν τῆς ἀρίστης κατασκευῆς, ἣν ταῖς ἐνεργείαις κρινεῖς Ἱπποκράτει πειθόμενος, οὐ λευκότησιν ἢ μαλακότησιν ἤ τισιν ἑτέροις τοιούτοις, δι' ὧν τὸ κομμωτικόν τε καὶ νόθον, οὐ τὸ τῆς φύσεως οὐδὲ τὸ ἀληθινὸν ἐπιδείκνυται κάλλος. ὅθεν ἄλλα μὲν ἂν ἀνδραποδοκάπηλος, ἄλλα δ' Ἱπποκράτης ἐπαινέσειε σώματα.

26 1, 19, 3 (CMG V, 4, 2, S. 246; K. VI, 530): φαίνεται γοῦν ἐναργῶς τὰ ἐξ αὐτῶν ἄλευρα τὸν ῥύπον ἀποσμῶντα τοῦ δέρματος, ὃ κατανοήσαντες οἵ τ' ἀνδραποδοκάπηλοι καὶ αἱ γυναῖκες ὁσημέραι χρῶνται τῷ τῶν κυάμων ἀλεύρῳ λουόμεναι ...

den Tänzer Pylades verliebt hatte[27]. In diesem Fall blieben Galen die Zusammenhänge, die zur Erkrankung geführt hatten, verborgen, bis es ihm gelang, einen Kontakt zur Sklavin der selbst nicht auskunftsbereiten Frau zu finden. Die Sklavin war zunächst beauftragt, Galen bei seinem zweiten Krankenbesuch den Zugang zu versagen, was sich bei einem weiteren Versuch wiederholte. Doch konnte Galen von der Sklavin erfahren, daß die Patientin inzwischen gebadet und gegessen hatte. Bei seinem erneuten, nunmehr vierten Besuch am folgenden Tag ist seine Verständigung mit der Sklavin schon so weit gediehen, daß er in einem Gespräch unter vier Augen einen ersten Hinweis für die Lösung seines Falles erhält[28]. Galen will in seinem Bericht deutlich machen, daß ihn seine eigene Beobachtungsgabe zum Erfolg geführt hat, doch ist zu vermuten, daß er die für die Erklärung des Leidens entscheidende Information von der Sklavin erhalten hat[29].

Bei der Behandlung der Frau des Senators Flavius Boethus sind Sklaven beiderlei Geschlechts zugegen[30]. Zunächst ist die Patientin von ihren eigenen Hebammen und Dienerinnen versorgt worden. Anders als im Fall der Pylades-Verehrerin muß sich Galen mit Konkurrenten auseinandersetzen, da Boethus eine größere Anzahl von Ärzten zur Konsultation zusammengerufen hat. Bei diesem Meinungsaustausch sind zudem die Freunde und die Sklaven des Hausherrn zugegen[31]. Die Anwesenheit der Sklaven dürfte mit ihrer Zuständigkeit für ärztliche Handlangerdienste zu tun haben, mußten sie doch die Behandlung ihrer Herren durch den Arzt unterstützen[32]. In 'de praecognitione' berichtet Galen

---

27 6, 2-10 (CMG V, 8, 1, S. 102f.; K. XIV, 631ff.); vgl. Kap. VI, 3, S. 168.

28 6, 6 (CMG V, 8, 1, S. 102; K. XIV, 632): ... ἧκον τῇ ὑστεραίᾳ καὶ μόνος διαλεχθεὶς τῇ θεραπαίνῃ πολυειδῶς ἔγνων σαφῶς τίνι λύπῃ τειρομένην ...

29 In Galens Bericht über die Behandlung der liebeskranken Frau wird nicht recht deutlich, ob er bei diesem Krankenbesuch von eigenen Sklaven begleitet wurde. Um sicher zu gehen, daß das Leiden der Frau von der Attraktion des Tänzers Pylades bewirkt wurde, läßt Galen während einiger Besuche von einem seiner Begleiter (6, 9 [CMG V, 8, 1, S. 102; K. XIV, 632]: ... εἰπὼν ἀκολούθῳ τινὶ τῶν ἐμῶν ...) alternativ die Namen von Pylades und seinem Kollegen Morphos nennen, wodurch unterschiedliche und beweiskräftige körperliche Reaktionen der Patientin ausgelöst werden. Οἱ ἐμοί können, müssen aber nicht Sklaven Galens gewesen sein. Alternativ ist an die befreundeten Gelehrten bzw. Ärzte wie z.B. Epigenes zu denken.

30 De praecogn. 8 (CMG V, 8, 1, S. 110-116; K. XIV, 641ff.); vgl. Kap. VI, 3, S. 171.

31 8, 15 (CMG V, 8, 1, S. 114; K. XIV, 646): ... <ἐγὼ δ'> ἀπαγαγὼν αὐτὸν (Boethus) ἀπὸ τῶν παρόντων οἰκετῶν τε καὶ φίλων ἐπὶ τῆς οἰκίας ...

32 Vgl. auch die inschriftlichen Zeugnisse für Sklaven als Ärzte; z.B. in der *domus* des Tiberius *Agathopus medicus* als *vicarius* (Untersklave) des *Musicus Ti(berii) Caesaris Augusti Scurranus dis(pensator) ad fiscum Gallicum provinciae Lugdunensis* (CIL VI, 5197: Gummerus, Ärztestand, 1932, Nr. 23; wieder bei Eck u. Heinrichs, Sklaven und Freigelassene, 1993, S. 109, Nr. 152), in der *gens* der Volusii Saturnini *Zosimus Hymni*

von einer heftigen Hämorrhagie, die er während seines zweiten Aufenthalts in Rom bei einem jungen Patienten erlebte. Seinen Namen nennt Galen nicht, doch läßt auch er sich der Reichsaristokratie zuordnen. In seinem Haus kommen wie bei Boethus zahlreiche Ärzte zusammen[33], und Galen spricht außerdem noch von der Anwesenheit „führender Personen der Stadt"[34]. Galen, der einen baldigen Blutsturz vorhersieht und seine Kollegen mit der Prognose beeindrucken will, fordert einen der Sklaven des Kranken dazu auf, unter seinem Umhang ein Gefäß zum Auffangen des Blutes bereitzuhalten[35]. Gleichzeitig steht Galen noch ein weiterer Sklave zur Verfügung, zu dem diesmal ausdrücklich bemerkt wird, daß es sein eigener war. Ihn schickt Galen fort, ein größeres Gefäß herbeizuholen, in dem das Blut des Patienten gesammelt werden soll[36].

Mit einer weiteren Patientengeschichte in 'de praecognitione' bezeugt Galen, daß auch Sklaven einer medizinischen Betreuung für wert erachtet wurden. Galen schildert die Leiden eines Sklaven, der im Haus seines reichen Besitzers als 'Geschäftsführer' tätig war, seine Pflichten aber unzureichend erfüllt hatte[37]. Bevor Galen mit seiner Behandlung beauftragt wurde, hatten sich bereits andere Ärzte um den Sklaven gekümmert[38]. Der Sklave, der einen größeren Betrag veruntreut hatte[39] und sich vor der zu erwartenden Rechnungsprüfung fürchtete,

medicus ... (CIL VI, 7295 [1. Jhd.]: Gummerus, Nr. 30; Eck u. Heinrichs, S. 54, Nr. 72), oder *P(ublius) Decimius P(ubli) l(ibertus) Eros Merula medicus clinicus, chirurgus, ocularius* (CIL IX, 5400 [2. Jhd.]: Gummerus, Nr. 247; Eck u. Heinrichs, S. 206, Nr. 310). Den Digesten zufolge galt: *Si tamen libertus artificium exerceat, eius quoque operas patrono praestare debebit* ... (38, 1, 38 [Callistratus]; vgl. Eck u. Heinrichs, S. 210, Nr. 318). Vgl. auch de praecogn. 4, 16 (CMG V, 8, 1, S. 92; K. XIV, 623): Ein junger Arzt, der einige Jahre vor Galen nach Rom kam, wurde von zwei Bediensteten begleitet.

33 13, 3 (CMG V, 8, 1, S. 134; K. XIV, 666): ... πάντα δ' ἀλλήλοις ὡμολόγει τὴν φλεβοτομίαν ἐνδεικνύμενα, συνεβούλευσαν οἱ ἰατροὶ τέμνειν τὴν φλέβα ...

34 13, 1 (S. 134; K. XIV, 665): ... τῶν ἐν Ῥώμῃ πρωτευόντων ἔνιοι ...

35 13, 7 (S. 136; K. XIV, 667): καί τινι τῶν παρόντων οἰκετῶν τοῦ κάμνοντος ἠρέμα διαλεχθεὶς ἀγγεῖον ἔχειν ἕτοιμον ὑπὸ τὴν ἐφεστρίδα τῶν ἐπιτηδείων δέξασθαι τὸ αἷμα ...; 13, 9 (S. 136; K. XIV, 668): ... προσέχειν ἠξίωσα τῷ γινομένῳ τὸν κρύπτοντα τὸ ἀγγεῖον ...

36 13, 12 (S. 136; K. XIV, 668): ... ἔπεμψα τὸν ἀκόλουθόν μου παῖδα κομίσαντα σικύαν μεγάλην ἀφανῶς τοῖς πολλοῖς ...

37 6, 10 (S. 102; K. XIV, 633): ... τινος ἄλλου τῶν πλουσίων δοῦλος οἰκονόμος ... Vgl. zur Tätigkeit der Verwalter Garnsey, Ideas of slavery, 1996, 90.

38 6, 14 (S. 104; K. XIV, 634): ... τοὺς ἔμπροσθεν ἰατροὺς ...

39 6, 11 (S. 104; K. XIV, 634): ... γινώσκων οὐκ ὀλίγον ἐν αὐτοῖς εὑρήσεσθαι λεῖπον.

konnte vor Angst nicht mehr schlafen und erkrankte[40]. Galen erzählt von dem weiteren Verlauf der Angelegenheit, um im Anschluß an seinen Bericht von der liebeskranken Frau des Iustus ein weiteres Mal sein prognostisches Vermögen darzustellen. Er erteilte dem Sklavenbesitzer den Ratschlag, nur die Herausgabe des noch vorhandenen Geldes zu verlangen, die Rechnungsführung dagegen einem anderen Sklaven zu übertragen, um so dem Sklaven die Angst zu nehmen. Daraufhin erlangte der Sklave in der Erwartung, von seinem Herrn nicht mehr näher befragt zu werden, seine Gesundheit in wenigen Tagen zurück[41].

Aus Galens Angaben geht hervor, daß der Sklave bereits ein alter Mann war[42]. Um ihn zu beruhigen, fordert sein Besitzer Auskunft nur über das gerade vorhandene Geld, und begründet dies mit der Möglichkeit eines plötzlichen Todes des Sklaven, der zu einem Verlust dieses Geldes führen könnte[43]. Galens Beispiel für die psychosomatische Medizin bestätigt, das die mit der Vermögensverwaltung betrauten Sklaven über ihr dreißigstes Lebensjahr hinaus und bisweilen bis in ein hohes Alter in ihrem unfreien Status gehalten wurden[44]. Daß sich der Sklave nach der Veruntreuung in eine Krankheit flüchtete, weil er sich der Willkür seines Herren ausgeliefert wußte, überrascht nicht, wenn man die Brutalität bedenkt, mit der die Sklaven mitunter traktiert wurden (s.u., S. 276ff.). Bemerkenswerterweise verzichtet der Sklavenbesitzer jedoch auf eine Bestrafung und folgt Galens Ratschlägen, um seinem Sklaven wieder zur Gesundheit zu verhelfen. Gerne würde man Näheres über die beiden Protagonisten dieser 'Krankengeschichte' erfahren.

Nach Galens eigenem Verständnis handelte es sich in diesem Fall um eine psychosomatische Erkrankung, die der Arzt nur erkennen kann, wenn er sich um die 'Leiden der Seele' (τῆς ψυχῆς πάθη) kümmert und versteht, wie der Körper durch seelische Zustände beeinflußt werden kann[45]. Krankheit als Ausdruck von Angst bzw. als Ausweg vor den Ansprüchen einer Autorität ist für Galen ein Phänomen, das in allen Schichten der Gesellschaft zu finden ist. So fordert er in

---

40 6, 11 (S. 102, K. XIV, 633): Λυπούμενος γὰρ ἐν τῷ μέλλειν ἀποδιδόναι λογισμοὺς ὧν διῴκησεν, ἐν οἷς ἠπίστατο λεῖπον οὐκ ὀλίγον ἀργύριον, ὑπὸ τῆς φροντίδος ἠγρύπνει τε καὶ λυπούμενος ἐτήκετο ...

41 6, 11-13 (CMG V, 8, 1, S. 102f.; K. XIV, 633f.); vgl. auch Ilberg, Galens Praxis (1905) 1971, 382.

42 Vgl. 6, 11 (S. 102; K. XIV, 633): ... τῷ πρεσβύτῃ ...

43 6, 12 (S. 104; K. XIV, 634): ... μή πως ἐξ αἰφνιδίου τελευτήσαντος ἀπόληται μεταστάσης εἰς ἄλλον οἰκέτην τῆς διοικήσεως οὗ μήπω πεῖραν ἔχοι ...

44 Vgl. Eck u. Heinrichs, Sklaven und Freigelassene, 1993, S. 56: Kommentar zu CIL VI, 7371: Der *exactor* Pancarpus verstarb mit 34 Jahren, ohne freigelassen worden zu sein.

45 6, 14f. (S. 104; K. XIV, 634).

seinem Kommentar zum zweiten Buch der hippokratischen Epidemien den Arzt dazu auf, grundsätzlich den Seelenzustand und die Lebensgewohnheiten des Patienten zu berücksichtigen. Ist zu bemerken, daß sich der Kranke „in einer Lage befindet, in der er sich vor seinem Herrn fürchtet oder vor seinem Vorgesetzten, dem Statthalter, König oder überhaupt vor jemand Angst hat, der ihn zu etwas Unliebsamem nötigen könnte, so weißt du, daß sein angeblicher Schmerz wahrscheinlich eine List ist“[46].

Galens aus sechs Büchern bestehender Kommentar ist in ganzer Länge in der arabischen Übersetzung des Hunain ibn Ishaq erhalten; ein griechisches Fragment der Einleitung zum zweitem Buch, das erstmals von Kühn unter dem Titel ‘quomodo morbum simulantes sint deprehendendi’ publiziert wurde[47], bricht noch vor der zitierten allgemeinen Feststellung Galens ab. In dem sowohl griechisch als auch arabisch überlieferten Anfangsteil des zweiten Buchs gibt Galen verschiedene Beispiele für vorgetäuschte Krankheiten. Ein Fall ist der eines Sklaven, der vorgab, an heftigen Schmerzen im Knie zu leiden. Der Sklave „war einer von denen, die hinter ihrem Herrn herlaufen müssen“[48]. Da der Herr am gleichen Tag verreisen will, befragt Galen einen anderen Sklaven, „ob jener Sklave ein Weib liebe, das ihn dazu bewege, daß er die Schmerzen, die er vorgab, nur erlüge, damit er nicht mit seinem Herrn auf diese weite Reise gehen müsse, sondern an Ort und Stelle bleiben könne“[49]. Galens Vermutung wird bestätigt, doch gewinnt er durch eine ausführliche Untersuchung des Patienten weitere Hinweise darauf, daß es sich nur um eine vorgeschobene Erkrankung handelt. Der Sklave muß mehrfach die Symptome seiner angeblichen Krankheit beschreiben; Galen zählt sieben verschiedene Antworten auf, die sich inhaltlich widersprechen. Schließlich wird es klar, daß der Sklave durch die Anwendung eines Medikaments eine Geschwulst am Knie provoziert hat, die schnell kuriert werden kann[50].

Aus Galen gewinnt man den Eindruck, daß die Sklaven im Krankheitsfalle einer eingehenden medizinischen Untersuchung zugeführt wurden, auch wenn sie vielleicht selbst darauf manchmal gerne verzichtet hätten. Ob die Sklavenbesitzer nur am Erhalt der Leistungsfähigkeit ihrer Sklaven, also an ihrem materiellen

---

46 In Hipp. epid. libr. alterum comm. 2 (CMG V, 10, 1, S. 212; Übs. Pfaff).

47 K. XIX, 1-7; CMG V, 10, 2, 4, S. 113-116 (ed. K. Deichgräber u. F. Kudlien).

48 In Hipp. epid. libr. alterum comm. 2 (CMG V, 10, 1, S. 209; Übs. Pfaff); vgl. CMG V, 10, 2, 4, S. 114 (K. XIX, 49): ... δοῦλος ἦν οὗτος τῶν παρατρεχόντων ἐν ταῖς ὁδοῖς τῷ δεσπότῃ ...

49 In Hipp. epid. libr. alterum comm. 2 (CMG V, 10, 1, S. 209; Übs. Pfaff).

50 In Hipp. epid. libr. alterum comm. 2 (CMG V, 10, 1, S. 209f.; Übs. Pfaff); vgl. CMG V, 10, 2, 4, S. 114f. [XIX, 4f.]; vgl. auch Kudlien, Wie erkannten die antiken Ärzte einen Simulanten? 1961, 229.

Wert, interessiert waren oder im Gefühl einer Sorgepflicht handelten, läßt sich Galens Berichten nicht entnehmen[51]. Dabei beziehen sich die angeführten Behandlungen auf Sklaven, die in den Häusern der Wohlhabenden lebten. Doch ist auch an den Sklaven des kaiserlichen Leibwächters Charilampas zu erinnern, den Galen auf Bitten des Epigenes und in Konkurrenz zu den Ärzten des Kaiserpalastes während seines ersten Aufenthalts in Rom geheilt hat[52]. Als Galen später selbst als 'Palastarzt' tätig war, hat er einem der Sklaven, der für den Kaiser auf Schlangenfang gegangen und dabei gebissen worden war, den Theriak verabreicht[53]. Schließlich ist noch ein Abschnitt aus 'de simplicium medicamentorum temperamentis et facultatibus' anzuführen, in dem Galen erzählt, Geschwüre an den Füßen von Bauern und Sklaven erfolgreich mit Urin behandelt zu haben. Ein solches Heilmittel sollte angewendet werden, wenn man unterwegs und fern von Ärzten war und nichts besseres zur Hand hatte[54]. Galen scheint diesen Patienten auf seinen eigenen Reisen zufällig begegnet zu sein, und auch ihnen wurde, ohne daß ein Sklavenbesitzer Galen dazu hätte auffordern müssen, ärztlicher Rat erteilt. Warum die Sklaven alleine unterwegs waren, sagt Galen nicht, doch ist die

---

51 Das römische Recht verlangte, daß ein Sklavenbesitzer beim Verkauf eines Sklaven über dessen Gesundheitszustand informierte; vgl. das Zitat aus dem aedilizischen Edikt in Dig. 21, 2, 1 (Ulpian: *Qui mancipia vendunt certiores faciant emptores, quid morbi vitiive cuique sit* ...) sowie bei Gellius (4, 2, 1: *Titulus servorum singulorum scriptus sit curato ita, ut intellegi recte possit, quid morbi vitiive cuique sit* ...); vgl. Eck u. Heinrichs, Sklaven und Freigelassene, 1993, S. 26f., Nr. 40f. Außerdem ist zu berücksichtigen, daß die Pflege, die einem kranken Sklaven gegönnt wurde, oftmals einem zukünftigen Freigelassenen galt; vgl. in diesem Zusammenhang z.B. Plinius, ep. 5, 19 (zu seinem *libertus* Zosimus, den Plinius zur Kur nach Ägypten geschickt hatte und für den er nun einen Aufenthalt auf dem in gesundem Klima liegenden Landgut seines Adressaten Paulinus erbittet: *accedit longa iam caritas hominis, quam ipsa pericula auxerunt* (5, 19, 4); vgl. Eck u. Heinrichs, S. 124, Nr. 176); ep. 8, 16: *Confecerunt me infirmitates meorum, mortes etiam, et quidem iuvenum. ... nec ignoro alios eius modi casus nihil amplius vocare quam damnum, eoque sibi magnos homines et sapientes videri. qui an magni sapientes sint, nescio; homines non sunt* (dieser Vorwurf könnte Galen gemacht werden); Epiktet, 4, 1, 37: Selbstgespräch eines Freigelassenen: τί γάρ μοι κακὸν ἦν; ἄλλος μ'ἐνέδυεν, ... ἄλλος ἐνοσοκόμει ... (vgl. Eck u. Heinrichs, S. 204, Nr. 306; S. 175, Nr. 264; Epiktet auch bei Garnsey, Ideas of Slavery, 1996, 48f.); vgl. weiter Alföldy, Sklaverei, 1988, 15f. (Stadt-Land-Gefälle auch im Hinblick auf Sklaverei: in der Regel bessere Lebensbedingungen der Sklaven in den Städten); 22 (ökonomische Interesse des Sklavenbesitzers am Wohlergehen des Sklaven); Thébert, Der Sklave, 1991, 185.

52 Vgl. Kap. VI, 2, S. 152f., Anm. 66.

53 De loc. aff. 5, 8 (K. VIII, 355); vgl. Kap. VII, 3, S. 196f. mit Anm. 100.

54 9, 3, 15 (K. XII, 286): ... καὶ αὐτὸς ἰασάμην οὔρῳ πολλάκις ἐπί τε δούλων καὶ ἀγροίκων ἀνθρώπων, εἰς ὁδοιπορίαν ἀπιόντων χωρὶς ἰατροῦ.

Tatsache als solche bemerkenswert. Galen hat selbst einen seiner Sklaven die Rückreise von Rom nach Pergamon in eigener Verantwortung durchführen lassen (s.u., S. 273f.).

Wie bereits angeführt, vergleicht Galen in der Einleitung der 'methodus medendi' die Ärzte, die ihren reichen Patienten willenlos gegenüber stehen, mit den Sklaven, die auf den Märkten verkauft werden. In seiner Anklage gegen die 'sklavenhaften' Ärzte geht Galen so weit, den durch Schmeichelei zu Reichtum gelangten Kollegen vorzuwerfen, daß sie unter ihre Studenten auch junge Männer aufgenommen hätten, die zuvor als Gespielen in (ihren eigenen oder anderen?) Schlafzimmern gedient hätten, bis sie dann 'verblüht' seien[55]. Galens Formulierung ist nicht eindeutig, doch läßt sein Vorwurf an den Gebrauch von jungen Sklaven zu sexuellen Zwecken denken, wie er etwa bei Seneca, Petron oder Sueton angesprochen wird[56]. Daß Sklaven von ihren Herren zu Ärzten ausgebildet und als Ärzte beschäftigt wurden, ist für die römische Antike vielfach bezeugt[57].

Galens Zeitkritik erstreckt sich nicht nur auf die Fachkollegen, sondern auch auf die Wohlhabenden und Mächtigen, denen seiner Meinung nach oftmals Vernunft und Einsicht fehlt. Wer seinen freien Rechtsstand und sein Vermögen nicht dafür nutzt, sich um Körper und Seele zu kümmern, sondern stattdessen nach größerem Reichtum und nach Ehren strebt, lebt tatsächlich in einem Zustand der Sklaverei. Galen formuliert einen Gedanken der stoischen Philosophie, wenn er in 'de affectuum dignotione et curatione' erklärt, daß es wichtiger sei, sich um die von Natur gegebene Freiheit als um eine gesellschaftliche Freiheit zu bemühen, die allein auf gesetzlichen Bestimmungen beruhe[58]. Dies bedeutet, daß

---

55 1, 1 (K. X, 4): ... καὶ πλουτεῖ τε ταχέως οὗτος καὶ πολὺ δύναται, καὶ μαθητὰς ἔχει τοὺς ἐκ κοιτῶνος πολλοὺς, ὅταν ἔξωροι γένωνται.

56 Seneca, ep. 47, 7: ... *non potest effugere pueritiam ... tota nocte pervigilat, quam inter ebrietatem domini ac libidinem dividit et in cubiculo vir, in convivio puer est*; Petron. 75, 11: ... *ad delicias ipsimi annos quattuordecim fui*; Suet., Vit. 12: *hunc (Asiaticus) adulescentulum mutua libidine constupratum* ...; vgl. auch CIL IV, 5203 als Beispiel für die Sklavenprostitution (alle Stellen bei Eck u. Heinrichs, 1993, S. 112; Nr. 155; S. 117ff., Nr. 163; 161; 168); Bradley, Slaves and Masters, 1984, 117 (vor allem zu Martial).

57 Vgl. Kudlien, Die Stellung des Arztes in der römischen Gesellschaft, 1986, 92ff. Eck u. Heinrichs, Sklaven und Freigelassene, 1993, führen die entsprechenden Belege nicht an (vgl. S. 62ff.: Handwerk, Handel, Ausbildungsberufe). Zu Sklaven als Ärzte in der Römischen Kaiserzeit vgl. Alföldy, Sklaverei, 1988, 17ff. mit S. 33, Anm. 68.

58 10, 3 (CMG V, 4, 1, 1, S. 35; K. V, 53): αἰχρὸν γὰρ τὴν μὲν κατὰ νόμους ἀνθρωπίνους ἐλευθερίαν ἀντὶ πολλῶν ποιεῖσθαι, τὴν δ' ὄντως καὶ φύσει μὴ σπουδάζειν, ἀλλ' αἰσχραῖς καὶ ἀσελγέσι καὶ τυραννικαῖς δεσποίναις δουλεύειν φιλοχρηματίᾳ καὶ σμικρολογίᾳ καὶ φιλοδοξίᾳ καὶ φιλαρχίᾳ καὶ φιλοτιμίᾳ. Zu dem Motiv der inneren Freiheit, die auch für Sklaven denkbar

ein Sklave innerlich freier sein kann, als beispielsweise ein römischer Aristokrat. Die Unterscheidung zwischen reichen Sklavenbesitzern auf der einen Seite und den Sklaven auf der anderen Seite veranlaßt Galen in der 'methodus medendi' zu einer Kritik der Gesellschaftsordnung unter medizinischen Aspekten. Galen betont, daß die Wohlhabenden der notwendigen medizinischen Behandlung oftmals nicht zugänglich seien. Sie weigerten sich, eine ihrer Krankheit angemessene Diät einzuhalten, und verlangten nach Magenkitzel, welcher ihnen von den Ärzten, denen es allein um eine gute Bezahlung gehe, auch verschafft werde. Und während der Aderlaß, den Galen bei armen Patienten und Sklaven angewendet hat, regelmäßig zur Krise geführt habe, so daß diese Patienten wieder gesund geworden seien[59], hätten sich die Reichen einem Aderlaß verweigert, so daß aufgrund unzureichender Behandlungen weitere Krankheiten aufgetreten seien.

Auch die Sklaven, zumindest einige von ihnen, haben Galen zufolge ausreichend Gelegenheit, sich um ihren Körper zu kümmern. Während ein freier Mann sich durch gymnastische Übungen gesund halten kann, ist dem Sklaven zwar die Möglichkeit verstellt, Sport in der Palästra zu treiben, doch kann er sich immerhin bei seinen alltäglichen Arbeiten und durch Leibesübungen stärken[60]. Überlegungen dieser Art führen in 'de sanitate tuenda' zu dem (allerdings unausge-

---

ist, vgl. z.B. Seneca, ep. 47, und dazu Alföldy, Sklaverei, 1988, 21f.; Thébert, Der Sklave, 1991, 184f.

59 Meth. med. 11, 15 (K. X, 784): φλεβοτομηθέντες γὰρ ἐν ἀρχῇ κατὰ τοὺς προκειμένους ἐν τῷ λόγῳ πυρετοὺς οὐ μόνον οἱ πένητες, ἀλλὰ καὶ οἱ δοῦλοι τῶν πλουσίων ...

60 Meth. med. 9, 4 (K. X, 608): Καὶ δὴ παραδείγματος ἕνεκα ἀναμνήσω σε δυοῖν νεανίσκοιν οὓς ἐθεάσω μεθ' ἡμῶν. ἦν δὲ ὁ μὲν ἕτερος αὐτῶν ἐλεύθερος καὶ γυμναστικὸς, ὁ δ' ἕτερος δοῦλος οὐκ ἀγύμναστος μὲν, οὐ μὴν τά γε κατὰ παλαίστραν δεινὸς, ἀλλ' ὅσα δούλῳ πρέπει, τὰ ἐφήμερα γυμνάσιά τε ἅμα καὶ ἔργα μεταχειρίζεσθαι. Vgl. dagegen Columella, der davon abrät, als Verwalter eines Landguts einen Sklaven aus dem *ordo* auszuwählen, *qui urbanas ac delicatas artis exercuerit socors et somniculosum genus id mancipiorum, otiis, campo, circo, theatris, aleae, popinae, lupanaribus consuetum* ... (1, 8, 1f.; vgl. Eck u. Heinrichs, Sklaven und Freigelassene, 1993, S. 84f.; Nr. 119). Zur Behandlung des γυμναστικός, der Galen in tiefer Nacht durch einen Sklaven an sein Krankenbett rufen läßt, vgl. Horstmanshoff, Galen and his patients, 1995, 85, der diesen Fall mit der gleichzeitigen Behandlung eines Sklaven (meth. med. 9, 4 [K. X, 608; 613-615]) vergleicht: „While Galen visits the freeman immediately after the first night, the slave has to wait until after the second night ..." Die wiederholten Besuche Galens am Krankenbett des Sklaven veranlassen Horstmanshoff dann aber zu Recht, einen Unterschied in der Behandlung zu verneinen (S. 88). Ein Unterschied ist dann nicht zu erwarten, wenn Galen den Sklaven im Auftrag des Herren behandelt hat; dies wird zumeist, doch nicht immer, der Fall gewesen sein.

sprochenen) Schluß, daß die freien römischen Bürger, wenn sie arm sind und als Soldaten Dienst in den Legionen leisten, 'sklavenhafter' leben als die Sklaven selbst, sofern diese Zeit zur Körperpflege finden. Denn Galen schließt hier in seine Gesellschaftskritik auch die Freien ein, die sich ihrer Armut wegen ausschließlich um ihre Existenzsicherung kümmern müssen, und denkt dabei u.a. an die römischen Soldaten[61]. Allerdings wird diese Aussage insofern relativiert, als Galen viele Formen von Arbeit auch als Übungen gelten läßt[62].

IX. 3. Sklaven im Haushalt Galens

Als Selbstzeugnis im Hinblick auf den eigenen Besitz an Sklaven sei ein letztes Mal auf einen bereits mehrfach angeführten Abschnitt aus 'de affectuum dignotione et curatione' verwiesen, in dem Galen seine Forderung, daß man sich allem Reichtum zum Trotz mit einer Grundausstattung an verschiedenen Gütern begnügen sollte, nicht nur mit der Kleidung, sondern auch mit den zum Hause gehörenden Sklaven exemplifiziert: jeweils sei ein zweifacher Bestand ausreichend[63]. Festzuhalten ist, daß Galen selbst weit mehr als nur den 'zweifachen Satz' an Haushaltsgeräten und Sklaven besaß[64], also über eine Anzahl von Sklaven verfügte, die er als über das notwendige Maß hinausgehend betrachtete, ohne daß er hier oder an einer anderen Stelle eine genauere Angabe zur Gesamtzahl seiner Sklaven machen würde. Die gelegentlichen Hinweise auf die Beschäftigung einzelner seiner Sklaven bestätigen jedoch den Eindruck, daß Galens Haushalt der eines wohlhabenden Mannes war, für den die Maßstäbe der Aristokratie galten. So wird Galen auf seinen Reisen von Sklaven begleitet, und das Elternhaus in Pergamon, das er trotz der Übersiedlung nach Rom nicht aufgegeben hat, wurde während seiner Abwesenheit durch einen oder mehrere Sklaven beauf-

---

61 1, 12, 10 (CMG V, 4, 2, S. 29; K. VI, 62).

62 2, 8, 2 (CMG V, 4, 2, S. 59; K. VI, 134): ... γυμνάσια δ' ἅμα καὶ ἔργα σκάπτειν ἐρέττειν ἀροῦν ... ἤ τι τοιοῦτον ἕτερον πολέμιον ἢ εἰρηνικὸν ἐργαζόμενοι. Vgl. auch Hunain ibn Ishaq's Äußerung zu de san. tuend. (Bergsträsser, Hunain ibn Ishaq. Über die syrischen und arabischen Galen-Übersetzungen, 1925, 32): Galen „verfolgt in diesem Buch das Ziel zu lehren, wie die Gesunden in ihrer Gesundheit erhalten werden ...; sowohl diejenigen von ihnen, die das Leben der Freien führen, als diejenigen von ihnen, die das Leben von Sklaven führen.“ Vgl. weiter Edelstein, Antike Diätetik, 1966, 169.

63 9, 6 (CMG V, 4, 1, 1, S. 32; K. V, 47): ... τὴν ἐσθῆτα διπλῆν ἔχειν ...

64 9, 7 (S. 32; K. V, 47): ἡμῖν <δ'>, ἔφην, οὐ μόνον ἐσθὴς ὑπάρχει περιττοτέρα τῆς διττῆς, ἀλλὰ καὶ [οἱ] οἰκέται καὶ σκεύη καὶ πάνθ' ἁπλῶς τὰ κτήματα πολὺ πλείω τῶν διττῶν ἐστιν ...

sichtigt. In Pergamon und später in Rom treten Galens Sklaven in größerer Anzahl und in unterschiedlichen Funktionen in Erscheinung, wobei eine Tätigkeit von Sklaven im Rahmen der Buchproduktion auch außerhalb des Corpus Galenicum gut bezeugt, ihre Assistententätigkeit im ärztlichen Bereich oder die Verwendung der Sklaven als medizinische Versuchspersonen dagegen weniger bekannt ist.

In 'de libris propriis' berichtet Galen, zahlreiche Manuskripte ohne die Absicht einer späteren Veröffentlichung nur zur eigenen Übung angefertigt zu haben. Von diesen Arbeiten seien etliche durch den Brand des *templum Pacis*, von dem auch die benachbarten Gebäude betroffen waren, zerstört worden. Dagegen habe er die Manuskripte, die er einst seinen Freunden überlassen habe bzw. Schriften, die ihm von seinen eigenen Sklaven entwendet worden seien, später wieder in Besitz nehmen können[65]. Galen spricht hier von Sklaven in der Mehrzahl, und der Zusammenhang mit dem Brand des *templum Pacis* zeigt, daß er sich auf seinen zweiten Aufenthalt in Rom bezieht[66]. Der Diebstahl durch die Sklaven setzt voraus, daß eine Nachfrage nach Galens Werken bestand, so daß sich die Manuskripte gewinnbringend veräußern ließen. Eine solche Nachfrage läßt sich aus der Einleitung von 'de libris propriis' erschließen, in der Galen den Verkauf eines Buches beklagt, das seinen Namen trägt, obwohl er es gar nicht geschrieben hat (vgl. Kap. II, S. 28, Anm. 38).

Daß sich Galens Werke bereits zu seinen Lebzeiten eines großen Interesses erfreuten, geht auch aus einem weiteren Abschnitt von 'de libris propriis' hervor, in dem Galen erneut einen Sklaven für den Verlust einer Schrift verantwortlich macht. Diesmal bezieht sich Galen auf seine Zusammenfassung der Logik des

---

65 11 (GSM II, 117f.; K. XIX, 41): καὶ μέντοι καὶ τῶν ὑπομνημάτων ὧν ἔγραψα τὰ μὲν ὑπ' ἐμοῦ δοθέντα φίλοις, τὰ δ' ὑπὸ τῶν οἰκετῶν κλεψάντων ἐκδοθέντα παρ' ἄλλων ἔλαβον ὕστερον ...

66 Vgl. auch de libr. propr. 2 (GSM II, 99; K. XIX, 19) zu Galens wissenschaftlicher Arbeit in den ersten Jahren seines zweiten Romaufenthalts. Viele der damaligen Schriften wurden durch das große Feuer vernichtet: ... ὧν τὰ πλεῖστα διεφθάρη κατὰ τὴν μεγάλην πυρκαϊάν, ἐν ᾗ τὸ τῆς Εἰρήνης τέμενος ἅμα καὶ πολλοῖς ἄλλοις ἐκαύθη. Im Zusammenhang mit dem Diebstahl der Manuskripte durch die Sklaven nennt Galen seine Kommentare zu den aristotelischen *Analytica priora* und zur Schrift des Theophrast περὶ καταφάσεως καὶ ἀποφάσεως. Zur Datierung dieser Schriften vgl. Ilberg, Schriftstellerei, (1897) 1974, 95, der sie in Galens Jugend- und Studienzeit setzt. Dies erscheint unwahrscheinlich, da Galen in de libr. propr. erst später von solchen Werken berichtet, die er in Pergamon zurückgelassen hat (vgl. Anm. 67). Denkbar ist, daß es sich bei den genannten Titeln um Schriften handelte, die Galen für seine römischen 'Freunde', d.h. für die am Peripatos interessierten Konsulare Flavius Boethus und Sergius Paullus bzw. deren Umgebung, folglich erst nach 162 verfaßt hat.

Chrysippos, die er noch während seiner Schulzeit in Pergamon niedergeschrieben hatte. Zusammen mit anderen Aufzeichnungen war diese Arbeit in Pergamon zurückgeblieben und von einem Sklaven auf Nachfrage von Personen, zu denen Galen keine näheren Angaben macht, aus dem Haus gegeben worden. Ob die neuen Besitzer Galens Schrift dem Buchhandel zugeführt oder sie nur untereinander ausgetauscht haben, geht aus Galens Formulierung nicht hervor[67]. Es fällt auf, daß Galen diesen Vorgang nicht als Diebstahl oder Verkauf durch den Sklaven darstellt, so daß man vermuten kann, ein Sklave, vielleicht in der Stellung eines Pädagogen, von denen jedoch im Zusammenhang von Galens Erziehung nie die Rede ist, sei an Galens früher Schriftstellerei beteiligt gewesen.

Es erscheint plausibel, den Vorwurf, den Galen in 'de affectuum dignotione et curatione' seinem reichen Adressaten macht, als Beleg für eine Verwendung von Sklaven für die Buchproduktion in Galens eigenem Haus zu werten. Galen macht die übertriebene, ängstliche Sparsamkeit des (anonymen) Adressaten dafür verantwortlich, daß dieser trotz seines großen Reichtums kein Geld für den Kauf oder die Herstellung von Büchern oder für die Ausbildung von Tachy- und Kalligraphen sowie Vorlesern ausgeben will[68]. Da sich Galen in wirtschaftlicher und sozialer Hinsicht auf eine Stufe mit dem Adressaten stellt, ist anzunehmen, daß er selbst Sklaven, die in den genannten Funktionen ausgebildet waren, beschäftigt hat. Der beträchtliche Umfang seines literarischen Schaffens könnte auch darauf zurückzuführen sein, daß Galen seinen eigenen Schreibern diktiert hat, wie andererseits durch Galen selbst bezeugt wird, daß ihm Boethus und andere Aristokraten Roms ihre Schnellschreiber ins Haus schickten, wenn sie im Anschluß an eine Demonstration eine schriftliche Zusammenfassung erhalten wollten[69].

In 'de praecognitione' macht Galen einige Angaben zu den Umständen seiner Abreise aus Rom im Jahr 165 n. Chr. (vgl. Kap. VI, 1). Sein Bericht zeigt, in wel-

67 11 (GSM II, 119; K. XIX, 43): ἔτι δὲ παῖς ὢν ... ἐποιησάμην ἐμαυτῷ τῶν Χρυσίππου συλλογιστικῶν βιβλίων ὑπομνήματα καὶ ταῦθ' ὕστερον ἐφάνησαν ἔχοντές τινες ἐν Περγάμῳ μὲν καταλειφθέντα μετὰ πολλῶν ὑπομνημάτων, ἃ μειράκιον ὢν ἐποιησάμην, [ἐκ]δοθέντα δ' ὑπ' οἰκέτου τισὶ τῶν αἰτησάντων.

68 9, 9 (CMG V, 4, 1, 1, S. 32; K. V, 48): βλέπω γάρ σε μήτ' εἰς τὰ καλὰ τῶν ἔργων δαπανῆσαι τολμῶντα, μήτ' εἰς βιβλίων ὠνὴν καὶ κατασκευὴν καὶ τῶν γραφόντων ἄσκησιν ἤτοι γ' εἰς τάχος διὰ σημείων ἢ εἰς κάλλος <καὶ> ἀκρίβειαν, ὥσπερ γε οὐδὲ τῶν ἀναγινωσκόντων ὀρθῶς. Vgl. auch Nepos, Att. 13, 3 zu den *pueri litteratissimi, anagnostae optimi et plurimi librarii* des Pomponius Atticus (vgl. Eck u. Heinrichs, Sklaven und Freigelassene, 1993, S. 65, Nr. 87), sowie zur Tachygraphie allgemein Boge, 1973, 52ff.

69 De praecogn. 5, 20 (CMG V, 8, 1, S. 98f.; K. XIV, 630); de libr. propr. 1 (GSM II, 2, 95; K. XIX, 14); vgl. Kap. VI, 2, S. 160; 164.

chem Ausmaß den Sklaven die Verantwortung für den Besitz des Herrn übertragen werden konnte; auch wurden sie in die Lage versetzt, eine Reise quer durch das Römische Reich unbeaufsichtigt durchzuführen. Einen seiner Sklaven ließ Galen mit dem Auftrag in Rom zurück, sich um sein Haus (oder seine Wohnung?) zu kümmern[70]. Sobald ihm eine Schiffsverbindung nach Kleinasien bekannt würde, sollte der Sklave das Haus an einen der Händler aus der Subura verkaufen und Rom verlassen[71]. In einem Nachsatz konkretisiert Galen die Angabe über die Reiseroute, die der Sklave zu Schiff absolvieren sollte[72]. Während Galen bereits auf dem Landweg nach Brundisium unterwegs war, um von dort nach Griechenland überzusetzen, sollte der Sklave die schnellere, zugleich jedoch gefährlichere Route durch das tyrrhenische Meer nehmen und auf Sizilien umsteigen[73]. Galen berichtet in 'de affectuum dignotione et curatione' von dem weiteren Verlauf seiner Rückreise nach Pergamon: In Griechenland wurde er von einem aus Kreta stammenden Freund begleitet, und beide, Galen und sein Freund, trennten sich in Korinth von der Mehrzahl ihrer Sklaven, um von ihnen den größeren Teil des Gepäcks zu Schiff nach Athen befördern zu lassen[74]. Diese Stelle ergänzt Galens Bemerkung in 'de praecognitione', nur einen seiner Sklaven in Rom zurückgelassen zu haben; er wurde also auf seiner Reise von weiteren Sklaven begleitet.

Es entspricht der Verfügungsgewalt, die ein Sklavenbesitzer über seine Sklaven ausübte, daß Galen Sklaven als Versuchspersonen für seine medizinische Forschung verwendet hat. Galen hat sich immer wieder darum bemüht, überlieferte Heilmittel zu verbessern oder neue zu entwickeln. In 'de instrumento odoratus' berichtet er von einem Experiment, daß darauf abzielte, eine Therapie für Störungen des Geruchssinnes zu finden. Nachdem er von einem Patienten auf

---

70 De praecogn. 9, 2 (CMG V, 8, 1, S. 116; K. XIV, 648): ... ἄφνω τῆς Ῥωμαίων πόλεως ἐξῆλθον ὡς δῆθεν εἰς Καμπανίαν ἀπιών, ἕνα καταλιπὼν οἰκέτην φυλάττοντα τὰ κατὰ τὴν οἴκησιν ...

71 9, 2 (S. 116f.; K. XIV, 648): ... ᾧ προσέταξα πλοῖον ἐπιτηρήσαντι τῶν εἰς Ἀσίαν ἐξιόντων ἡμέρᾳ μιᾷ τῶν ἐκ τῆς Σιβούρας κερκώπων παραλαβόντα τινὰ πωλῆσαί τε τὰ κατὰ τὴν οἰκίαν ...

72 9, 2 (S. 118; K. XIV, 648): ... ἐξελθεῖν τε παραχρῆμα καὶ τῆς νεὼς ἐπιβάντα κατὰ τὸν ἐπὶ Σικελίας πλοῦν εἰς τὴν πατρίδα παραγενέσθαι.

73 Zu Galens Reiseweg vgl. Nutton, Chronology, 1973, 166ff.; ders., Galen. On prognosis, CMG V, 8, 1, 1979, S. 209; zu dem seines Sklaven ebenfalls Nutton, Galen. On prognosis, CMG V, 8, 1, 1979, S. 209 („This passage may well be the source of the tradition, given by Barhebraeus (Chron., p. 54, ed. Budge) that Galen died in Sicily on his way to Jerusalem.“ Vgl. dazu Kap. VII, 6, S. 221,Anm. 206).

74 4, 10 (CMG V, 4, 1, 1, S. 14; K. V, 18): γενομένοις οὖν ἡμῖν ἐν Κορίνθῳ πάντα μὲν ἔδοξε τὰ σκεύη καὶ τοὺς οἰκέτας ἀπὸ Κεγχρεῶν εἰς Ἀθήνας ἐκπέμψαι κατὰ πλοῦν ἐκτὸς δυεῖν ...

Melanthion als Heilmittel aufmerksam gemacht worden war, überprüfte er die Wirksamkeit dieses Medikaments durch seine Verabreichung an eine größere Zahl von Sklaven[75]. Sowohl Galens Wortwahl als auch die Bereitschaft, den Sklaven ein gesundheitliches Risiko zuzumuten[76], sprechen dagegen, daß er seine Versuche mit fremden Sklaven durchgeführt hat. Vielmehr ist anzunehmen, daß ihm die Sklaven selbst gehörten, womit ein weiterer Hinweis darauf vorliegt, daß Galen, seinem Wohlstand entsprechend, über eine größere Anzahl von Sklaven verfügt hat. Eventuelle Schmerzen der Sklaven nimmt Galen bei seinen Versuchen in Kauf. Mit ihrer Hilfe will er feststellen, welcher Bereich des Gehirns für die Geruchswahrnehmung zuständig ist. Der Kranke, dem Galen den Hinweis auf das Melanthion verdankte, hatte im Verlauf seiner Selbstbehandlung ein starkes Reißen im Kopf verspürt. Dies wertet Galen als Beweis dafür, daß die Geruchswahrnehmung in den vorderen Gehirnventrikeln zu lokalisieren sei. Die Sklaven, die das Mittel einnehmen mußten, zeigten eine sehr unterschiedliche Reaktion; einige empfanden den Schmerz im Kopf nur schwach, andere gar nicht, andere wieder sehr deutlich[77].

Galens Behandlungsberichte in 'de praecognitione' haben gezeigt, daß seine Sklaven an der medizinischen Arbeit aktiv beteiligt waren (s.o., S. 264f.). Aus 'de anatomicis administrationibus' geht zudem hervor, daß Galen bei seinen Sektionen von Sklaven unterstützt wurde. In dieser Schrift fordert Galen die Ärzte dazu auf, Tiere, die sie für ihre Demonstrationen verwenden, mit eigenen Händen zu enthäuten, da sie dabei möglicherweise neue Beobachtungen machen könnten[78]. Er selbst hätte lange Zeit, wie es allgemein üblich sei, die zur Sektion

---

75 4, 6 (CMG, suppl. V, S. 46 [K. II, 869]): καὶ διὰ τοῦθ' ἕνεκα τοῦ βεβαίως πεισθῆναι καὶ ἄλλῳ τινὶ καὶ ἄλλῳ καὶ πολλοῖς ἐφεξῆς οἰκέταις ὁμοίως ἐνεχέαμεν τοῦ φαρμάκου σφοδρῶς ἀναπνεῦσαι κελεύσαντες ...

76 De instr. odor. 4, 6 (CMG, suppl. V, S. 46 [K. II, 869]): ... σφοδρῶς ἀναπνεῦσαι κελεύσαντες ...

77 4, 6 (CMG, suppl. V, S. 46 [K. II, 869]): ... ἐξ ὧν ἔνιοι μὲν οὐδ' ὅλως, ἔνιοι δὲ ἀμυδρῶς, εἰσὶ δ' οἳ καὶ σαφῶς ᾔσθοντο δήξεως ἐν τῷ βάθει τῆς κεφαλῆς. – Ein weiterer medizinischer Versuch in de usu resp. 5, 2: einem „Jungen" (παῖς: wahrscheinlich ein Sklave) wird eine Ochsenblase über den Kopf gezogen, um festzustellen, wie lange er ohne äußere Luftzufuhr auskommt (um auf diese Weise die hippokratische Pneuma-Lehre zu widerlegen): Furley u. Wilkie, 1984, 124 (K. IV, 504f.): περι[τι]θέντες γὰρ παιδὸς τῷ στόματι καὶ ταῖς ῥισὶ μεγάλην κύστιν βοείαν ἤ τι τοιοῦτον ἕτερον ἀγγεῖον, ὡς μηδαμῇ παραπνεῖσθαι μηδὲν τῆς ἀναπνοῆς, δι' ὅλης ἡμέρας εἴδομεν ἀκωλύτως <ἀνα>πνέοντ' αὐτόν; vgl. dazu Wilkie, in: Furley u. Wilkie, 1984, 50f. sowie 256, Anm. 68 („The bladder was clearly not totally airtight", konnte der Sklave doch einen ganz Tag lang unter diesen Bedingungen atmen).

78 1, 3 (K. II, 231ff.).

verwendeten Affen von einem Sklaven enthäuten lassen, denn auch ihm sei es zunächst als unter seiner Würde liegend erschienen, diese Vorbereitung selbst durchzuführen[79].

IX. 4. Bestrafung von Sklaven

Mehrfach äußert sich Galen über die Bestrafung von Sklaven. Dieses Thema bietet ihm die Möglichkeit, die Folgen von unbeherrschtem Verhalten zu diskutieren. Es geht Galen weniger um die Gesundheit der Sklaven als um den Nachweis, daß Sklavenbesitzer, die im Zorn auf ihre Sklaven losgehen, sich damit selbst schaden. Denn die hemmungslose Bestrafung der Sklaven kann zu einer wirtschaftlichen Einbuße oder zu einer Selbstverletzung des Strafenden führen. Angefangen mit seiner eigenen, jähzornigen Mutter, die in ihrer Wut so weit ging, ihre Sklaven zu beißen[80], über den befreundeten, namentlich nicht genannten Reisegenossen, der seine Sklaven aus Ärger darüber, daß sie ein Gepäckstück nicht parat hatten, mit dem Schwert niederschlug, bis zum Kaiser Hadrian nennt Galen einige konkrete Beispiele für ungezügelten Zorn, der sich gegen Sklaven richtete[81].

Galen wendet sich gegen eine solche Art, Sklaven zu behandeln, weil Unbeherrschtheit ein Zeichen von Schwäche und mangelnder philosophischer Lebensführung darstellt. Wer über jede Kleinigkeit dermaßen in Ärger gerät, daß er

---

79 1, 3 (K. II, 232f.): ... κατ᾽ ἀρχὰς μὲν οὖν κἀμοὶ τῶν ὑπηρετῶν τις ἐξέδερε τοὺς πιθήκους, ὀκνοῦντι δηλονότι καὶ μικρότερον ἢ κατ᾽ ἐμὲ νομίζοντι τοὖργον.

80 De an. aff. dign. et cur. 8, 1 (CMG V, 4, 1, 1, S. 27; K. V, 40f.): ... μητέρα δ᾽ ὀργιλωτάτην, ὡς δάκνειν μὲν ἐνίοτε τὰς θεραπαίνας ...; vgl. Kap. III, 2, S. 40.

81 Vgl. Paulus, Eph. 6, 5: „Ihr Sklaven seid eurem leiblichen Herrn untertan mit Furcht und Zittern" (vgl. dazu Garnsey, Ideas of Slavery, 1996, 31) sowie Seneca, ep. 47, 5: ... *non habemus illos hostes sed facimus* ... (vgl. Eck u. Heinrichs, Sklaven und Freigelassene, 1993, S. 112, Nr. 155); Juvenal, 6, 474ff.; als Beispiel aus der Spätantike Amm. Marc. 28, 4, 16: Ist der Sklave beim Wasserholen zu langsam, wird er mit 300 Schlägen bestraft. Über dem Haus des Trimalchio die Inschrift: „Jeder Sklave, der ohne Erlaubnis das Haus verläßt, erhält 100 Schläge" (Petron. 28, 7); vgl. Bradley, Slaves and Masters, 1984, 119f. – Die Androhung mit Prügel hat ihren Niederschlag auch in den Inschriften gefunden; vgl. z.B. CIL XII, 5026 (aus Narbo, vermutlich 1. Jhd.), in der der Freigelassene Gaius Ofillius Arimnestus über sich berichtet: *Officiis vicit [do]minum nec verbera sens[it]*; vgl. Eck u. Heinrichs, 1993, S. 24f. (Nr. 39). Vgl. auch Horaz, epist. 2, 2 zur Anpreisung eines zu verkaufenden Sklaven; bsd. Z. 14f.: *semel hic cessavit et, ut fit, / in scalis latuit metuens pendentis habenae* (vgl. Eck u. Heinrichs, S. 27f., Nr. 42).

seine Sklaven beißt oder tritt, ist seinen eigenen Leidenschaften untertan wie jemand, der sich betrinkt und zu Prostituierten und Gelagen läuft[82]. Das heißt aber nicht, daß sich Galen gegen die Bestrafung von Sklaven oder gar generell gegen die Sklaverei ausspricht. Er betont nur, niemals einen seiner Sklaven mit der eigenen Hand geschlagen zu haben. In diesem Zusammenhang ist es wieder der Vater, auf den Galen sich als sein Vorbild beruft[83]. Schon sein Vater sei der Meinung gewesen, daß diejenigen, die ihre Sklaven mit bloßen Händen schlagen, sich nicht darüber beschweren dürften, ihrerseits Verletzungen und vielleicht sogar den Tod zu erleiden, hätten sie doch bei größerer Selbstbeherrschung die Bestrafung der Sklaven besser mit Rohrstock oder Riemen durchführen können, und dies mit so vielen Schlägen, wie sie nur wollten[84]. Daß es zu solchen Selbstverletzungen tatsächlich gekommen ist, geht aus Galens 'Synopsis librorum suorum de pulsibus' hervor. Hier berichtet Galen von einem Mann, der seinen Sklaven so heftig mit seiner Hand geschlagen hatte, daß dabei das Gelenk des obersten Gliedes des mittleren Fingers zerbrach[85]. Die Schläge wurden oftmals in das Gesicht der Sklaven ausgeteilt; auch einige der Freunde von Galens Vaters hatten sich einst dadurch verletzt, daß sie ihren Sklaven in das Gesicht bzw. in den Mund schlugen[86]. Sklaven wurden mit Fußtritten traktiert, ihnen wurden die Augen ausgeschlagen oder ausgestoßen[87]. Galen hat selbst erlebt, wie ein Skla-

82 De an. aff. dign. et cur. 2, 4 (CMG V, 4, 1, 1, S. 5; K. V, 5): ὅστις μὲν ἐπὶ μικροῖς ὀργιζόμενος σφοδρῶς δάκνει τε καὶ λακτίζει τοὺς οἰκέτας, οὗτος μέν σοι δῆλός ἐστιν ἐν πάθει καθεστηκώς, ὁμοίως δὲ καὶ ὅστις ἐν μέθαις ἑταίραις τε καὶ κώμοις καταγίνεται.

83 4, 6 (S. 13; K. V, 17): ... <φυλάξῃ> τὸ μηδέποτε τυπτῆσαι τῇ χειρί μου μηδένα τῶν οἰκετῶν, ὅπερ ἤσκητό μου καὶ τῷ πατρί ... – Dieser und der im Folgenden behandelte Abschnitt aus de an. aff. dign. et cur. auch bei Eck u. Heinrichs, Sklaven und Freigelassene, 1993, S. 113ff. (Nr. 157f.).

84 ... ἀξίους εἶναι λέγων [Galens Vater] ἐπὶ τῇ γενομένῃ φλεγμονῇ καὶ σπασθῆναι καὶ ἀποθανεῖν, ὅπου γ' ἐξῆν αὐτοῖς καὶ νάρθηκι καὶ ἱμάντι μικρὸν ὕστερον ἐμφορῆσαι πληγάς, ὅσαις ἠβούλοντο τῇ βουλῇ τὸ τοιοῦτον ἔργον ἐπιτελεῖν.

85 K. IX, 495: ἀλλὰ καὶ δοῦλόν τις πλήξας τῇ χειρὶ, καὶ θλάσας τοῦ μέσου δακτύλου τὸν κατὰ τὸ πρῶτον ἄρθρον τένοντα ...

86 De an. aff. dign. et cur. 4, 6 (CMG V, 4, 1, 1, S. 13; K. V, 17): ... καὶ πολλοῖς ἐπετίμησε [Galens Vater] τῶν φίλων περιθλάσασι νεῦρον ἐν τῷ πατάξαι κατὰ τῶν ὀδόντων οἰκέτας ...

87 4, 7 (CMG V, 4, 1, 1, S. 13; K. V, 17): ἄλλοι δ' οὐ μόνον πὺξ <παίουσιν>, ἀλλὰ καὶ λακτίζουσι καὶ τοὺς ὀφθαλμοὺς ἐξορύττουσι καὶ γραφείῳ κεντοῦσιν, ὅταν τοῦτο τύχωσιν ἔχοντες.

venbesitzer seinem Sklaven mit einem Schreibrohr in ein Auge gestochen hat[88]. Dabei konnten die Sklaven ihr Augenlicht verlieren, wie Galen mit einer Erzählung über Hadrian illustriert, die allein bei ihm zu finden ist und deren Herkunft nicht näher bestimmt werden kann[89]. Hadrian soll einem seiner Sklaven mit einem Schreibgriffel das Auge ausgestoßen haben[90]; nachdem er dann von dem Schaden erfahren hatte, habe er den Sklaven zu sich kommen lassen und ihn aufgefordert, zur Wiedergutmachung einen Wunsch zu äußern. Der Sklave habe anfangs geschwiegen, dann aber nur sein Auge zurückverlangt[91].

Galen zufolge richteten sich die Strafmaßnahmen häufig gegen die Körperteile der Sklaven, mit denen diese Fehlhandlungen begangen hatten. In 'de placitis Hippocratis et Platonis' zitiert Galen zunächst Homer, um zu zeigen, daß die Leber der Sitz der Begierde sei, wird Tityos, der Sohn der Gaia, für seinen Überfall auf Leto doch damit bestraft, daß ihm zwei Geier die Leber zerhacken (Od., 11, 576ff.). Dann verweist Galen auf die allgemein geübte Praxis der Sklavenbestrafung in seiner eigenen Gegenwart: οὕτω γοῦν εἰώθασι καὶ νῦν ποιεῖν οἱ τοὺς ἁμαρτάνοντας οἰκέτας καταδικάζοντες ...[92]. Die Art der Strafen, die Galen anführt, zeigt, daß er nicht nur an die Sklavenbesitzer denkt, die hier als in ihrer Strafgewalt völlig uneingeschränkt erscheinen, sondern auch an die staatli-

---

88 4, 7: εἶδον δέ τινα καὶ καλάμῳ δι' οὗ γράφομεν ὑπ' ὀργῆς εἰς τὸν ὀφθαλμὸν πατάξαντα τὸν οἰκέτην.

89 Eichholz, Galen and his environment, 1951, 64, sieht in dieser Erzählung einen Beleg für die distanzierte Haltung, die Galen Rom gegenüber eingenommen habe.

90 De an. aff. dign. et cur. 4, 8 (CMG V, 4, 1, 1, S. 13; K. V, 17): 'Αδριανὸς δ' αὐτοκράτωρ, ὥς φασι, γραφείῳ πατάξας εἰς τὸν ὀφθαλμὸν ἕνα τῶν ὑπηρετῶν ...

91 4, 8 [K. V, 17f.]; vgl. Swain, Hellenism and Empire, 1996, 372. – Mit den wiederholten Fragen des Kaisers und dem langen Schweigen des Sklaven trägt die Erzählung Züge einer literarischen Formung, die Galen vermutlich vorgelegen hat: ... ἐπειδὴ διὰ τὴν πληγὴν ταύτην ἔγνω [Hadrian] γενόμενον ἑτερόφθαλμον, ἐκάλεσέ τε καὶ συνεχώρησεν ἀντὶ τοῦ πάθους αἰτεῖν παρ' αὐτοῦ δῶρον. ἐπεὶ δὲ διεσιώπησεν ὁ πεπονθώς, αὖθις ἠξίωσεν ὁ 'Αδριανὸς αἰτεῖν, ὅτι βούλοιτο, θαρροῦντα· τὸν δ' ἄλλων μὲν οὐδέν, ὀφθαλμὸν <δ'> αἰτῆσαι. τί γὰρ ἂν καὶ γένοιτο δῶρον ἀντάξιον ἀπωλείας ὀφθαλμοῦ; Vgl. auch Millar, The Emperor in the Roman World, 1977, 212, für den diese Anekdote zeigt, „how the conception of an emperor as the source of gifts and benefits gave rise to the typically monarchic custom of specially favoured persons being given an open invitation to request whatever they whished." Kaum eine Anekdote könnte übrigens besser geeignet sein, implizit den Anspruch Hadrians, ein νέος 'Ασκληπιός zu sein, zurückzuweisen; dieser Selbstdarstellung des Kaisers begegnete man im 2. Jhd. vor allem in Pergamon; vgl. Le Glay, Hadrien et l'Asklépieion de Pergame, 1976, 353; 355.

92 6, 8, 82 (CMG V, 4, 1, 2, Bd. II, S. 424; K. V, 584).

chen Autoritäten, die Recht sprechen (καταδικάζοντες). Den Sklaven, die davongelaufen sind, werden die Beine zerschlagen[93], zerschnitten oder verbrannt[94], während den Sklaven, die gestohlen haben oder die als verfressen und schwatzhaft gelten, gleiches an Händen, Bauch und Zungen widerfährt[95]. „Mit einem Wort: sie bestrafen die Körperglieder, mit denen die Schandtaten begangen worden sind"[96].

---

93 Das *crurifragium*, der Strafe des Schenkelzerbrechens, angewendet z.B. auf Befehl des Augustus (s.u., Anm. 96) oder im Zusammenhang des Apollonius-Prozesses gegen den Sklaven, der Anzeige gegen seinen eigenen Herrn erhoben hat; vgl. Lampe, Die stadtrömischen Christen, 1988, 276 (mit weiteren Quellen u. Lit. in Anm. 606). Vgl. zur Sklavenbestrafung auch Garnsey, Social Status, 1970, 260.

94 6, 8, 82 (CMG V, 4, 1, 2, Bd. II, S. 424; K. V, 584): ... τῶν μὲν ἀποδιδρασκόντων τὰ σκέλη καίοντές τε καὶ κατασχάζοντες καὶ παίοντες ...

95 6, 8, 82 (S. 424f., K. V, 584): ... τῶν δὲ κλεπτόντων τὰς χεῖρας, ὥσπερ γε καὶ τῶν γαστριμάργων τὴν γαστέρα καὶ τῶν φλυαρούντων τὴν γλῶτταν ...

96 6, 8, 82 (S. 426, K. V, 584): ... ἁπλῶς δ' εἰπεῖν ἐκεῖνα κολάζοντες τὰ μόρια δι' ὧν ἐνεργοῦσι τὰς μοχθηρὰς ἐνεργείας. – Vgl. Suet., Calig. 32, 3: Der Kaiser ließ einem Sklaven, der ein Silbertablett gestohlen hatte, die Hände abhacken. Sie wurden dem Sklaven um den Hals gebunden, und mit einem Schild, das seine Strafe erläuterte, mußte er im Speisesaal auf und ab gehen; Juv. 14, 15ff.: Brandmarkung des Sklaven wegen Diebstahls von zwei Handtüchern; vgl. Bradley, Slaves and Masters, 1984, 120f. Vgl. auch Eck u. Heinrichs, Sklaven und Freigelassene, 1993, S. 148f. mit zwei Belegen für die Hinrichtung von Sklaven: Die Vorschriften für städtische Bestattungsunternehmer aus Puteoli (Nr. 214: AE 1971, 88 II 8ff.) regelten die Aufgabenverteilung für den Fall, daß „jemand die Todesstrafe an seinem Sklaven oder seiner Sklavin aus eigenem Entschluß vollziehen will" (*Qui supplic(ium) de ser(vo) servave privatim sumer(e) volet* ...). In seinen *res gestae* berichtet Augustus, 30.000 entlaufene Sklaven ihren Herren „zum Vollzug der Todesstrafe" übergeben zu haben (25, 1 [Nr. 215]: ... *ad supplicium sumendum* ...). Sueton erzählt, daß Augustus seinem Sekretär Thallus, weil dieser einen Brief verraten hatte, die Schienbeine brechen ließ (Aug. 67: ... *crura ei fregit* [Eck / Heinrichs, S. 150, Nr. 218]).
In de dignotione ex insomniis, einer kurzen, unter Galens Namen überlieferten Schrift, die wahrscheinlich zu den pseudogalenischen Schriften zu zählen ist, berichtet der Autor von einem Traum, in dem es dem Schlafenden erschien, als ob eines seiner Beine zu Stein geworden sei (K. VI, 833f.: ἐθεάσατο γοῦν τις τὸ ἕτερον τῶν σκελῶν λίθινον γεγονέναι ...). Diejenigen, die sich auf die Traumdeutung verstanden (... πολλοὶ τῶν περὶ τὰ τοιαῦτα δεινῶν ...), waren der Auffassung, „daß sich der Traum auf die Sklaven beziehe" (ὡς πρὸς τοὺς δούλους τείνειν τὸ ὄναρ), tatsächlich jedoch erlitt der Betroffene eine Lähmung am Bein. Demuth, Ps.-Galeni De dignotione ex insomniis, 1972, 34, erinnert in diesem Zusammenhang an die Fesselung von Sklaven mit schweren Ketten. – Zu Lebensmitteldiebstählen durch Sklaven vgl. Plinius, nat. hist. 33, 26: *Nunc cibi quoque potus*

Wenn die Sklavenbesitzer in Wut gerieten und hemmungslos auf ihre Sklaven einschlugen, konnten diese schwere Verletzungen erleiden. In 'de affectuum dignotione et curatione' schildert Galen einen solchen Einzelfall. Der aus Kreta stammende Freund, mit dem Galen durch Griechenland reiste, war außerstande, seinen Zorn zu beherrschen, und malträtierte, wenn er in Wut geriet, seine Sklaven mit Füßen und Händen, Stock und Peitsche[97]. Den Weg nach Athen legten die beiden Reisenden in Begleitung von nur zwei Sklaven und mit leichtem Gepäck zurück, während ihr größeres Gefolge in Korinth ein Schiff genommen hatte. Nachdem Eleusis passiert war, wurden die beiden Sklaven von Galens Mitreisendem nach einem Gepäckstück befragt, das aber nicht vorhanden war. Daraufhin geriet der Mann aus Kreta in einen solchen Zorn, daß er zu einem großen Messer griff und es mitsamt der Scheide, in der es aufbewahrt war, den Sklaven mehrfach auf die Köpfe schlug. Dabei durchschnitt das Messer die Scheide und verletzte die Sklaven schwer[98]. Die Wunden verursachten einen großen Blutverlust, und in der Annahme, seine Sklaven zu Tode geschlagen zu haben, ergriff der Mann aus Kreta die Flucht[99]. Doch Galen, der allein zurückblieb, konnte die Sklaven retten und nach Athen bringen. Hier angekommen, wurde er von seinem Bekannten aufgefordert, ihn für das, was er aufgrund seines „verfluchten Zorns" (ὑπὸ τοῦ καταράτου θυμοῦ) den Sklaven angetan hatte, mit der Peitsche zu züchtigen[100]. Galen aber wollte als Philosoph wirken und

---

anulo vindicantur a rapina. hoc profecere mancipiorum legiones ... (vgl. Eck u. Heinrichs, S. 136, Nr. 195). Zur staatlichen Strafverfolgung von Sklaven seit augusteischer Zeit vgl. Robinson, Slaves in the Criminal Law, 1998, 213ff. Um einen Sklaven, der des Diebstahls überführt worden war, hinrichten zu lassen, mußte dieser dem *praefectus vigilum* übergeben werden (S. 218). Zum 'thievish slave' vgl. MacCormack, 1972, 345ff.

97 4, 9 (CMG V, 4, 1, 1, S. 14; K. V, 18): ... ἦν δ' ὀργίλος οὕτως, ὡς ταῖς ἑαυτοῦ χερσὶ χρῆσθαι κατὰ τῶν οἰκετῶν, ἔστι δ' ὅτε καὶ τοῖς σκέλεσι, πολὺ δὲ μᾶλλον ἱμάντι καὶ ξύλῳ τῷ παρατυχόντι.

98 4, 11 (S. 14; K. V, 19): ἥ τ' οὖν θήκη διετμήθη παραχρῆμα καὶ τραῦμα μέγιστον ἐπὶ τῆς κεφαλῆς διττὸν ἀμφοτέροις εἰργάσατο· δὶς γὰρ ἑκάτερον αὐτῶν ἐπάταξεν.

99 4, 12 (S. 14; K. V, 19): ... ἕνεκα τοῦ <μὴ> διαφθαρῆναί τινα τῶν οἰκετῶν ἔτι παρόντος αὐτοῦ.

100 Vgl. auch Balsdon, Life and Leisure in Ancient Rome, 1969, 110. – Hatte der Sklavenbesitzer eine Strafverfolgung zu gegenwärtigen für den Fall, daß er seine Sklaven erschlagen hätte? Zahlreiche Zeugnisse belegen, daß die Sklavenbesitzer ihre Sklaven zu Tode bringen konnten; vgl. z.B. bei Juv. 6, 219ff. die Antwort auf die Frage, warum ein Sklave am Kreuz sterben soll: *hoc volo, sic iubeo, sit pro ratione voluntas.* An dieser Strafgewalt hat auch Augustus nichts geändert, trotz der bei Seneca überlieferten Rettung eines Sklaven des Vedius Pollio vor den Muränen (de ira 3, 40; vgl.

hielt folglich einen Lehrvortrag über die Besänftigung des Zorns, wodurch er den Kreter zu einem maßvolleren Menschen erzogen haben will[101]. Bereits nach einem Jahr habe der Mann über eine sehr viel größere Selbstbeherrschung verfügt. Mit diesem Beispiel will Galen dem Adressaten seiner Schrift deutlich machen, daß Selbstbeherrschung zwar nur langsam zu erlernen sei, es jedoch mehr darauf ankomme, ein guter Mensch als ein guter Arzt, Redner, Gelehrter oder Geometer zu werden. Als Ausgangspunkt für dieses 'Lehrfach' bietet sich Galen zufolge der Umgang mit Sklaven und ihre Bestrafung an. Galen empfiehlt nochmals, Sklaven niemals im Zorn und mit den eigenen Händen, sondern erst nach dem Abklingen des Ärgers zu züchtigen. Wenn die Selbstbeherrschung wiedergefunden sei, könne man zu einem besseren Urteil im Hinblick auf die Anzahl der zu erteilenden Schläge gelangen. Was zuvor als Ratschlag des eigenen Vaters

---

zu Juvenal und Seneca Eck u. Heinrichs, Sklaven und Freigelassene, 1993, S. 116f., Nr. 159f.). Eine Einschränkung erfolgte durch die *lex Petronia de servis*, vermutlich 61 n. Chr.; vgl. Dig. 48, 8, 11, 2 (Modestinus): *Post legem Petroniam et senatus consulta ad eam legem pertinentia dominis potestas ablata est ad bestias depugnandas suo arbitrio servos tradere* ... (vgl. Eck u. Heinrichs, S. 121, Nr. 170). Ein Verkauf in die Gladiatorenkaserne blieb bis Hadrian möglich, setzte von da ab jedoch einen Gerichtsbeschluß voraus: HA, Hadr. 18, 8: *Lenoni et lanistae servum vel ancillam vendi vetuit causa non praestita ...* (vgl. Eck u. Heinrichs, S. 122, Nr. 172). Unter Antoninus Pius wurde es den Sklaven möglich, gegen eine ungerechte Behandlung von Seiten ihrer Herren zu klagen, wobei die Begründung des Kaisers der Argumentation Galens ähnlich ist. Es wurde als im Interesse der Sklavenbesitzer liegend erklärt, die Sklaven vor Mißhandlungen zu schützen: Dig. 1, 6, 2 (Ulpian), Reskript des Antoninus Pius aus dem Jahr 131 mit Bezug auf Hadrian: *Dominorum quidem potestatem in suos servos illibatam esse oportet nec cuiquam hominum ius suum detrahi: sed dominorum interest, ne auxilium contra saevitiam vel famem vel intolerabilem iniuriam denegatur his qui iuste deprecantur ... divus etiam Hadrianus Umbriciam quandam matronam in quinquennium relegavit, quod ex levissimis causis ancillas atrocissime tractasset* (vgl. Eck u. Heinrichs, 1993, S. 122f., Nr. 174; Garnsey, Ideas of slavery, 1996, 91f.). Hadrians Gesetz über die Einschränkung der Gewalt gegen die Sklaven bei Gaius, inst. 1, 53, ed. David u. Nelson, 1954, 16f.: „*Sed hoc tempore neque civibus Romanis nec ullis aliis hominibus, qui sub imperio populi Romani sunt, licet supra modum et sine causa in servos suos saevire: nam ex constitutione sacratissimi imperatoris Antonini qui sine causa servuum suum occiderit, non minus teneri iubetur, quam qui alienum servum occiderit. sed et maior quoque asperitas dominorum per eiusdem principis constitutionem coercetur: ... praecepit, ut si intolerabilis videatur dominorum saevitia, cogantur servos suos vendere.*" Vgl. die Ausführungsbestimmungen in Dig. 47, 10, 15, 44 (Ulpian): Der Prätor wird das Verfahren nur eröffnen, wenn es sich um schwere Bestrafungen handelt (vgl. Garnsey, 91f.). Vgl. zur 'Sklavenschutzgesetzgebung' auch Vittinghoff, Soziale Struktur, (1980) 1994, 256.

101 De an. aff. dign. et cur. 4, 13 (CMG V, 4, 1, 1, S. 15; K. V, 20): ... πλέον αὐτῷ διελέχθην ὑποτιθέμενος, ὅπως χρὴ παιδαγωγῆσαι τὸ ἐν ἡμῖν θυμοειδές ...

bezeichnet wurde, führt Galen jetzt auf Platon zurück[102], und tatsächlich überliefert Diogenes Laertios entsprechende Anekdoten[103]. Galen erweitert die Aufforderung, nicht im Zorn zu strafen, zu einer Pädagogik im Umgang mit Sklaven: Es sei ratsam, beim ersten Fehlverhalten der Sklaven Nachsicht zu zeigen und wohl nach der Peitsche zu rufen, dann jedoch nur mit Worten zu strafen; dabei sollte man zugleich für den Wiederholungsfall mit einer härteren Strafe drohen. Sklaven sollten grundsätzlich nur dann bestraft werden, wenn sie sich eines Fehlers schuldig gemacht hätten.

In 'de placitis Hippocratis et Platonis' äußert sich Galen über die seelische Verfassung der zu Recht sowie der zu Unrecht bestraften Sklaven und beweist dabei erneut ein psychologisches Vermögen, das bereits bei seiner Behandlung kranker Sklaven zutage getreten ist. Während Platon in seiner 'Politeia' allgemein auf die Bedeutung hingewiesen hat, die der Einsicht des Bestraften in seine Schuld für die Akzeptanz der Strafe zukommt[104], konkretisiert Galen diese Überlegung anhand der alltäglichen Erfahrungen, die man mit Sklaven machen kann[105]. Werden Sklaven, so führt Galen aus, beim Stehlen ertappt, so zeigen sie keine Verbitterung, wenn sie mit Nahrungsentzug und Peitschenschlägen bestraft werden[106]. Die Sklaven dagegen, die sich zu Unrecht bestraft sehen, sind von Ärger und Rachsucht erfüllt[107]. Obwohl Galen keine Beispiele dafür gibt, daß Sklavenbesitzer von ihren Sklaven angegriffen worden wären, lassen seine Ausführungen in 'de placitis Hippocratis et Platonis' an das von Seneca formulierte 'Furchtmotiv'[108] *tot servi, tot hostes* denken[109]. Angesichts der harten Strafen, mit denen die Sklaven für den Fall zu rechnen hatten, daß sie sich gegen ihre Herren erhoben, wählten sie oftmals die nicht ungefährliche Alternative, sich der Gewalt ihrer Herren durch Flucht zu entziehen. Wieder ist es bezeichnend für

---

102 5, 1 (CMG V, 4, 1, 1, S. 15; K V, 21).

103 3, 38f.: εἰσελθόντος ποτὲ Ξενοκράτους εἶπε μαστιγῶσαι τὸν παῖδα· αὐτὸν γὰρ μὴ δύνασθαι διὰ τὸ ὠργίσθαι. ἀλλὰ καὶ πρός τινα τῶν παίδων, μεμαστίγωσο ἄν, εἶπεν, εἰ μὴ ὠργιζόμην. Vgl. W. de Boer, CMG V, 4, 1, 1, S. 15.

104 4, 15 (440 cd).

105 5, 7, 66 (CMG V, 4, 1, 2, Bd. I, S. 352; K. V, 497): ταῦθ' ὁσημέραι τὰ γιγνόμενα κἀπὶ τῶν οἰκετῶν ἔστι θεάσασθαι ...

106 5, 7, 66 (S. 352; K. V, 497): ὅσοι μὲν γὰρ ἂν αὐτῶν ἢ κλέπτοντες ἤ τι τοιοῦτον ἕτερον δρῶντες ἁλῶσι, καὶ μαστιγούμενοι καὶ λιμαγχονούμενοι καὶ ἀτιμαζόμενοι πρὸς τῶν δεσποτῶν οὐκ ὀργίζονται.

107 5, 7, 66 (S. 354; K. V, 498): ... ἀεὶ τούτων ἔνδον ὁ θυμὸς ἀγριούμενός ἐστι καὶ ποθῶν ἀντιτιμωρήσασθαι τὸν ἀδικοῦντα.

108 Christ, Römische Kaiserzeit, 1992, 361.

109 Ep. 47, 5. Zur Furcht vor den Sklaven vgl. auch Plinius, ep. 3, 14, 5: ... *nec est quod quisquam possit esse securus, quia sit remissus et mitis* ... (vgl. Eck u. Heinrichs, Sklaven und Freigelassene, 1993, S. 143, Nr. 202).

die Häufigkeit solcher Erfahrungen mit der Sklaverei, daß Galen in 'de dignoscendis pulsibus' die offensichtlich weitverbreitete Sklavenflucht anführt, um die Sinnhaftigkeit einer detaillierten Pulslehre zu erläutern: So wie es möglich ist, einen Menschen anhand bestimmter Merkmale genau zu beschreiben, vermag der geschulte Arzt auch die vielen unterschiedlichen Pulsarten auseinanderzuhalten. Ähnlich werden auch die entflohenen Sklaven unter Nennung besonderer Merkmale ausgerufen[110]. Manch ein Sklave scheint nicht einmal mehr in der Flucht einen Ausweg gesehen zu haben. Vielleicht hat sich der Sklave, von dem Galen in 'de locis affectis' berichtet, mit Absicht zu Tode getrunken (2, 5 [K. VIII, 112]; s.o., S. 257). Und in 'de motu musculorum' veranschaulicht Galen seine Auffassung, daß die menschliche Atmung vom Willen abhängig sei, mit dem (medizinisch allerdings unmöglichen) Beispiel eines 'barbarischen Sklaven' (οἰκέτης βάρβαρος), der sein Leben beenden wollte und deshalb aufhörte zu atmen. Eine längere Zeit über habe der Sklave unbeweglich dagelegen und sich dann nur noch einmal kurz bewegt, bevor er verstarb[111].

---

[110] 1, 1 (K. VIII, 774): ἀλλ' ὅμως καὶ τοὺς ἀποδιδράσκοντας οἰκέτας κηρύττουσιν ὁσημέραι κατὰ τὰ τῆς ἰδέας γνωρίσματα ...; vgl. Deichgräber, Galen als Erforscher des menschlichen Pulses, 1957, 27f. – Zur Alltäglichkeit der Sklavenflucht vgl. Seneca, ep. 107, 5 *(Servi me reliquerunt)* sowie die Sortes Astrampsychi (quaest. 36: εἰ εὑρήσω τὸν φυγόντα); vgl. Eck u. Heinrichs, Sklaven und Freigelassene, 1993, S. 136, Nr. 194; S. 173, Nr. 262; zur Sklavenflucht bsd. in den Metamorphosen des Apuleius Thébert, Der Sklave, 1991, 165. Die Häufigkeit der Sklavenflucht findet ihren Ausdruck auch in dem Aufkommen professioneller Sklavenjäger, der *fugitivarii*; vgl. Christ, Römische Kaiserzeit, 1992, 364: härteste Strafen bis hin zur Todesstrafe erwarteten den Wiederaufgegriffenen. Zur Kennzeichnung eines *fugitivus* wurden diesem metallene Halsketten mit eingraviertem Namen des *dominus* um den Hals gelegt; vgl. Bradley, Slaves and Masters, 1984, 121.

[111] 2, 6 (K. IV, 448f.): ... ἐπειδὴ θυμωθεὶς εἵλετο τεθνάναι, καταβαλὼν ἑαυτὸν ἐπὶ γῆς καὶ τὴν ἀναπνοὴν ἐπισχών, μέχρι πολλοῦ μὲν ἀκίνητος ἦν, ὕστερον δὲ βραχὺ κυλινδηθείς, οὕτως ἀπέθανεν. Sollte Galen diesen Todesfall miterlebt haben, so müßte man eine Fehlinterpretation annehmen: als Todesursache könnte nur der Sturz in Frage kommen. Es ist jedoch auch mit der Möglichkeit zu rechnen, daß Galen aus zweiter Hand berichtet. – Menschen, die es nicht aushalten, als Sklaven zu leben, erwähnt auch Strabon: Die aus Korsika nach Rom Verschleppten wählten offenkundig bisweilen den Freitod, um ihrem Schicksal zu entgehen: ... ἢ γὰρ οὐχ ὑπομένουσι ζῆν ἢ ζῶντες ἀπαθείᾳ καὶ ἀναισθησίᾳ τοὺς ὠνησαμένους ἐπιτρίβουσιν ... (5, 2, 7; vgl. Eck u. Heinrichs, Sklaven und Freigelassene, 1993, S. 8, Nr. 9). Zum „spectrum of responses" von Seiten der Sklaven vgl. Bradley, Slaves and Masters, 1994, 107-131; Garnsey, Ideas of Slavery, 1996, 9.

IX. 5. Sklaven in der Kupfermine von Soloi

Als ein bislang wenig beachtetes Zeugnis für die Verwendung von Sklaven in den Bergwerken des Römischen Kaiserreichs ist Galens Bericht über seinen Besuch in der Kupfermine von Soloi auf Zypern anzuführen[112]. Er bestätigt, daß die Sklaven „den mit Abstand härtesten Lebensbedingungen ... in den Bergwerken und Steinbrüchen ausgesetzt waren“[113]. Galen hat – vermutlich vor seinem zweiten Aufenthalt in Rom – die Insel Zypern bereist[114], um sich das in der Medikamentenherstellung vielfach verwendete Zinkoxid (καδμεία), ein Abfallprodukt der Kupferschmelze, Markasit (σώρυ) und Kupferkies (μίσυ) sowie Kupfervitriol zu verschaffen[115]. In 'de simplicium medicamentorum temperamentis et

---

112 Nicht berücksichtigt bei Eck u. Heinrichs, Sklaven und Freigelassene, 1993, S. 75ff. (Bergwerke), der Anfangsteil in Übs. bei Moraux, Galien de Pergame, 1985, S. 71ff. (Nr. 24f.). Als Beispiel für die Erzgewinnung durch Ausschwemmung und Verdunstung angeführt bei Rosumek, Antiker Bergbau, 1982, 50, wobei die Erzgewinnung in Soloi nicht allein auf diese Art betrieben wurde. Vgl. auch Walsh, Galen visits the Dead Sea and the copper mines of Cyprus, 1927, 103f. – Galen hat nicht nur das Bergwerk von Soloi besucht. In de simpl. med. temp. et fac. erwähnt er Zinkoxid und Blei, das er in den Minen von Ergasteria, zwischen Kyzikos und Pergamon gelegen, gesehen hat (9, 3, 22 [K. XII, 230]: ... ἅμα τοῖς ἄλλοις λίθοις ἐθεασάμην κατὰ τὴν εἰς Ἐργαστήρια φέρουσαν ὁδὸν ἀπὸ Περγάμου. καλεῖται δ' Ἐργαστήρια κώμη τις, ἐν ᾗ καὶ μέταλλά ἐστι, μεταξὺ Περγάμου καὶ Κυζίκου, σταδίους ἀπέχουσα Περγάμου τετρακοσίους τεσσαράκοντα).

113 Christ, Römische Kaiserzeit, 1992, 354.

114 Zur Datierung von Galens Reise nach Zypern vgl. Nutton, Chronologie, 1973, 169f.; Harig, Zur Datierung der Reisen Galens, 1987/88, 15. Weder die Bekanntschaft mit dem *procurator metallorum* in Soloi noch die Angabe Galens, das 9. Buch von de simpl. med. temp. et fac. „dreißig Jahre nach meinem Besuch“ verfaßt zu haben, erlauben eine sichere Entscheidung zwischen 162 und 167 (9, 3, 21 [K. XII, 227]: καὶ τοίνυν καὶ λαβὼν ἐξ αὐτοῦ πάμπολυ πρῶτον μὲν εἰς τὴν Ἀσίαν, ἐκεῖθεν δ' εἰς τὴν Ῥώμην ἐκόμισα καὶ μέχρι νῦν ἔσχον ἐτῶν μεταξὺ γενομένων ὡς λ'). Auch die Aussage, seine 'Freunde' in Asia und Rom hätten die Steine aus Soloi als großartige Geschenke empfunden, hilft zur Beantwortung dieser Frage nicht weiter (9, 3, 11 [K. XII, 220]: λίθους δὲ λαβὼν ... οὓς εἰς Ἀσίαν τε καὶ Ἰταλίαν κομίσαντός μου, μέγιστον δῶρον ἐδόκουν οἱ φίλοι λαμβάνειν, ὡς τῆς ἄλλης καδμείας ἐκείνην οὖσαν ἀμείνονα). Vgl. auch 9, 3, 34 (K. XII, 238) zum Kupfervitriol: ἐκόμισα γὰρ καὶ τοῦτο τὸ φάρμακον ἐκ τῆς Κύπρου πάμπολυ.

115 Vgl. Plinius, nat. hist. 34, 99: *Metalla aeris multis modis instruunt medicinam* ... Zur Gewinnung von Zinkoxid und seiner Verwendung in der antiken Medizin vgl. Moraux, Galien de Pergame, 1985, 71ff.; R. König und K. Bayer, C. Plinius Secundus, Natur-

facultatibus' berichtet Galen, daß ihn der Procurator der Mine[116] mit den verschiedenen Bestandteilen des Kupfers versorgt habe. Um dem Leser die Gewinnung des Kupfervitriols vor Augen zu führen, bietet Galen eine ausführliche Beschreibung der Mine bzw. der Methode der Erzgewinnung, wobei er sich zugleich zu den Arbeitsbedingungen der dort beschäftigten Sklaven äußert. Die Frage, ob es sich in Soloi um eine Mine gehandelt hat, die in staatlicher Regie geführt wurde, oder ob sie, wie es in der Römischen Kaiserzeit zumeist geschah, an Privatleute verpachtet war, läßt sich allein mit dem Hinweis auf die Anwesenheit eines Procurators nicht entscheiden, da z.B. auch die Silber- und Kupferminen im spanischen Vipasca der Aufsicht eines Beamten (*procurator metallorum*) unterstanden. Gleichwohl wurden auch diese Minen durch Pächter ausgebeutet, die ihrerseits Sklaven und freie Arbeiter einsetzten[117]. Grundsätzlich war es einem Sklavenbesitzer möglich, seine Sklaven in die Bergwerke zu verkaufen[118]. Im Hinblick auf die Mine von Soloi ist jedoch entscheidend, daß Galen mehrfach von πεδῆται spricht, d.h. von Sklaven, die ihre Arbeit mit Fußfesseln verrichten mußten[119]. Von dieser Erschwernis ist u.a. auch bei Cyprian die Rede, der (um 237 n.Chr.) in einem Brief an seine zur Bergwerksarbeit verurteilten Mitbischöfe die Grausamkeiten aufzählt, denen die Opfer der valerianischen Verfolgung ausgesetzt sind: „Auch haben sie euren Füßen Fesseln angelegt und die glückseligen

---

kunde, Buch XXXIV, München 1989, 182ff. sowie 189 zur (unsicheren) Identifizierung von σῶρυ und μίσυ. Der von Galen genannte Kupferstein (de simpl. med. temp. et fac. 9, 3, 21 [K. XII, 226]: χαλκῖτις) wird von König und Bayer mit dem Kupferkies gleichgesetzt (S. 188f.), der χάλκανθος (9, 3, 34 [K. XII, 238]) mit dem Kupfervitriol (S. 190).

116 9, 3, 11 (K. XII, 220): ... τοῦ τοῖς μετάλλοις ἐπιτεταγμένου ...; vgl. 9, 3, 21 (K. XII, 226f.): ὁ δὲ κατ' ἐκεῖνον τὸν καιρὸν ἐπίτροπος τοῦ μετάλλου ...; de antidot. 1, 2 (K. XIV, 7): Κύπρον γοῦν ἱστορῆσαι βουληθεὶς ἐγὼ διὰ ταῦτα, φίλον τε ἔχων τὸν ἐν αὐτῇ πολὺ δυνάμενον, ἑταῖρον ὄντα τοῦ προεστῶτος τῶν μετάλλων ἐπιτρόπου Καίσαρος, καδμείαν τε πολλὴν ἐκεῖθεν ἐκόμισα καὶ διφρυγὲς καὶ σπόδιον καὶ πομφόλυγα χαλκῖτίν τε καὶ μίσυ καὶ σῶρυ καὶ χάλκανθον, ὥσπερ γε πάλιν ἐκ τῆς Παλαιστίνης Συρίας ὀποβάλσαμον ἀκριβές. Der von Galen erwähnte einflußreiche 'Freund' kann nicht identifiziert werden.

117 Zur Stellung und Tätigkeit des procurator metallorum vgl. Davies, Roman Mines in Europe, 1935, 9ff., bsd. 11: „Procurators often managed individual mines directly, especially if worked by slaves or criminals under military supervision". Dies scheint für Soloi zuzutreffen, da Galen allein den Procurator erwähnt, nicht aber *conductores* bzw. *occupatores* (Pächter). Zu diesen vgl. Mrozek, Über die Arbeitsbedingungen in römischen Bergwerken, 1968, 163.

118 Vgl. Dig. 48, 19, 8.

119 De simpl. med. temp. et fac. 9, 3, 34 (K. XII, 239f.).

Glieder und Tempel Gottes mit schändlichen Seilen gebunden ...“[120]. Die Verwendung des Ausdrucks πεδήτης bei Galen belegt, daß die Mine von Soloi mit *ad metalla damnati* betrieben wurde, die durch eine Verurteilung ihre Freiheit verloren hatten (*servi poenae*)[121].

Die Metallgewinnung in Soloi hat sich nicht auf den Stollenbetrieb beschränkt, denn Galen berichtet, daß die durch Kupferschmelze erzielte Ausbeute an Zinkoxid nur noch sehr gering gewesen sei und er vom Procurator zum Ersatz erzhaltige Steine erhalten habe, die auf den Bergen und in den Flüssen gefunden worden waren[122]. Dafür konnte Galen größere Mengen an Markasit und Kupferkies, vor allem aber an Kupfervitriol erhalten, die er zunächst nach Pergamon und später nach Rom schaffen ließ.

Bereits in seinen Ausführungen über den Kupferkies kommt Galen ein erstes Mal auf die Anlage der Mine von Soloi zu sprechen, die er als „ein großes Haus“ bezeichnet[123], dessen eine Seite in den Berg gebaut war[124]. Den Stollen, in dem

---

120 Ep. 76, 2, 3.

121 Zur Verwendung von Staatssklaven in römischen Bergwerken vgl. Bang, Die Herkunft der roemischen Sklaven, 1912, 216f. (Verurteilung lebenslang oder auf zehn Jahre und von Freien nur, soweit sie zu den *humiliores* gerechnet wurden); Davies, Roman Mines in Europe, 1935, 14, der sich auf die hier behandelte Galen-Stelle beruft. Während die Bergwerksverordnungen von Vipasca mit den privaten Sklaven und Freigelassenen, den kaiserlichen Sklaven, die in der Verwaltung des Bergwerks tätig waren, und den freien Lohnarbeitern (*mercennarii*) verschiedene Kategorien von Arbeitern aufführen, ist bei Galen nur von den πεδῆται die Rede. Vgl. Mrozek, Über die Arbeitsbedingungen in römischen Bergwerken, 1968, 165f. Im Hinblick auf die Verurteilungen zur Arbeit in den Bergwerken vgl. Dig. 48, 19; Mommsen, Röm. Strafrecht, 1899, 951; Buckland, The Roman law of slavery, 1908, 405. Vgl. auch Alföldy, Die Freilassung von Sklaven, (1972) 1981, 356. – Fußfesseln wurden auch auf den Landgütern und in den *ergastula* verwendet; vgl. z.B. Achilles Tatios (5, 17, 3: ... καὶ ἐξαίφνης προσπίπτει τοῖς γόνασιν ἡμῶν γυνή, χοίνιξι παχείαις δεδεμένη ...), Columella (1, 9, 4: ... *ideoque vineta plurimum per adligatos excoluntur*, 1, 8, 16: ... *ut ergastulis mancipia recognoscant, ut explorent, an diligenter vincti sint* ...); Apuleius, Met. 9, 12: Fußfesseln der Mühlensklaven (... *pedes anulati* ...); vgl. Eck u. Heinrichs, Sklaven und Freigelassene, 1993, S. 89, Nr. 120; S. 93, Nr. 122; S. 96, Nr. 124; S. 113, Nr. 156.

122 De simpl. med. temp. et fac. 9, 3, 11 (K. XII, 220): ἐν γοῦν τοῖς Σόλοις τῆς ἐν ταῖς καμινείαις γεννωμένης καδμείας ὀλίγιστον ἦν ἔτι καθ' ὃν ἐγὼ χρόνον ἐπεδήμησα τῇ νήσῳ. λίθους δὲ λαβὼν παρὰ τοῦ τοῖς μετάλλοις ἐπιτεταγμένου κατά τε τὰ ὄρη καὶ τοὺς ῥύακας εὑρισκομένους ...; vgl. 9, 3, 21 (K. XII, 227): ... ἐν πενίᾳ τῆς καμινευομένης καδμείας ...; 9, 3, 22 (K. XII, 229): ὥσπερ δ' ἐν Κύπρῳ τὴν ἐν τοῖς ὄρεσιν καὶ ῥύαξι γεννωμένην καδμείαν ἔλαβον οὖσαν, ὡς ἔφην, εἶδός τι λίθου ...

123 De simpl. med. temp. et fac. 9, 3, 21 (K. XII, 226): ... μέγας τις ἦν οἶκος ...

Galen drei übereinanderliegende Metallschichten besichtigen konnte[125], hat er in Begleitung des *procurator metallorum* betreten[126]. In den folgenden Abschnitten seiner Schrift, die ein alphabetisch geordnetes Verzeichnis aller zur Medikamentenherstellung verwendbaren Stoffe darstellt, behandelt Galen dann u.a. Blei (μόλυβδος), Tonerde (ὄστρακον) und Kalk (τίτανος), bevor er auf das Kupfervitriol und dessen Gewinnung in der Mine von Soloi zurückkommt[127].

Das „große Haus" hat auf seiner an den Berg angelehnten Seite eine nur niedrige Decke[128]. Von der linken Wand des Hauses aus führt ein Stollen in den Berg, breit genug für drei Menschen und hoch genug, daß selbst ein großer Mann aufrecht gehen kann[129]. Der Stollen führt leicht bergab[130]. An seinem Ende, nach einer Strecke von einem Stadion, stößt man auf eine Grube, in der sich gelbliches, schweres und lauwarmes Wasser sammelt[131]. Im gesamten Stollen bis hin zur Grube herrscht eine Temperatur wie im ersten Raum der römischen Badanlagen, dem vorwärmenden 'Promalakterion'[132]. Das Wasser, das aus dem Berg

124 9, 3, 21 (K. XII, 226): ... οὗ κατὰ τὸν δεξιὸν τοῖχον, ὡς πρὸς ἡμᾶς δὲ τοὺς εἰσιόντας ἀριστερὸν, εἴσοδος ἦν εἰς αὐτὸ τὸ μέταλλον ...

125 9, 3, 21 (K. XII, 226): ... ἐθεασάμην ἐπὶ πλεῖστον ἐκτεταμένας οἷον ζώνας ἐπ' ἀλλήλαις τρεῖς, ταπεινοτάτην μὲν τὴν τοῦ σώρεως, ἐπ' αὐτῇ δὲ τὴν τῆς χαλκίτεως, εἶτα τοῦ μίσυος.

126 9, 3, 21 (K. XII, 226f.): ὁ δὲ κατ' ἐκεῖνον τὸν καιρὸν ἐπίτροπος τοῦ μετάλλου, δεικνύς μοι ταῦτα ...

127 9, 3, 34 (K. XII, 239): ... τὸ φάρμακον τοῦτο τόνδε τὸν τρόπον ἐθεασάμην ἀθροιζόμενον.

128 9, 3, 34 (K. XII, 239): οἶκος ἦν μέγας μὲν, οὐ μὴν ὑψηλός γε προκείμενος τῆς εἰς τὸ μέταλλον εἰσόδου.

129 9, 3, 34 (K. XII, 239): ... ἐξεκεκόλαπτο διῶρυξ εἰς τὸν συνεχῆ λόφον, εὖρος μὲν ὡς ψαύειν ἀλλήλων τρεῖς ἄνδρας, ὕψος δὲ ὡς τὸν μακρότατον ἄνθρωπον ὀρθὸν δύνασθαι βαδίζειν. – Im Gegensatz zu den Stollen der Bergwerke vom Laureion haben die Römer ihre Stollen oftmals in der von Galen beschriebenen Größe angelegt, die es den Arbeitern erlaubte, aufrecht zu stehen. In Soloi dürften die Maße des Stollens vor allem der leichteren Beförderung der Amphoren (s.u.) gedient haben, vielleicht auch der schnelleren Gewinnung des erzhaltigen Wassers. Zu den Stollenmaßen vgl. Davies, Roman Mines in Europe, 1935, 20; Rosumek, Technischer Fortschritt und Rationalisierung im antiken Bergbau, 1982, 28ff. (S. 29, Abb. 14ff. zu den römischen Großprofilen in Spanien, Britannien und Dakien).

130 9, 3, 34 (K. XII, 239): ἡ δὲ διῶρυξ αὕτη κατάντης μὲν, οὐ μὴν ὀξεῖά γε καὶ κρημνώδης.

131 9, 3, 34 (K. XII, 239): ἐπὶ τῷ τέλει δ' αὐτῆς οὔσης ὡς σταδιαίας λάκκος ὕδατος χλωροῦ τε καὶ παχέος χλιαροῦ μεστὸς ἦν.

132 9, 3, 34 (K. XII, 239): ἐν ἁπάσῃ δὲ τῇ καταβάσει θερμασία παραπλησία τῇ κατὰ τοὺς πρώτους οἴκους τῶν βαλανείων, οὓς εἰώθασιν προμαλακτήρια καλεῖν.

täglich gewonnen wird, in dem es in die Grube sickert, füllt acht römische Amphoren[133], was ungefähr 640 Litern entspricht[134]. Gefesselte Sklaven tragen diese Gefäße von der Grube in das Minenhaus und schütten es in viereckige, tönerne Wannen, wo es in wenigen Tagen verdunstet, während das Kupfervitriol zurückbleibt[135]. Der schwer zu ertragende Geruch der Luft veranlaßt die Sklaven, die (vermutlich wegen der Temperatur, die im Stollen herrscht) unbekleidet arbeiten[136], die mit dem Wasser gefüllten Amphoren so schnell wie möglich aus dem Stollen herauszubringen[137], und dies trotz ihrer Fesseln! Die Lampen, die im Stollen aufgehängt sind, verlöschen zumeist nach kurzem. Galen hat den Stollen bis zu seinem Ende beschritten[138] und dabei die kupferhaltige Luft als erstickend empfunden[139].

Abgesehen von der Erzgewinnung aus dem Minenwasser hatten die Sklaven noch weitere Aufgaben zu erfüllen. Sie waren nicht nur für den Transport der Amphoren und vielleicht für die Bewegung des Wassers zuständig, sondern auch für das Aufsammeln des erzhaltigen Gesteins außerhalb der Mine. Außerdem oblag ihnen der immer wieder notwendige und gefährliche Ausbau der Mine. Galen erfuhr, daß die Sklaven den Stollen über die Jahre immer tiefer in den Berg

---

133 9, 3, 34 (K. XII, 239): τὸ δὲ καθ' ἑκάστην ἡμέραν ἀθροιζόμενον ὕδωρ πλῆθος ἦν ἀμφορέων Ῥωμαϊκῶν ὡς ὀκτὼ, κατὰ σταγόνας μικρὰς, ἐν ταῖς τέτταρσιν καὶ εἴκοσιν ὥραις ὅλης τῆς ἡμέρας καὶ νυκτὸς ἐκ τοῦ διατιτραμένου λόφου καταφερόμενον. – Zur Chalkanthos-Gewinnung durch Verdunstung, wie sie durch Plinius (nat. hist. 34, 123f.) und Galen überliefert wird, vgl. Rosumek, Technischer Fortschritt und Rationalisierung im antiken Bergbau, 1982, 49f. Zum Chalkanthos auf Zypern vgl. auch Dioscurides, de mat. med. 5, 98.

134 Vgl. Hultsch, Griechische und Römische Metrologie, 1882, 112ff.

135 9, 3, 34 (K. XII, 239f.): ἀναφέροντες οὖν τὸ ὕδωρ τοῦτο πεδῆταί τινες ἐνέβαλον πυέλοις τετραγώνοις κατὰ τὸν προκείμενον οἶκον, ἐκ κεραμίων γεγονυίαις, ἐν αἷς πηγνύμενος ἡμέραις ὀλίγαις ἐγίνετο χάλκανθος. – Davies' Formulierung: „In Spain and Cyprus relays of porters handed the baskets onwards" (Roman Mines in Europe, 1935, 30) gibt die Arbeitsweise von Soloi nur ungenau wieder. Zu den spanischen Goldminen vgl. Plinius, nat. hist. 33, 71.

136 Vgl. dagegen Cyprian, ep. 76, 2, 4: *Vestis algentibus deest* ...

137 9, 3, 34 (K. XII, 240): ταῦτ' ἄρα καὶ γυμνοὶ καὶ μετὰ σπουδῆς τοὺς ἀμφορέας ἀνεκόμιζον οἱ πεδῆται καὶ πλείω χρόνον οὐχ ὑπέμενον ἐνδιατρίβειν, ἀλλὰ ταχέως ἀνέτρεχον ...

138 9, 3, 34 (K. XII, 240): ἐμοὶ δ', ὁπότε κατέβην ἐπὶ τὸ πέρας τοῦ ὀρύγματος, ἔνθα τὸ χλιαρόν τε καὶ χλωρὸν ὕδωρ ἠθροίζετο ...

139 9, 3, 34 (K. XII, 240): ... καὶ ἡ ὀδμὴ τοῦ ἀέρος ἐφαίνετο πνιγώδης καὶ δύσφορος, ὄζουσα χαλκίτεώς τε καὶ ἰοῦ.

treiben mußten[140]. „Das gelbliche Wasser", so erklärte die begleitende Person (vermutlich der Procurator) Galen, „das du jetzt aus dem Stollen in die Grube fließen siehst, wird bald schon weniger werden und schließlich ganz versiegen; dann werden die Sklaven wieder ein neues Stück ausgraben"[141]. Dabei kam es vor, daß der neugegrabene Stollenabschnitt plötzlich einbrach und die Sklaven verschüttete[142]. Dann mußte wieder ein neuer Stollen gegraben werden[143].

140 9, 3, 34 (K. XII, 240): τὸ δ' οὖν ὄρυγμα τοῦτο κατὰ βραχὺ διωρύχθαι παρ' αὐτῶν ἤκουον σὺν ἔτεσι πολλοῖς.

141 9, 3, 34 (K. XII, 240): τουτὶ γὰρ ἔφασαν, ὃ νῦν ὁρᾷς, ἀπὸ τοῦ λόφου καταφερόμενον εἰς τὸν λάκκον ὕδωρ χλωρὸν ἔλαττον εἴωθεν αὐτοῦ γίγνεσθαι κατὰ βραχὺ, κἀπειδὰν ἐγγὺς ᾖ τοῦ παύσασθαι, πάλιν ὑπορύττουσιν οἱ πεδῆται τὸ συνεχὲς τοῦ λόφου.

142 9, 3, 34 (K. XII, 240): καί ποτε πρόσθεν ἔπεσεν ἀθρόως τὸ διορυττόμενον, ὡς ἀποκτεῖναι μὲν πάντας αὐτοὺς, ὅλην δὲ διαφθεῖραι τὴν ὁδόν. Vgl. auch Plinius, nat. hist. 33, 70, zu den Gefahren der unterirdischen Goldgewinnung: *siduntque rimae subito et opprimunt operatos ...*

143 9, 3, 34 (K. XII, 240): ὅταν οὖν τοῦτο γένηται, πάλιν ἄλλην ὀπὴν ποιησάμενοι διορύττουσιν, ἄχρις ἂν ὑπακούσῃ τὸ ὕδωρ.

X. Zusammenfassung: Galen und die Gesellschaft der Römischen Kaiserzeit

„Von den früheren Generationen“, so schreibt Galen in ‘quod optimus medicus sit quoque philosophus’, „haben wir die Wissenschaften in einem Zustand empfangen, dem nicht mehr viel hinzugefügt werden muß. Das, was Hippokrates in langen Jahren entdeckt hat, können wir in kurzer Zeit lernen, um dann unsere weitere Lebenszeit darauf zu verwenden, die noch fehlenden Teile der Wissenschaften aufzufinden. Wer jedoch Reichtum über Tugend stellt und sein Studium um des Gelderwerbs willen betreibt, anstatt das öffentliche Wohl im Sinn zu haben, wird nicht eigentlich der Wissenschaft nachstreben“[1]. Mit diesen Sätzen stellt sich Galen in den Zusammenhang eines wissenschaftlichen Fortschritts, der die Jahrhunderte überspannt. Doch ist der ideale Arzt als Nachfolger des Hippokrates zugleich ein Wohltäter in seiner eigenen Zeit. Der Arzt verschließt sich dem materiellen Streben und allem, was ihn von der Beschäftigung mit seiner Kunst abhält. Sind diese Voraussetzungen erfüllt, ist auch die Vollendung der Wissenschaft erreichbar[2]. Die Fortschritte, deren die Medizin noch bedarf, können durch die Uneinsichtigkeit von Ärzten, die in ihren Dogmen gefangen sind, nicht aufgehalten werden. Die gebildeten Zeitgenossen erkennen die Relevanz der philosophischen Konzepte, die auf Hippokrates und Aristoteles zurückgehen, sowie der experimentellen Beweisverfahren grundsätzlich an. Die theoretische Fähigkeit, Gesundheit und Krankheit zu erklären und den Menschen als Teil des geordneten Kosmos vorzustellen, und das praktische Können, im Einzelfall diagnostizieren und prognostizieren, zumeist auch helfen zu können, begründen wissenschaftlich Galens Anspruch auf einen bedeutenden Rang. In der Verbindung von Medizin und Philosophie liegt eine ‘Leitwissenschaft’ vor, der die führenden Kreise der römischen Gesellschaft mit großem Interesse gegenüberstehen. Doch um hier das eigene Wissen zur Anwendung zu bringen, muß der philosophische Arzt die Konfrontation mit anderen Vertretern seines Faches, zumal mit sophistisch orientierten Anhängern einzelner ‘Sekten’, durchstehen.

---

1 2 (GSM II, 4; K. I, 57): ἀλλ' οὐκ ἐνδέχεται πλοῦτον ἀρετῆς τιμιώτερον ὑποθέμενον καὶ τὴν τέχνην οὐκ εὐεργεσίας ἀνθρώπων ἕνεκεν ἀλλὰ χρηματισμοῦ μαθόντα τοῦ τέλους τοῦ κατ' αὐτὴν ἐφίεσθαι.

2 Vgl. dazu ausführlicher Hankinson, Galen’s Concept of Scientific Progress, 1994, 1775ff., bsd. 1780.

Nur wer in dieser gegenwärtigen Konkurrenz besteht, wird sein Werk an die Nachwelt weitergeben können. So ist Galen, wenn er sich auch zeitübergreifend mit Hippokrates verbindet, zugleich von den Strukturen seiner Gesellschaft abhängig. Für Galen als Angehörigem der kleinasiatischen Munizipalaristokratie ist nicht nur das Kriterium der εὐεργεσία, sondern auch das der δόξα eine Selbstverständlichkeit. So wie andere Mitglieder der provinzialen Aristokratie vermittels einer politischen oder sophistischen Laufbahn höhere Ehren anstrebten, hat auch Galen seine Wissenschaft dazu genutzt, das lokale Umfeld hinter sich zu lassen. Die Anerkennung, die er bei der Reichsaristokratie und den Kaisern in Rom gewinnen konnte, stellte den höchstmöglichen gesellschaftsimmanenten Beweis für die eigenen Fähigkeiten dar. So waren für den Arzt sozialer und wissenschaftlicher Erfolg voneinander nicht zu trennen. Galen ist nicht nur der forschende Arzt, der in einem Raum seines Hauses, umgeben von Studenten, Sklaven und Tachygraphen, die Vivisektion z.B. eines Schweins durchführt, um den Nachweis zu erbringen, daß auch die linke Herzkammer mit Blut gefüllt ist[3], und währenddessen seine Arbeitsschritte und Beobachtungen zu Protokoll gibt. Er ist auch der rhetorisch geschulte Vortragsredner, der vor seinem Publikum über medizinische und philosophische Fragen extemporiert oder sich tagelang mit den Einwänden anderer Ärzte und Philosophen auseinandersetzt, die ihrerseits um ihre Stellung bei einflußreichen Mitgliedern der Reichsaristokratie besorgt sind. Galen bezieht Einkünfte aus seinem Landbesitz bei Pergamon und verzichtet aus 'Wohltätigkeit' auf manches Honorar bei seinen Behandlungen; er beklagt die Unterwürfigkeit, mit der Ärzte, die geringeren Standes sind als er, den Aristokraten begegnen, und sieht sich doch selbst im Umgang mit Senatoren und Kaisern zu Vorsicht und Berechnung veranlaßt. Seine ärztliche Verhaltenslehre verlangt, daß der Arzt dem Patienten als Autorität begegnet und über ihn Herrschaft ausübt, die der eines Herren über seinen Sklaven gleicht. Doch wenn der Patient ein Aristokrat oder gar der Kaiser ist, will auch Galen die Wünsche des Kranken berücksichtigen, seinen Geschmack erraten, ihm gefällig unter die Augen treten.

Trotz des ärztlichen Anspruchs, jedem Patienten helfend beizustehen, spiegeln sich die sozialen Differenzen der römischen Gesellschaft in den Schriften Galens in aller Deutlichkeit. Schlecht angesehene Personengruppen wie Sklaven und Gladiatoren stellen stets nur anonyme Patienten dar, an denen der Arzt Kenntnisse gewinnen oder beweisen kann. Dabei gibt es zumeist einen höheren, indirekten Adressaten für Galens ärztliches Tun, sei es der 'Oberpriester' von Pergamon, der durch Galens Behandlungserfolge weniger Gladiatoren verliert

---

3 Vgl. z.B. de plac. Hipp. et Plat. 1, 5, 13ff. (CMG V, 4, 1, 2, Bd. I, S. 78; K. V, 184). Vgl. zu Galens Sektionen an lebenden Tieren ausführlich Debru, L'expérimentation chez Galien, 1994, 1731ff.; vgl. auch Tieleman, Dialectic and Science, 1995, 489f.

und dadurch seine Kosten reduzieren kann, oder der Sklavenbesitzer, der mit der Gesundheit vermutlich auch die Arbeitskraft seines Sklaven sichern will (vgl. Kap. IX, 2, S. 267). Im Vergleich zu diesen abhängigen, unfreien Patienten, über die Galen zahlreiche Mitteilungen macht, die sich auch auf ihre Arbeits- und Lebensbedingungen beziehen, sind Berichte über arme, doch freie Patienten bei Galen kaum zu finden (vgl. Kap. VII, 5, S. 206f.). Galen hat zwar Angehörige der *plebs urbana* oder *rustica* behandelt, doch sieht er offensichtlich wenig Anlaß, Fallgeschichten aus diesem 'Milieu' mitzuteilen. Erscheinen somit die zumeist unfreien Angehörigen der unteren Schichten, von denen Galen erzählt, als Objekte des ärztlichen Handelns, so werden die Aristokraten als belehrungsfähige Laien angesprochen, die sich nicht nur für das praktische Handeln des Arztes, sondern auch für die theoretischen Grundlagen der Medizin interessieren (vgl. Kap. VI, 2, S. 156ff.).

Wer als Arzt zur Behandlung höherstehender Patienten gerufen wird, gehört bereits zu den Erfolgreichen seines Berufsstandes und ist doch in seiner Position permanent gefährdet. An Senatoren und an Mitgliedern des Kaiserhauses kann und muß Galen sein Können beweisen; immer besteht die Gefahr, durch eine erfolglose Behandlung oder eine Niederlage im Disput mit Kollegen die Gunst der Gönner wieder zu verlieren. Galen nennt seine aristokratischen Patienten oftmals bei ihren Namen, verweist zuweilen auf ihre Amtsstellung, verwendet jedoch in der Regel eine verkürzte Kennzeichnung, die das Mitglied der Reichsaristokratie auf eine Stufe mit ihm selbst, dem Munizipalaristokraten, stellt. Daß hier ein Widerspruch besteht, ist aus der historischen Distanz leicht zu erkennen: Einerseits betont Galen die Gleichrangigkeit gegenüber römischen Aristokraten und sieht sich mit ihnen durch ein Verhältnis von *amicitia* verbunden, doch muß er andererseits um ihre Gunst in einem dauerhaften Wettstreit mit Konkurrenten ringen, der selbst mit der schließlich erreichten Nähe zum Kaiser nicht beendet ist und durch die Verwendung auch politisch relevanter Vorwürfe (Prognostik/Mantik) jederzeit gefährliche Formen annehmen kann. Der Ablehnung von Formen des sozialen Kontakts wie der *salutatio*, die Galen als Ausdruck einer Unterwerfung (und eines Verrats an der Wissenschaft) mißbilligt, entspricht eine weitgehende Ausblendung der eigenen, sich aus der familiären Situation ergebenden Vorteile, die Galen allerdings durchaus bewußt waren (vgl. Kap. IV, 3, S. 85f., Anm. 111).

Aufgrund der in der Einleitung beschriebenen Probleme einer Auswertung der Schriften Galens als sozialhistorischer und biographischer Quellen ist der familiäre Hintergrund Galens nur annähernd zu erschließen. Bereits elementare Fragen wie die nach dem Namen des Vaters und dem Rechtsstand der Familie müssen mit Vermutungen beantwortet werden. Selbst komplexe Argumentationen erlauben keine endgültige Entscheidung in der vom epigraphischen Material vorgegebenen Alternative zwischen Aelius Nicon und Iulius Nicodemus, die untereinander in Kontakt standen, beide an Architektur und Mathematik (bzw. mathematischer Dichtung) interessiert waren und beide auch der lokalen Aristokratie zugerechnet werden dürfen. Sollte man in diesen Personen auch nicht auf Galens Familie treffen, so doch zumindest auf ihr engeres soziales Umfeld, und auch die Gedankenwelt, die aus der Sol-Inschrift des Aelius Nicon spricht, ist für Galens religiöses Denken von Belang. Eine monotheistische Tendenz und die Vergöttlichung des Kosmos finden sich auch bei Galen, wenngleich die agnostischen Elemente nicht übersehen werden dürfen (vgl. Kap. VIII, 1, S. 233ff.). Die Sol-Inschrift einerseits und Galens Aussagen zu Asklepios wie zur göttlichen Physis andererseits lassen sich trotz ihrer Unterschiedlichkeit der 'Gebildetenreligion' zurechnen, für die immer persönliche Gewichtungen in Rechnung zu stellen sind. Bei Galen kann es aufgrund der Herkunft und der wissenschaftlichen Ausrichtung kaum verwundern, daß Asklepios an die Stelle von Sol tritt; der Heilgott ist es, der den Arzt zu medizinischen Entdeckungen führt. Doch ähnlich wie der Dichter der Sol-Inschrift zeigt auch Galen ein Verkündigungspathos, das aus seiner philosophisch-theologischen Physis-Auffassung resultiert. Galen hat die Strukturen von Physis und Kosmos erkannt, so daß er zum Vermittler dieses zum Göttlichen führenden Wissens werden und in die einzigen Mysterien einweihen kann, die den Ansprüchen der Vernunft genügen. Ähnlich ist noch ein weiterer Aspekt der inschriftlichen Zeugnisse, die für die Frage nach Galens familiärer Herkunft herangezogen worden sind, für das Wertesystem zu berücksichtigen, in dem Galen aufgewachsen ist: Die Bedeutung des Euergetismus, die in einer der Inschriften, die zu Ehren von Iulius Nicodemus aufgestellt wurden, betont wird, stellt einen für Galen wichtigen Aspekt des Selbstverständnisses dar (vgl. Kap. III, 1, S. 37ff.).

Sollte Galen kein *cives Romanus*, sondern ein *peregrinus* gewesen und geblieben sein, so hätte dies keine größeren Auswirkungen auf seine Laufbahn und sein Leben in Rom gehabt. Eine 'peregrine Perspektive' kann aus seinen bisweilen durchaus kritischen Äußerungen zur Römischen Gesellschaft nicht sicher erschlossen werden (vgl. Kap. III, 3, S. 57ff.). Für Galen scheint es keinen Grund gegeben zu haben, die politische Verfaßtheit seiner Gegenwart und die Einfügung der griechischen Kultur und Tradition in die römische Gesellschaft in Frage zu stellen. In politisch oder sozial untergeordneten Fragen formuliert Galen teleologische Rechtfertigungen des Bestehenden; 'de usu partium' bietet Beispiele dafür, wie die Sinnhaftigkeit gesellschaftlicher Zustände durch den Verweis auf die Zweckgerichtetheit der Natur erläutert werden kann, so daß man hier zum

Bild der besten aller möglichen Gesellschaften gelangt[4]. Wichtiger ist, daß für Galen Herrschaft und Unterordnung zur grundsätzlichen und unabdingbaren Struktur jeder Gesellschaft gehören, wobei er sich allerdings nicht über die höchsten Institutionen des römischen Staates, über Kaiser und Senat, äußert (vgl. Kap. IX, 1, S. 259). Auch nimmt Galen kaum einmal Stellung zur politischen Gegenwart. Man kann in diesem Zusammenhang auf den kurzen Bericht über die Standhaftigkeit der Sklaven verweisen, die nach der Hinrichtung des Perennis der Folter unterworfen wurden und doch ihre Herren nicht beschuldigten (vgl. Kap. VII, 6, S. 215). Diese implizite Kritik an Commodus wird Galen erst nach dem Untergang des Herrschers niedergeschrieben haben. Und die Erwähnung Hadrians, der durch unbeherrschtes Verhalten einen seiner Sklaven schwer verletzt hat, sollte eher als historisches Exempel denn als Zeit- oder Herrschaftskritik gedeutet werden (vgl. Kap. IX, 4, S. 277f.). Die wenigen Bemerkungen, die Galen ansonsten zur Zeitgeschichte macht, können keine große Relevanz beanspruchen. Über den Bürgerkrieg in Pergamon, der für Galens Biographie offensichtlich eine gewisse Rolle gespielt hat, fehlen alle näheren Angaben. Beiläufig weist Galen darauf hin, daß Mark Aurel der Meinung gewesen sei, der Markomannenkrieg könnte recht schnell beendet werden, doch dient diese Aussage nur als Erläuterung dafür, daß Galen in Rom länger als erwartet auf den Kaiser zu warten hatte (vgl. Kap. VII, 1, S. 178).

In Galens Äußerungen spiegelt sich die Heimatverbundenheit des Provinzialen, der auch während eines jahrzehntelangen Aufenthalts in der Hauptstadt seine Herkunft nicht vergißt. Rom ist die Stadt, in der man nicht nur vielfältigste medizinische Erfahrungen sammeln, sondern auch die höchste Anerkennung für die eigene Wissenschaft erlangen kann, und folglich bestehen hier mitunter bedrohliche Zustände von Konkurrenz und Verleumdung. Doch Galens Kritik an einer Gesellschaft, in der ein betrügerischer Arzt mehr Erfolg als ein rechtschaffener hat, zielt über Rom hinaus; überall im Römischen Reich zeigt sich ein solches Bild (vgl. Kap. III, 3, S. 58). Galen formuliert also keine Romkritik, die sich auf die Stadt oder auf die politische Struktur des Reiches beziehen würde, sondern eine moralische Gesellschaftskritik, in die implizit auch die griechischen Einwohner des Römischen Reiches eingeschlossen sind. Nicht anders als die medizinische Wissenschaft bietet auch die Philosophie die Möglichkeit, Distanz zu der Gesellschaft zu finden, nach deren Anerkennung man strebt. Galens Haltung gegenüber Staat und Gesellschaft erlaubt es kaum, ihn als einen politischen Denker zu bezeichnen. Seine Reflexionen über die Gesellschaft erreichen

4 Vgl. z.B. de usu part. 11, 14 (II, 154f. Helmreich [K. III, 899ff.] zur unterschiedlichen Bedeutung des Haarwuches für Männer und Frauen: Kap. VIII, 2, S. 240, Anm. 63.

nur annähernd das Niveau mancher zeitgenössischer Sophisten[5]. Auch fehlt ein ernsthaftes historisches Denken, das über die Medizin hinausführen würde. Galen vertraut auf den wissenschaftlichen Fortschritt und unterzieht die früheren wie die zeitgenössischen Ärzte und Philosophen einer bisweilen heftigen Kritik. Doch wird die politische Vergangenheit nicht reflektiert. Als ob es eine attische Demokratie oder ein republikanisches Rom nie gegeben hätte, zieht Galen eine Linie von „unserem" Attalos (vgl. S. 187, Anm. 63) zu den 'Herrschern in Rom'[6]. Kann sich der Munizipalaristokrat trotz aller Autonomie-Ideale, die in den Poleis überdauert haben, ein Leben ohne Herrscher nicht mehr vorstellen? Auch scheint Galen ein Gespür für äußere oder innere Entwicklungen zu fehlen. Allein schon deshalb, weil die historische und politische Dimension in seinen Betrachtungen weitgehend fehlt, läßt sich von einem Gesamtbild Galens von der römischen Gesellschaft kaum sprechen[7].

Galen ist in der Welt der wohlhabenden Munizipalaristokratie Kleinasiens aufgewachsen, deren Mitglieder über Landbesitz verfügen, ihr Vermögen für öffentliche Bedürfnisse verwenden und somit das Gebot der Wohltätigkeit anerkennen, die sich zugleich mit wissenschaftlichen Problemen beschäftigen und auch dieses Interesse öffentlich machen. Galens Familie ist seit Generationen mit den Wissenschaften befaßt, und dieser familiäre Hintergrund schafft die Voraussetzung dafür, daß Galen später eine Spitzenstellung im 'Wissenschaftsbetrieb' seiner Zeit einnehmen kann (vgl. Kap. III, 2, S. 40f.). In Rom wird Galen vor einer breiteren Öffentlichkeit, vor allem aber im 'Boethus-Kreis', dessen Mitglieder z.T. aus einer vergleichbaren sozialen Umgebung aufgestiegen sind, und sogar im Herrscherhaus auf eine ähnliche Wertschätzung der Wissenschaften stoßen, die seinen wissenschaftlichen und sozialen Erfolg begünstigt (vgl. Kap. VI, 2).

Die Erziehung und Ausbildung des jungen Galen wird mit großer Aufmerksamkeit und Sorgfalt betrieben. Galen bietet zahlreiche Informationen zu seinen Lehrern, und die Ausführlichkeit, mit der sowohl die vom Vater bestimmte Fä-

5 Vgl. etwa die Romrede des Aelius Aristides mit ihren Ausführungen zur Bedeutung des römischen Bürgerrechts.

6 Vgl. dagegen z.B. Stertz, Aelius Aristides' Political Ideas, 1994, 1250ff. zum Demokratie-Ideal bei Aelius Aristides (Interpretation der römischen Kaiserherrschaft nach dem Muster der attischen Demokratie).

7 Vgl. in diesem Zusammenhang die grundsätzlichen Bemerkungen von Swain, Hellenism and Empire, 1996, 87ff., bsd. 88 zum geringen Interesse der griechischen Intellektuellen an der Vergangenheit Roms, sowie S. 367 u. 377 zu Galen: „The most striking thing to emerge from On Precognition and from Galen's other works is his insulation from the Roman world" (377); vgl. auch Strohmaier, Der syrische und der arabische Galen, 1994, S. 1988.

cherwahl als auch der eigene, jugendliche Entwicklungsgang dargestellt wird, läßt ihn zu einem der wenigen autobiographischen Autoren der Kaiserzeit werden. Bemerkenswert ist, daß Galens Vater den Unterricht in etlichen Fächern selbst durchgeführt hat. Damit wird eine Wissensvermittlung aufgegriffen, wie sie in den zeitgenössischen Techniten-Familien oftmals zu beobachten ist, doch entspricht sie kaum dem wirtschaftlichen Stand der Familie (vgl. Kap. IV, 2, S. 65f. mit Anm. 28). Man hat es hier also mit einem individuellen Aspekt in der Entwicklungsgeschichte Galens zu tun, dessen Wirkung in der häufigen Berufung auf vom Vater vermittelte Lehren auch gut zu fassen ist. Aus der intensiven Förderung von Seiten des Vaters dürfte zudem das frühe Einsetzen von Galens literarischer Arbeit resultieren.

Der Vater hat nicht nur auf die inhaltliche Qualität des Unterrichts geachtet, sondern sich zugleich erfolgreich um eine standesgemäße Wertevermittlung bemüht (vgl. Kap. III, 2, S. 43f.). Wie von Plutarch empfohlen und später zwischen Heiden und Christen heftig diskutiert, wurden bei der Lehrerauswahl moralische Kriterien zur Anwendung gebracht, und Galen setzt später öffentliche Anerkennung immer auch in Bezug zu moralischer Integrität, was angesichts der Konkurrenz zwischen Ärzten oder Philosophen in einer Sozialstruktur, die den Gelehrten in Abhängigkeiten zwingt, zu heftigen Konflikten und Polemik führen muß.

Die väterlichen Leitsätze der Verwendung des eigenen Besitzes für die Öffentlichkeit spielen bei Galen dauerhaft eine wichtige Rolle (vgl. Kap. III, 1, S. 32ff.). Galen ordnet sich dem Kreis der „Wohlgeborenen" Pergamons zu; seine Standesethik muß für die Erklärung, warum die Frage der ärztlichen Honorare weitgehend ausgeblendet bleibt, berücksichtigt werden. Die Heilkunst ist, wie erwähnt, für Galen dort, wo sie praktiziert wird, ein Teil der Wohltätigkeit, gewissermaßen angewandte Philosophie. Dort, wo man sich im Wechsel zwischen Experiment und Theorie um die Grundlagen der Medizin bemüht, ist sie ohnehin eng mit der Philosophie verbunden und aufgrund des möglichen Erkenntnisgewinns, dem höchste Relevanz zukommt, als die erste der *artes liberales* zu bewerten.

Die Wahl der Medizin als des die Philosophie ergänzenden Studienfachs kann als Reaktion auf die Wertschätzung gedeutet werden, die dieser Wissenschaft im 2. Jahrhundert zuteil wurde. Dabei differiert die Fächerwahl gegenüber der ausschließlich literarischen bzw. rhetorischen Ausbildung der Sophisten, von denen es einige in der Kaiserzeit zu herausragendem Reichtum brachten. Auch Ärzte konnten durch ihre Tätigkeit zu beträchtlichem Wohlstand, zu Ehren und Ämtern gelangen. Dagegen können für Galen wirtschaftliche Absichten im Zusammenhang seiner Berufswahl nicht festgestellt werden. Trotz eines sicher vorauszusetzenden ärztlichen Einkommens (später als *archiatros* auch eines Gehalts), steht in den wenigen diesbezüglichen Selbstaussagen Galens die aristokratische Kategorie des Landbesitzes im Vordergrund (vgl. Kap. III, 1, S. 33). Eine Ehrenstellung oder ein politisches Amt hat Galen nicht erreicht (oder nicht erreichen wollen).

Für die Studien- und Berufswahl muß auch die Bedeutung des pergamenischen Asklepios in Rechnung gestellt werden, wobei für Galen zwischen der religiösen und der wissenschaftlichen Ausrichtung der Medizin kein Widerspruch besteht. Galen hat den religiösen Aspekt der Heilkunst akzeptiert und – soweit er sich in den traditionellen Formen der Religion bewegt hat – in Asklepios den ihm besonders nahestehenden Gott gesehen. Für die Stellung des Asklepios ist allgemein auf die Förderung durch die Kaiser (seit Hadrian) hinzuweisen und für Pergamon im Besonderen auf die Anwesenheit des Konsulars Rufinus, der hier den von Hadrian intendierten Aufbau des Asklepieions zu einem Zentrum der den Kaiserkult miteinschließenden Religion vorangetrieben hat (vgl. Kap. IV, 2, S. 73ff.).

Den vom Vater vorgegebenen Ausbildungszielen und der wirtschaftlichen Situation der Familie entsprechend hat Galen sein philosophisches und medizinisches Studium in ungewöhnlicher Länge absolviert. Seine letzten Studienjahre in Alexandria erscheinen kaum noch als Ausbildung-, eher schon als erste Forschungsjahre. Obwohl ihn der Zeitgeschmack auf den Weg der Iatrosophistik hätte führen können, folgt Galen familiären Vorgaben auch insofern, als er immer die praktische Anwendung seiner Kenntnisse im Blick behalten hat. In diesem Zusammenhang ist an die landwirtschaftlichen Experimente des Vaters zu erinnern (vgl. Kap. III, 2, S. 41ff.). Doch Galen wird gerade dadurch zu einem herausragenden Gelehrten, daß er den Anforderungen an rhetorisches, ja 'sophistisches' Können gerecht wird und zugleich Praxis und Experiment nicht vernachlässigt. Mit viel Polemik und dem notwendigen Selbstvertrauen faßt Galen die Ergebnisse seiner Wissenschaft zusammen. Sein Wissenschaftsverständnis kann als ansatzweise 'modern' bezeichnet werden, weil Galen trotz aller Verhaftung in hippokratischen und aristotelischen Konzepten zur Forschung aufruft, einzelne Positionen der Prüfung durch Logik und Experiment unterwirft und der Schulbindung eine entschiedene Absage erteilt. Daß diese kritische Fähigkeit, die Galen seinen Nachfolgern empfiehlt, alsbald verloren ging und Galens große Hinterlassenschaft einen die weitere Forschung behindernden autoritativen Wert erlangte, kann ihm selbst nicht angelastet werden[8]. Wie hätte sich die arabische, mittelalterliche und neuzeitliche Medizin ohne ihn entwickelt?

---

8 Vgl. Heinrichs, Die Überwindung der Autorität Galens durch Denker der Renaissancezeit, 1914, 6: „Wohl niemals, hierin vielleicht nur der geozentrischen Theorie des Ptolemäus gleichkommend, hat das System eines einzelnen eine so lange, ungebrochen, tyrannische Macht über die Geister ausgeübt wie das galenische." Wenn

Galens Stellung als Gladiatorenarzt in Pergamon ist in ihrer sozialen Dimension schwer abzuschätzen. Welches Prestige war mit dieser Stellung verbunden? Gegenüber wie vielen Mitbewerbern mußte sich Galen durchsetzen? Und welche Rolle spielte bei der Vergabe der Stellung an Galen seine Zugehörigkeit zur munizipalen Aristokratie? Zumindest mit dem ersten 'Oberpriester' war Galen näher bekannt, so daß die Kontakte der Familie für die Anstellung nicht ohne Bedeutung gewesen sein dürften. Doch zeigt sich Galen nach seiner Rückkehr aus Alexandria auch in der Lage, einen öffentlichen Auftritt erfolgreich durchzuführen; er beherrscht schon jetzt das für den Konkurrenzkampf notwendige Vermögen, Medizin und Rhetorik in einer überzeugenden Demonstration zu verbinden (vgl. Kap. V, 2, S. 108f.). Galen stellt die mehrfache Verlängerung seiner Stellung durch die 'Oberpriester' als einen Beweis für sein ärztliches Können dar, und es gibt keinen Grund, an seinen Behandlungserfolgen zu zweifeln. Wie oft jedoch in Pergamon Gladiatorenkämpfe veranstaltet wurden, inwieweit Galens Tätigkeitsbereich über die Wundversorgung hinausreichte, ob er für seine Arbeit bezahlt wurde oder ob er sie als Leiturgie verstanden wissen wollte, all dies läßt sich nicht mit Sicherheit sagen. Mehrfache Spiele pro Jahr sind wahrscheinlich, und anzunehmen ist auch, daß sich Galen während seiner Jahre als Gladiatorenarzt nicht nur mit der Versorgung der μονομάχοι beschäftigt hat (vgl. Kap. V, 4, S. 126f.).

Auch im Hinblick auf die Gründe, die Galen veranlaßt haben, Pergamon zu verlassen und mit seiner Wissenschaft, als griechischsprachiger Gelehrter, in Rom Fuß zu fassen, ist keine vollständige Sicherheit zu gewinnen. Innere Unruhen in der Heimatstadt könnten zur Abreise geführt haben, wichtiger erscheint jedoch die Motivation, wie viele Gelehrte des Ostens vor und nach ihm das eigene Können im Zentrum der Macht zu beweisen (vgl. Kap. VI, S. 137ff.). Schon während seines ersten Aufenthalts in Rom verfügte Galen über ein eigenes Haus (oder zumindest über eine eigene Wohnung), doch ist dies eher ein weiterer Beleg für seinen Wohlstand als für seine Absicht, auf Dauer in der Hauptstadt zu bleiben. Im Moment der Ankunft in Rom dürfte ein erfolgreicher Aufstieg für Galen kaum vorhersehbar gewesen sein. Galen hat über kein Beziehungsnetz verfügt, das ihm den Zugang zur höheren Gesellschaft erleichtert hätte. Der

Paracelsus gegen die „Schwaderlappen", zu denen er neben Avicenna auch Galen rechnet, die Forderung aufstellt, nicht durch die „codices scribentium", sondern durch das „Licht der Natur" zur Medizin zu gelangen, und sich um „neue ingenia, neue inventiones, neue artes, neue aegritudines" zu kümmern, dann steht er damit Galen, „der nichts versteht als Perlen zu sammeln und Kieselsteine daraus zu machen" (weshalb Galen auch „im Abgrunde der Hölle" ist: Stellen bei Heinrichs, S. 12ff.), näher, als er sich wohl vorstellen kann. Vgl. weiter Scarborough, Roman Medicine, 1969, 51, zum Stillstand der medizinischen Forschung nach Galen.

Kontakt zu Eudemos sollte sich als hilfreich erweisen, und hier dürfte auch die gemeinsame Herkunft aus Pergamon bzw. das vormalige Lehrer-Schüler-Verhältnis eine Rolle gespielt haben, doch hat sich eine engere Verbundenheit mit Eudemos erst im Verlauf von Galens erstem Jahr in Rom entwickelt. Eudemos hat Galen einige Türen geöffnet, dann aber hing es wieder an den eigenen, erfolgreichen Auftritten, daß Galen Kontakt zu und Rückhalt bei einflußreichen Senatoren wie Boethus oder Severus finden konnte (vgl. Kap. IV, 2, S. 154ff.). Galen schildert ausführlich, wie es ihm gelungen ist, Konkurrenten auszuschalten, wobei er großen Wert darauf legt, sich von den Sophisten zu distanzieren. Wenn auch Lukian das Schicksal der Sophisten als das von bemitleidenswerten Almosenempfängern und Galen das Verhalten der Ärzte als das von ängstlichen Schmeichlern beschreibt, gewinnt man aus den autobiographischen Äußerungen Galens doch den Eindruck, daß den Aristokraten Roms vielmehr an der Demonstration und der praktischen Anwendung ärztlichen Wissens gelegen war. Wer den Maßstäben nicht entsprach, mußte dies mit dem Verlust der Gunst von Seiten der Mächtigen und der Einbuße öffentlicher δόξα bezahlen. In Galens Äußerungen über die Niederlagen seiner Gegner wird auch deutlich, wie eng rhetorisch-wissenschaftliche Erfolge mit der öffentlichen Anerkennung verbunden waren. Das Wettbewerbssystem der Auftritte, Demonstrationen und Dispute konnte folglich die fehlenden Qualitätskontrollen in einem gewissen Maß ersetzen.

Galen verwendet zur Beschreibung seiner Beziehung zu den Aristokraten Roms, d.h. zu Mitgliedern der Reichsaristokratie, die über seinem eigenen Stand stehen, den Begriff 'Freundschaft', denn diese Begrifflichkeit erlaubt es ihm, Gleichrangigkeit dort zu suggerieren, wo tatsächlich eine Abhängigkeit bzw. ein Patronatsverhältnis vorliegt. Das Geldgeschenk des Boethus, das Galen als Zeichen der Dankbarkeit des Senators erwähnt, spricht in diesem Zusammenhang eine deutliche Sprache. Boethus und Severus gehören zur näheren Umgebung Mark Aurels, und indem sie sich beim Kaiser für Galen verwenden, leisten sie für ihren 'Freund' genau das, was ein Klient, der seinem Patron (in Galens Fall in Form von ärztlicher Hilfe) einen Dienst erbracht hat, auch erwarten darf. Galen jedoch verläßt Rom, noch bevor die angekündigte Besprechung zwischen den Senatoren und dem Kaiser stattgefunden hat. Ist es das Selbstgefühl des Munizipalaristokraten oder das des Gelehrten, das Galen dann dazu veranlaßt, sich auf diese Weise den 'Spielregeln' des Patronatsverhältnisses zu entziehen? Obwohl Galen unterschiedliche Gründe für seine Abreise aus Rom anführt (vgl. Kap. VI, 1, S. 142ff.), ist zu vermuten, daß für seine 'Flucht' weniger die inzwischen ausgebrochene Seuche als vielmehr Galens Sorge in Rechnung zu stellen ist, nach erfolgreich absolviertem Konkurrenzkampf gegen andere Ärzte und Philosophen nunmehr Verpflichtungen von Seiten seiner 'Freunde' bzw. von Seiten des Kaisers unterworfen zu werden. Der zuvor erstrebte Erfolg, mit der eigenen wissenschaftlichen Leistung Anerkennung zu gewinnen, hat sich für Galen zur Bedrohung seiner Unabhängigkeit verwandelt, und so läßt sich sein Aufbruch dahingehend interpretieren, daß der Munizipalaristokrat in seine heimatliche Umgebung zurückkehren will, um im Rahmen seiner selbstverständlichen Zugehörigkeit zur lokalen Führungsschicht ungestört seiner wissenschaftlichen Arbeit nachgehen zu können. Vielleicht erschien Galen auch die Auseinandersetzung mit den anderen Ärzten, die für die Gesundheit von Mark Aurel und Lucius Verus zuständig waren, als zu riskant. Für die Konsulare und die Kaiser war es dagegen naheliegend, den fähigen Arzt als Begleitung für den Markomannenkrieg auszuwählen. Daß Galen zu diesem Dienst nicht gezwungen wurde, verdankte er möglicherweise weniger seinem Geschick, ein passendes Argument religiöser Natur vorzubringen, als dem politischen Selbstverständnis Mark Aurels. Jedenfalls kam es zu einem Treffen mit dem Kaiser, das kaum als Zeugnis für die Unabhängigkeit des hippokratischen Arztes gewertet werden kann (vgl. Kap. VII, 1, S. 175ff.). Galen näherte sich Mark Aurel mit aller Vorsicht, um sich später mit den Worten des Kaisers als 'Freigeist' selbst zu loben. Dies wie auch die geschickte Gesprächsführung mit den Aristokraten in Rom zeigt, daß Galen im direkten Kontakt mit Angehörigen der Führungsschicht über die Distanz, die er in seinen Schriften vielfach fordert, nicht verfügt hat.

Beim Kaiser kann Galen erreichen, vom Dienst im Kriegslager entbunden und nach Rom entsandt zu werden. Hier nun nimmt Galen mit der medizinischen Aufsicht über Commodus und der Position eines *archiatrus* eine bedeutende Aufgabe wahr, die zugleich eine Bestätigung seines Könnens von höchster Seite aus darstellt. Allerdings ist Galens Position keineswegs singulär, war doch dem 'Oberarzt' Demetrius mit der Zubereitung des Theriaks ein ebenso wichtiger Bereich übertragen wie Galen mit der Betreuung des Commodus, die er im übrigen nur in Ergänzung der Aufsicht des *cubicularius* Peitholaos auszuüben hatte. Galen als 'Leibarzt' Mark Aurels oder des Commodus anzusprechen, würde in die Irre führen: Während im Palast weitere Ärzte tätig waren und der Kaiser an der Front von einer größeren Anzahl von Ärzten betreut wurde, läßt sich für Galen ein näheres Verhältnis weder zum Kaiser noch zum Prinzen feststellen (vgl. Kap. VII, 2, S. 183ff.). Galen kann nur von einigen wenigen Konsultationen berichten, denen allerdings nach Ausweis von 'de praecognitione' eine besondere Relevanz als öffentlichkeitswirksamer Beweis für die eigene ärztliche Kunst zukam. Auch nach der kaiserlichen 'Akkreditierung' beendet Galen seine Auseinandersetzung mit konkurrierenden Ärzten und Schulen nicht, wie sich an seinen späteren Schriften zeigt, die von ungebrochenem polemischen Geist zeugen. Möglicherweise markiert eine ausgesprochene Werbeschrift wie 'de praecognitione' den Übergang von Galens Teilnahme am öffentlichem Wettkampf zu einer einigermaßen abgesicherten Stellung in Rom. Doch wenn Galens späteres Leben in Rom nur noch in Umrissen zu erkennen ist, so liegt dies auch in dem Verlust einer größeren Anzahl seiner moralphilosophischen Schriften begründet. Zugleich bilden Galens Rückblicke auf Herkunft, Entwicklung und die eigene Werkgeschichte, die er in den letzten Jahrzehnten seines Lebens niederschreibt, die Grundlage für seine Biographie.

Da Galen häufig auf persönliche Erfahrungen verweist und gerne anschauliche Vergleiche nutzt, sind aus seinen Schriften Informationen zu vielen Bereichen der Geschichte der Römischen Kaiserzeit zu gewinnen; der Schwerpunkt dieser Arbeit liegt auf der Sozialgeschichte, doch ist die Grenze gegenüber der Kultur-, Mentalitäts- und Wirtschaftsgeschichte nicht immer deutlich zu ziehen. So gibt Galen z.B. im Zusammenhang seines Studiums in Alexandria Auskunft über die Besonderheiten Ägyptens und spricht dabei Lebens- und Ernährungsgewohnheiten an (vgl. Kap. IV, 4, S. 97ff.). Ganz unbeabsichtigt können einzelne Bemerkungen zu tieferen Einblicken führen: Die Aufforderung, Anatomie an den Leichnamen erschlagener Räuber zu üben, die man am Straßenrand finden kann, belegen die Gefahren des Reisens, und die Aufforderung, im Krieg gefallene Barbaren zu sezieren, veranschaulicht das Gefälle in der Wertschätzung zwischen dem griechischen bzw. römischen und dem 'barbarischen' Menschen. Sofern es sich bei Galens Berichten nicht um autobiographische Passagen handelt, entstammen die sozialhistorischen Informationen zumeist einem medizinischen Zusammenhang, wobei es sich sowohl um sachbezogene Fachschriftstellerei als auch um polemische Auseinandersetzungen mit Kollegen und ärztlichen Schulen handeln kann. So sind es die Angriffe auf die 'sektengläubigen' Ärzte, die Galen dazu veranlassen, sich über Juden und Christen zu äußern, wobei zugleich ein tieferes Interesse an dem kosmologischen Konzept der Juden und an den Lebensregeln der Christen zu Tage tritt (vgl. Kap. VIII, 2, S. 239ff.; VIII, 4, S. 249ff.). Dabei erweist sich Galen in der Bewertung von Judentum und Christentum als durchaus selbständiger Denker über die traditionellen Bereiche der Medizin und Philosophie hinaus. Man darf annehmen, daß Galen mit seinen Aussagen zu Juden und Christen auf ein öffentliches Interesse an diesen Religionsgruppen reagiert hat, wobei unklar bleibt, woher Galens Kenntnisse stammen. Galen geht, in dem er sich zur Kosmologie der mosaischen Religion äußert, offenkundig auf die zeitgenössischen philosophisch-theologischen Diskussionen ein, und es ist vielleicht nicht falsch, sich Galen im persönlichen Kontakt mit den Lehren der römischen Synagogen sowie mit christlichen 'Philosophen' vorzustellen. Für einen engen Austausch unter den römischen Intellektuellen philosophischer und religiöser Prägung spricht auch die zeitgenössische Rezeption galenischer Lehren in den Kreisen der christlichen Adoptionisten (vgl. VIII, 5, S. 252ff.).

Im Hinblick auf die unteren Schichten der römischen Gesellschaft, für die *plebs urbana* oder *rustica* mehr noch als für die Gladiatoren und Sklaven, haben Galens Mitteilungen einen recht zufälligen Charakter. So fällt einiges Licht auf die Ernährung der Gladiatoren, und Galen zeigt auch, wie treffend die Aufforderung des Celsus war, durch die Behandlung der Gladiatoren die eigenen anatomische Kenntnisse zu erweitern. Anhand der Berichte Galens gewinnt man einen genaueren Eindruck von dem blutigen Geschehen in der Arena (vgl. Kap. V, 4, S. 120ff.). Andere Fragen wie die nach der Herkunft der Gladiatoren, ihrem eventuellen Familienleben, ihrem Schicksal nach dem Ausscheiden aus dem Gladiatorendienst u.ä. werden bei Galen dagegen nicht berührt. Galen setzt sich mit den medizinisch-philosophischen Fragen der inneren Freiheit trotz äußerer Abhängigkeit bzw. der gesunden Lebensführung, die auch dem Armen möglich ist, ausführlich auseinander, und er beschreibt die Situation der Abhängigen und Unterworfenen mit psychologischem Vermögen (vgl. Kap. IX, 2, S. 265ff.; IX, 4, S. 282), doch bietet er keine zusammenhängende Schilderung ihrer Lebensumstände. Eine Ablehnung der Gladiatorenkämpfe findet sich bei ihm nicht, und dies obwohl Galen die Fragwürdigkeit des Athletentums deutlich herausstellt (vgl. Kap. V, 5). Ist es eine Reaktion auf die Differenz zwischen der Unfreiheit der Gladiatoren, die ihrem Schicksal nicht ausweichen können, und der freiwilligen Zuwendung zur Leicht- und Schwerathletik, mit der freigeborene Einwohner des Reiches nach Ruhm streben und zugleich die höhere Bestimmung des Menschen zunichte machen, die Galen zu Schweigen hier und Kritik dort veranlaßt? Oder ist es die Einbindung der Gladiatorenspiele in den Kaiserkult, vielleicht auch die 'Erfolgsgeschichte' seiner ersten Anstellung als Gladiatorenarzt, die sich hier niederschlägt? Eine vorsichtige Interpretation kann über die Formulierung dieser Alternativen nicht hinausgehen. Allerdings mißt Galen der Möglichkeit, das eigene Arbeitsfeld selbst zu wählen, auch an anderer Stelle große Bedeutung zu. So führt seine Kritik des Berufssports, der in Widerspruch zu den Zielsetzungen des Gesundheitsideals steht, zu einer Bewertung der handwerklichen Tätigkeiten, in der moralische Kriterien ebenso zur Wirkung kommen wie der realitätsnahe Blick des erfahrenen Arztes: Der für den Lebensunterhalt notwendige Erwerb sollte nicht auf einem einfachen Handwerk, das von den körperlichen Kräften abhängt, beruhen und ebensowenig auf einer Spekulation, die vor allen Schicksalsschlägen ungeschützt ist (vgl. Kap. V, 5, S. 132). Der Wert einer höheren Kunst bis hin zur Medizin wird von Galen in diesem Zusammenhang auch mit ihrem dauerhaften ökonomischen Nutzen begründet, den er im Hinblick auf seine eigene ärztliche Tätigkeit ansonsten übergeht.

Die Kritik am Athletentum ist nur ein Aspekt in der Gesellschaftskritik Galens, bei der philosophische Elemente mit medizinischen zusammenfallen. Während die berufsimmanenten Vorwürfe, die Galen seinen Kollegen macht, sich sowohl auf angebliches Unvermögen zu wissenschaftlichem Denken als auch auf eine sozial niedrige Herkunft erstrecken, wodurch wieder Galens Standesbewußtsein zum Ausdruck kommt (vgl. Kap. IV, 2, S. 65f., Anm. 28), wendet sich Galen mit seinen Einwänden gegen die Ernährungsgewohnheiten und Freizeitbeschäftigungen der Aristokratie (bis hin zum 'Leistungssport') gegen Personen gleichrangigen oder höheren Standes. Der Aussage, übergewichtige und an Atemnot leidende Aristokraten könnten als Heerführer oder Verwaltungsbeamte keine Verwendung finden, dürfte weniger die geistige Unabhängigkeit Galens als den gesellschaftlichen Konsens im Hinblick auf ein 'gesundheitsbewußtes' Leben verdeutlichen, wie es überhaupt für Galens gesellschaftskritische Äußerungen ein zur Rezeption bereites Publikum gegeben haben muß. Galen vertritt Werte, die von seinen aristokratischen Lesern und Patienten geteilt wurden: Der Vorwurf, sich sinnlosen Übungen hinzugeben, konnte sie ebenso wenig treffen wie die angebliche Mißachtung der Wissenschaft von Seiten anderer Mächtiger. Läßt sich Galen also von der Diskussion einzelner Fragen der Gesundheitslehre durchaus zu allgemeineren und kritischen Bemerkungen anregen, wie sie von einem philosophisch orientierten Arzt auch zu erwarten sind, so geht es ihm doch nicht darum, ein umfassendes Bild der Gesellschaft seiner Zeit zu zeichnen, sie einer allgemeinen Kritik zu unterwerfen und vielleicht gar einen Gegenentwurf zu unterbreiten.

Zum gleichen Befund führt die Betrachtung dessen, was Galen über die Sklaven aussagt. Wieder bietet Galen eine Vielzahl von Informationen über die Lebensumstände, denen sie unterworfen waren; das Material zur Sklaverei ist bei Galen sogar umfangreicher als das zum Gladiatorenwesen. Die Gladiatoren standen einige Jahre im Mittelpunkt seiner Tätigkeit, die Sklaven dagegen sind omnipräsent. Beiläufig macht er Angaben zur Herkunft der Sklaven, zu ihrer Präsentation auf dem Sklavenmarkt, zu ihrem geringen finanziellen Wert, und seine Patientenberichte veranschaulichen zudem, wie die Sklaven als Gefolge ihrer Herren bei Konsultationen und Behandlungen anwesend sind, zur Unterstützung herangezogen werden und schließlich auch selbst ärztliche Pflege erhalten (vgl. Kap. IX, 2, S. 265ff.). Galen selbst nutzt die Sklaven für unterschiedliche Tätigkeiten, d.h. für die Buchproduktion und die Betreuung seiner Häuser in Pergamon und Rom, gewiß auch in der vom Vater übernommenen Landwirtschaft. Hinzu kommt ihre Verwendung in den speziellen Arbeitsfeldern des Arztes, also bei der Behandlung von Patienten und in der Durchführung von Experimenten, wobei die Sklaven nicht nur als Assistenten dem Arzt zur Seite stehen, sondern auch als Objekte der medizinischen Forschung dienen (vgl. Kap. IX, 3, S. 274f.). Die Gesamtzahl der Sklaven, über die Galen verfügt hat, ist nicht bekannt, doch dürfte er mit seinem Sklavenbesitz zwischen der einfachen Bevölkerung, die trotz ihrer eher bescheidenen Mittel auf Sklaven nicht ganz verzichten mußte, und den

Haushalten der Reichsaristokratie mit ihren Hundertschaften an Sklaven anzusiedeln sein. Insofern kann Galen auch in dieser Hinsicht als ein Beispiel für die Lebensführung der Munizipalaristokratie in der Römischen Kaiserzeit gelten.

Anders als die Gladiatoren werden die Sklaven für Galen ein Ausgangspunkt für Reflexionen über den Aufbau der Gesellschaft. Ansatzweise gelangt Galen zu einer strukturellen Beschreibung, in der auch psychische Elemente Berücksichtigung finden. Obwohl Galen unter den verschiedenen Gründen, die einen Menschen zum Sklaven werden lassen, die unverschuldete, ererbte Unfreiheit anführt, akzeptiert er doch ausdrücklich und unter Bezugnahme auf die platonische Seelenlehre, daß Menschen durch Zwang im Zustand der Sklaverei gehalten werden (vgl. Kap. IX, 1, S. 259f.). Dabei liegt es ganz auf der Linie der stoischen Philosophie, wenn dem Sklaven die Möglichkeit zur inneren Freiheit zugesprochen wird, ja im Konzept der galenischen Gesundheitslehre auch das Vermögen, ein den Umständen entsprechend gesundes und damit gutes Leben führen zu können. Galen ist Psychologe genug, um sich die Ängste der Sklaven vorstellen zu können, die aufgrund eines Fehlverhaltens mit Bestrafung zu rechnen hatten, und anhand seiner vielfältigen, mehr von moralphilosophischen als von ärztlichen Überlegungen gespeisten Äußerungen zu den mitunter äußerst brutalen Strafen, die den Sklaven auferlegt wurden, wird die Unmenschlichkeit dieses Herrschaftsverhältnisses wohl deutlicher als sonst in den Quellen zur Römischen Kaiserzeit (vgl. Kap. IX, 4). Doch auch in der Verhaltenslehre, die Galen für die Sklavenbesitzer entwickelt, damit sie im Umgang mit ihren Sklaven ihre Affekte zu beherrschen lernen, begegnet keine grundsätzliche Kritik an der die Sklaverei einschließenden Struktur der Gesellschaft, so wie schließlich der ausführliche Bericht über den mit Sklavenarbeit betriebenen Bergbau auf Zypern zwar die für die Verurteilten lebensbedrohlichen Arbeitsbedingungen deutlich werden läßt, sie jedoch stillschweigend billigt (vgl. Kap. IX, 5). Der Übergang von der Sklaverei zum Status eines Freigelassenen wird einmal als Beleg für die Macht des Schicksals angeführt (vgl. Kap. III, 1, S. 36). Dabei äußert sich Galen weder zu der integrierenden Funktion von Freilassung und Bürgerrechtsgewinn, noch zur Häufigkeit dieses Vorgangs.

Galens umfangreiche Hinterlassenschaft zeugt gleichermaßen von dem Bemühen, die Wissenschaft voranzubringen, wie auch auf diesem Wege soziale Anerkennung zu gewinnen. Es sind die vielen Äußerungen in eigener Sache, welche über eine auf die Sachvermittlung bezogene medizinische Schriftstellerei hinausgehen, die Galen zu einem bemerkenswerten Zeugen der Antoninischen Gesellschaft machen. Dabei hat der Munizipalaristokrat Galen, der als Gelehrter seinen Zeitgenossen mit Philosophie und Medizin das für eine gelungene Lebensführung entscheidende Wissen vermitteln will und damit eine Position neben (wenn nicht sogar über) den oberen Rängen der römischen Gesellschaft beansprucht, eine seinem Sozialstatus und seinem Selbstverständnis entsprechende Perspektive. Seine Informationen lassen sich zu keinem vollständigen Bild zusammenfügen, aber doch als bedeutende Materialergänzung für die Römische Sozialgeschichte heranziehen.

XI. Literatur

K. Achté, Ancient Greeks and Romans and their Dreams, in: Paavo Castrén (Hrsg.), Ancient and Popular Healing. Symposium on Ancient Medicine, Vammala 1989, 43-69.

K. Achté u. E. Kärhä, Galen and psychiatry, Opuscula Instituti Romani Finlandiae IV, Rom 1989, 99-106.

T. W. Africa, The Opium Addiction of Marcus Aurelius, JHI 22, 1961, 97-102, unter dem Titel 'Marc Aurels Opiumsucht' in und zitiert nach: Klein (Hrsg.), Marc Aurel, Darmstadt 1979, 133-143.

L. Alexander, Paul and the Hellenistic Schools – the evidence of Galen, in: T. Engeberg-Pedersen (Hrsg.), Paul in his Hellenistic Context, Minneapolis 1994, 60-83.

B. Alexanderson, Bemerkungen zu Galens Epidemienkommentaren, Eranos 65, 1967, 118-145.

G. Alföldy, Eine Proskriptionsliste in der Historia Augusta, BAHC 1968/1969, Bonn 1970, 1-11, wieder in und zitiert nach: ders., Die Krise des Römischen Reiches, 1989, 164-178.

Bellum desertorum, BJ 171, 1971, 367-376, wieder in und zitiert nach: ders., Die Krise des Römischen Reiches, 1989, 69-80.

Der Friedensschluss des Kaisers Commodus mit den Germanen, Historia 20, 1971, 84-109, wieder in: R. Klein (Hrsg.), Marc Aurel, Darmstadt 1979, 389-428, wieder in und zitiert nach: ders., Die Krise des Römischen Reiches, 1989, 25-68.

Herodians Person, Ancient Society 2, 1971, 204-233, wieder in und zitiert nach: ders., Die Krise des Römischen Reiches, 1989, 240-272.

Zeitgeschichte und Krisenempfindung bei Herodian, Hermes 99, 1971, 429-449, wieder in und zitiert nach: ders., Die Krise des Römischen Reiches, 1989, 273-294.

Der Sturz des Kaisers Geta und die antike Geschichtsschreibung, BAHC 1970, Bonn 1972, 19-51, wieder in und zitiert nach: ders., Die Krise des Römischen Reiches, 1989, 179-216.

Herodian über den Tod Mark Aurels, Latomus 32, 1973, 345-353, wieder in und zitiert nach: ders., Die Krise des Römischen Reiches, 1989, 14-24.

Der heilige Cyprian und die Krise des Römischen Reiches, Historia 22, 1973, 479-501, wieder in und zitiert nach: ders., Die Krise des Römischen Reiches, 1989, 295-318.

Zwei Schimpfnamen des Kaisers Elagabal: Tiberinus und Tractatitius, BHAC 1972/1974, Bonn 1976, 11-21, wieder in und zitiert nach: ders., Die Krise des Römischen Reiches, 1989, 217-228.

Soziale Konflikte im römischen Kaiserreich, Heidelberger Jahrbücher 20, 1976, 111-125, wieder in und zitiert nach: ders., Die römische Gesellschaft, 1986, 82-98.

Konsulat und Senatorenstand unter den Antoninen. Prosopographische Untersuchungen zur senatorischen Führungsschicht, Bonn 1977 (Antiquitas, I, 27).

Die römische Sozialordnung in der Historia Augusta, BHAC 1975/1976, Bonn 1978, 1-51, wieder in und zitiert nach: ders., Die römische Gesellschaft, 1986, 434-484.

Die Freilassung von Sklaven und die Struktur der Sklaverei in der römischen Kaiserzeit, Rivista Storica dell'Antichità, 1972, 97-128, wieder in und zitiert nach: H. Schneider (Hrsg.), Sozial- und Wirtschaftsgeschichte der römischen Kaiserzeit, 1981, 336-371.

Die Ritter in der Führungsschicht des Imperium Romanum, Chiron 11, 1981, 169-215, wieder in und zitiert nach: ders., Die römische Gesellschaft, 1986, 169-209.

Römische Sozialgeschichte, 3. Aufl. Wiesbaden 1984.

Die Rolle des Einzelnen in der Gesellschaft des Römischen Kaiserreiches. Erwartungen und Wertmaßstäbe, SB. Heidelberger Akad. der Wiss., Philosophisch-Historische Klasse 1980, 8. Abhandlung, Heidelberg 1980.

Die römische Gesellschaft. Struktur und Eigenart, in: ders., Die römische Gesellschaft, 1986, 42-66.

Die römische Gesellschaft, Ausgewählte Beiträge, Stuttgart 1986.

Antike Sklaverei. Widersprüche, Sonderformen, Grundstrukturen, Bamberg 1988.

Cleanders Sturz und die antike Überlieferung, in: ders., Die Krise des Römischen Reiches, 1989, 81-126.

Die Krise des Römischen Reiches. Geschichte, Geschichtsschreibung und Geschichtsbetrachtung. Ausgewählte Beiträge, Stuttgart, 1989.

Die senatorische Führungselite des Imperium Romanum unter Marcus Aurelius: Möglichkeiten und Probleme der prosopographischen Forschungsmethode, in: Eck (Hrsg.), Prosopographie und Sozialgeschichte, 1993, 61-70.

T. C. Allbutt, The Historical relations of Medicine and Surgery to the End of the Sixteenth Century, London 1905.

Greek Medicine in Rome, London 1921 (ND 1970).

N. Almberg, Zu dem Begriff der Breite der Gesundheit bei Galen, Theoria 15, 1949, 17-28.

M. Amari, Sul supposto sepolcro di Galeno alla Cannita, Archivo storico Siciliano 11, 1887, 427-439.

W. Ameling, Herodes Atticus, 2 Bde., Hildesheim 1983.

Die jüdische Diaspora, in: P. Herz u. J. Kobes (Hrsgg.), Ethnische und religiöse Minderheiten, 1998, S. 27-41.

D. W. Amundsen, Tatian's 'rejection' of medicine in the second century, in: Eijk, Horstmanshoff, Schrijvers (Hrsgg.), Ancient medicine in its socio-cultural context, 1995, Bd. 2, 377-392.

Medicine, society and faith in the ancient and medieval worlds, Baltimore 1996.

G. Anderson, Philostratus, London 1986.

The pepaideumenos in action: Sophists and their outlook in the Early Empire, ANRW II, 33, 1, 1989, 79-208.

The Second Sophistic: A Cultural Phenomenon in the Roman Empire, London 1993.

Isabela Andorlini Marcone, L'apporto dei papiri alla conoscenza della scienza medica antica, in: ANRW 37, 1, 1993, 458-562.

J. André, L'alimentation et la cuisine à Rome, 2. Aufl. Paris 1981.

Être médecin à Rome, Paris 1987.

J.-M. André, Les écoles philosophiques aux deux premiers siècles de l'Empire, ANRW II, 36, 1, 1987, 52ff.

J. Andreau, La vie financière dans le monde romain, Rom 1987.

Der Freigelassene, in: Giardina (Hrsg.), Der Mensch in der römischen Antike, 1991, 200-225.

O. Andrei, A. Claudius Charax di Pergameno: Interessi antiquari e antichità cittadine nell'età degli Antonini, Bologna 1984.

J. Annequin, Rêver, c'est vivre. Du songe de l'esclave à la réalité de l'ésclavage chez Artémidore, Index 17, 1989, 139-154.

(Anonymus), Galen's grave. Theory that it is in Palermo, Pharmaceutical Journal 180, 1958, 460f.

Sh. Applebaum, The Organization of the Jewish Communities in the Diaspora, in: S. Safrai u. M. Stern (Hrsg.), The Jewish People in the First Century. Historical Geography; Political History; Social, Cultural and Religious Life and Institutions, Bd. I, Assen 1974, 464-503.

H. von Arnim, Leben und Werke des Dio von Prusa, Berlin 1898.

M. Avi-Yonah, Geschichte der Juden im Zeitalter des Talmud, Berlin 1962.

G. Baader, Spezialärzte in der Spätantike, MHJ 2, 1967, 231-238.

Handschrift und Inkunabel in der Überlieferung der medizinischen Literatur, in: Buch und Wissenschaft. Beispiele für die Rolle des Buches in der Geschichte der Medizin, Naturwissenschaft und Technik, hrsg. von E. Schmauderer, Düsseldorf 1969, 15-47, wieder in (und zitiert nach): Baader u. Keil (Hrsgg.), Medizin im mittelalterlichen Abendland, Darmstadt 1982, 359-385.

Die Entwicklung der medizinischen Fachsprache in der Antike und im frühen Mittelalter, Atene e Roma 15, 1970, 1-19, wieder in (und zitiert nach): Baader u. Keil (Hrsgg.), Medizin im mittelalterlichen Abendland, Darmstadt 1982, 417-442.

Die Anfänge der medizinischen Ausbildung im Abendland bis 1100, in: XIX Settimane di Studio del Centro Italiano di Studi Sull' Alto Medioevale, Spoleto 1972, 671-718.

Der ärztliche Stand in der Antike, Jahrbuch der Universität Düsseldorf 1977/1978, Düsseldorf 1980, 301-315.

Galen im mittelalterlichen Abendland, in: Nutton (Hrsg.), Galen: Problems and Prospects, 1981, 213-228.

Die Antikerezeption in der Entwicklung der medizinischen Wissenschaft während der Renaissance, in: R. Schmitz u. G. Keil (Hrsgg.), Humanismus und Medizin, Weinheim 1984, 51-66.

Die Tradition des Corpus Hippocraticum im europäischen Mittelalter, in: ders. u. Winau (Hrsgg.), Die Hippokratischen Epidemien, 1989, 409-419.

G. Baader u. G. Keil (Hrsgg.), Medizin im mittelalterlichen Abendland, Darmstadt 1982.

G. Baader u. R. Winau (Hrsgg.), Die Hippokratischen Epidemien. Theorie – Praxis – Tradition (Verhandlungen des Ve Colloque International Hippocratique, Berlin 1984), Stuttgart 1989.

P. Bachmann, Galens Abhandlung dazu, daß der vorzügliche Arzt Philosoph sein muß. Arabisch und deutsch, NAWG, Phil.-hist. Kl., Göttingen 1965.

B. Baldwin, Lucian as a Social Satirist, CQ, N.S. 11, 1961, 199-208.

Studies in Lucian, Toronto 1973.

J. P. V. D. Balsdon, Life and Leisure in Ancient Rome, London 1969.

E. Baltrusch, Politik, Kommerz, Doping: Zum Sport in der Antike, Gymnasium 104, 1997, 509-521.

Bewunderung, Duldung, Ablehnung: Das Urteil über die Juden in der griechisch-römischen Literatur, Klio 80, 1998, 403-421.

M. Bang, Die Herkunft der roemischen Sklaven, MDAI(R) 25, 1910, 223-251; 27, 1912, 189-221.

H. Bannert, Der Tod des Kaisers Marcus, in: Latinität und alte Kirche. FS R. Hanslik, Wien 1977, 9-19 (Wiener Studien, Beih. 8); wieder in und zitiert nach: Klein (Hrsg.), Marc Aurel, 1979, 459-472.

P. Barceló, Zur Mentalität des antiken Stadtbewohners, Die alte Stadt 1, 1995, 51-64.

K. Bardong, Beiträge zur Hippokrates- und Galenforschung, NAWG 6, 1941.

Beiträge zur Hippokrates- und Galenforschung, NAWG 7, 1942.

A. Barigazzi, Sul 'De optimo genere docendi' di Galeno, SIFC 27,1956, 23-28.

J. Barnes, Galen on logic and therapy, in: Kudlien u. Durling (Hrsgg.), Galen's Method of Healing, 1991, 50-102.

T. D. Barnes, Tertullian: A Historical and Literary Study, Oxford 1971.

The Sources of the Historia Augusta, Brussel 1978.

V. Barras, Terpsichore Birchler, Anne-France Morand, Galien. L'âme et ses passions: Les passions et les erreurs de l'âme. Les facultés de l'âme suivent les tempéraments du corps. Introduction, traduction et notes, Paris 1995.

R. H. Barrow, Slavery in the Roman Empire, London 1928 (ND London 1968).

Plutarch and his Times, London 1967.

T. S. Barton, Power and Knowledge. Astrology, Physiognomics, and Medicine under the Roman Empire, Michigan 1994.

J. Beaujeu, La religion romaine à l'apogée de l'Empire, Paris 1955.

Ch. A. Behr, Aelius Aristides and the Sacred Tales, Amsterdam 1968.

Studies on the Biography of Aelius Aristides, ANRW II, 34, 2, 1994, 1140-1233.

E. Beintker, W. Kahlenberg, Die Werke des Galen, übers. u. erläutert, Bd. I-V, Stuttgart 1939-1954.

H. I. Bell, Juden und Griechen im römischen Alexandria. Eine historische Skizze des alexandrinischen Antisemitismus, Leipzig 1926.

K.-H. Below, Der Arzt im römischen Recht, MBP 37, 1953.

S. Benko, Pagan Rome and the Early Christians, Indianapolis 1984.

H. Bennett, The Exposure of Infants in Ancient Rome, CJ 18, 1922/23, 341-351.

J. Bergmann, Ich bin Isis, Leiden 1968.

G. Bergsträsser, Hunain ibn Ishak und seine Schule, Leiden 1913.

Hunain ibn Ishaq, Über die syrischen und arabischen Galen-Übersetzungen, Abhandlungen für die Kunde des Morgenlandes 17, 1925.

Neue Materialien zu Hunain Ibn Ishaq's Galen-Bibliographie, Abhandlungen für die Kunde des Morgenlandes 19, 1932.

P. E. M. Berthelot, Sur les voyages de Galien et de Zosime dans l'Archipel et en Asie et sur la matière médicale dans l'antiquité, JS 1895, 382-387.

Alessandra Bertini Malgarini, Costituzione del corpo nel 'De optima corporis nostri constitutione' e nel 'De bono habitu' di Galeno, in: Garzya (Hrsg.), Tradizione e ecdotica dei testi medici tardoantichi e bizantini, 1992, 41-50.

D. Berwig, Mark Aurel und die Christen, Bonn 1970.

H. H. Biesterfeld, Galens Traktat 'Daß die Kräfte der Seele den Mischungen des Körpers folgen', Abhandlungen für die Kunde des Morgenlandes 40, 1973, 26-28.

G. Bilancione, Galeno, l'enciclopedico della medicina e della biologia, Mailand 1930.

U. B. Birchler, Die Rolle der Frau bei der Liebeskrankheit und den Liebestränken, AGM 59, 1975, 311-319.

A. R. Birley, Septimius Severus. The African Emperor, London 1971.

A nickname for Commodus and the date of Fronto's death, Chiron 2, 1972, 463-473.

Marc Aurel. Kaiser und Philosoph, 2. Aufl. München 1977.

Hadrian. The restless emperor, London 1992.

H. Blanck, Das Buch in der Antike, München 1992.

J. Bleicken, Der Preis des Aelius Aristides auf das römische Weltreich, NAG, Phil.-hist. Kl. 1966, 223-277.

Verfassungs- und Sozialgeschichte des Römischen Kaiserreichs, 2 Bde., 3. bzw. 2. Aufl. Paderborn 1989 u. 1981.

I. Bloch, Einführung in das Studium des Galenos, mit einer Galenos- Bibliographie, Berlin 1908.

H. Blümner, Die gewerbliche Thätigkeit der Völker des klassischen Alterthums, 1869 (ND 1969).

Technologie und Terminologie der Gewerbe und Künste bei Griechen und Römern, 4 Bde., 2. Aufl. Leipzig 1879-1912.

Die römischen Privataltertümer, 3. Aufl. München 1911.

A. E. Boak, Manpower Shortage and the Fall of the Roman Empire in the West, Ann Arbor 1955.

A. Bodson, La Morale sociale des derniers Stoïciens, Sénèque, Épictète et Marc Aurèle, Paris 1967.

H. Boge, Die Tachygraphie, in: FS W. Hartke, Berlin 1973, 52-68.

S. u. Lisa Bommer, Die Ernährung der Griechen und Römer, Planegg 1943.

J. Bompaire, Quatre styles d'autobiographie au IIe siècle après J.-C.: Aelius Aristide, Lucien, Marc-Aurèle, Galien, in: Marie-Françoise Baslez, P. Hoffmann, L. Pernot (Hrsgg.), L'invention de l'autobiographie d'Hésiode à Saint Augustin. Actes du deuxième colloque de l'Équipe de recherche sur l'hellénisme post-classique (Paris, Juni 1990), Paris 1993, 199-209.

D. Bonneau, Le régime administratif de l'eau du Nil dans l'Égypte greque, romaine et byzantine, Leiden 1993.

S. Bonner, Education in Ancient Rome, Berkeley 1977.

J. Boswell, Expositio and oblatio: the abandonment of children and the ancient and medieval family, AHR 89, 1984, 10-33.

Véronique Boudon, Gallien et le sacré, BAGB 1988, 327-337.

L'Ars medica de Galien est-il un traité authentique? REG 109, 1996, 111-156.

Médecine et enseignement dans l'Art médical de Galien, REG 106, 1993, 120-141.

Loisir et création littéraire chez Galien, BAGB 1994, 2, 154-168.

Les œuvres de Galien pour les débutants ('De sectis', 'De pulsibus ad tirones', 'De ossibus ad tirones', 'Ad Glauconem de methodo medendi' et 'Ars medica'): médecine et pédagogie au IIe s. ap. J.-C., ANRW II, 37, 2, 1994, 1421-1467.

Galen's On my own Books: new material from Meshed, Rida, tibb. 5223, in: V. Nutton (Hrsg.), The Unknown Galen, London 2002, 9-18.

A. Boulanger, Aelius Aristides et la sophistique dans la province d'Asie au IIe siècle de notre ère, Paris 1923.

G. Boulvert, Esclaves et affranchis impériaux sous le Haut empire romain. Rôle politique et administratif, Neapel 1970.

Domestiques et fonctionnaires sous le Haut-empire romain, Paris 1974.

G. Boulvert u. M. Morabito, Le droit de l'esclavage sous le Haut Empire, ANRW II, 14, 1982, 98-182.

G. B. Bowersock, Greek Sophists in the Roman Empire, Oxford 1969.

Greek intellectuals and the imperial cult in the second century A.D., in: W. den Boer (Hrsg.), Le culte des souverains dans l'empire Romain: Entretiens sur l'antiquité classique 19, 1973, 177-212.

(Hrsg.), Approaches to the Second Sophistic, University Park 1974.

E. L. Bowie, Greeks and their past in the second sophistic, P&P 16, 1970, 3-41.

The Importance of Sophists, YCS 27, 1982, 29-60.

Greek Sophists and Greek Poetry in the Second Sophistic, ANRW II, 33, 1, 1989, 209-258.

K. Bradley, Slaves and Masters in the Roman Empire. A Study in Social Control, Brüssel 1984.

Social Aspects of the Slave Trade in the Roman World, MBAH 5, 1986, 49-58.

Seneca and slavery, C&M 37, 1986, 161-172.

Discovering the Roman Family, Oxford 1991.

Animalizing the Slave: the Truth of the Fiction, JRS 90, 2000, 110-125.

P. Brain, Galen on the Ideal of the Physician, S. Afr. Med. J. 52, 1977, 936-938.

Galen's Pathology. Concepts and contradictions, Durban 1982.

Galen on Bloodletting. A study of the origins, development and validity of his opinions, with a translation of the three works, Cambridge 1986.

H. Braunert, Jüdische Diaspora und Judenfeindschaft im Altertum, GWU 26, 1975, 531-547.

A. Brinkmann, Galeni De optimo docendi genere libellus. Univ. Progr. Bonn 1914.

A. J. Brock, Galen on the Natural Faculties, with an Engl. Transl., London, Cambridge (Mass.), 1916 (ND 1966).

Greek Medicine, London 1929 (ND 1977)

C. Brockelmann, Geschichte der arabischen Literatur, Leipzig 1909.

N. Brockmeyer, Sozialgeschichte der Antike. Ein Abriß, Stuttgart 1974.

Antike Sklaverei, Darmstadt 1979.

L.O. Bröcker, Die Methoden Galens in der literarischen Kritik, RhM 40, 1885, 415ff.

C. E. N. Bromehead, Ancient Mining Processes, Antiquity 16, 1942, 193-207.

T. R. S. Broughton, Romain Asia Minor, in: Tenney Frank (Hrsg.), An economic survey of ancient Rome, IV, 1938, 503-916.

W. von Brunn, Darf man Galenos „Claudius" nennen? Ciba Zeitschrift 4, 1937, 1505.

P. A. Brunt, Aspects of the social thought of Dio Chrysostom and the Stoics, PCPhS 19, 1973, 9-34 (wieder in: ders., Studies in Greek History and Thought, Oxford 1993, 210-244).

The Bubble of the Second Sophistic, BICS 39, 1994, 25-52.

W. W. Buckland, The Roman Law of Slavery. The condition of the Slave in Private Law from Augustus to Justinian, Cambridge 1908 (ND 1969).

J. C. Bürgel, Die Bildung des Arztes, AGM 50,1966, 337-360.

Averroes "contra Galenum", NAWG, Phil.-hist. Kl., 1967, 276-290.

A. M. Burford, Craftsmen in Greek and Roman Society, London 1972.

M. E. V. Buján, Notas sobre la pervivencia tardolatina de Galeno, in: López Férez (Hrsg.), Galeno: Obra, Pensiamento e Influencia, 1991, 223-234.

Ch. W. Burr, Galen, AHM, N.S. 3, 1931, 209-217.

S. Byl, La gérontologie de Galien, HPLS, 1988.

L'enfant chez Galien, in: López Férez (Hrsg.), Galeno: Obra, Pensiamento e Influencia, 1991, 107-117.

L'aire géographique des médicins hippocratiques, in: Eijk, Horstmanshoff, Schrijvers (Hrsgg.), Ancient medicine in its socio-cultural context, 1995, Bd. 1, 225-235.

R. Cadiou, Epictète et Galien, BAGB, N.S. 4, Suppl. Lettres d'Humanité 13, 1954, 94-101.

C. J. Cadoux, Ancient Smyrna, Oxford 1938.

J. Carcopino, Rom. Leben und Kultur in der Kaiserzeit, 4. Aufl. Stuttgart 1992.

F. F. Cartwright, Pandemics past and future: in: G. D. Hart (Hrsg.), Disease in ancient man, Toronto 1983, 267-280.

L. Casson, Travel in the Ancient World, London 1974.

P. Castrén (Hrsg.), Ancient and Popular Healing. Symposium on Ancient Medicine, Vammala 1989.

H. Castritius, Die Gesellschaftsordnung der römischen Kaiserzeit und das Problem der sozialen Mobilität, Mitteilungen der TU Braunschweig 8, 1973.

Die Haltung Roms gegenüber den Juden in der ausgehenden Republik und der Prinzipatszeit, in: Th. Klein, V. Losemann, G. Mai (Hrsgg.), Judentum und Antisemitismus von der Antike bis zur Gegenwart, Düsseldorf 1984, 15-40.

E. Champlin, Fronto and Antonine Rome, Cambridge (Mass.) 1980

A. Chaniotis, Illness and cures in the Greek propitiatory inscriptions and dedications of Lydia and Phrygia, in: Eijk, Horstmanshoff, Schrijvers (Hrsgg.), Ancient medicine in its socio-cultural context, 1995, Bd. 2, 323-344.

H. Chantraine, Freigelassene und Sklaven im Dienst der römischen Kaiser. Studien zu ihrer Nomenklatur, Wiesbaden 1967.

V. Chapot, La province romaine proconsulaire d'Asie depuis ses origines jusqu'à la fin du haut-empire, Paris 1904 (ND 1967).

K. Christ, Grundfragen der römischen Sozialstruktur, in: Eck, Galsterer, Wolff (Hrsgg.), Studien zur antiken Sozialgeschichte, 1980, 197-228.

Geschichte der Römischen Kaiserzeit, 2. Aufl. München 1992.

J. Christes, Sklaven und Freigelassene als Grammatiker und Philologen im antiken Rom, Wiesbaden 1979.

P. Classen, Burgundio von Pisa. Richter, Gesandter, Übersetzer, SB der Phil.-hist. Kl. der Akad. der Wiss. Heidelberg, 1974, 4. Abh., Heidelberg 1974.

J. Ch. Claus, Medizingeschichte, Wiesbaden 1985.

M. Clauss, Kaiser und Gott. Herrscherkult im römischen Reich, Stuttgart 1999.

S. J. D. Cohen, Respect for Judaism by Gentiles according to Josephus, HThR 80, 1987, 409-430.

L. Cohn-Haft, The Public Physician of Ancient Greece, Northampton (Mass.) 1956.

J. Colin, L'empire des Antonins et les martyrs gaulois de 177, Bonn 1964.

H. Conzelmann, Heiden – Juden – Christen. Auseinandersetzungen in der Literatur der hellenistisch-römischen Zeit, Tübingen 1981.

M. Corbier, La place des esclaves dans l'économie romaine aux 1er et 2e siècles après J.C., Opus 1, 1982, 109-113.

J. R. Coxe, The Writings of Hippocrates and Galen, Philadelphia 1846.

W. Crönert, Galen, MGM 1, 1902, 3f.

J. A. Crook, Law and the life of Rome, London 1967.

Consilium principis. Imperial councils and counsellors from Augustus to Diocletian, Cambridge 1955.

W. Dahlheim, Geschichte der römischen Kaiserzeit, 2. Aufl. München 1989.

R. Dailly u. M. H. van Effenterre, Le cas Marc-Aurèle: Essai de psychosomatique historique, REA 56, 1954, 347-365.

Ch. Daremberg, Oeuvres anatomiques, physiologiques et médicales de Galien, 2 Bde., Paris, 1854-1856.

O. Davies, Roman Mines in Europe, Oxford 1935 (ND 1979).

R. W. Davies, The medici of the Roman armed forces, Epigraph. Stud. 8, 1969, 83-99.

Service in the Roman Army, Edinburg 1989.

Armelle Debru, Expérience, plausibilité et certitude chez Galien, in: López Férez (Hrsg.), Galeno. Obra, Pensiamento e Influencia, 1991, 31-40.

L'expérimentation chez Galien, ANRW II, 37, 2, 1994, 1718-1756.

Les démonstrations médicales à Rome au temps de Galien, in: Eijk, Horstmanshoff, Schrijvers (Hrsgg.), Ancient medicine in its socio-cultural context, 1995, Bd. 1, 69-82.

Le corps respirant. La pensée physiologique chez Galien, 1996 (Studies in Ancient Medicine 13).

(Hrsg.), Galen on Pharmacology, Philosophy, History and Medicine. Proceedings of the Vth International Galen Colloquium, Lille, 16-18 March 1995 (Studies in Ancient Medicine 16), Köln 1997.

R. Degen, Galen im Syrischen: Eine Übersicht über die syrische Überlieferung der Werke Galens, in: Nutton (Hrsg.), Galen: Problems and Prospects, 1981, 131-166.

K. Deichgräber, Die griechische Empirikerschule. Sammlung der Fragmente und Darstellung der Lehre, Berlin 1930 (ND Berlin - Zurich 1965).

Medicus Gratiosus. Untersuchungen zu einem griechischen Arztbild. Mit dem Anhang Testamentum Hippocratis und Rhazes' De indulgentia medici, Akad. d. Wiss. und d. Lit., Abh. d. geistes- u. sozialwiss. Kl. 1970, 3, Wiesbaden 1970.

Parabasenverse aus Thesmophoriazusen II des Aristophanes bei Galen, Sitzungsber. der Akad. der Wiss. Berlin 1956 (Berlin 1957), 2, 3-38.

Galen als Erforscher des menschlichen Pulses. Ein Beitrag zur Selbstdarstellung des Wissenschaftlers, Sitzungsber. der Akad. der Wiss. Berlin 1956, (Berlin 1957), 3, 3-41.

Das Corpus Medicorum Graecorum, in: Das Institut für gr.-röm. Altertumskunde, Berlin 1957, 104-117.

Der hippokratische Eid. Text griechisch und deutsch – Interpretation – Nachleben, 4 erw. Aufl., Stuttgart 1983.

J. Deininger, Die Provinziallandtage der römischen Kaiserzeit von Augustus bis zum Ende des dritten Jahrhunderts n. Chr., München 1965 (Vestigia 3).

Neue Forschungen zur Sklaverei (1970-1975), HZ 222, 1976, 359-374.

G. Delling, Die Begegnung zwischen Hellenismus und Judentum, ANRW II, 20, 1, 1987, 3-39.

G. Demuth, Ps.-Galeni De dignotione ex insomniis. Ausgabe mit Übersetzung und Kommentar, Diss. Göttingen 1972.

A. De Simone, Palermo bei den mittelalterlichen Geographen und Reisenden, Neapel 1968 (Studi Magrebini II), 135-189.

H. A. Diels, Die Handschriften der antiken Aerzte. I. Hippokrates und Galen; II. Die übrigen griechischen Ärzte; III. Nachtrag, Berlin 1905-07 (ND Leipzig 1970).

Bericht über den Stand des interakademischen Corpus Medicorum Antiquorum und erster Nachtrag zu den in den Abhandlungen 1905 und 1906 veröffentlichten Katalogen: Die Handschriften der antike Aerzte, I. und II. Teil, Abh. d. Königl. Preuß. Akademie d. Wiss., phil.-hist. Kl. 1907, 2, Berlin 1908.

P. Diepgen, Geschichte der Medizin. Die historische Entwicklung der Heilkunde und des ärztlichen Lebens, Bd. I: Von den Anfängen der Medizin bis zur Mitte des 18. Jahrhunderts, Berlin 1949.

A. Dihle, The Theory of Will in Classical Antiquity, Berkeley 1982.

Zur antiken Biographie, in: La Biographie antique, Genf 1997 (Entretiens sur l'Antiquité classique, Bd. XLIV), 119-146.

S. Dill, Roman Society from Nero to Marcus Aurelius, London 1904.

H. Diller, Zur Hippokratesauffassung des Galen, Hermes 68, 1933, 167-181.

Kleine Schriften zur antiken Medizin, Berlin 1973.

J. Dillon, The Middle Platonists, London 1977.

„Orthodoxy" and „eclecticism": Middle Platonists and Neo-Pythagoreans, in: ders. u. Long (Hrsgg.), The Question of "Eclecticism", 1988, 103-125.

J. Dillon u. A. A. Long (Hrsgg.), The Question of "Eclecticism". Studies in Later Greek Philosophy, Berkeley 1988.

E. R. Dodds, Heiden und Christen in einem Zeitalter der Angst. Aspekte religiöser Erfahrung von Mark Aurel bis Konstantin, Frankfurt a. M. 1985 (Pagan and Christian in an Age of Anxiety, Cambridge 1965).

K. Döring, Exemplum Socratis, Wiesbaden 1979.

P. Donini, Motivi filosofici in Galeno, P&P 35, 1980, 333-370.

The history of the concept of eclecticism, in: Dillon u. Long (Hrsgg.), The Question of "Eclecticism", 1988, 15-33.

Galeno e la filosofia, ANRW II, 36, 5, 1992, 3484-3504.

J. E. Drabkin, On medical education in Greece and Rome, BHM 15, 1944, 333-351.

M. Dräger, Die Städte der Provinz Asia in der Flavierzeit. Studien zur kleinasiatischen Stadt- und Regionalgeschichte, Frankfurt a. M., 1993.

R. Duncan-Jones, Demographic Change and Economic Progress under the Roman Empire, in: Tecnologia, economia e società nel mondo romano. Atti del Convegno di Como, 27-29 sett. 1979, Como 1980, 67-80.

The Economy of the Roman Empire, 2. Aufl. Cambridge 1982.

Ph. Durand, Les œuvres pharmacologiques de Galien. Editions et traductions latines antérieures à Kühn, CCGR 4, 1984, 75-109.

R. J. Durling, A Chronological Census of Renaissance Editiors and Translations of Galen, JWI 24, 1961, 232-305.

Corrigenda and addenda to Diels' Galenica, Traditio 23, 1967, 461-476.

Burgundio of Pisa's Translation of Galen's ΠΕΡΙ ΚΡΑΣΕΩΝ. Edited with Introduction and Indices, Berlin 1976.

Burgundio of Pisa's Translation of Galen's ΠΕΡΙ ΤΩΝ ΠΕΠΟΝΘΟΩΝ ΤΟΠΩΝ "De interioribus" Edited with Introduction and Indices, 2 Bde., Berlin 1976.

Lexicographical notes on Galen's writings, Glotta 57, 1979, 218-244; 58, 1980, 260-266; 59, 1981, 108-116; 60, 1982, 236-244.

A Dictionary of Medical Terms in Galen, Leiden 1993.

A. Dyroff, Über die Abhängigkeit medizinischer Richtungen von der Philosophie, gezeigt an Galen, Proteus 1, Bonn 1931, 9-12.

B. Ebels-Hoving u. E. J. Ebels, Erasmus und Galen, in: Erasmus of Rotterdam. The man and the scholar, Proceedings of the Symposium held at the Erasmus University, Rotterdam, 9-11 Nov. 1986, hrsg. v. J. Sperna Weiland u. W. Th. M. Frijhoff, Leiden 1988, 132-142.

W. Eck, Die Präsenz senatorischer Familien in den Städten des Imperium Romanum bis zum späten 3. Jahrhundert, in: W. Eck, H. Galsterer, H. Wolff (Hrsgg.), Studien zur antiken Sozialgeschichte, 1980, 282-322.

Überlieferung und historische Realität: ein Grundproblem prosopographischer Forschung, in: ders. (Hrsg.), Prosopographie und Sozialgeschichte, 1993, 365-396.

(Hrsg.), Prosopographie und Sozialgeschichte. Studien zur Methodik und Erkenntnismöglichkeit der kaiserzeitlichen Prosopographie, Köln 1993.

W. Eck, H. Galsterer, H. Wolff (Hrsgg.), Studien zur antiken Sozialgeschichte. Festschrift F. Vittinghoff, Köln 1980.

W. Eck u. J. Heinrichs, Sklaven und Freigelassene in der Gesellschaft der Römischen Kaiserzeit, Darmstadt 1993.

E. J. und L. Edelstein, Asclepius. A collection and interpretation of the testimonies, Baltimore 1945 (ND New York 1975).

L. Edelstein, Die Geschichte der Sektion in der Antike, QGNM 3, 1932, 100-156; wieder in: ders., Ancient medicine, 1967, 247-301.

Recent Trends in the Interpretation of Ancient Science, JHI 13, 1952.

Antike Diätetik, MHJ 1, 1966, 162-174.

The Idea of progress in classical antiquity, Baltimore 1967.

Ancient medicine, Baltimore 1967.

D. E. Eichholz, Galen and his environment, G&R 20, 1951, 60-71.

Ph. J. van der Eijk, Aristotle on 'distinguished physicians' and on the medical significance of dreams, in: Eijk, Horstmanshoff, Schrijvers (Hrsgg.), Ancient medicine in its socio-cultural context, 1995, Bd. 2, 447-459.

Ph. J. van der Eijk, H. F. J. Horstmanshoff, P. H. Schrijvers (Hrsgg.), Ancient medicine in its socio-cultural context, 2 Bde., Amsterdam 1995.

L. Elaut, Erasme, traducteur de Galien, Bibliothèque d'Humanisme et Renaissance 20, 1958, 36-43.

H. Engelmann, Ephesische Inschriften, ZPE 84, 1990, 89ff.

D. Engels, Roman Corinth: an alternative model for the classical city, Chicago 1990.

E. C. Evans, Galen the Physician as Physiognomist, TAPhA 76, 1945, 287-298.

J. K. Evans, Plebs Rustica. The Pesantry of Classical Italy, AJAH 5, 1980, 19-47; 134-173.

A. S. L. Farquharson, Marcus Aurelius: His Life and His World, 2. Aufl. Oxford 1952.

L. H. Feldman, Jew and Gentile in the Ancient World. Attitudes and Interaction from Alexander to Justinian, Princeton 1993.

J. Ferguson, The Religions of the Roman Empire, London 1970.

A. J. Festugière, Personal religion among the Greeks, Berkeley, Los Angeles 1954.

F. u. L. Fetz, Gymnastik bei Philostratos und Galen, Frankfurt 1969.

G. Fichtner, Corpus Galenicum. Verzeichnis der galenischen und pseudogalenischen Schriften, Tübingen 1985 (2. verbesserte Auflage 1990).

M. I. Finley (Hrsg.), Studies in Ancient Society, London 1974.

Die Sklaverei in der Antike, München 1981.

Die antike Wirtschaft, 3. Aufl. München 1993.

K.-D. Fischer, Zur Entwicklung des ärztlichen Standes im römischen Kaiserreich, MHJ 14, 1979, 165-175.

K.-D. Fischer, D. Nickel, P. Potter (Hrsgg.), Text and Tradition. Studies in Ancient Medicine and ist Transmission presented to J. Kollesch, Leiden 1998.

D. Flach, Dios Platz in der kaiserzeitlichen Geschichtsschreibung, Antike und Abendland 18, 1973, 130-143.

Die Bergwerksordnung von Vipasca, Chiron 9, 1979, 399-448.

Römische Agrargeschichte, München 1990 (HdA III, 9).

Bibliographie zur römischen Agrargeschichte, Paderborn 1991.

Die römischen Christenverfolgungen. Gründe und Hintergründe, Historia 48, 1999, 442-464.

H. Flashar, Ethik und Medizin – Moderne Probleme und alte Wurzeln, in: Flashar u. Jouanna (Hrsgg.), Médecine et morale dans l'antiquité, 1997, 1-20.

H. Flashar u. J. Jouanna (Hrsgg.), Médecine et morale dans l'antiquité, Genf 1997.

C. A. Forbes, The Education and Training of Slaves in Antiquity, TAPhA 86, 1955, 321-360.

B. Forte, Rome and the Romans as the Greeks saw them, Rom 1972.

T. Frank, Roman Imperialism, New York 1925.

Aspects of Social Behavior in Ancient Rome, 1932 (ND New York 1969).

(Hrsg.), An Economic Survey of Ancient Rome, Bd. I-V, 1937-1959.

Rome and Italy of the Empire (Bd. V von An Economic Survey of Ancient Rome), Baltimore 1940.

P. R. Franke, Vom Ansehen des Arztes in der Antike, in: E. Jung (Hrsg.), Capitolinus und seine Freunde, Homburg 2000, 62-77.

P. M. Fraser, Ptolemaic Alexandria, 3 Bde., Oxford 1972.

M. Frede, On Galen's Epistemology, in: Nutton (Hrsg.), Galen: Problems and Prospects, 1981, 65-86.

Fr. Freise, Geschichte der Bergbau- und Hüttentechnik, Bd. I: Das Altertum, Berlin 1908.

W. H. C. Frend, Martyrdom and Persecution in the Early Church. A study of a conflict from the Maccabees to Donatus, Oxford 1965.

The Rise of Christianity, London 1984.

L. Friedländer, Darstellungen aus der Sittengeschichte Roms, hrsg. von G. Wissowa, 4 Bde., 10. Aufl. Leipzig 1921-23.

S. J. Friesen, Twice Neokoros. Ephesus, Asia and the Cult of the Flavian Imperial Family, Leiden 1993.

Highpriests of Asia and asiarchs: Farewell to the Identification Theory, in: P. Scherrer, H. Taeuber, H. Thür (Hrsgg.), Steine und Wege, Wien 1999, 303-307.

Asiarchs, ZPE 129, 1999, 275-290.

U. Früchtel, Die kosmologischen Vorstellungen bei Philo von Alexandrien. Ein Beitrag zur Geschichte der Genesisexegese, Leiden 1968.

H. Fuchs, Der geistige Widerstand gegen Rom in der antiken Welt, Berlin 1938.

R. Fuchs, Geschichte der Heilkunde bei den Griechen, in: Handbuch der Geschichte der Medizin, hrsg. von M. Neuburger u. J. Pagel, Bd. I: Altertum und Mittelalter, Jena 1902 (ND Hildesheim, New York 1971), 153-402.

E. Gabba, The Growth of Anti-Judaism or the Greek Attitude towards Jews, Cambr. Ancient Hist. of Judaism, Bd. II: The Hellenistic Age, Cambridge 1989, 614-656.

G. Gabrieli, Hunayn ibn Ishaq, Isis 6, 1924, 282-292.

J. Gagé, Les classes sociales dans l'Empire romain, 2. Aufl. Paris 1971.

J. G. Gager, Moses in Greco-Roman Paganism, Nashville 1972.

The Dialogue of Paganism with Judaism: Bar Kochba to Julian, Hebrew Union College Annual 44, 1973, 89-118.

The Origins of anti-semitism. Attitudes toward Judaism in Pagan and Christian Antiquity, New York 1983.

Patricia Gaillard-Seux, La santé du prince: une illustration des vertus impériales, in: M. Molin (Hrsg.), Images et représentations du pouvoir et de l'ordre social dans l'antiquité, Actes du colloque, Angers, 28-29 mai 1999, Paris 2001, 27-35.

L. García Ballester, Galeno en la sociedad y en la ciencia de su tiempo (130-200 d.C.), Madrid 1972.

Alma y enfermedad en la obra de Galeno, Valencia 1968.

Lo medico y lo filosofico-moral, Asclepio 20, 1968, 99-134.

El hippocratismo de Galeno, Boletin Soc. espan. hist. med. 8, 1968, 22-28.

Medicina y etica en la obra di Galeno, Med. Espanola 62, 1969, 280-288.

La utilización de Platon y Aristoteles en los escritos tardios de Galeno, Episteme 5, 1971, 112-120.

Galeno (c. 130 –c. 200). Acercamiento historico-social a su biografia cientifica, Medicina e Historia 12, 1972, S. 1-16.

Diseases of the soul in Galen: the impossibility of a Galenic psychotherapy, CM 9, 1974, 35-43.

De la anatomia alejandrina al Corpus Galenianum, Medicina e Historia 37, 1974, 1-18.

Experiencia y especulación en el diagnostico galénico, Dynamis 1, 1981, 203-223.

Galen as a medical practitioner: problems in diagnosis, in: Nutton (Hrsg.), Galen: Problems and Prospects, 1981, 13-46.

On the origin of the „six non-natural things" in Galen, in: Kudlien u. Durling (Hrsgg.), Galen's Method of Healing, 1991, 105-115.

Galen as a Clinician: His Methods in Diagnosis, ANRW II, 37, 2, 1994, 1636-1671.

The New Galen: a Challenge to Latin Galenism in Thirteenth-Century Montpellier, in: Fischer, Nickel, Potter (Hrsgg.), Text and Tradition,1998, 55-83.

Jane F. Gardner, Being a Roman Citizen, London 1993.

P. Garnsey, Social Status and legal Privilege in the Roman Empire, Oxford 1970.

Peasants in Ancient Roman Society, Journal of Peasant Studies 3, 1976, 221-235.

Non-slave labour in the Roman Wold, in: ders. (Hrsg.), Non slave Labour in the Greco-Roman World, Cambridge Philological Society, Suppl. VI, 1980, 34-47.

Independant Freedmen and the Economy of Roman Italy under the Principate, Klio 63, 1981, 359-371.

Slaves in Business, Opus 1, 1982, 105-108.

Famine in Rome, in: ders. u. C. Whittaker (Hrsgg.), Trade and Famine in Classical Antiquity, Cambridge 1983, 56-65.

Famine and Food Supply in the Graeco-Roman World: Responses to Risk and Crisis, Cambridge 1988.

Ideas of slavery from Aristotle to Augustine, Cambridge 1996.

P. Garnsay u. R. Saller, Das Römische Kaiserreich. Wirtschaft, Gesellschaft, Kultur, Reinbek 1989 (The Roman Empire. Economy, Society and Culture, Berkeley 1987).

I. Garofalo, Note filologiche sull'anatomia di Galeno, ANRW II, 37, 2, 1994, 1790-1833.

A. Garzya (Hrsg.), Tradizione e ecdotica dei testi medici tardoantichi e bizantini (Atti del Convegno Internazionale Anacapri Oktober 1990), Neapel 1992, 197-210.

J. Gaudemet, Catégories juridiques et classes sociales. Un exemple: L'esclavage à Rome, Romanitas 8, 1967, 124-148.

J. Gérard, Juvénal et la réalité contemporaine, Paris 1976.

La richesse et le rang dans les 'Satires' de Juvénal, Index 13, 1985, 273-288.

A. von Gerkan, Die Einwohnerzahl Roms in der Kaiserzeit, MDAI(R) 55, 1940, 149-195.

Weiteres zur Einwohnerzahl Roms in der Kaiserzeit, MDAI(R) 58, 1943, 213ff.

W. Gerlach, Das Meer in Bildern Galens, AGM 29, 1936, 328ff.

St. Gero, Galen on the Christians. A reappraisal of the Arabic evidence, OCP 56, 1990, 371-411.

Maria Gherardini, Studien zur Geschichte des Kaisers Commodus, Wien 1974.

A. Giardina (Hrsg.), Der Mensch in der römischen Antike, Frankfurt 1991 (L'Uomo Romano, Rom 1989).

J. F. Gilliam, The plague under Marcus Aurelius, AJPh 82, 1961, 225ff.; dt. unter dem Titel 'Die Pest unter Marc Aurel' in und zitiert nach Klein (Hrsg.), Marc Aurel, 1979, S. 133-143.

B. Gladigow, Anatomia sacra. Religiös motivierte Eingriffe in menschliche oder tierische Körper, in: Eijk, Horstmanshoff, Schrijvers (Hrsgg.), Ancient medicine in its socio-cultural context, 1995, Bd. 2, 345-361.

K. Goehl, Lesefrüchte aus der griechisch-lateinischen Galen-Ausgabe von Karl Gottlob Kühn, Würzburger medizinhistorische Mitteilungen 5, 1987, 97-110.

W. Görlitz, Marc Aurel. Kaiser und Philosoph, Stuttgart 1954.

J.-Cl. Golvin u. Chr. Landes, Amphithéâtres et Gladiateurs, Paris 1990.

M. Goodman, Mission and Conversion. Proselytizing in the Religious History of the Roman Empire, Oxford 1994.

L. Goppelt, Christentum und Judentum im 1. und 2. Jh., Gütersloh 1954.

R. Gordon, The healing event in Graeco-Roman folk-medicine, in: Eijk, Horstmanshoff, Schrijvers (Hrsgg.), Ancient medicine in its socio-cultural context, 1995, Bd. 2, 363-376.

C. M. Goss, On the Anatomy of Muscles for Beginners by Galen of Pergamon, Anat. Rec. 145, 1963, 477-501.

On Anatomy of Nerves by Galen of Pergamon, Am. J. Anat. 118, 1966, 327-336.

On Movement of Muscles by Galen of Pergamon, Am. J. Anat. 123, 1968, 1-26.

H. Gossen, Das Erbe Griechenlands und die medizinische Lehre im Alten Rom, Ciba-Zeitschrift 4, 1937, 1647-1650.

Der Arzt im Alten Rom, Ciba-Zeitschrift 4, 1937, 1651-1658.

Die Heilmethoden der römischen Ärzte, Ciba-Zeitschrift 4, 1937, 1659-1666.

Altrömischer Heilaberglaube, Ciba-Zeitschrift 4, 1937, 1667f.

Von der Hygiene im Alten Rom, Ciba-Zeitschrift 4, 1937, 1669-1671.

D. Gourevitch, Le mal d'être femme. La femme et la médecine à Rome, Paris 1984.

Le Triangle hippocratique dans le monde gréco-romain, Paris, Rom 1984.

Galien, médecin-décideur. Déjouer les pièges tendus par les malades, Prospective et Santé 46, 1988, 81-88.

H. Graetz, Geschichte der Juden von den ältesten Zeiten bis auf die Gegenwart, Bd. IV: Geschichte der Juden vom Untergang des jüdischen Staates bis zum Abschluss des Talmud, Leipzig 1908 (ND Berlin 1996).

M. Grant, The Jews in the Roman World, London 1973.

Paul, Galen and Origen, Journal of Theological Studies 34, 1983, 533-536.

R. M. Grant, Miracle and natural law in Graero-Roman and early Christian thought, Amsterdam 1952.

H. Grassl, Sozialökonomische Vorstellungen in der kaiserzeitlichen griechischen Literatur (1. - 3. Jh. n. Chr.), Wiesbaden 1982.

R. M. Green, Galen's Hygiene, Springfield 1951.

H. Grégoire, P. Orgels, J. Moreau, A. Maricq, Les persécutions dans l'empire romain, 2. Aufl. Brüssel 1964.

J. Grimm, Die literarische Darstellung der Pest in der Antike und in der Romana, 1965.

M. D. Grmek, Les maladies à l'aube de la civilisation occidentale, Paris 1983.

(Hrsg.), Die Geschichte des medizinischen Denkens: Antike und Mittelalter, München 1996.

M. D. Grmek u. D. Gourevitch, Médicins fous, Evolution psychiatrique 47, 1982, 1113-1118.

Marc-Aurèle devint-il toxicodépendant? Évolution psychiatrique 48, 1983, 253-256.

Medice, cura te ipsum. Les maladies de Galien, EL 1, 1986, 45-64.

Aux sources de la doctrine médicale de Galien: l'enseignement de Marinus, Quintus et Numisianus, in: ANRW II, 37, 2, 1994, 1491-1528.

F. Grosso, La lotta politica al tempo di Commodo, Turin 1964.

H. Gummerus, Der römische Gutsbetrieb, Klio Beiheft 5, 1906.

Der Ärztestand im römischen Reich nach den Inschriften, Helsingfors 1932.

Beate Gundert, Die Tabulae Vindobonenses als Zeugnis alexandrinischer Lehrtätigkeit um 600 n. Chr., in: Fischer, Nickel, Potter (Hrsgg.), Text and Tradition, 1998, 91-144.

E. Gurlt, Galenus, in: Geschichte der Chirurgie und ihrer Ausübung, Hildesheim 1964, 428-474.

S. L. Guterman, Religious Toleration and Persecution in Ancient Rome, London 1951.

C. Haas, Alexandria in Late Antiquity. Topography and Social Conflict, Baltimore 1997.

Chr. Habicht, Die Inschriften des Asklepieions (Altertümer von Pergamon VIII, 3), Berlin 1969.

New Evidence on the Province of Asia, JRS 65, 1975, 64-91.

I. Hadot, Arts libéraux et philosophie dans la pensée antique, Paris 1984.

P. Hadot, Marc Aurèle était-il opiomane? in: E. Lucchesi u. H. D. Saffrey (Hrsgg.), Mémorial André-Jean Festugière. Antiquité païenne et chrétienne (Cahiers d'orientalisme X), Genf 1984, 33-50.

G. Härtel, Der Beginn der allgemeinen Krise im Westen des Römischen Reiches. Wirtschaftliche und soziale Veränderungen in der Zeit von Marc Aurel bis Septimius Severus (161-211), Zeitschrift für Geschichtswissenschaft 13, 1965, 262-276, wieder in und zitiert nach: Richard Klein (Hrsg.), Marc Aurel, Darmstadt 1979, 197-225.

Einige Bemerkungen zur rechtlichen Stellung der Sklaven und zur Beschränkung der Willkür des Herrn gegenüber dem Sklaven bei der Bestrafung im 2./3. Jh. u. Z. anhand der Digesten, Klio 59, 1977, 337-347.

I. Hahn, Traumdeutung und gesellschaftliche Wirklichkeit. Artemidorus Daldianus als sozialgeschichtliche Quelle, Konstanz 1992.

J. Hahn, Der Philosoph und die Gesellschaft. Selbstverständnis, öffentliches Auftreten und populäre Erwartungen in der hohen Kaiserzeit, Stuttgart 1989.

Plinius und die griechischen Ärzte in Rom: Naturkonzeption und Medizinkritik in der Naturalis Historia, AGM 75, 1991, 209-239.

H. Halfmann, Die Senatoren aus dem östlichen Teil des Imperium Romanum bis zum Ende des 2. Jahrhunderts n. Chr., Göttingen 1979.

Die Senatoren aus den kleinasiatischen Provinzen des römischen Reiches vom 1. bis 3. Jahrhundert (Asia, Pontus-Bithynia, Lycia-Pamphylia, Galatia, Cappadocia, Cilicia), in: Tituli, IV-V. Epigrafia e ordine senatorio, V, 603-650, Rom 1982.

Die Senatoren aus dem griechischen Osten: Fragen zur Quellenevidenz prosopographischer Studien und ihrer historischen Aussagekraft, in: Eck (Hrsg.), Prosopographie und Sozialgeschichte, 1993, 71-80.

M. Hammond, Composition of the Senate, A.D. 68-235, JRS 47, 1957, 74ff.

The Antonine Monarchy, Rom 1959.

The City in the Ancient World, Cambridge (Mass.) 1972.

R. J. Hankinson, Galen and the best of all possible worlds, CQ 39, 1989, 206-227.

Galen on the foundation of science, in: López Férez (Hrsg.), Galeno: Obra, Pensiamento e Influencia, 1991, 15-29.

Galen, On the therapeutic method. Books I and II, translated with an introduction and commentary, Oxford 1991.

Galen's anatomy of the soul, Phronesis 36, 1991, 197-233.

Galen's philosophical eclecticism, ANRW II, 36, 5, 1992, 3505-3522.

Galen's Concept of Scientific Progress, ANRW II, 37, 2, 1994, 1775-1789.

Galen's Anatomical Procedures: A Second-Century Debate in Medical Epistemology, ANRW II, 37, 2, 1994, 1834-1855.

Ann Ellis Hanson u. Monica H. Green, Soranus of Ephesus: Methodicorum princeps, ANRW II, 37, 2, 1994, 968-1075.

G. Harig, Die antike Auffassung vom Gift und der Tod des Mithridates, NTM 14, 1977, 104-112.

Zur Galenischen Kritik an Thessalos von Tralleis, in: XXII. Congrès International d'Histoire de la Médecine, Bukarest 1970, Comptes rendus, 389-390.

Die antike Medizin in der Berliner medizinhistorischen Forschung, in: D. Tutzke (Hrsg.), Tradition und Fortschritt in der medizinhistorischen Arbeit des Berliner Instituts für Geschichte der Medizin, Berlin 1980, 37-50.

Zu den Aufgaben der medizinhistorischen Forschung auf dem Gebiet der antiken Medizin in der Gegenwart, in: XXXVI. Congrès International d'Histoire de la Médecine, Plovdiv 1978, Actes du congrès, hrsg. von V. Topuzov, Bd. 2, Sofia 1981, 109-111.

Zur Datierung der Reisen Galens. Ein Nachtrag, in: Beiträge zur Hochschul- und Wissenschaftsgeschichte Erfurts 21, 1987/88, 13-20.

G. Harig u. Jutta Kollesch, Arzt, Kranker und Krankenpflege in der griechisch-römischen Antike und im byzantinischen Mittelalter, Helikon 13/14, 1973/1974, 256-268.

Galen und Hippokrates, in: La Collection hippocratique et son rôle dans l'histoire de la médecine, Leiden 1975, 257-74.

W. V. Harris, Towards a Study of the Roman Slave Trade, MAAR 36, 1980, 117-140.

Demography, Geography and the Sources of Roman Slaves, JRS 89, 1999, 62-75.

J. F. Healy, Mining and Metallurgy in the Greek and Roman World, Bristol 1978.

J. M. Heer, Der historische Wert der Vita Commodi in der Sammlung der Scriptores Historiae Augustae, Philologus Suppl. Bd. 9, 1901, 1-208.

J. L. Heiberg, Geschichte der Mathematik und Naturwissenschaften im Altertum, München 1925.

H. Heinen, Aspekte der Sklaverei in der römischen Welt, GWU 28, 1977, 321-336.

H. Heinrichs, Die Überwindung der Autorität Galens durch Denker der Renaissancezeit, Bonn 1914.

O. J. Hekster, Commodus. An Emperor at the Crossroads, Amsterdam 2002.

E. Helbig, Pergamon, die Geburtsstadt des Galenos, Therapeutische Berichte 8, 1931, 214-218.

R. Helm, Römisches Alltagsleben im 1. und 2. Jahrhundert n. Chr. nach Martial und Juvenal, Zürich 1963.

M. Hengel, Judentum und Hellenismus. Studien zu ihrer Begegnung unter besonderer Berücksichtigung Palästinas bis zur Mitte des 2. Jhds. v. Chr., Tübingen 1969 (2. Aufl. 1973).

Proseuche und Synagoge. Jüdische Gemeinde, Gotteshaus und Gottesdienst in der Diaspora und in Palästina, in: Tradition und Glaube, FS K. G. Kuhn, Göttingen 1971, 157-184.

H. Hepding, ΡΟΥΦΙΝΙΟΝ ΑΛΣΟΣ, Philologus 88, 1933, 90-103; 241-243.

P. Herz, Juden in Gesellschaft und Wirtschaft des oberen Maiandros-Tales, in: ders. u. J. Kobes, Ethnische und religiöse Minderheiten, 1998, S. 1-26.

P. Herz u. J. Kobes (Hrsgg.), Ethnische und religiöse Minderheiten in Kleinasien. Von der hellenistischen Antike bis in das byzantinische Mittelalter, Wiesbaden 1998, 1998, S. 1-26.

Claudine Herzlich u. Janine Pierret, Kranke gestern, Kranke heute. Die Gesellschaft und das Leiden, München 1991 (Maladies d'hier, maladies d'aujourd'hui: de la mort collective au devoir de guérison, Paris 1984).

R. Herzog, Nikias und Xenophon von Kos, HZ125, 1922, 189-247.

V. G. Hills, The Cyprus Mines Enterprises, Engineering and Mining Journal 126, 1928, 5-7; 53-56.

E. J. Hobsbawm, Von der Sozialgeschichte zur Geschichte der Gesellschaft, in: H.-U. Wehler (Hrsg.), Geschichte und Soziologie, Köln 1972, 331-361.

O. Höckmann, Antike Seefahrt, München 1985.

K. Hoheisel u. H.-J. Klimkeit (Hrsgg.), Heil und Heilung in den Religionen, Wiesbaden 1995.

B. Holtheide, Römische Bürgerrechtspolitik und römische Neubürger in der Provinz Asia (Diss. Heidelberg 1978), Freiburg 1983.

H. Hommel, Euripides in Ostia. Ein neues Chorliedfragment und seine Umwelt, Epigraphica 19, 1957, 109-164.

Das Datum der Munatier-Grabstätte in Portus Traiani und die Hederae Distinguentes, ZPE 5, 1970, 293-303.

L. Homo, Topographie et démographie dans la Rome impériale, CRAI, 1933, 293-305.

K. Hopkins, Conquerors and Slaves, Cambridge 1978.

G. Horsmann, Die Wagenlenker der römischen Kaiserzeit. Untersuchungen zu ihrer sozialen Stellung, Stuttgart 1998.

H. F. J. Horstmanshoff, Galen and his patients, in: Eijk, Horstmanshoff, Schrijvers (Hrsgg.), Ancient medicine in its socio-cultural context, 1995, Bd. 1, 83-100.

K. Hruby, Die Synagoge. Geschichtliche Entwicklung einer Institution, Zürich 1971.

W. Hüttl, Antoninus Pius, 2 Bde., Prag 1936-1933.

Fr. Hultsch, Griechische und Römische Metrologie, Berlin ^{2}1882 (ND 1971).

H. Hunger, Schreiben und Lesen in Byzanz, München 1989.

P. Huttunen, The Social Strata in the Imperial City of Rome. A Quantitative Study of the Social Representation in the Epitaphs published in the Corpus Inscriptionum Latinarum Volumen VI, Oulu 1974.

J. Ilberg, Über die Schriftstellerei des Klaudios Galenos, RhM 44, 1889, 207-239; 47, 1892, 489-514; 51, 1896, 165-196; 52, 1897, 591-623 (als Monographie ND 1974).

Aus Galens Praxis. Ein Kulturbild aus der römischen Kaiserzeit, NJA 15, 1905, 276-312, wieder in und zitiert nach: H. Flashar, Antike Medizin, Darmstadt 1971, 361-416.

Wann ist Galen geboren? AGM 23, 1930, 289-292.

Katerina Ierodiakonou, Alexander of Aphrodisias on medicine as a stochastic art, in: Eijk, Horstmanshoff, Schrijvers (Hrsgg.), Ancient medicine in its socio-cultural context, 1995, Bd. 2, 473-485.

I. R. Irwin, Galen on the temperaments, Journal of General Psychology 36, 1947, 45-64.

A. Z. Iskandar, Galen and Rhazes on Examining Physicians, BHM 36, 1962, 362-365.

An attempted reconstruction of the late Alexandrian medical curriculum, Medical History 20, 1976, 235-258.

R. P. J. Jackson, Doctors and Diseases in the Roman Empire, London 1988.

Roman Medicine: the Practitioners and their Practices, ANRW II, 37, 1, 1993, 79-101.

S. W. Jackson, Galen on mental disorders, Journ. Hist. Behav. Sci. 5, 1969, 365-384.

M. Jacobs, Die Institution des jüdischen Patriarchen, Diss. Berlin 1995.

D. Jacquart, Représentations de Galien dans la peinture médiévale, Dossiers de l'histoire et de l'archéologie 123, 1988, 22-29.

W. John, Galens Procrepticus ad medicinam – Galens Werbeschrift: Studiert Medizin, griechisch und deutsch, Beilage FS Göttinger Gymnasium, Göttingen 1936.

A. H. M. Jones, The Greek City from Alexander to Justinian, Oxford 1940.

C. P. Jones, A friend of Galen, CQ 17, 1967, 311f.

The Roman World of Dio Chrysostom, Cambridge (Mass.) 1978.

Culture and Society in Lucian, Cambridge (Mass.) 1986.

Aelius Aristides, 'On the Water in Pergamum', AA 1991, 111-117.

H. Jordan, Topographie der Stadt Rom im Altertum, Berlin 1871-1907.

A. Jori, Le pepaideumenos et la médicine, in: Eijk, Horstmanshoff, Schrijvers (Hrsgg.), Ancient medicine in its socio-cultural context, 1995, Bd. 2, 411-424.

L. Joseph, The Latin translations and commentaries of the works of Galen up to 1600, American Philosophical Society Yearbook 1960, 524f.

Sandra R. Joshel u. Sheila Murnaghan (Hrsgg.), Woman and slaves in Greco-Roman culture: differential equations, London 1998.

J. Jouanna, Les médecins grecs dans la Collection Budé, in: Antonio Garzya (Hrsg.), Tradizione e ecdotica dei testi medici tardoantichi e bizantini, 1992, 345-347.

Présentation du projet d'édition de Galien dans la Collection des Universités de France, BAGB 1993, 2, 101-135.

La lecture de l'éthique hippocratique chez Galien, in: Flashar u. Jouanna (Hrsgg.), Médecine et morale dans l'antiquité, 1997, 211-253.

J. Jüthner, Philostratos, Über Gymnastik, Leipzig 1909.

M. Junkelmann, Das Spiel mit dem Tod. So kämpften Roms Gladiatoren, Mainz 2000.

Familia Gladiatoria. Die Helden des Amphitheaters, in: E. Köhne u. Cornelia Ewigleben (Hrsgg.), Caesaren und Gladiatoren. Die Macht der Unterhaltung im antiken Rom, Mainz 2000, 39-80.

J. Juster, Les Juifs dans l'empire romain. Leur condition juridique, économique et sociale, 2 Bde., Paris 1914 (ND 1966).

J. Kagan, Galen's prophecy: temperament in human nature, New York 1994.

W. Kahlenberg, Mangelkrankheiten im römischen Kaiserreich zur Zeit Galenos, Das Deutsche Gesundheitswesen 2, 1947, 485.

Galen und die Sektion menschlicher Leichen, Grenzgebiete der Medizin 1, 1948, 248f.

C. H. Kahn, Discovering the will. From Aristotle to Augustine, in: Dillon u. Long (Hrsgg.), The Question of 'Eclecticism', 1988, 234-259.

U. Kahrstedt, Über die Bevölkerung Roms, in: Friedländer, Darstellungen aus der Sittengeschichte Roms, 10. Aufl., Bd. IV, Leipzig 1921, 11-21.

Die Kultur der Antoninenzeit, Leipzig 1925.

Kulturgeschichte der römischen Kaiserzeit, München 1944 (2. Aufl. Bern 1958).

Geschichte des griechisch-römischen Altertums, München 1948.

G. Kaibel, Cl. Galeni Protreptici quae supersunt, Berlin 1894 (ND 1963).

M. Kajava, Roman Upper-Class Children and Prosopography, in: Eck (Hrsg.), Prosopographie und Sozialgeschichte, 1993, 165-190.

K. Kalbfleisch, Zu Galenos, Philologus 55, 1896, 689-694.

'Claudius' Galenus, BPhW 22, 1902, 413.

Parthenios bei Galen, Hermes 77, 1942, 376-379.

H. Kalex, Über die Arbeitsbedingungen und den Gesundheitszustand der Arbeiter in der Antike, in: R. Günther u. G. Schrot (Hrsgg.), Sozialökonomische Verhältnisse im Alten Orient und im Klassischen Altertum, Berlin 1961, 168-179.

J. Karayannopulos u. G. Weiss, Quellenkunde zur Geschichte von Byzanz (324-1453), 2 Halbbände, Wiesbaden 1982.

A. Kasher, The Jews in Hellenistic and Roman Egypt. The Struggle for Equal Rights, Tübingen 1985.

R. A. Kearsley, Asiarchs, Archiereis, and the Archiereiai of Asia, GRBS 27, 1986, 183-192.

M. Ulpius Appuleius Eurykles of Aezani: Panhellene, Asiarch and Archiereus of Asia, Antichthon 21, 1987, 49-56.

Asiarchs: Titulature and Function. A Reappraisal, StudClas 26, 1988, 57-65.

Asiarchs, Archiereis and Archiereiai of Asia. New Evidence from Amorium in Phrygia, EA 16, 1990, 69-80.

H. C. Kee, Self-Definition in the Asclepius-Cult, in: B. F. Meyer u. E. P. Sanders (Hrsgg.), Jewish and Christian Self-Definition, Self-Definition in the Greco-Roman World, Philadelphia 1982, 118-136.

Miracle in the Early Christian World. A Study in Sociohistorical Method, New Haven 1983.

K. D. Keele, Three early masters of experimental medicine - Erasistratus, Galen and Leonardo da Vinci, Proceedings of the Royal Society of Medicine 54, 1961, 577-588.

G. Keil, Galenkritik bei Rhazes, Med. Monatsschrift 25, 1971, 559-563.

G. Kennedy, The Sophists as declaimers, in: G. Bowersock (Hrsg.), Approaches to the Second Sophistic, Pennsylvania 1974,

P. Keresztes, Das Christenmassaker von Lugdunum im Jahre 177 (eng. 1967), in: Klein (Hrsg.), Marc Aurel, 1979, 261-278.

War Marc Aurel ein Christenverfolger? (Marcus Aurelius a Persecutor? HThR 61, 1968, 321ff.), in: Klein (Hrsg.), Marc Aurel, 1979, 279-303.

E. Kettenhofen, Die syrischen Augustae in der historischen Überlieferung. Ein Beitrag zum Problem der Orientalisierung, Bonn 1979.

Fr. Kiechle, Sklavenarbeit und technischer Fortschritt im römischen Reich, Wiesbaden 1969.

J. S. Kiefer, Galen's Institutio Logica. English Translation, Introduction, and Commentary, Baltimore 1964.

F. E. Kind, Bericht über die Literatur zur antiken Medizin. 1901 - 1910, II, 3: Galenos, JAW 158, 1912, 174-187.

Bericht über die Literatur zur antiken Medizin. 1911 - 1917, II, 3: Galenos, JAW 180, 1919, 41-61.

H. Klees, Griechisches und Römisches in den Traumdeutungen Artemidors für Herren und Sklaven, in: Das antike Rom und der Osten. FS K. Parlasca, Erlangen 1990, 53-76.

R. Klein (Hrsg.), Marc Aurel, Darmstadt 1979.

Die Romrede des Aelius Aristides, Darmstadt 1981.

A. Kleinman, Patient and healers in the context of culture. An exploration of the borderland between anthropology, medicine and psychiatry, Berkeley 1980.

H. Kloft, Sozialpolitik der römischen Kaiserzeit, Jahrbuch der Wittheit zu Bremen 24, 1980, 153-187.

(Hrsg.) Sozialmaßnahmen und Fürsorge. Zur Eigenart antiker Sozialpolitik, Graz 1988.

Das Problem der Getreideversorgung in den antiken Städten: Das Beispiel Oxyrhynchos, in: ders. (Hrsg.) Sozialmaßnahmen und Fürsorge, 1988, 123-154.

Die Wirtschaft der griechisch-römischen Welt. Eine Einführung, Darmstadt 1992.

A. Kneppe, Metus temporum. Zur Bedeutung von Angst in Politik und Gesellschaft der römischen Kaiserzeit des 1. und 2. Jahrhunderts n. Chr., Stuttgart 1994.

M. Kobayashi u. A. Sartori, Medici nelle epigrafi. Le epigrafi dei medici, Annali della Facoltà di Lettere e Filosofia dell'Università degli Studi di Milano 52, 1999.

R. Köbert, Das nur in arabischer Überlieferung erhaltene Urteil Galens über die Christen, Orientalia 25, 1956, 404ff.

W. Kölbl, Übersetzung von Galens Schrift Über die medizinischen Schulen an die Anfänger, Diss. med. München 1947.

H. P. Kohns, Hungersnot und Hungerbewältigung in der Antike, in: Kloft (Hrsg.), Sozialmaßnahmen und Fürsorge, 1988, 103-121.

Innerstädtische Krisen in der römischen Kaiserzeit, in: Rosen (Hrsg.), Macht und Kultur im Rom der Kaiserzeit, 1994, 165-177.

F. Kolb, Rom – Die Geschichte der Stadt in der Antike, München, 2. Aufl. 2002.

Jutta Kollesch, Galen und seine ärztliche Kollegen, Altertum 11, 1965, 47-53.

Aus Galens Praxis am römischen Kaiserhof, Neue Beiträge zur Geschichte der alten Welt 2, 1965, 57-61.

René Chartier – Herausgeber und Fälscher der Werke Galens, Klio 48, 1967, 183-198.

Das Corpus Medicorum Graecorum – Konzeption und Durchführung, Medizinhistorisches Journal 3, 1968, 68-73.

Arztwahl und ärztliche Ethik in der römischen Kaiserzeit, Das Altertum 18, 1972, 27-30.

Hermann Diels in seiner Bedeutung für die Geschichte der antiken Medizin, Philologus 117, 1973, 278-283.

Untersuchungen zu den pseudogalenischen Definitiones medicae, Berlin 1973.

Neue Tendenzen in der Forschung zur Geschichte der antiken Medizin und Wissenschaft, Philologus 121, 1977, 114-136.

Ärztliche Ausbildung in der Antike, Klio 61, 1979, 507-513.

Galen und die Zweite Sophistik, in: Nutton (Hrsg.), Galen: problems and prospects, 1981, 1-11.

Antike Medizin: Die theoretische Grundlegung der Medizin; Medizin als Gegenstand wissenschaftlicher Forschung; Eklektizismus und Synthese in der medizinischen Forschung, in: Geschichte des wissenschaftlichen Denkens im Altertum, hrsg. von F. Jürss, Berlin 1972 (Veröffentl. des Zentralinstitus für Alte Geschichte u. Archäologie der Akademie der Wiss. der DDR 13), 312-321; 443-449; 573-579.

Das Berliner Corpus der antiken Ärzte. Bericht über den gegenwärtigen Stand der Arbeiten, CM 16, 1981, 45-47.

Anschauungen von den APXAI in der Ars medica und die Seelenlehre Galens, in: Paola Manuli u. M. Vegetti (Hrsgg.) Le opere psichologiche di Galeno,1988, 215-229.

Antike Medizin, in: Wissenschaft in der Antike, hrsg. von G. Wendel, Berlin 1986, 139-158.

Die Erschließung der antiken medizinischen Texte und ihre Probleme - das Corpus Medicorum Graecorum et Latinorum. Erreichtes und Geplantes, Gesnerus 46, 1989, 195-210.

Das Berliner Corpus der antiken Ärzte: Zur Konzeption und zum Stand der Arbeiten, in: A. Garzya (Hrsg.), Tradizione e ecdotica dei testi medici tardoantichi e bizantini, 1992, 347-350.

Die Sprache von Ärzten nichtgriechischer Herkunft im Urteil Galens, Philologus 38, 1994, 260-263.

Jutta Kollesch u. D. Nickel, Antike Heilkunst. Ausgewählte Texte aus dem medizinischen Schrifttum der Griechen und Römer, Leipzig 1979.

(Hrsgg.), Galen und das hellenistische Erbe. Verhandlungen des IV. Internationalen Galen-Symposiums, Stuttgart 1993.

Bibliographia Galeniana. Die Beiträge des 20. Jahrhunderts zur Galenforschung, in: ANRW II, 37, 2, 1994, 1351-1420.

J. Korpela, Aromatarii, pharmacopolae, thurarii et ceteri. Zur Sozialgeschichte Roms, in: Eijk, Horstmanshoff, Schrijvers (Hrsgg.), Ancient medicine in its socio-cultural context, 1995, Bd. 1, 101-118.

W. Korte, Galen über die Leibesübungen, Die Leibesübungen 4, 1928, 209f.

R. F. Kotrc, Critical Notes on Galen's De Venae Sectione adversus Erasistrateos Romae Degentes, CQ 23, 1973, 369-374.

R. F. Kotrc u. K. R. Walters, A Bibliography of the Galenic corpus: a newly researched list and arrangement of the titles of the treatises extant in Greek, Latin and Arabic, Transactions and Studies of the College of Physicians of Philadelphia, Ser. 5, 1, 1979, 256-304.

A. Th. Kraabel, Judaism in Western Asia Minor under the Roman Empire, with a Preliminary Study of the Jewish Community at Sardis, Lydia, 1968.

P. Kranz, Zeugnisse hadrianischer Religionspolitik im Osten, in: Chr. Börker (Hrsg.), Das antike Rom und der Osten. FS Klaus Parlasca, Erlangen 1990, 125-141.

J. U. Krause, Die Familie und weitere anthropologische Grundlagen. Bibliographie zur römischen Sozialgeschichte; Bd. 1 (hrsg. von G. Alföldy), Stuttgart 1992.

S. Krauss, Griechen und Römer, in: Monumenta Talmudica, Bd. 5, Teil 1, Wien - Leipzig 1914 (ND Darmstadt 1972).

W. Krenkel, Währungen, Preise und Löhne in Rom, Das Altertum 7, 1961, 167f.

Antje Krug, Heilkunst und Heilkult. Medizin in der Antike, München 1985.

H. Kuch, Zu Plinius 3, 14, in: J. Harmatta (Hrsg.), Studien zur Gesellschaft und Philosophie des Altertums, Amsterdam 1968, 170-180.

F. Kudlien, Galens Urteil über die thukydideische Pestbeschreibung, Episteme, 132f.

Die Sklaven in der griechischen Medizin der klassischen und hellenistischen Zeit, Wiesbaden 1968.

Medical Ethics and Popular Ethics in Greece and Rome, CM 5, 1970, 91-121.

Der griechische Arzt im Zeitalter des Hellenismus. Seine Stellung in Staat und Gesellschaft, Mainz 1979.

Galen's Religious Belief, in: Nutton (Hrsg.), Galen: Problems and Prospects, 1981, 117-130.

Wie erkannten die antiken Ärzte einen Simulanten? Das Altertum 7, 1961, 226-233.

Medical education in Classical Antiquity, in: C. D. O'Malley (Hrsg.), The History of Medical education, Berkeley 1970, 3-37.

Hippokrates-Rezeption im Hellenismus, in: Baader u. Winau (Hrsgg.), Die Hippokratischen Epidemien, 1989, 355-376.

Jüdische Ärzte im Römischen Reich, MHJ 20, 1985, 36-57.

Die Stellung des Arztes in der römischen Gesellschaft. Freigeborene Römer, Eingebürgerte, Peregrine, Sklaven, Freigelassene als Ärzte, Stuttgart 1986.

„Krankensicherung" in der griechisch-römischen Antike, in: Kloft (Hrsg.), Sozialmaßnahmen und Fürsorge. Zur Eigenart antiker Sozialpolitik, Graz 1988, 75-102.

Der ärztliche Beruf in Staat und Gesellschaft der Antike, Jahrbuch des Instituts für Geschichte der Medizin der Robert Bosch Stiftung 7, 1988, 41-73.

F. Kudlien u. R. J. Durling (Hrsgg.), Galen's Method of Healing. Proceedings of the 1982 Galen Symposium, Leiden 1991.

F. Kudlien u. L. G. Wilson, Galen, in: Ch. C. Gillispie (Hrsg.), Dictionary of scientific biography, Bd. 5, New York 1972, 227-237.

P. Kuhlmann, Religion und Erinnerung. Die Religionspolitik Kaiser Hadrians und ihre Rezeption in der antiken Literatur, Göttingen 2002.

D. J. Kyrtatas, Slavery as progress: pagan and Christian views of slavery as moral training, International Sociology 10, 1995, 219-234.

A. Labisch, Gesundheitskonzepte und Medizin im Prozeß der Zivilisation, in: A. Labisch u. R. Spree (Hrsgg.), Medizinische Deutungsmacht im sozialen Wandel, Bonn 1989, 15-36.

Ph. de Lacy, Galen and the Greek poets, GRBS 7, 1966, 259-266.

Plato and the Intellectual Life of the Second Century AD, in: Bowersock (Hrsg.), Approaches to the Second Sophistic, University Park 1974, 4-10.

Galen's response to sceptizism, ICS 16, 1991, 283-306.

Galen's Platonism, AJPh 93,1972, 27-39.

Galen's concept of continuity, GRBS 20, 1979, 355-369.

P. Laín Entralgo, Arzt und Patient. Zwischenmenschliche Beziehungen in der Geschichte der Medizin, München 1969.

P. Lampe, Die stadtrömischen Christen in den ersten beiden Jahrhunderten, Tübingen 1987.

D. Landy (Hrsg.), Culture, disease and healing. Studies in medical anthropology, New York 1977.

G. La Piana, Foreign Groups in Rome During the First Centuries of the empire, HThR 20, 1927, 383-403.

C. J. Larrain, Galens Kommentar zu Platons Timaios, Stuttgart 1992.

Ein bislang unbekanntes griechisches Fragment der Galen zugeschriebenen Schrift peri aporon kineseon (De Motibus dubiis), Philologos 137, 1993, 265-273.

S. Lauffer, Die Terminologie zur antiken Sozialgeschichte, in: Kloft (Hrsg.), Sozialmaßnahmen und Fürsorge, 1988, 7-14.

M. Le Glay, Hadrien et l'Asklépieion de Pergame, BCH 100, 1976, 347-372.

H. Leppin, Histrionen. Untersuchungen zur sozialen Stellung von Bühnenkünstlern im Westen des Römischen Reiches zur Zeit der Republik und des Prinzipats, Bonn 1992.

E. Lesky, Deutsche Galenübersetzungen. Zu Beintker-Kahlenberg, Werke des Galenos, V, Centaurus 4, 1955/56, 58-62.

K.-H. Leven, Athumia and philanthropia. Social reactions to plagues in late antiquity and earlx Byzantine society, in: Eijk, Horstmanshoff, Schrijvers (Hrsgg.), Ancient medicine in its socio-cultural context, 1995, Bd. 2, 393-407.

Die Geschichte der Infektionskrankheiten: von der Antike bis ins 20. Jahrhundert, Landsberg 1997.

G. Levi della Vida, Two Fragments of Galen in Arabic Translation, Journal of the American Oriental Society 70, 1950, 182ff.

H. Lewandowski, Römische Sittengeschichte, Stuttgart 1964.

W. Liebenam, Städteverwaltung im römischen Kaiserreich, Leipzig 1900 (ND Amsterdam 1967).

E. Lieber, Galen: physician as philosopher –Maimonides: philosopher as physician, BHM 53, 1979, 268-285.

Galen in Hebrew: the transmission of Galen's works in the mediaeval Islamic world, in: Nutton (Hrsg.), Galen: Problems and Prospects, 1981, 167-186.

R. J. und M. L. Littman, Galen and the Antonine Plague, AJPh 94, 1973, 243-255.

E. R. Geoffrey Lloyd, Magic, reason and experience. Studies in the origin and development of Greek science, Cambridge 1979.

Science, folklore and ideology. Studies in the life Sciences in ancient Greece, Cambridge 1983.

Scholarship, authority and argument in Galen's Quod animi mores, in: Paola Manuli u. M. Vegetti (Hrsgg.) Le opere psichologiche di Galeno,1988, 11-42.

Galen on Hellenistics and Hippocrateans: contemporary battles and past authorities, in: Kudlien u. Durling (Hrsgg.), Galen's Method of Healing, 1991, 125-144.

A. A. Long, Ptolemy On the Criterion. An epistemology for the practicing scientist, in: Dillon u. Long (Hrsgg.), The Question of "Eclecticism", 1988, 176-207.

J. Longrigg, Galen on Empedocles (Fragment 67), Philologus 108, 1964, 297-300.

Medicine and the Lyceum, in: Eijk, Horstmanshoff, Schrijvers (Hrsgg.), Ancient medicine in its socio-cultural context, 1995, Bd. 2, 431-445.

J. A. López Férez (Hrsg.), Galeno: Obra, Pensamiento e Influencia (Coloquio internacional celebrado en Madrid, 22-25 de Marzo de 1988), Madrid 1991.

Ediciones de Galeno. Bibliografia. Índices, in: López Férez (Hrsg.), Galeno: Obra, Pensamiento e Influencia, 1991, 309-337.

Galeno, lector y critico de manuscritos, in: Garzya (Hrsg.), Tradizione e ecdotica dei testi medici tardoantichi e bizantini, 1992, 197-210.

Le témoignage de Galien sur les méthodiques à Rome, in: Mudry u. Pigeaud (Hrsgg.), Les écoles médicales à Rome, 1991, 187-201.

G. Lorenz, Antike Krankenbehandlung in historisch-vergleichender Sicht. Studien zum konkret-anschaulichen Denken, Heidelberg 1990.

G. MacCormack, The Thievish Slave, RIDA 19, 1972, 345-365.

L. C. MacKinney, The third printing of Galen's Opera omnia, 1511 or 1513? Isis 41, 1950, 199-201.

R. MacMullen, Enemies of the Roman Order, Cambridge (Mass.) 1966.

Social History in Astrology, Anc. Soc. 2, 1971, 105-116.

Peasants during the Principate, ANRW II, 1, 1974, 253-261.

Roman Social Relations. 50 B.C. to A. D. 284, New Haven 1974.

Changes in the Roman Empire. Essays in the Ordinary, Princeton 1990.

J. Macqueron, Le travail des hommes libres dans l'Antiquité romaine, 2. Aufl. Aix-en-Provence 1958.

D. Magie, Roman Rule in Asia Minor to the end of the third century after Christ, 2 Bde., Princeton 1950.

Daniela Manetti u. Amneris Roselli, Galeno commentatore di Ippocrate, ANRW II, 37, 2, 1994, 1529-1635.

N. Mani, Die griechische editio princeps des Galen, ihre Entstehung und ihre Wertung, Gesnerus 13, 1956, 29-52.

Paola Manuli, Galen and Stoicism, in: Kudlien u. Durling (Hrsgg.), Galen's Method of Healing, 1991, 53-61.

Paola Manuli u. M. Vegetti (Hrsgg.), Le Opere Psicologiche di Galeno. Atti del Terzo Colloquio Galenico Internazionale Pavia, 10-12 Settembre 1986, Neapel 1988.

R. Marache, Juvénal – peintre de la société de son temps, ANRW II, 33, 1, 1989, 592-639.

Gabriele Marasco, L'introduction de la médicine grecque à Rome: une dissension politique et idéologique, in: Eijk, Horstmanshoff, Schrijvers (Hrsgg.), Ancient medicine in its socio-cultural context, 1995, Bd. 1, 35-48.

Medici alla corte dei Cesari: funzioni e metodi terapeutici, MHJ 32, 1997, 279-297.

M. Maróth, Galen als Seelenheiler, in: Kudlien u. Durling (Hrsgg.), Galen's Method of Healing, 1991, 147-155.

H. J. Mason, Greek Terms for Roman Institutions, Toronto 1974.

J. Mau, Galen, Einführung in die Logik: Kritisch-exegetischer Kommentar mit deutscher Übersetzung, Berlin 1960.

Margeret Tallmadge May, Galen on Human Dissection, JHM 13, 1958, 409f.

Galen, On the usefulness of the parts of the body. Περὶ χρείας μορίων, de usu partium, translated from the Greek with an Introduction and Commentary, 2 Bde., Ithaca 1968.

On translating Galen, JHM 25, 1970, 168-176.

R. Meiggs, Roman Ostia, 2. Aufl. Oxford 1973.

J. Mesk, Antiochos und Stratonike, RhM 68, 1913, 366-394.

Galens Schriften über Nutzen und Schaden der Nahrungsmittel, WS 53, 1934, 57-66.

J. Mewaldt, Art. 'Galenos' (Nr. 2), RE VII, 1910, Sp. 578-591.

Die Editio princeps von Galenos In Hipp. de natura hominis, SB Preuß. Akad. der Wiss., Phil.-hist. Kl. 39, 1912, 892-903

Theodor Meyer, Geschichte des römischen Ärztestandes, Kiel 1907.

M. Meyerhof, New Light on Hunain ibs Ishaq and his Period, Isis 8, 1926, 685ff.

Les versions syriaques et arabes des écrits galéniques, Byzantion 3, 1927, 1-21.

Über echte und unechte Schriften Galens nach arabischen Quellen, SB Preuß. Akad. der Wiss., Phil.-hist. Klasse 1928.

Über echte Schriften Galens, welche die Araber noch besaßen, in: Festschrift M. Neuburger, Wien 1928, 257-260.

Autobiographische Bruchstücke Galens aus arabischen Quellen, AGM 22, 1929, 72-86.

Von Alexandrien nach Bagdad, SBA Phil. Hist. Kl. 1930, 389-429.

Theodor Meyer-Steineg, Ein Tag im Lebes des Galen, Jena 1913.

Thessalos von Tralles, AGM 4, 1910, 89ff.

Krankenanstalten im griechisch-römischen Altertum, Jena 1912.

M. Michler, Principis medicus: Antonius Musa, ANRW 37, 1, 1993, 757-785.

F. Millar, A Study of Cassius Dio, 1964.

The Emperor in the Roman World (31 B.C. - A.D. 337), London 1977 (2. Aufl. 1992).

Condemnation to Hard Labour in the Roman Empire, from the Julio-Claudians to Constantine, PBSR 52, 1984, 124-147.

G. Misch, Geschichte der Autobiographie, Band I, 1, 3. Aufl. Frankfurt 1949.

S. Mitchell, Festivals, Games and Civic Life in Roman Asia Minor, JRS 80, 1990, 183-1993.

S. L. Mohler, Slave Education in the Roman Empire, TAPhA 71, 1940, 262-280.

J. Molthagen, Der römische Staat und die Christen im zweiten und dritten Jahrhundert, 1970.

Th. Mommsen, Perennis, Hermes 18, 1883, 625f., wieder in: ders., Ges. Schriften, Bd. IV, Berlin 1906, 514f.

M. G. Moore, Galen Introduction to the Bones: A Critical Edition with Translation and Notes, Michigan 1969.

M. Morabito, Les réalités de l'esclavage d'après le Digeste, Paris 1981.

Droit romain et réalités sociales de la sexualité servile, DHA 12, 1986, 317-387.

P. Moraux, Galien et Aristote, in: C. Laga (Hrsg.), Images of man in ancient and medieval thought. Studia G. Verbeke, Leuven 1976, 127-146.

Galien comme philosophe: la philosophie de la nature, in: Nutton (Hrsg.), Galen: Problems and Prospects, 1981, 87-116.

Ein unbekannter Lehrer Galens, ZPE 53, 1983, 85-88.

Der Aristotelismus bei den Griechen von Andronikos bis Alexander von Aphrodisias, Bd. I: Die Renaissance des Aristotelismus im 1.Jh. v. Chr., Berlin 1973; Bd. II: Der Aristotelismus im 1. und 2. Jh. n. Chr., Berlin 1984.

Galien de Pergame. Souvenirs d'un médecin, Paris 1985.

J.-P. Morel, Der Handwerker, in: Giardina (Hrsg.), Der Mensch in der römischen Antike, 1991, 243-275.

Cl. Mossé, Le travail en Grèce et à Rome, Paris 1966.

R. Motomura, The Practice of Exposing Infants and its Effects on the Development of Slavery in the Ancient World, in: T. Yuge u. M. Doi (Hrsgg.), Forms of Control and Subordination in Antiquity, Leiden 1988, 410-415.

C. Motschmann, Die Religionspolitik Marc Aurels (Diss. FU Berlin, 2000), Stuttgart 2002.

S. Mratschek-Halfmann, Divites et praepotentes. Reichtum und soziale Stellung in der Literatur der Prinzipatszeit, Stuttgart 1993.

S. Mrozek, Über die Arbeitsbedingungen in römischen Bergwerken des 2. Jahrhunderts u.Z.: Vipasca – Alburnus Maior, Das Altertum 14, 1968, 162-170.

Abundantiae pecuniae. A propos de la richesse des affranchis à Rome, Historia 25, 1976, 122f.

Lohnarbeit im klassischen Altertum. Ein Beitrag zur Sozial- und Wirtschaftsgeschichte, Bonn 1989.

P. Mudry, Éthique et médecine à Rome: la préface de Scribonius Largus ou l'affirmation d'une singularité, in: Flashar u. Jouanna (Hrsgg.), Médecine et morale dans l'antiquité, 1997, 297-322.

P. Mudry u. J. Pigeaud (Hrsgg.), Les écoles médicales à Rome. Actes du 2ème Colloque international sur les textes médicaux latins antiques, Lausanne 1986, Genf 1991.

A. Müller, Zur Geschichte des Commodus, Hermes 18, 1883, 623-626.

H. Müller, Ein Heilungsbericht aus dem Asklepieion von Pergamon, Chiron 17, 1987, 193-233.

I. von Müller, Galen als Philologe, Verhandlungen der 41. Versammlung dt. Philologen und Schulmänner in München, 1891, 80-91.

Über Galen's Werk vom wissenschaftlichen Beweis, Abhandlungen der Bayr. Akad. der Wiss. 20, 1894-95, 403ff.

I. Münch, Antike Weltanschauung und Medizin II – Galen, Mediziner und Philosoph, Hippokrates 37, 1966, 526-530.

W. Müri, Der Arzt im Altertum, München 1943.

E. Nash, Bildlexikon zur Topographie des antiken Rom, 2 Bde., Tübingen 1961-1962.

G. Nathan, The family in Late Antiquity: The Rise of Christianity and the Endurance of Tradition, London 2000.

M. Neuburger, A History of Medicine, London 1908.

D. Nickel, Stoa und Stoiker in Galens Schrift De foetuum formatione, in: Kudlien u. Durling (Hrsgg.), Galen's Method of Healing, 1991, 79-86.

Studien am Kodex Laurentianus Gr. 743, in: Fischer, Nickel, Potter (Hrsgg.), Text and Tradition,1998, 223-232.

C. Nicolet, Les ordres à Rome, Paris 1984.

Karin Nijhuis, Greek doctors and Roman patients: a medical anthropological approach, in: Eijk, Horstmanshoff, Schrijvers (Hrsgg.), Ancient medicine in its socio-cultural context, 1995, Bd. 1, 49-67.

A. D. Nock, Essays on religion and the ancient world, Oxford 1972.

K. L. Noethlichs, Das Judentum und der römische Staat. Minderheitenpolitik im antiken Rom, Darmstadt 1996.

D. Nörr, Origo. Studien zur Orts-, Stadt- und Reichszugehörigkeit in der Antike. Tijdschrift voor Rechtsgeschiedenis 31, 1963, 525-600.

Imperium und Polis in der hohen Prinzipatszeit, München 1966.

V. Nutton, Prognostica Galeni, Med. Hist. 14, 1970, 96-100.

Two notes on immunities: Digest 27, 1, 6, 10 and 11, JRS 61, 1971, 52-63 (wieder in: ders., From Democedes to Harvey: studies in the history of medicine, London 1988).

Galen and medical autobiography, PCPhS 18, 1972, 50-62 (wieder in: ders., From Democedes to Harvey: studies in the history of medicine, London 1988).

The chronology of Galen's early career, CQ 23, 1973, 158-171 (wieder in: ders., From Democedes to Harvey: studies in the history of medicine, London 1988).

Sextus or Commodus? Chiron 3, 1973, 429-437.

Museums and medical schools in antiquity, History of Education 4, 1974, 3-15.

Karl Gottlob Kühn and his edition of the Works of Galen. A Bibliography introduced and compliled, Oxford 1976 (Oxford Microform Publications).

A forgotten manuscript of Galenus Latinus, in: Studia codicologica (Texte u. Untersuchungen 124), Berlin 1977, 331-340.

Archiatri and the medical profession in Antiquity, Papers of the British School at Rome 45, 1977, 191-226 (wieder in: ders., From Democedes to Harvey: studies in the history of medicine, London 1988).

(Hrsg.) Galen: Problems and Prospects. A collection of papers submitted at the 1979 Cambridge Conference, London 1981.

Continuity or rediscovery? The city physician in classical antiquity and mediaecal Italy, in: A. W. Russell (Hrsg.), The Town and State Physician in Europe from the Middle Ages to the Enlightenment, Wolfenbüttel 1981, 9-46 (wieder in: ders., From Democedes to Harvey: studies in the history of medicine, London 1988).

Galen's autobiographies, in: XXVIe Congrès International d'Histoire de la Médicine, Plovdiv, 20-25 août 1978, Actes du Congrès, Bd. II, Sofia 1981, 173-175.

Galen in the Eyes of his Contemporaries, Bull. hist. med. 58, 1984, 315-324 (wieder in: ders., From Democedes to Harvey: studies in the history of medicine, London 1988).

From Galen to Alexander. Aspects of Medicine and Medical Practice in Late Antiquity, DOP 38, 1984, 1-14 (wieder in: ders., From Democedes to Harvey: studies in the history of medicine, London 1988).

The Drug Trade in Antiquity, The Journal of the Royal Society of Medicine 78, 1985, 138-145 (wieder in: ders., From Democedes to Harvey: studies in the history of medicine, London 1988).

Murders and miracles: Lay attitudes to medicine in classical Antiquity, in: R. Porter (Hrsg.), Patients and Practitioners, Cambridge 1985, 23-53 (wieder in: ders., From Democedes to Harvey: studies in the history of medicine, London 1988).

The Perils of Patriotism: Pliny and Roman Medicine, in: R. French u. F. Greenaway (Hrsgg.), Science in the Early Roman Empire. Pliny the Elder, his Sources and Influence, London 1986, 30-58 (wieder in: ders., From Democedes to Harvey: studies in the history of medicine, London 1988).

Numisianus and Galen, ZWG 71, 1987, 235-239.

Galen's Philosophical Testament: „On my own opinions", in: J. Wiesner (Hrsg.), Aristoteles Werk und Wirkung. P. Moraux gewidmet, Bd. II, Berlin 1987, 27-51.

„Qui magni Galeni doctrinam in re medica primus revocavit". Matteo Corti und der Galenismus im medizinischen Unterricht der Renaissance, in: G. Keil, B. Moeller, W. Trusen (Hrsgg.), Der Humanismus und die oberen Fakultäten, Weinheim 1987, 173-184.

From Democedes to Harvey: studies in the history of medicine, London 1988.

Galen and Egypt, in: Kollesch u. Nickel (Hrsgg.), Galen und das hellenistische Erbe, 1993, 11-32.

The Patient's Choice: a new Treatise by Galen, CQ 40, 1990, 236-257.

Style and context in the Method of Healing, in: Kudlien u. Durling (Hrsgg.), Galen's Method of Healing, 1991, 1-25.

Healers in the medical market-place; towards a social history of Graeco-Roman medicine, in: A. Wear (Hrsg.), Medicine in Society. Historical Essays, Cambridge 1992, 15-58.

Roman Medicine: Tradition, Confrontation, Assimilation, ANRW II, 37, 1, 1993, 49-78.

Clio medica – Essays in the History of Therapeutics, 22, 1991; deutsch unter dem Titel: Wissen – Erfahrung – Magie. Von medizinischer Gewißheit zu medizinischen Amuletten: Drei Aspekte antiker Heilkunde, in: Christoph Freitag, Plinius und die Zahnmedizin. Textstellen der Naturalis Historia, Köln 1994, 347-363.

The medical meeting place, in: Eijk, Horstmanshoff, Schrijvers (Hrsgg.), Ancient medicine in its socio-cultural context, 1995, Bd. 1, 3-25.

Galen on theriac; prolems of authenticity, in: Debru (Hrsg.), Galen on Pharmacology, Philosophy, History and Medicine, 1995, 133-151.

Galen ad multos annos, Dynamis 15, 1995, 25-39.

To Kill or not to Kill? Caelius Aurelianus on Contagion, in: Fischer, Nickel, Potter (Hrsgg.), Text and Tradition, 1998, 233-242.

(Hrsg.), The Unknown Galen, London 2002.

In Defence of Kühn, in: ders. (Hrsg.), The Unknown Galen, London 2002, 1-7.

S. M. Oberhelman, Galen, On diagnosis from dreams, JHM 38, 1983, 36-47.

Dreams in Graeco-Roman Medicine, ANRW II, 37, 1, 1993, 121-156.

On the Chronology and Pneumatism of Aretaios of Cappadocia, ANRW II, 37, 2, 1994, 941-966.

E. Ohlemutz, Die Kulte und Heiligtümer der Götter in Pergamon, Würzburg 1940 (ND Darmstadt 1968).

A. Önnerfors, Magische Formeln im Dienste römischer Medizin, ANRW II, 37, 1, 1993, 157-224.

J. H. Oliver, The Ruling Power: A Study of the Roman Empire in the Second Century after Christ through the Roman Oration of Aelius Aristides, Transact. Amer. Philosophical Society, N.S. 43,4, Philadelphia 1953.

Marcus Aurelius: Aspects of Civic and Cultural Policy in the East, Hesperia Suppl. XIII, Princeton 1970.

I. Ormos, Bemerkungen zur editorischen Bearbeitung der Galenschrift „Über die Sektion toter Lebewesen", in: Kollesch u. Nickel (Hrsgg.), Galen und das hellenistische Erbe, 1993, 165-173.

E. Orth, De vita Galeni medici, Palaestra Latina 27, 1957, 202f.

C. Parain, Marc-Aurèle, Paris 1957.

H. W. Parke, The Oracles of Apollo in Asia Minor, London 1985.

T. G. Parkin, Demography and Roman Society, Baltimore 1992.

J. F. Payne, Harvey and Galen, London 1897.

L. T. Pearcy, Galen and Stoic Rhetoric, Greek, Roman and Byz. Stud. 24, 1983, 259-72.

Galen's Pergamum, Archaeology 38, 1985, 33-39.

Medicine and Rhetoric in the Period of the Second Sophistic, ANRW II, 37, 1, 1993, 445-456.

G. Penso, La médecine romaine, Paris 1984.

F. Perazzi, Il Glossario Ippocratico di Galeno, Rivista di Storia della Medicina 12, 1968, 28-44.

D. W. Peterson, Observations on the chronology of the Galenic Corpus, Bulletin of the History of Medicine 51, 1977, 484-495.

P. Petit, Le IIe siècle après J.-C.: État des questions et problèmes, ANRW II, 1975, 354-380.

E. Pfaff, Die Überlieferung des Corpus Hippocraticum in der nachalexandrinischen Zeit, WS 50, 1932, 67ff.

Rufus aus Samaria, Hippocratescommentator und Quelle Galens, Hermes 67, 1932, 356ff.

H.-G. Pflaum, Titulature et rang social sous le Haut-Empire, in: Recherches sur les structures sociales dans l'antiquité classique, Colloques nationaux du centre national de la recherche scientifique, Caen 25.-26. April 1969, Paris 1970, 159ff.

G. Picard, La révolte de Maternus, BSAF 1985, 77-84.

A. Pichot, Galien. Œuvres médicales choisies. Traduction de Charles Daremberg, 2 Bde., Paris, 1994.

W. Pietsch, Gladiatoren – Stars oder Geächtete, in: P. Scherrer, H. Taeuber, H. Thür (Hrsgg.), Steine und Wege, Wien 1999, 373-378.

J. Pigeaud, Rhétorique et médecine chez les Grecs. Le cas d'Archigène, Helmantica 36, 1985, 39-48.

L'introduction du Méthodisme à Rome, ANRW 37, 1, 1993, 565-599.

Les fondements philosophiques de l'éthique médicale: le cas de Rome, in: Flashar u. Jouanna (Hrsgg.), Médecine et morale dans l'antiquité, 1997, 255-296.

H. W. Pleket, Wirtschaft, in: Vittinghoff (Hrsg.), Handbuch der Europäischen Wirtschaft- und Sozialgeschichte, Bd.1, 1990, 25-160.

The social status of physicians in the Graeco-Roman world, in: Eijk, Horstmanshoff, Schrijvers (Hrsgg.), Ancient medicine in its socio-cultural context, 1995, Bd. 1, 27-34.

R. von Pöhlmann, Die Überbevölkerung der antiken Großstädte, Leipzig 1884 (ND Leipzig 1967).

Geschichte der sozialen Frage und des Sozialismus in der antiken Welt, München 3. Aufl. 1925.

M. Pohlenz, Die Stoa. Geschichte einer geistigen Bewegung, 2. Aufl. Göttingen 1959.

G. Porton, Midrash: Palestinian Jews and the Hebrew Bible in the Greco-Roman Period, ANRW II, 19, 2, 1979, 103-138.

P. Potter, The Editiones Principes of Galen and Hippocrates and their Relationship, in: Fischer, Nickel, Potter (Hrsgg.), Text and Tradition, 1998, 243-261.

P. Potter, G. Maloney, J. Desautels (Hrsgg.), La maladie et les malades dans la Collection hippocratique, Actes du sixième colloque international hippocratique (Quebec 1987), Quebec 1990.

M. Prell, Sozialökonomische Untersuchungen zur Armut im antiken Rom. Von den Gracchen bis Kaiser Diokletian, Stuttgart 1997.

J. Prendergast, The background of Galen's life and activities, and its influence on his achievements, Proceedings of the Royal Society of Medicine 23, 1930, 53-70.

S. R. F. Price, Rituals and Power. The Roman imperial cult in Asia Minor, Cambridge 1984.

J. Ramin, La Technique minière et métallurgique des Anciens, Brüssel 1977.

C. B. Randolph, The Mandragora of the Ancients in Folklore and Medicine, Proc. Amer. Acad. Arts and Sci. 40, 1905, 487ff.

A. de Ravenna. Lectures on Galen's De sectis, New York 1982.

B. Rawson, Family life among the lower classes at Rome in the first two centuries of the empire, CPh 61, 1966, 71-83.

(Hrsg.), The Family in Ancient Rome, Ithaca 1986.

E. Rawson, Roman rulers and the philosophical adviser, in: M. Griffin u. J. Barnes (Hrsgg.), Philosophia Togata: essays on philosophy and Roman society, Oxford 1989, 233-257.

B. P. Reardon, Courants littéraires grecs des II et III siècles après J.-C., Paris 1971.

R. J. Reedy, Galen on Cancer and Related Diseases, CM 10, 1975, 227-238.

N. Rescher, New light from Arabic sources on Galen and the fourth figure of the syllogism, J. Hist. Philos. 3, 1865, 27-41.

N. Rescher, M. E. Marmura, The refutation by Alexander of Aphrodisias of Galen's treatise on the theorie of motion, Islamabad 1965.

W. Richter, Seneca und die Sklaven, Gymnasium 65, 1958, 196-218.

W. Riese, La pensée morale de Galien, Revue Philosophique de la France et de l'Etranger 153, 1963, 331-346.

The structure of Galen's diagnostic reasoning, Bulletin of the New York Academy of Medicine 44, 1968, 778-791.

W. Riese u. L. Bourgey, Les gracieusetés à l'égard des malades (Commentaire de Galien sur "Épidémies" VI, section 4, division 7), Revue Philosophique 150, 1960, 142-162.

J. M. Riddle, Dioscorides on Pharmacy and Medicine, Austin 1985.

High Medicine and Low Medicine in the Roman Empire, ANRW II, 37, 1, 1993, 102-120.

H. Ritter u. R. Walzer, Arabische Übersetzungen griechischer Ärzte in Stambuler Bibliotheken, SB Preuss. Akad. Wiss., 1934, 26, Berlin 1934.

L. Robert, Études anatoliennes, Paris 1937.

Les Gladiateurs dans l'Orient grec, Paris 1940.

O. Robinson, Slaves in the Criminal Law, ZSRG Rom. Abt., 1998, 213-264.

C. Römer, Ehrung für den Arzt Themison, ZPE 84, 1990, 81-88.

J. Rocca, The Brain Beyond Kühn: Reflections on Anatomical Pricedures, Book IX, in: V. Nutton (Hrsg.), The Unknown Galen, London 2002, 87-100.

P. Roesch, Médecins publics dans les cités grecques, Histoire des sciences médicales 18, 1984, 284-292.

P. Rosafio, Slaves and Coloni in the Villa System, in: J. Carlsen, P. Orsted, J. E. Skydsgaard (Hrsgg.), Landuse in the Roman Empire, Rom 1994, 145-158.

K. Rosen, Soziale Fragen in der 'Historia Augusta', Index 17, 1989, 263-274.

(Hrsg.), Macht und Kultur im Rom der Kaiserzeit, Bonn 1994.

Marc Aurel und Fronto. Eine Freundschaft zwischen Macht und Kultur, in: ders., Macht und Kultur im Rom der Kaiserzeit, Bonn 1994, 121-135.

F. Rosenthal, Das Fortleben der Antike im Islam, Zürich 1965.

The Classical Heritage in Islam, Berkeley 1975.

Margarete Rossner, Asiarchen und Archiereis Asias, StudClas 16, 1974, 101-142.

P. Rosumek, Technischer Fortschritt und Rationalisierung im antiken Bergbau, Bonn 1982 (Diss. Berlin 1981).

M. Rostovtzeff, Gesellschaft und Wirtschaft im römischen Kaiserreich, 2 Bde, Leipzig 1931.

Susanne Rothe, Kommentar zu ausgewählten Sophistenviten des Philostratos, Heidelberg 1989.

R. P. Saller, Corporal punishment, authority and obedience in the Roman household, in: B. Rawson (Hrsg.), Marriage, divorce and children in ancient Rome, Oxford 1991, 144-165.

P. Salmon, Population et dépopulation dans l'empire romain, Brussel 1977.

O. Salomies, Römische Amtsträger und römisches Bürgerrecht in der Kaiserzeit. Die Aussagekraft der Onomastik (mit besonderer Berücksichtigung der kleinasiatischen Provinzen), in: Eck (Hrsg.), Prosopographie und Sozialgeschichte, 1993, 119-145.

G. Sarton, Galen of Pergamon, Lawrence (Kansas) 1954 (2. Aufl. 1964).

Emilie Savage-Smith, Galen's Lost Ophthalmology and the Summaria Alexandrinorum, in: V. Nutton (Hrsg.), The Unknown Galen, London 2002, 121-138.

J. Scarborough, Galen and the Gladiators, Episteme 2, 1971, 98-111.

Diphilus of Siphnos and Hellenistic Medical Dietetics, JHM 25, 1970, 194-201.

Roman Medicine, London 1969.

The Galenic question, AGM 65, 1981, 1-31.

Early Byzantine Pharmacology, DOP 38, 1984, 213-232.

Galen's Dissection of the Elephant, Koroth 8, 1985, 123-134.

Galen on Roman amateur athletics, Arete 2, 1985, 171-176.

Galen redivivus: an Essay Review, Journal of the History of Medicine 43, 1988, 313-321.

Roman Medicine to Galen, ANRW II, 37, 1, 1993, 3-48.

J. Scarborough u. C. J. Post, On Ballester's Galen: an extended review, Episteme 1, 1975.

J Schacht u. M. Meyerhof, Maimonides against Galen, on Philosophy and Cosmogny, Bulletin of the Faculty of Arts of the University of Cairo, 5, 1, 1937, 53-88.

P. Scherrer, H. Taeuber, H. Thür (Hrsgg.), Steine und Wege. FS D. Knibbe, Wien 1999.

H. Schipperges, Gesunde Lebensführung als therapeutisches Programm bei Galen, Die Heilkunst 89, 1976, 51-57.

Galenos (um 129 – 199), in: Die großen Ärzte. Geschichte der Medizin in Lebensbildern, hrsg. von P. Wiench, München 1982, 39-48.

Galenos, in: Exempla historica. Epochen der Weltgeschichte in Biographien, Bd. 10, 1985, 189-208.

K. Schütze, Galen. Die Übungen mit dem kleinen Ball, Berlin o.J.

H. G. Schmitt, Die Pest des Galenos, Diss. med. Würzburg 1936.

P. Schneck, Galens diätetisches Leitbild, in: P. Kemper, Die Geheimnisse der Gesundheit. Medizin zwischen Heilkunde und Heiltechnik, Frankfurt a. M. 1994, 115-126, 332-334.

H. Schneider (Hrsg.), Sozial- und Wirtschaftsgeschichte der römischen Kaiserzeit, Darmstadt 1981.

K. Schneider, Art. 'Gladiatores', RE Suppl. III, 1918, 760-784.

R. Scholl, Sklaverei in der Arbeitswelt der Antike im Licht der verschiedenen Quellenkategorien, Gymnasium 93, 1986, 476-496.

Charlotte Schubert u. U. Huttner, Frauenmedizin in der Antike, Düsseldorf 1999.

K. Schubring, Bemerkungen zu der Galenausgabe von Karl Gottlob Kühn und zu ihrem Nachdruck. Bibliographische Hinweise zu Galen, in: C. G. Kühn (Hrsg.), Claudii Galeni Opera omnia, ND Hildesheim 1965, Bd. XX, IX-LXII.

E. Schürer, Geschichte des jüdischen Volkes im Zeitalter Jesu Christi, 3 Bde., Leipzig 1901-1911 (ND Hildesheim 1964).

Claudia Schulte, Die Grammateis von Ephesos. Schreiberamt und Sozialstruktur in einer Provinzialhauptstadt des römischen Kaiserreiches, Stuttgart 1994.

H. Schulze, Ammen und Pädagogen. Sklavinnen und Sklaven als Erzieher in der antiken Kunst und Gesellschaft, Mainz 1998.

J. Schwendemann, Der historische Wert der Vita Marci bei den Scriptores Historiae Augustae, Heidelberg 1923.

J. Seibert, Heeresseuchen und Kriegsverlauf, in: Althist. Studien. FS H. Bengtson, Stuttgart, 1983, 78ff.

B. Seidensticker, Alexandria, in: A. Demandt (Hrsg.), Stätten des Geistes. Große Universitäten Europas von der Antike bis zur Gegenwart, Köln 1999, 15-37.

Alessandria Semeria, Per un censimento degli asklepieia della Grecia continentale e delle isole, Ann. sc. norm. sup. Pisa, ser. 3, 16 (1986), 931-958.

B. D. Shaw, Bandits in the Roman Empire, P&P 105, 1984, 3-52.

Der Bandit, in: Giardina (Hrsg.), Der Mensch in der römischen Antike, 1991, 337-381.

A. R. R. Sheppard, Homonoia in the Greek Cities of the Roman Empire, AncSoc 15-17, 1984-86, 229-252.

A. N. Sherwin-White, The Letters of Pliny. A historical and social commentary, Oxford 1966.

Racial Prejudice in Imperial Rome, Cambridge 1967.

The Roman Citizenship. A Survey of its Development into a World Franchise, ANRW I, 2, 1972, 23-58.

The Roman Citizenship, 2 Aufl. Oxford 1973.

D. Side u. M. Mc. Vaugh, Galen on Tremor, Palpitation, Spasm and Rigor, Trans. Stud. Coll. Phys. Philadelphia 1, 1979, 183-210.

A. Sideras, Rufus von Ephesos und sein Werk im Rahmen der antiken Medizin, ANRW II, 37, 2, 1994, 1078-1253.

R. E. Siegel, Galen's system of physiology and medicine, Basel 1968.

Galen on Sense, Basel 1970.

Galen. On the Affected Parts, 1976.

H. E. Sigerist, Galenos von Pergamon (129 bis ca. 199 n. Chr.), in: Große Ärzte. Eine Geschichte der Heilkunde in Lebensbildern, 3. Aufl. München 1954, 52-59.

C. Singer, The evolution of anatomy. A short history of anatomical and physiological discovery to Harvey, London 1925.

A glimpse of student life in ancient Rome, British Medical Journal 1955, Bd. 2, 137f.

Galen as a modern, Proceedings of the Royal Society of Medicine 42, 1949, 563-570.

Galen's Elementary Course on Bones, Proceedings of the Royal Society of Medicine 45, 1952, 767-776.

Galen On Anatomical procedures. Translation of the surviving Books with Introduction and Notes, London 1956.

P. N. Singer, Galen, Selected Works. Translated with an introduction and notes, Oxford 1997.

Ineke Sluiter, The embarrassment of imperfection: Galen's assessment of Hippocrates' linguistic merits, in: Eijk, Horstmanshoff, Schrijvers (Hrsgg.), Ancient medicine in its socio-cultural context, 1995, Bd. 2, 519-535.

Dorothy I. Sly, Philo's Alexandria, London 1996.

E. Mary Smallwood, The Legislation of Hadrian and Antoninus Pius against Circumcision, Latomus 18, 1959, 334-347; 20, 1961, 93-96.

The Alleged Jewish Tendencies of Poppaea Sabona, Journ. of Theolog. Studies 10, 1959, 329-335.

The Jews under Roman Rule from Pompey to Diocletian, 2. Aufl. Leiden 1981.

W. D. Smith, Galen on Coans versus Cnidians, BHM 47, 197, 569-585.

W. D. Smith, The Hippocratic Tradition, London 1979.

H. Solin, Juden und Syrer im westlichen Teil der römischen Welt. Eine ethnisch-demographische Studie mit besonderer Berücksichtigung der sprachlichen Zustände, ANRW II, 29, 2, 1983, 587-789.

Die sogenannten Berufsnamen antiker Ärzte, in: Eijk, Horstmanshoff, Schrijvers (Hrsgg.), Ancient medicine in its socio-cultural context, 1995, Bd. 1, 119-142.

Marta Sordi, Die „Neuen Verordnungen" Marc Aurels gegen die Christen, 1961, in: Klein (Hrsg.), Marc Aurel, 1979, 176-196.

J.-Ch. Sournia, Histoire et médicine, Paris 1982.

J. Speigl, Der römische Staat und die Christen. Staat und Kirche von Domitian bis Commodus, 1970.

W. Speyer, Büchervernichtung und Zensur des Geistes bei Heiden, Juden und Christen, Stuttgart 1981.

H. von Staden, Herophilus. The art of Medicine in early Alexandria, Cambridge 1989.

Galen as historian: his use of sources on the Herophileans, in: López Férez (Hrsg.), Galeno: Obra, Pensiamento e Influencia, 1991, 205-222.

Science as text, science as history: Galen on metaphor, in: Eijk, Horstmanshoff, Schrijvers (Hrsgg.), Ancient medicine in its socio-cultural context, 1995, Bd. 2, 499-518.

Character and competence: personal and professional conduct in Greek medicine, in: Flashar u. Jouanna (Hrsgg.), Médecine et morale dans l'antiquité, 1997, 157-210.

Divison, dissection, and specialization: Galen's 'On the parts of the medical techne', in: V. Nutton (Hrsg.), The Unknown Galen, London 2002, 19-46.

E. M. Štaermann u.a., Die Sklaverei in den westlichen Provinzen des römischen Reiches im 1. - 3. Jh., Stuttgart 1987.

M. Stahl, Imperiale Herrschaft und provinziale Stadt. Strukturprobleme der römischen Reichsorganisation im 1.-3. Jahrhundert der Kaiserzeit, Göttingen 1978.

G. R. Stanton, Sophists and Philosophers: Problems of Classification, AJPh 94, 1973, 350-364.

Marcus Aurelius, Lucius Verus, and Commodus: 1962-1972, ANRW II, 1975, 478-549.

A. Stein, Zur sozialen Stellung der provinzialen Oberpriester, Epitymbion H. Swoboda dargebracht, Reichenberg 1927, 300-311.

M. Steinschneider, Die arabischen Übersetzungen aus dem Griechischen, Graz 1960.

G. Stemberger, Das klassische Judentum: Kultur und Geschichte der rabbinischen Zeit (70 n. Chr. bis 1040 n. Chr.), München 1979.

Die Beurteilung Roms in der rabbinischen Literatur, ANRW II, 19, 2, 1979, 338-396.

Die römische Herrschaft im Urteil der Juden, Darmstadt 1983.

Einleitung in Talmud und Midrasch, 8. Aufl. München 1992.

M. Stern, Greek and Latin Authors on Jews and Judaism. Edited with Introduction, Translations and Commentary, 3 Bde., Jerusalem 1974-1984.

S. A. Stertz, Aelius Aristides' Political Ideas, ANRW II, 34, 2, 1994, 1248-1270.

J. A. Straus, Le prix des esclaves dans les papyrus d'époque romaine trouvés en Égypte, ZPE 11, 1973, 289-295.

G. Strohmaier, Galen als Vertreter der Gebildetenreligion seiner Zeit, in: Neue Beiträge zur Geschichte der Alten Welt, Bd. II, Berlin 1965, 375-379.

Der Arzt in der römischen Gesellschaft. Neues aus der arabischen Galenüberlieferung, Acta Conventus XI Eirene, Breslau 1968, 69-73.

Hunain ibn Ishaq, in: The Enclopaedia of Islam, London 1971, 578-581.

Galen über die Vereinsamung der Menschen in der Großstadt, Forschungen und Berichte der staatlichen Museen 18, 1977, 197-198.

Galen in Arabic: prospects and projects, in: Nutton (Hrsg.), Galen: Problems and Prospects, 1981, 181-196.

Al Biruni. In den Gärten der Wissenschaft. Ausgewählte Texte aus den Werken des muslimischen Universalgelehrten, Leipzig 1988.

La médecine grecque antique dans les traductions en langues orientales: recherches et éditions de 1970 à aujourd'hui, Centre Jean-Palerne, Université Jean Monet - Saint Etienne, Lettre d'information 14, 1989, 2-13.

Araber, Römer und Germanen im Urteil eines griechischen Mediziners, Das Altertum 38, 1992, 105-108.

Galen of Pergamon in Arabic and the editorial program of the Corpus Medicorum Graecorum, Graeco-Arabica 5, 1993, 225-231.

Hellenistische Wissenschaft im neugefundenen Galenkommentar zur hippokratischen Schrift 'Über die Umwelt', in: Kollesch u. Nickel (Hrsgg.), Galen und das hellenistische Erbe, 1993, 157-164.

Der syrische und der arabische Galen, ANRW II, 37, 2, 1994, 1987-2017.

Die Rezeption und die Vermittlung: die Medizin in der byzantinischen und in der arabischen Welt, in: Grmek, Die Geschichte des medizinischen Denkens: Antike und Mittelalter, 1996, 151-181.

Von Demokrit bis Dante: die Bewahrung antiken Erbes in der arabischen Kultur, Hildesheim 1996.

Das Erbe der Griechen in der Welt des Islam, Das Altertum 41, 1996, 189-201.

Die lateinische und die syrisch-arabische Rezeption der griechischen Wissenschaften, in: J. Irmscher (Hrsg.), Die Literatur der Spätantike – polyethnisch und polyglottisch betrachtet, Amsterdam 1997, 145-151.

Bekannte und unbekannte Zitate in den Zweifeln an Galen des Rhazes, in: Fischer, Nickel, Potter (Hrsgg.), Text and Tradition, 1998, 263-287.

The Uses of Galen in Arabic Literature, in: V. Nutton (Hrsg.), The Unknown Galen, London 2002, 113-120.

J. H. M. Strubbe, Gründer kleinasiatischer Städte: Fiktion und Realität, AncSoc 15-17, 1984-1986, 253-304.

K. Sudhoff, Die neue Galenausgabe und das griechische Ärztekorpus der Akademien, Die Naturwissenschaften 2, 1914, 794-797.

Vom „Pestsamen" des Galenos, MGM 14, 1915, 227-229.

Kurzes Handbuch der Geschichte der Medizin, Berlin 1922.

Eine Liste von Galenschriften aus dem Anfang des 15. Jahrhunderts, AGM 17, 1925, 140.

S. Swain, Hellenism and Empire. Language, Classicism, and Power in the Greek World AD 50-250, Oxford 1996.

U. Täckholm, Römischer Bergbau. Studien über den Bergbau der römischen Kaiserzeit, Uppsala 1937.

W. Tatarkiewicz, Classification of arts in antiquity, Journal of the History of Ideas 24, 1963, 231-340.

O. Temkin, Geschichte des Hippokratismus im ausgehenden Altertum, Kyklos 4, 1932, 1-80.

Galens Advice for an epileptic Boy, BHM 2, 1934, 179-189.

Galen's Dissection of the Liver and of the Muscles moving the Forearm, BHM, 46, 1946, 167-176.

Galenism: Rise and Decline of a Medicial Philosophy, Ithaca 1973.

The double face of Janus and other essays in the history of medicine, Baltimore, London 1977.

Hippocrates in a World of Pagans and Christians, Baltimore 1991.

Y. Thébert, Der Sklave, in: Giardina (Hrsg), Der Mensch in der römischen Antike, 1991, 158-199.

L. Thorndike, A History of Magic and Experimental Science, Bd I, New York 1923.

Translations of works of Galen from the Greek by Peter of Abano, Isis 33, 1942, 649-653.

Translations of works of Galen from the Greek by Niccolo da Reggio, ByzMetabyz 1, 1946, 213-235.

M. K. Thornton, Hadrian and his Reign, ANRW II, 1975, 432-476.

G. E. Thüry, Zur Infektkette der Pest in hellenist.-röm. Zeit, in: 75 Jahre Anthropologische Staatssammlung München 1902-1977, 1977, 275ff.

J.-P. Thuillier, Sport im antiken Rom, Darmstadt 1999.

T. Tieleman, Dialectic and science: Galen, Herophilus and Aristotle on phenomena, in: Eijk, Horstmanshoff, Schrijvers (Hrsgg.), Ancient medicine in its socio-cultural context, 1995, Bd. 2, 487-495.

D. Timpe, Alte Geschichte und die Fragestellung der Soziologie, HZ 213, 1971, 1-12.

L. H. Toledo-Pereira, Galen's contribution to surgery, JHM 28, 1973, 357-375.

G. J. Toomer, Galen on the Astronomers and Astrologers, AHES 32, 1985, 193-206.

G. Turton, The Syrian Princesses. The Women who ruled Rome, AD 193-235, London 1974.

A. Touwaide, Galien et la toxicologie, ANRW II, 37, 2, 1994, 1887-1986.

M. Ullmann, Die Medizin in Islam, Handbuch der Orientalistik, 1. Abt., Ergänzungsband VI, .1, Leiden 1970.

Die arabische Überlieferung der Schriften des Rufus von Ephesos, ANRW II, 37, 2, 1994, 1293-1350.

F. Unruh, Das Bild des Imperium Romanum im Spiegel der Literatur an der Wende vom 2. zum 3. Jh. n. Chr., Tübingen 1989.

Stella A. Vardanjan, Galen und die mittelalterliche armenische Medizin, in: Kollesch u. Nickel (Hrsg.), Galen und das hellenistische Erbe, 1993, 193-203.

M. E. Vázquez Buján, Notas sobre la pervivencia tardolatina de Galeno, in: López Férez (Hrsg.), Galeno: Obra, Pensiamento e Influencia, 1991, 223-233.

M. Vegetti, Introduzione a Galeno, in: Opere scelte di Galeno, a cura di I. Garofalo e M. Vegetti, Turin 1978, 9-50.

L'immagine del medico e lo statuto epistemologico della medicina in Galeno, ANRW II, 37, 2, 1994, 1672-1717.

M. Viapiano, Die Menschen und ihre Medizin im antiken Rom, Aachen 1997.

Fr. Vittinghoff, Soziale Struktur und politisches System der hohen römischen Kaiserzeit, HZ 230, 1980, 31-55, wieder in und zitiert nach: ders., Civitas Romana, 1994, 253-271.

„Christianus sum" – Das „Verbrechen" von Außenseitern der römischen Gesellschaft, Historia 33, 1984, 331-357, wieder in und zitiert nach: ders., Civitas Romana, 1994, 322-347.

Arcana Imperii. Zur politischen Integration sozialer Systeme in der Hohen Römischen Kaiserzeit, Gedenkschrift E. Stier, Münster 1980, 21-31, wieder in und zitiert nach: ders, Civitas Romana, 1994, 272-281.

Militärdiplome, römische Bürgerrechts- und Integrationspolitik der Hohen Kaiserzeit, in: W. Eck u. H. Wolff (Hrsgg.), Die römischen Militärdiplome als historische Quelle, Köln 1986, 535-555, wieder in und zitiert nach: ders, Civitas Romana, 1994, 282-298.

(Hrsg.), Handbuch der Europäischen Wirtschaft- und Sozialgeschichte, Bd. 1, Stuttgart 1990.

Demographische Rahmenbedingungen, in: ders. (Hrsg.), Handbuch der Europäischen Wirtschaft- und Sozialgeschichte, Bd.1, 1990, 20-24.

Gesellschaft, in: ders. (Hrsg.), Handbuch der Europäischen Wirtschaft- und Sozialgeschichte, Bd.1, 1990, 161-369.

Civitas Romana. Stadt und politisch-soziale Integration im Imperium Romanum der Kaiserzeit (hrsg. von W. Eck), Stuttgart 1994.

G. Vlastos, Religion and medicine in the cult of Asclepius, Review of Religions 13, 1948/9, 279-282.

J. Vogt, Zur Religiosität der Christenverfolger im Römischen Reich, SB der Heidelb. Akad. der Wiss., 7-30, Heidelberg 1962.

Sklaverei und Humanität. Studien zur antiken Sklaverei und ihrer Erforschung, Wiesbaden 2. Aufl. 1971.

H. Vorwahl, Medizingeschichte oder Soziologie, AGM 25, 1932, 110ff.

K. Wachtel, Zum Einfluss der Familienpolitik auf soziale Stellung und Laufbahn von Angehörigen ritterlicher und senatorischer Familien in der Frühen Kaiserzeit, in: Eck (Hrsg.), Prosopographie und Sozialgeschichte, 1993, 191-203.

S. Walker und A. Cameron (Hrsgg.), The Greek Renaissance in the Roman Empire, London 1989.

A. Wallace-Hadrill, The Emperor and his Virtues, Historia 30, 1981, 298-323.

L. Wallach, The Colloquy of Marcus Aurelius with the Patriarch Judah, JQR 31, 1940/41, 259-288.

G. Walser, Die Severer in der Forschung 1960-1972, ANRW II, 1975, 614-656.

J. Walsh, Galen's discovery and promulgation of the function of the recurrent laryngeal nerve, AHM 8, 1926, 176-184.

Galen visits the Dead Sea and the copper mines of Cyprus, Bulletin of the Geographical Society of Philadelphia 25, 1927, 93-110.

Galen's studies at the Alexandrian school, AHM 9, 1927, 132-143.

Galen clashes with the medical sects at Rome (163 A.D.), Medical Life 35, 1928, 408-444.

Date of Galen's Birth, AHM 1, 1929, 378-382.

Galen's second Sojourn in Italy and his treatment of the family of Marcus Aurelius, Medical Life 37, 1930, 473-505.

Refutation of the charges of cowardice made against Galen, AHM 3, 1931, 195-208.

Refutation of Ilberg as to the date of Galen's birth, AHM 4, 1932, 126-146.

Galen's treatment of pulmonary tuberculosis, Am. Rev. Tuberc. 24, 1931, 1-41.

Galen's exhortation to the Study of the Arts especially Medicine, Medical Life 37, 1930, 506-531.

Galen's writings and influences inspiring them, AMH 6, 1934, 1-30; 143-149; 7, 1935, 428-437; 570-589; 8, 1936, 65-90; 9, 1937, 34-61; N.S. 1, 1939, 525-537.

J.-P. Waltzing, Étude historique sur les corporations professionelles chez les Romains depuis les origines jusqu'à la chute de l'empire d'occident, 4 Bde., Louvain 1895-1900 (ND Hildesheim 1970).

R. Walzer, Galen on Medical Experience, London 1944.

Arabic Transmission of Greek Thought to Medieval Europe, Bulletin of the John Rylands Library 29, 1945, 160-183.

Galen on Jews and Christians, Oxford 1949.

New Light on Galen's Moral Philosophy (From a recently discovered Arabic source), CQ 43, 1949, 82-96.

R. Walzer u. M. Frede, Galen: Three Treatises on the Nature of Science, Indianapolis, 1985.

A. Watson, Roman Slave Law, Baltimore 1987.

G. Watson, Theriac and Mithridatum. A study in therapeutics, London 1966.

P. B. Watson, Marcus Aurelius, New York 1884 (ND 1971).

A. Wear, Galen in the Renaissance, in: Nutton (Hrsg.), Galen: Problems and Prospects, 1981, 229-262.

W. Weber, Untersuchungen zur Geschichte des Kaisers Hadrian, Leipzig 1907 (ND 1973).

I. Weiler u. H. Grassl (Hrsgg.), Soziale Randgruppen und Außenseiter im Altertum, Graz 1988.

S. Weinstock, The Author of Ps.-Galen's Prognostica de Decubitu, QC 42, 1948, 41-43.

M. Wellmann, Die pneumatische Schule bis auf Archigenes, Berlin 1895.

E. Wenkebach, Beiträge zur Textgeschichte der Epidemiencommentare Galen's, II, Abh. Berl. Akad. der Wiss., 1928, II, 86ff.

Der hippokratische Arzt als das Ideal Galens, QGNM 3, 4, 1932-1933, 155-175.

Textkritische Bemerkungen zu Galens Protreptikosfragment, AGM 26, 1933, 205-252.

Der hippokratische Arzt als das Ideal Galens. Neue Textgestaltung seiner Schrift Ὅτι ὁ ἄριστος ἰατρὸς καὶ φιλόσοφος, QGNM 3, 1933, 363ff.

Galenos von Pergamon: Allgemeine Ertüchtigung durch Ballspiel. Eine sporthygienische Schrift aus dem zweiten Jahrhundert n. Chr., AGM 31, 1938, 254-297.

Ph. Wery, En visite à Pergame où plane le souvenir de Galien, Le Scalpel 119, Brüssel 1966, 582-585.

W. L. Westermann, The Slave Systems of Greek and Roman Antiquity, Philadelphia 1955.

Ch. R. Whittaker, Der Arme, in: Giardini (Hrsg.), Der Mensch in der römischen Antike, 1991, 305-336.

T. E. J. Wiedemann, The regularity of manumission at Rome, CQ 35, 1985, 162-175.

Slavery, Oxford 1987.

Emperors and gladiators, London 1992.

Th. Wiegand, Die Lehrstätte des Galenos in Pergamum, Deutsche Medizinische Wochenschrift 58, 1932, 861-862.

J. Wiesehöfer, Romanas autem soliti contemnere leges: Juvenal und die Juden der Stadt Roms, in: Weiler u. Grassl (Hrsgg.), Soziale Randgruppen und Außenseiter im Altertum, 1988, 325-338.

Ursula Wiesser, Hippokrates, Galen, in: D. von Engelhardt u. F. Hartmann (Hrsgg.), Klassiker der Medizin, Bd. I: Von Hippokrates bis Hufeland, München 1991, 11-29.

R. L. Wilken, The Christians as the Romans Saw Them, London 1984.

J. Wilkins, The Contribution of Galen, De Subtiliante Diaeta (On The Thinning Diet), in: V. Nutton (Hrsg.), The Unknown Galen, London 2002, 47-55.

E. W. Williams, The sickness at Athens, Greece and Rome 4, 1957, 98ff.

Juliane C. Wilmanns, Der Arzt in der römischen Armee der frühen und hohen Kaiserzeit, in: Eijk, Horstmanshoff, Schrijvers (Hrsgg.), Ancient medicine in its socio-cultural context, 1995, Bd. 1, 171-187.

H. Wilsdorf, Die architektonische Rekonstruktion antiker Produktionsanalgen für Bergbau und Hüttenwesen, Klio 59, 1977, 11-24.

N. G. Wilson, Aspects of the transmission of Galen, in: G. Cavallo (Hrsg.), Le strade del testo, Bari 1987, 47-64.

L. Winkler, Galens Schrift 'De Antidotis'. Ein Beitrag zur Geschichte von Antidot und Theriak, Diss. Marburg 1980.

E. Ch.Witke, Marcus Aurelius and mandragora, CPh 60, 1965, 23f.

Antonie Wlosok, Rom und die Christen, Stuttgart 1970.

(Hrsg.), Römischer Kaiserkult, Darmstadt 1978.

G. Wöhrle, Studien zur Theorie der antiken Gesundheitslehre, Stuttgart 1990.

E. Woelfflin, Einiges aus der Praxis von Galen, Gesnerus 1, 1944, 91-99.

M. Wörrle, Stadt und Fest im kaiserzeitlichen Kleinasien, München 1988.

H. Wolff, Die Juden im antiken Rom, in: K. Rother (Hrsg.), Minderheiten im Mittelmeerraum, Passau 1989, 35-62.

A. Wotschitzky, Hochhäuser im antiken Rom, Innsbrucker Beiträge zur Kulturwissenschaft 1-2, 1955, 151ff.

J. Wright, The mentality and the cosmology of Claudius Galen, The Scientific Monthly 15, 1922, 144-152.

The legacy of Greece to Galen, Medical Record 124, 1926, 39.

Galen's ancient fame and his reactions, AM 21, 1926, 237-241.

Z. Yavetz, Slaves and Slavery in Ancient Rome, New Brunswick 1988.

C. Yeo, Land and sea transportation in imperial Italy, TAPhA 77, 1946, 221-244.

L. Zgusta, Die Rolle des Griechischen im römischen Kaiserreich, in: G. Neumann u. J. Untermann (Hrsgg.), Die Sprachen im römischen Reich der Kaiserzeit, Bonn, 1980, 121-145.

Gabriele Ziethen, Heilung und römischer Kaiserkult, AGM 78, 1994, 171-191.

XII. Indices

XII. 1. Namen, Orte und Sachen

Adoptionisten 250, A. 109; 252ff.; 302
Aelius Aristides 21, A. 16; 31; 55; 59, A. 103; 76; 80; 89; 135; 225 A. 8; 296, A. 6
Aelius Demetrius 159, A. 86
Aelius Gallus 203, A. 133
Aelius Isidotus 45, A. 51; 48ff.
Aelius Nicon 5; 45ff.; 294
Affen 156; 157, A. 80; 275
Agathonike 251
Agoranom 50f.; 52, A. 75
Ägypten 90, A. 134; 93; 96ff.; 139; 211, A. 206; 302
Aiphikianos 82f.
Aischrion 78; 82f.
Albinos 86; 88f.; 91, A. 135
Alexander von Aphrodisias 5, A. 8; 148; 234; 244; 245, A. 93
Alexander von Damaskos 150; 158; 163; 165, A. 115; 166; 180; 245, A. 94
Alexander von Kotiaion 38, A. 24
Alexandria 21f.; 27; 68; 81; 86; 88; 90ff.; 106; 121; 137ff.; 151; 192; 236; 254; 298f.; 302
  Bibliothek 99, A. 174
  Museion 90, A. 134
Altinum 175
amicitia 4; 9; 29f.; 31, A. 3; 83; 89; 143f.; 152; 161; 164; 167; 181; 195, A. 85; 197; 204f.; 211; 272 A. 66; 284, A. 114; 293; 300
Andromachos d. Ä 187, A. 61; 191, A. 188; 202
Andromachos d. J. 202
Annia Faustina 182
Annia Fundania Faustina 182ff.
Annia Galeria Aurelia Faustina 182
Annius Verus 175, A. 9
Antigenes 166
Antiochia 104
Antiochos I. Soter 169
Antiochos VIII. Epiphanes Philometor 188, A. 65
Antiochos, Arzt 19, A. 9
Antipatros 203, A. 133
Antium 178
Antoninus Pius 74, A. 67; 75, A. 71; 89; 111; 139; 190, A. 188; 246; 281, A. 100
Antonius Musa 186; 190, A. 75; 191, A. 75
Aphrodisias 104
Apollon 163; 223ff.
Apollonios Dyskolos 139
Apollonius, Märtyrer 252, A. 118
Aquileia 146; 174f.
Archias 111
archiatrus 5; 37, A. 19; 107, A. 28; 190f., A. 75; 301
Archigenes 247
Archimedes 232
Architekt 39; 45; 48ff.
Architektur 40; 45; 52; 294
Aristokles 80
Aristoteles 41, A. 30; 224, A. 7; 232, 248, 253; 259, A. 15; 262, A. 23; 291
Arithmetik 40
Armut 8; 35, A. 15; 36, A. 17; 208; 262; 270
Artaxerxes 176

Artemidor 77
Artemis 223
artes liberales 42; 65, A. 28; 71; 132; 297
Ärzte-Pivilegien 86, A. 112; 93; 190f., A. 75
Asiarch 113ff.
Asklepiades 34, A. 14; 93; 234, A. 41; 256, A. 2
Asklepios 72ff.; 79ff.; 111; 147; 176; 223ff.; 231; 234f.; 250
Aspasios 69f.
Athen 56; 63; 69f.; 80; 166; 274
Athenagoras 250, A. 109
Athenaios 125
Athleten 126ff.; 211; 303
Attalos 187; 296
Aufidius Victorinus 216ff.
Augustus 55, A. 92; 61; 112; 114; 172; 173, A. 2; 186; 187, A. 65; 190, A. 75; 191; 203; 278, A. 93; 279, A. 96

Bäder 14, A. 26; 49, A. 67; 57; 153; 170f.; 184; 257; 258, A. 8; 287
Bakchios 27, A. 35
Ballspiel 209f.
Barbaren 56f.; 96, A. 161; 101; 103; 138; 283; 302
Bassus 217
Bauern 207, A. 154; 268
Bergwerke 128, A. 116; 251, A. 117; 283ff.; 305
Bildung 13; 28, A. 23; 32; 38, A. 22; 57f.; 71; 101; 138; 152, A. 66; 224
Boethus: s.u. Flavius Boethus
Boethus-Kreis 162f.; 166; 235; 296
Boxer 128, A. 117; 131
Brundisium 143; 274
Buchhandel 28, A. 38; 273
Bürgerrecht 5; 6, A. 9; 46; 51; 53, A. 77; 55; 59f.; 83; 102, A. 3; 147, A. 36; 191, A. 75; 295, A. 5; 305

C. Calpurnius Asclepiades, Arzt Traians 68, A. 35
C. Curtius Iustus 167f., A. 121
C. Modius Iustus 167f., A. 121
Callistus 237, A. 49
Caracalla 81; 212; 217; 220, A. 204; 237, A. 47; 244; 245, A. 95;
Cato 99, A. 174
Celsus 121; 234, A. 40; 244; 248, A. 105; 302
Charilampas 153, A. 66; 172, A. 148; 268
Charmes 203, A. 133
Christen 7f.; 14; 19, A. 9; 223; 235ff.; 244; 246, A. 97; 247ff.; 255; 297; 302
Christus 238; 247f.
Chrysermos 90, A. 134
Chrysippos 68; 272
Cicero 28; 103; 259, A. 15
Claudius 169; 172, A. 147; 186; 257, A. 8
Claudius Aug. lib. Tyrannus 191, A. 75
Claudius Charax 76; 236, A. 46
Claudius Pius 116, A. 62
Claudius Severus 142f.; 160
Claudius Severus 160, A. 89; 180; 300
T. Claudius Vetus 50, A. 71
Cleander 213
Clemens 254
Clodius Albinus 217
Commodus 3f.; 32, A. 3; 55; 139, A. 7; 147; 162, A. 97; 177ff.; 182f.; 185; 190; 193f.; 195, A. 85; 197f.; 204f.; 211ff.; 220; 250, A. 110; 251, A. 118; 252, A. 118; 295; 301
Cyprian 146, A. 33; 285
Cyrillus 170

Damokrates 202
Delatoren 93
Delphi 223
Demetrios von Alexandria 139, A. 5; 159
Demetrius, Arzt Mark Aurels 189f.; 193ff.; 201; 301
Demiurg 13; 231f.; 233, A. 40; 235; 240f.; 244, A. 89; 249

Demonax 102
Demonstrationen 1; 27, A. 37; 107, A. 29; 137; 156ff.; 164; 167; 204; 273; 275; 299f.
Demostratus Caelianus 113, A. 51
Dion Chrysostomos 104; 135
Diomedes 172, A. 148
Diphilos von Siphnos 125
Diskuswurf 210
Dogmatiker 1; 81; 247

Elephantiasis 226f.
Eleusis 233; 280
Empiriker 1; 25, A. 29; 81f.
P. Aelius Aug. lib. Epaphroditus A. 23 178
Ephesos 37, A. 19; 104; 107, A. 28; 114; 181, A. 33; 223
Epigenes 71; 141; 152f.; 170; 205; 209; 268
Epikur 241
equites 121
Erasistratos 34, A. 14; 62; 97, A. 163; 164; 169; 171, A. 139; 204, A. 136; 256, A. 2
Esel 98
essedarii 121, A. 83
Eudemos 68, A. 40; 141, A. 14; 144, A. 28; 150; 152, A. 66; 162, A. 103;
Eudemos, Arzt aus Pergamon 150; 151, A. 58
Eugenianus 30, A. 41; 219
Euklid 253
Euphrates 189f.; 193

Faustina 182; 199
Favorinus 176, A. 13
Flavius Boethus 33; 83; 142ff.; 146; 149f.; 153, A; 154; 156; 158ff.; 164; 167; 170ff.; 180; 193; 204f.; 237; 245; 264f., 272, A. 66; 273; 300
Flavius Ranius Pollio Flavianus 112
Freigelassene 36; 132; 169; 191, A. 75; 256, A. 2; 257; 268; 276, A. 81; 286, A. 121; 305
Fronto 237
Fuscianus 237, A. 49

Gaius 69f.
Galen
- Agnostizismus 234f.
- Ausbildung 64f.; 69f.; 81f.; 85; 94; 296
- Autobiographie 1; 3; 33; 40; 296
- Familie 3; 6; 31ff.
- Geburtsjahr 61ff.
- Gesellschaftskritik 9; 56; 58; 224; 270; 295; 303
- Gladiatorenarzt 3; 6; 86; 101ff.; 299
- Krankheiten 66
- Landbesitz 6; 36; 43; 292; 297
- Mutter 24; 40
- Reisen 6; 15; 20; 34, A. 14; 96; 147; 165, A. 116; 236, A. 46; 268; 271; 284, A. 114
- Ruhmsucht 24; 30, A. 41; 32; 219
- Schriftstellerei 9; 29f., A. 41; 209; 273
- Studenten 9; 29
- Studium in Alexandria 90ff.
- Studium in Smyrna 85ff.; 195
- Vater 40ff.
- Vermögen 32; 34; 36; 139

Geometer 45; 49; 50; 281
Geometrie 40; 45; 47; 89, A. 130; 253
Germanen 56; 98, A. 169
Gesundheit 33f.; 35, A. 15; 67; 129; 131; 208ff.; 211, A. 171; 227; 260; 262; 276; 291; 293; 303f.
Geten 260f.
Gladiatoren 101ff.; 109ff.; 117; 118, A. 72f.; 120ff.; 134; 208; 211; 255; 292; 302ff.
Großkönig 13

Hadrian 55, A. 92; 73; 75; 76, A. 74; 77; 89; 111; 187; 190, A. 188; 198; 224; 246; 276f.; 278, A. 91; 280f., A. 100; 295; 298
Hadrian von Tyros 159

Handwerker 2; 13; 68, A. 66; 132; 209; 303
Harpokration 139
Hebamme 84; 171; 264
Helios 47
Herakleides 89
Heraklianos 90ff.; 95
Heraklit 199
Herminus 150, A. 55
Hermokrates 80
Herodes Atticus 80; 165, A. 116
Herodianos, Grammatiker 139
Herophilos 13, A. 26; 27, A. 35; 34, A. 14; 35, A. 15; 97, A. 65; 157, A. 81; 209, A. 163; 224, A. 7
Hesychios 46; 148
Hiero 30, A. 41
Hipparch 232
Hippokrates 2; 4; 12; 59, A. 39; 81; 143, A. 24; 169; 176; 208; 217; 223; 229f.; 238; 291
Hochsprung 210
Holzwürmer 98
Homoiosis 233
Honig 42, A. 34; 182; 196; 230, A. 29
Hungersnot 207, A. 154; 213
Hyacinthus 251, A. 117

Iatrosophisten 2; 65; 71; 153; 164; 165, A. 116; 298
Iulius Apellas 23; A. 24
Iulius Nicodemus 5; 45ff.; 49ff.; 294
Iulius Quadratus 112, A. 49
Iunius Rusticus 250, A. 109
Iustus 167; 168, A. 121f.

Jagd 122, A. 88; 197; 209; 227
Jesaia 243
Johannes der Täufer 242
Juden 7; 8; 14; 223; 235ff.; 239; 241f.; 244ff.; 249; 255; 302
Julia Domna 218
Julia Maesa 218, A. 196
Julian 81; 92ff.
Justin 250
Juvenal 24; 138; 153, A. 69

Kaiser 1ff.; 54; 76; 138; 161; 187; 196; 292; 295; 298
Kaiserkult 75; 102; 106, A. 26; 111ff.; 127; 298; 303
Kalligraphen 34; 273
Kallimorphos 174, A. 2
Kamele 98
Karpos 251
Klazomenai 89, A. 132
Korinth 86; 90; 102, A. 5; 274; 280
Kos 37, A. 19; 188, A. 65
Kosmetik 218
Kräutersammler 196
Kupfervitriol 286
Kyzikos 104; 114

Landhaus 196
Landwirtschaft 6; 41; 43; 196; 255, A. 1; 298; 304
Laodikeia 104
Larisa 106
Laureion 287, A. 129
Laurentum 214
Lavinium 178
Leiturgie 44; 299
Leto 278
Lollius Urbicus 250, A. 112
Lorium 178; 189, A. 71
Lucius Verus 62f.; 139f.; 142; 144; 146; 173f.; 179, A. 23; 188; 301
Lukian 21, A. 16; 104; 237; 248, A. 105; 300
Lykos 91, A. 135; 92

Malerei 133
Mandragora 200, A. 120; 203
Marcia 251f., A. 117f.
Marcius Demetrius 189, A. 73
Marinos 90f.; 166
Mark Aurel 3ff.; 22; 79; 81; 133; 142; 173; 175ff.; 183ff.; 193f.; 197ff.; 201ff.; 211; 237, 251; 295; 300f.
Martial 138

Mathematik 40; 42; 52; 70; 89; 294
Melanthion 274f.
Metempsychosis 236, A. 45
Methodiker 81; 93f.; 183
Milet 104
milites medici 174, A. 2
Mithridates 187; 188, A. 65
Morphos 168; 264, A. 29
Moses 235, A. 45; 238ff.; 247
Munizipalaristokratie 6; 14; 32; 36ff.; 101; 104f.; 161; 296;
murmillo 120f.
Myropolen 197

Narcissus 257, A. 8
Nero 187; 188, A. 65
Nikomachos 80; 89
Nikostratos 195
Numesianos 90
Nysa 104

Oinomaos von Gadara 236, A. 46
Olympikos 95
Opium 184, A. 51; 198ff.
Oppian 172, A. 147
Origenes 244
Osroes 134
Ovid 199

Palermo (Galens Grab?) 221
Pallas 257, A. 8
Papylos 251
patronus 132; 149; 158, A. 84; 162
Peitholaos 180; 182ff.; 301
Pelops 85ff.; 92, A. 143; 195
Pelusium (Galens Grab?) 221
Perdikkas 169; 176
Peregrine 5; 31, A. 3; 51; 54; 55, A. 88; 57; 83; 114; 137; 169; 186; 191, A. 75; 294
Perennis 215; 295
Pergamon 35f.; 53; 55; 73; 75; 78ff.; 85; 101ff.; 110ff.; 114; 133ff.; 139; 223; 226; 251; 258; 299
Pertinax 212; 215
Petersilie 196
Philanthropie 156, A. 77
Philippos 85; 231
Philopator 69f.
Phryger 260ff.
Physis 82; 223; 231ff.; 235; 239; 294
Platon 223; 232; 259; 281f.
plebs rustica 293; 302
plebs urbana 206; 293; 302
Plinius 103; 137; 155; 257, A. 8
Plotin 254, A. 128
Plutarch 102ff.; 153, A. 70; 297
Polemon 80; 89; 143, A. 24
Polykarpos 251
Pomponius Atticus 273, A. 68
Porphyrios 248, A. 105; 254, A. 128
Poseidonios 259, A.
Ptisane 125f.; 208
Ptolemaios VIII. Euergetes 65, A. 28
Pylades 168f.; 263f.

Quintilian 172
Quintilius Condianus iun. 181
Quintilius Condianus sen. 181
Quintilius Maximus 180, A. 28; 181
Quintos 77; 82f.; 86; 90; 92; 166; 195

Räuber 97; 302
Rechtswissenschaft 133; 138; 155; 161
Reichsaristokratie 2; 5f.; 19; 83; 167ff.; 197; 265
Reichtum 34; 36; 39, 39, A. 26; 44; 68, A. 35; 132; 151; 208f.; 256, A. 3; 257; 268f.; 271; 273; 291; 297
Reisen 176; 184; 302
retiarius 120f.
Rhetorik 31; 138; 165, A. 116; 299
Ringer 129; 131
Rom 25; 28; 33; 58; 77; 83; 85; 105; 142; 145f.; 148; 152; 166f.; 173ff.; 183; 193; 195ff.; 205; 214; 238; 245; 250; 252; 254; 265; 271
Templum Pacis 27f., A. 37; 204; 272
Rufinus (Lucius Cuspius Pactumeius Rufinus) 73ff.; 83; 87; 152; 298

Rufos von Ephesos 23, A. 24; 97, A. 163
Rufos von Samaria 246, A. 97

Sabinos 84
Salbenhändler 196
salutatio 58; 149; 152; 293
Samothrake 233
Sarapion, Philosoph 8f.
Sardeis 114
Satyros 74; 76; 78; 80; 82; 83; 85, A. 109; 87; 90; 92, A. 143; 195
Schlangen 98; 196f.; 227; 268
Schweine 126f.; 156; 207, A. 154; 292
Scribonius Largus 156, A. 77; 192, A. 76
secutor 120
Sedatius Severianus 80; 134
Sekte 1f.; 247; 291
Sektionen (s.a. Vivisektionen) 65, A. 28; 96; 97, A. 163; 159, A. 85; 275
Seleukos I. Nikator 169
Seneca 102; 103; 127; 128, A. 117; 269
Septimius Severus 1; 3; 7; 27, A. 37; 147; 189, A. 68; 194; 197f.; 211ff.; 215; 217f.; 220, A. 204; 244
Sergius Paullus 154; 156; 160; 205; 272, A. 66
Seuche 144f.; 174f.; 181, A. 33; 187, A. 61; 213; 224; 300
Sklaven 8; 36; 40; 68; 105; 132; 169; 171; 196; 206; 215; 255ff.
Sklavenhändler 263
Sklavenjäger 283, A. 110
Skopelian 89
Smyrna 89; 104; 106; 114; 135, A. 147
Smyrna, Christenverfolgung 251
Sokrates 40
Soldaten 122; 126; 145; 270f.
Soloi 284ff.
Sonnentheologie 48; 52
Sophisten 31; 38; 94; 148f., 152; 165
Sophistik 1f.
Sophrosyne 33, 40
Sportlehrer 210
Stasis 133ff.; 143; 213, A. 174
T. Statilius Criton 186
Stertinius Xenophon 172, A. 147; 186; 191, A. 75
Straßenbau 23, A. 23; 59, A. 103
Stratonike 169
Stratonikos 78; 82f.

Tachygraphen 28; 34; 160; 164; 273; 292
Techniten 46; 297
Telephos 19, A. 9
Theodotos von Byzanz 253f.
Theophrast 43; 68, A. 40; 253
Theriak 87; 154; 178; 184ff.; 189ff.; 203, A. 133; 211; 218; 220; 268; 301
Thessalos 65, A. 28; 93
Thraker 260f.
Tiberius 114; 188, A. 65; 202
Tibier 260ff.
Tibur 178
Timokrates 89
Traian 23, A. 23; 187; 188, A. 65; 198
Träume 65; 71ff.; 147; 199; 224ff.; 228

unctor 127; 174, A. 5
Urvineius Philomusus 258, A. 8

Valentinian 139, A. 5
valetudinaria 173, A. 2
Vedius Pollio 280, A. 100
venationes 121
Venensektionen 83; 98; 164; 204, A. 136; 206
Verrius Flaccus 172
Vespasian 27, A. 37; 172; 181, A. 33; 190, A. 75
Vettulenus Civica Barbarus 160
Victor, Bischof von Rom 251, A. 117; 253
Victorinus 216
Vipasca 285; 286, A. 121
Vivisektionen 157, A. 80; 292
Vologaeses III. 134

Waffenübungen 227
Wagenrennen 14, A. 26; 227
Wanderärzte 138
Wasserversorgung 13; 97
Wein 42, A. 34; 43; 99, A. 173; 122; 185; 196; 257; 263
Weitsprung 210

Xanthippe 24; 40
Xenokritos von Kos 27, A. 35

Zenon von Laodikeia 203, A. 133
Zeus Asklepios 74; 75, A. 70
Zeus Olympios 75f.
Ziegen 156
Zypern 255; 283f.; 305

XII. 2. Stellen: Galen

Ad Glauc.
1, 10: 209, A. 161
2, 11: 209, A. 162
2, 12: 99, A. 173; 197, A. 102

Adv. Iul.
1, 1: 93, A. 146, 149
1, 2: 94, A. 150f.

An in art.
1, 3: 82, A. 94
6, 7: 28, A. 38
7, 1: 41, A. 39

Ars med.
23, 12: 129, A. 120
24, 4: 130, A. 121
24, 10: 130, A. 122

De alim. fac.
1, 2, 8: 98, A. 171
1, 2, 10: 126, A. 111f.
1, 9, 6: 126, A. 109
1, 10, 1: 125, A. 107
1, 11, 1:126, A. 108
1, 19, 1: 125, A. 103, A. 105
1, 19, 3: 263, A. 26
1, 37, 2: 41, A. 32
2, 30: 98, A. 172
2, 35, 1: 98, A. 172
2, 38, 2: 207, A. 154
3, 1, 2: 126, A. 110
3, 2, 1: 98, A. 171

De an. aff. dign. et cur.
1, 1: 29, A. 40
2, 4: 277, A. 82
4, 6: 277, A. 83, A. 84, A. 86
4, 7: 277f., A. 87f.
4, 8: 278, A. 90f.
4, 9: 32, A. 4; 280, A. 97
4, 10: 274, A. 74
4, 11: 280, A. 98
4, 12: 280, A. 99
4, 13: 281, A. 101
5, 1: 282, A. 102
6, 5: 259, A. 14
8, 1: 276, A. 80
8, 3: 69, A. 44
8, 3f.: 69, A. 45
8, 4: 67, A. 35; 150, A. 54
8, 5: 40, A. 28
8, 6: 70, A. 49
8, 10: 33, A. 8; 135, A. 148; 208, A. 157; 208
8, 11: 34, A. 12
9, 6: 256, A. 3; 271, A. 64
9, 7: 34, A. 11
9, 8: 34, A. 13
9, 9: 29, A. 39; 34, A. 14; 37, A. 20; 273, A. 68
9, 10: 37, A. 19
9, 12: 32, A. 4; 35f., A. 15f.
9, 13: 256, A. 2

9, 16: 32, A. 4
10, 3: 269, A. 58

De an. pecc. dign. et cur.
3, 26: 39, A. 25
5, 30: 33, A. 8
5, 31: 256, A. 2

De anat. admin.
1, 1: 27, A. 37; 87, A. 115, A. 117; 88, 125; 90, A. 133; 95, A. 157; 96, A: 160; 99, A. 124; 107, A. 29; 150, A. 50; 154, A. 74; 156, A. 78; 158, A. 83; 162, A. 99; 163, A. 101f.
1, 2: 82, A. 96; 83, A. 98; 87, A. 116; 95, A. 157; 96f., A. 160ff.
1, 3: 275f., A. 78f.
3, 1: 122, A. 88
9, 5: 13, A. 26
14, 1: 91f., A. 136ff.

De antidot.
1, 1: 53, A. 77; 187, A. 61, A. 63ff.; 188, A. 66; 189f., A. 69, A. 71ff.; 195, A. 88; 202, A. 127, A. 130; 203, A. 134
1, 2: 196, 196, A. 97; 285, A. 116
1, 3: 42, A. 34; 43, A. 36
1, 4: 42, A. 34; 99, A. 173; 188, A. 65; 196, A. 94, A. 96; 197, A. 103
1, 5: 196, A. 90
1, 6: 187, A. 61; 188, A. 65
1, 6f.: 202, A. 128
1, 7: 195, A. 89
1, 8: 190, A. 74; 196, A. 98; 197, A. 101
1, 13: 188, A. 65; 198, A. 109
1, 14: 83, A. 99; 195, A. 86f.; 196, A. 91f.; 197f., A. 107f.
1, 15: 187, A. 64
2, 1: 195, A. 89; 203, A. 133
2, 3: 188, A. 65; 203, A. 133
2, 4: 203, A. 133
2, 5: 202, A. 129
2, 5: 188, A. 65
2, 7: 188, A. 65; 203, A. 132
2, 9: 187, A. 64; 188, A. 67; 195, A. 89
2, 10: 203, A. 133
2, 11: 195, A. 87
2, 24: 188, A. 65

De atr. bil.
3, 6: 87, A. 117f.
4, 4: 145, A. 33
4, 12: 84, A. 103

De bon. mal. suc.
1, 15: 40, A. 28; 52, A. 75
1, 16f.: 41, A. 31
1, 18: 67, A. 32; 85, A. 110
4, 35: 207, A. 154
5, 8: 43, A. 35

De caus. resp.
7: 14, A. 26

De comp. med. per gen.
1, 1: 27, A. 37
3, 2: 61, A. 1
3, 2: 61, A. 2; 106, A. 23f.; 107, A. 27
3, 2: 61, A. 4f; 96, A. 161; 108, A. 32; 109, A. 36; 111, A. 42f.; 113, A. 53; 117, A. 65ff.; 118, A. 74; 121, A. 82; 122, A. 89f.
5, 2: 94, A. 150

De comp. med. sec. loc.
1, 2: 218, A. 196
9, 4: 223, A. 1

De diaet. in morb. acut.
1, 1f.: 216, A. 191

De dieb. decret.
1, 11: 206f., A. 151f.

De diff. febr.
1, 3: 214, A. 184
1, 4: 207, A. 154

De diff. morb.
9: 80, A. 85

De diff. puls.
2, 3: 159, A. 84
2, 4: 247, A. 100
3, 1: 247, A. 99
3, 3: 248, A. 101

De dign. puls.
1, 1: 283, A. 110
2, 3: 65, A. 28
4, 3: 158, A. 81

De elem. sec. Hipp.
6, 16ff.: 82, A. 95

De exper. med.
13, 6: 65, A. 28

De instr. odor.
4, 6: 275, A. 75ff.

De libr. propr.
praef.: 28ff., A. 38; A. 41
1: 144, A. 29; 154, A. 74; 162f., A. 97, A. 99f., A. 105; 164f., A. 109ff., A. 112f.; 166, A. 117; 173, A. 1; 237, A. 50; 273, A. 69
2: 27, A. 37; 79, A. 81; 84f., A. 106ff.; 88, A. 123, A. 126f.; 89, A. 129; 107, A. 29; 146f, A. 36ff.; 147, A. 40; 174f., A. 4ff; 175f., A. 10ff.; 177, A. 18f.; 179, A. 24; 205, A. 137ff.; 226, A. 12; 239, A. 61; 272, A. 66
6: 29, A. 40; 140, A. 8
11: 41, A. 30; 68, A. 36, A. 39; 68, A. 40; 69, A. 41; 272, A. 65; 273, A. 67
12: 13, A. 24; 57, A. 46; 135, A. 146; 213, A. 174
15: 68, A. 37

De loc. aff.
2, 5: 257, A. 6f.
3, 3: 1, A. 1ff.; 2, A. 4; 25, A. 29; 57, A. 99; 149, A. 48
5, 2: 124, A. 97ff.
5, 8: 197, A. 100; 268, A. 53

De motu musc.
2, 6: 283, A. 111

De musc. diss.
87, A. 122

De nat. fac.
1, 13: 159, A. 84
1, 16: 255, A. 2
3, 3: 4, A. 7

De nomin. med.
18: 159, A. 84
27: 85, A. 110

De opt. med. cogn.
1, 1f.: 225, A. 8
1, 3f.: 224, A. 5
1, 4: 223, A. 3
1, 9: 58, A. 101
9, 4: 108, A. 30; 109, A. 35; 110, A. 39; 111, A. 41
9, 5: 30, A. 41; 110, A. 37
9, 6: 108f., A. 31ff.
9, 7: 109, A. 35; 110, A. 40; 124, A. 96
9, 16: 58, A. 102

De ord. libr. suor.
1: 30, A. 41
2: 97, A. 163
3: 83, A. 100, A. 102
4: 31, A. 1; 64, A. 22ff.; 65, A. 26; 72, A. 56; 87, A. 121

De part. art. med.
1, 1: 168, A. 121
2, 3: 192, A. 76

De parv. pil.
2: 210, A. 164; A. 166f.

3: 211, A. 171
4: 210, A. 168f.
5: 211, A. 170

De plac. Hipp. et Plat.
1, 5, 7ff.: 157, A. 80
1, 5, 11: 157, A. 80
1, 5, 13ff.: 292, A. 3
1, 6, 4: 157, A. 80
1, 6, 7ff.: 157, A. 80
2, 4, 17: 13, A. 25
5, 7, 66: 282, A. 105ff.
6, 3, 26: 87, A. 119; 88, A. 128
6, 5, 22: 87, A. 119
6, 5, 30: 13, A. 25
6, 5, 33: 13, A. 26
6, 8, 82: 278, A. 92; 279, A. 94ff.
8, 1, 6: 91, A. 135
9, 2, 29f.: 129, A. 119
9, 5, 4: 86, A. 112
9, 8, 3ff.: 13, A. 25

De praecogn.
1, 1: 58, A. 103
1, 5: 58, A. 100
1, 5-10: 77f., A. 78
1, 13: 58, A. 100
2, 1: 139, A. 7; 153, A. 66
2, 3: 153, A. 67
2, 4f.: 153, A. 68
2, 4-12: 153, A. 69
2, 11: 71, A. 53; 141, A. 13
2, 12: 72, A. 54; 140, A. 12
2, 13: 141, A. 16
2, 14: 142, A. 17; 154, A. 71
2, 14-23: 154, A. 73
2, 17: 140, A. 10
2, 18: 153, A. 66
2, 24: 155, A. 74; 156, A. 78
2, 25: 63, A. 15
2, 27: 160, A. 89
3, 2: 151, A. 60; 152, A. 64
3, 3: 150, A. 52; 167, A. 118
3, 6: 163, A. 104; 167, A. 119
3, 7: 163f., A. 106f.
3, 17: 164, A. 107
4, 2-4: 164, A. 108
4, 7: 150, A. 52
4, 11: 133, A. 139; 150, A. 53
4, 12: 139, A. 6
4, 15: 152, A. 63
4, 16: 150, A. 51; 151, A. 59; 265, A. 32
4, 17: 143, A. 24; 151, A. 61
5, 2: 153, A. 66
5, 3: 172, A. 148
5, 4: 172, A. 148
5, 4f.: 25, A. 31
5, 6: 168, A. 121
5, 7: 153, A. 66; 158, A. 82
5, 9: 153, A. 66; 154, A. 74; 158, A. 83
5, 10: 157, A. 80
5, 11: 159f., A. 87
5, 12: 158, A. 84
5, 17: 160, A. 88, A. 91
5, 18: 161, A. 92
5, 20: 161, A. 93; 273, A. 69
5, 21: 161, A. 94
6, 2f.: 168, A. 123
6, 2-10: 264, A. 27
6, 6: 264, A. 28
6, 7: 169, A. 127
6, 9: 168, A. 124; 264, A. 29
6, 10: 132, A. 131; 167, A. 121; 169, A. 125; 265, A. 37, A. 39f., A. 42
6, 11: 265f., A. 39f.
6, 11-13: 266, A. 41
6, 12: 266, A. 43
6, 14: 168, A. 122; 265, A. 38
6, 14f.: 266, A. 45
7: 170, A. 132
7, 3: 153, A. 66; 170, A. 134f
7, 8: 139, A. 7
7, 10: 170, A. 133, A. 136
7, 13: 170, A. 137
7, 17: 171, A. 138
7, 18: 171, A. 138
8: 171, A. 139; 264, A. 30
8, 2: 171, A. 140f.
8, 3: 171, A. 142

8, 5: 171, A. 144
8, 6: 171, A. 143
8, 15: 172, A. 145; 264, A. 31
8, 20: 33, A. 10; 172, A. 146
8, 21: 62, A. 7; 135, A. 145; 142, A. 20
9, 2: 133, A. 140; 139, A. 6; 143, A. 25; 205, A. 141; 274, A. 70ff.
9, 3: 143f., A. 26f.
9, 5: 142, A. 18; 146, A. 34
9, 6: 146f., A. 36
9, 7: 147f., A. 41; 175, A. 8; 177, A. 17ff.; 178, A. 20
9, 10: 153, A. 66
10, 2: 177, A. 19; 180, A. 26
10, 4: 181, A. 30f.
10, 6: 180, A. 27
10, 15: 180, A. 28; 181, A. 32f.
10, 16: 182, A. 34f.
10, 22: 139, A. 7; 179, A. 25
11: 184, A. 46
11, 1: 179, A. 25; 183, A. 45; 184, A. 47
11, 1-8: 179, A. 25
11, 2: 184, A. 48
11, 5: 184, A. 50f.
11, 6: 185, A. 52
11, 7: 185, A. 53
11, 8: 185, A. 54ff.
11, 9: 183, A. 45
12: 179, A. 25
12, 1: 182, A. 36
12, 1-4: 182, A. 37
12, 5: 182, A. 38; 183, A. 40f.
12, 7: 183, A. 42
12, 7ff.: 183, A. 43
12, 9: 183, A. 41; 185, A. 53
12, 10: 183, A. 44
13, 1: 265, A. 34
13, 3: 265, A. 33
13, 7: 265, A. 35
13, 9: 265, A. 35
13, 12: 265, A. 36

De praesag. ex puls.
3, 4: 145, A. 33; 174, A. 5

De propr. plac.
2, 1f.: 234, A. 42
15, 2: 236, A. 45

De puls. ad tir.
1: 204, A. 136

De rat. cur. per ven. sec.
17: 205f., A. 143ff.
23: 226, A. 11, A. 14ff.

De san. tuend.
1, 8, 20: 227, A. 20
1, 8, 20f.: 228, A. 21
1, 10, 17: 156, A. 77
1, 12, 10: 271, A. 61
2, 1, 6: 208, A. 155; 262, A. 22
2, 1, 7: 208, A. 156; 262, A. 23
2, 1, 8: 208, A. 158
2, 1, 9: 208, A. 159
2, 7, 10: 98, A. 168
2, 8, 2: 271
5, 4, 9ff.: 19, A. 9
6, 2, 16: 42, A. 33
6, 5, 12: 194, A. 84
6, 7, 9ff.: 19, A. 9

De sect.
6: 93, A. 145
8: 98, A. 170

De simpl. med. temp. et fac.
1, 4: 97, A. 165
2, 20: 98, A. 168
6, prooem.: 99, A. 174
9, 3, 11: 284, A. 114; 285, A. 116; 286, A. 122
9, 3, 21: 285, A. 114ff.; 286f., A. 122ff.
9, 3, 22: 284, A. 112; 286, A. 122
9, 3, 34: 285, A. 114f., A. 119; 287f., A. 127ff.; 288f., A. 135, A. 137ff.
11, 1, 1: 196, A. 99

De temper.
1, 1: 4, A. 7

1, 2: 4, A. 7
1, 8: 4, A. 7
2, 2: 192, A. 76
2, 5: 98, A. 169
2, 6: 98, A. 169; 150, A. 50

De usu part.
1, 9: 263, A. 25
1, 14: 233, A. 40
3, 5: 146, A. 33
3, 10: 232, A. 36; 244, A. 89
9, 6: 14, A. 26
10, 12: 225, A. 9
11, 14: 240ff., A. 62ff., A. 69ff.; 294, A. 4
17, 1: 232, A. 35; 233, A. 37f.

De usu puls.
1, 4: 4, A. 7
2, 3: 233, A. 37
3, 2: 122, A. 88
4, 2: 4, A. 7
7, 6: 29, A. 40
8, 2: 29, A. 40

De usu resp.
5, 2: 275, A. 77

De uteri diss.
5, 2: 66, A. 28

De venae sect. adv. Erasistr. Rom. deg.
1: 138, A. 3; 171, A. 139; 204, A. 136

De vict.
8, 59: 207f., A. 154

In Hipp. aphorism. comm.
4, 21: 145, A. 33

In Hipp. de artic.
1: 143, A. 24

In Hipp. de fract.
3, 21: 113, A. 52; 114, A. 58; 117, A. 70; 119, A. 75; 122, A. 86f.

In Hipp. de nat. hom. comm.
2, 6: 82, A. 97; 92, A. 138

In Hipp. de off. med.
1, 11: 206, A. 150
1, 13: 206, A. 150

In Hipp. de vict. acut.
3, 8: 99, A. 173

In Hipp. epid. libr. alterum comm.
2: 267, A. 46, A. 48ff.
4: 130, A. 123

In Hipp. epid. libr. tertium comm.
2, 4: 99, A. 174
3, 59: 145, A. 33; 174f., A. 5

In Hipp. epid. libr. sextum comm.
1, 2: 94, A. 152
1, 29: 145, A. 33
2, 27: 256, A. 2
4, 2: 260, A. 16
4, 8: 229, A. 26; 230, A. 30f.
4, 10: 231, A. 32
4, 11: 58f., A. 103; 97, A. 165
5, 15: 246, A. 97
7: 246, A. 97
8: 28, A. 37; 217, A. 192f.

Instit. log.
7, 2: 156, A. 78

Meth. med.
1, 2: 65, A. 28
1, 7: 95, A. 153ff.
5, 12: 146, A. 33
5, 15: 121, A. 84
6, 6: 151, A. 57
7, 1: 30, A. 41; 45, A. 47; 219f., A. 199ff., A. 203
8, 3: 85f., A. 111
9, 4: 65, A. 27; 72, A. 55; 270, A. 60
9, 8: 59, A. 103
11, 15: 270, A. 59
12, 3: 230, A. 29

Protrept.
2, 3: 36, A. 17
3, 1: 68, A. 35
5, 3: 68, A. 35
9, 3: 130, A. 123
9, 6: 234, A. 40
11, 9: 131, A. 124f.
11, 10: 131, A. 126
11, 11: 131, A. 127; 133, A. 138
12, 1: 131, A. 128
14, 2: 131f., A. 129f.
14, 3: 132, A. 132f.
14, 4: 132, A. 134f.
14, 5: 123, A. 136
14, 6: 133, A. 137

Quod opt. med.
2: 39, A. 26; 291, A. 1
3: 176, A. 15

Synopsis
277, A. 85

XII. 3. Stellen: weitere literarische Quellen

Achilles Tatios
5, 17, 3: 286, A. 121

Acta Apollonii
11: 252, A. 118

Aelius Aristides
23, 15: 223, A. 2
28, 132: 225, A. 8
47, 65: 228, A. 21
50, 43: 76, A. 73
50, 83: 76, A. 73
50, 107: 76, A. 73

Albinos
Didaskalikos 7: 89, A. 130

Alexander von Aphrodisias
De fato
1: 218f., A. 197; 235, A. 93; 244
30: 245, A. 245

Ammianus Marcellinus
22, 5, 5: 237, A. 48
28, 4, 16: 276, A. 81

Appian
14, 111: 187

Apuleius
Met.
4, 13: 102, A. 5
9, 12: 286, A. 121
10, 18: 102, A. 5

Aristoteles
De divinatione 2: 224, A. 7
Politik 1, 6: 259, A. 15

Athenaios
14 f – 15 a: 210, A. 165
20 b: 141, A. 14; 143, A. 24
115 c: 125, A. 106
184 bc: 65, A. 28
263 c: 259, A. 15

Augustus
Res gestae 25, 1: 279, A. 96

Aurelius Victor
20, 8: 218, A. 197
20, 22: 218, A. 197

Cassius Dio
53, 30: 190, A. 75
71, 2f.: 134
71, 6, 1: 188
71, 33, 4: 189, A. 68

72, 6, 3f.: 201f., A. 125f.
72, 14, 3f.: 214, A. 179
72, 24: 27, A. 27
73, 13, 4: 213, A. 176
73, 14, 3: 145, A. 33
76, 15, 7: 218, A. 197
77, 16, 1: 218, A. 197
77, 16, 8: 81, A. 92

Cicero
De nat. deorum 3, 92: 244, A. 90
De prov. cons. 5, 10: 262, A. 21
De re publ. 3, 35ff.: 259, A. 15
Tusc. 2, 41: 103, A. 9ff.

Columella
1, 8, 1f.: 270, A. 60
1, 9, 4: 286, A. 121

Cyprian
Ad Demetr. 7: 146, A. 33
De mort. 2: 146, A. 33
Ep.
76, 2, 3: 286, A. 120
76, 2, 4: 288, A. 136

Digesten
1, 6, 2: 281, A. 100
18, 6, 8, 1: 262, A. 21
21, 1, 31: 261, A. 18
21, 2, 1: 268, A. 51
27, 1, 6, 8f.: 147, A. 36
27, 1, 6, 10: 191, A. 75
47, 10, 15, 44: 281, A. 100
48, 8, 11, 2: 281, A. 100
48, 19: 286, A. 121
48, 19, 8: 285, A. 118
48, 19, 8, 3: 128, A. 116
50, 4, 18, 30: 147, A. 36
50, 15, 4: 261, A. 18

Dion Chrysostomos
30, 6: 107, A. 29
31, 121f.: 102, A. 3

Diodor
1, 94, 2: 239, A. 56
40, 3, 4: 232, A. 35

Diogenes Laertios
3, 38f.: 282, A. 103

Dioscurides
praef.: 173, A. 2
4, 63: 262, A. 24
5, 98: 288, A. 133

Euseb
Hist. eccl.
4, 26: 251, A. 114
5, 21: 252, A. 118
5, 28: 19, A. 9
5, 28, 15ff.: 254, A. 128
Praep. evang. 1, 2: 249, A. 105

Eustathios
Comm. ad Hom. Odyss. 1601, 39ff.: 209, A. 163

Eutrop
8, 10, 2: 134
8, 19: 218, A. 197

Fronto
De feriis Alsiensibus 1: 189, A. 71
Ep. 2, 9: 237, A. 48

Gaius
1, 13: 128, A. 116
1, 42f.: 257, A. 5
1, 53: 281, A. 100
3, 146: 120, A. 78

Gellius
4, 2, 1: 268, A. 51

Herodian
1, 11, 5: 213, A. 176
1, 12, 1: 145, A. 33; 214, A. 182; A. 184

1, 12, 2: 214, A. 181
1, 14: 27, A. 37
4, 8, 3: 81, A. 92

Hippolytos
Refutatio 9, 12, 9f.: 251, A. 117

Historia Augusta
Alex. Sev. 42, 3: 193, A. 77
Carac. 1, 6: 237, A. 47
Hadr. 18, 8: 281, A. 100
Marc.
11, 3: 207, A. 154
15, 5f.: 188
28, 4: 145, A. 33
Sept. Sev.
1, 4: 218, A. 197
18, 5: 218, A. 197
Ver. 2: 139, A. 5

Homer
Il. 9, 503: 211, A. 170
Od. 11, 576ff.: 278

Horaz
Epist. 2, 2: 276, A. 81

Juvenal
6, 219ff.: 280, A. 100
6, 474ff.: 276, A. 81
14, 15ff.: 279, A. 96

Livius
36, 17, 5: 262, A. 21

Lukian
Adv. indoct. 23: 200, A. 120
De merc. cond. 11: 67, A. 34
Dem. 57: 102, A. 4
Patr. enc. 7: 45, A. 47
Quomodo hist. conscr. 16, 24f.: 174, A. 2
Tim. 2: 200, A. 120
Verae hist. 2, 33: 200, A. 120

Mark Aurel
1, 14: 176
1, 17: 188
1, 17, 20: 81, A. 90
5, 8: 228, A. 21
5, 30: 259, A. 15
9, 27, 3: 81 A. 90
11, 3: 252, A. 119

Martial
3, 52: 172, A. 147

Origenes
Contra Celsum
3, 75: 249, A. 105
5, 14: 244, A. 91
5, 23: 244, A. 92

Orosius
7, 15, 2f.: 134

Ovid
Fasti 3, 809ff.: 66, A. 28

Pausanias
10, 32, 1: 196, A. 93

Petronius
28, 7: 276, A. 81
75, 11: 269, A. 56

Philo
Quis rer. div. heres: 248, A. 105

Philostratos
De gymnastica 1: 65, A. 28
Vita Apoll.
1, 15: 135, A. 147
9, 22: 181f., A. 33
Vitae Soph.
1, 7: 135, A. 147
1, 8: 176, A. 13
1, 21: 89, A. 132
1, 25: 80, A. 85; 229, A. 24
2, 2: 32, A. 3

2, 25: 80, A. 85

Platon
Rep.
4, 15: 282, A. 104
7, 8ff.: 89, A. 130

Plinius d.Ä.
Nat. hist.
18, 72: 125, A. 104
20, 264: 188, A. 65
21, 170: 263, A. 24
29, 7: 172, A. 147
29, 12: 138, A. 2
33, 26: 279, A. 96
33, 70: 289, A. 142
33, 71: 288, A. 135
33, 134: 257, A. 8
34, 99: 283, A. 115
34, 123f.: 288, A. 133

Plinius d.J.
Ep.
3, 14, 5: 282, A. 109
5, 19: 268, A. 51
10, 31, 2: 128, A. 116
10, 58: 135
10, 81f.: 135
Paneg. 33, 1: 103, A. 15

Plutarch
Moralia
71 A: 107, A. 29
122 B-F: 154, A. 70
129 D: 154, A. 70
135 A: 154, A. 70
384 D: 9, A. 16
396 D: 9, A. 16
525 D: 104, A. 16
802 D: 104, A. 16

Polybios
12, 25: 149, A. 47

Ps.-Galen
In Hipp. de humoribus 2, 2: 72, A. 57
De dignotione ex insomniis: 279, A. 96

Ps.-Hippokrates
Ep. 5: 176, A. 15
Praecepta 6: 38, A. 23

Ps.-Plutarch
De lib. educand.
7: 67, A. 34
9: 67, A. 33

Quintilian
4, 2, 41: 143, A. 26

Scribonius Largus
praef. 4: 9, A. 16

Seneca
De ira 3: 280, A. 100
Ep.
7, 2: 102, A. 6
7, 4: 103, A. 8
7, 5: 103, A. 13
37, 1: 129, A. 117
37, 2: 103, A. 7; 129, A. 117
47: 269, A. 58
47, 5: 276, A. 81; 282, A. 109
47, 7: 269, A. 56
80, 3: 128, A. 117
90, 45: 103, A. 7
107, 5: 283, A. 100

Sextus Empiricus
11, 50: 35, A. 15

Sortes Astrampsychi
Quaest. 36: 283, A. 110

Suda
s.v. Γαληνός: 45, A. 48ff.; 148, A. 48
s.v. Ὀππιανός: 172, A. 147

Sueton
Aug. 67: 279, A. 96
Caes. 42: 190, A. 75
Calig. 32, 3: 279, A. 96
Vesp. 18.: 172, A. 147
Vit. 12: 269, A. 56
Gramm.
17: 172, A. 147
25, 7: 31, A. 3

Tacitus
Ann. 4, 27, 1: 143, A. 26
Hist. 2, 88: 125, A. 104

Tertullian
Ad Scap. 5, 1: 251, A. 117
De spec.
19, 2: 103, A. 13
19, 3f.: 103, A. 14

Bei Fragen zur Produktsicherheit wenden Sie sich bitte an:
If you have any questions regarding product safety,
please contact:

Walter de Gruyter GmbH
Genthiner Straße 13
10785 Berlin
productsafety@degruyterbrill.com